U0142857

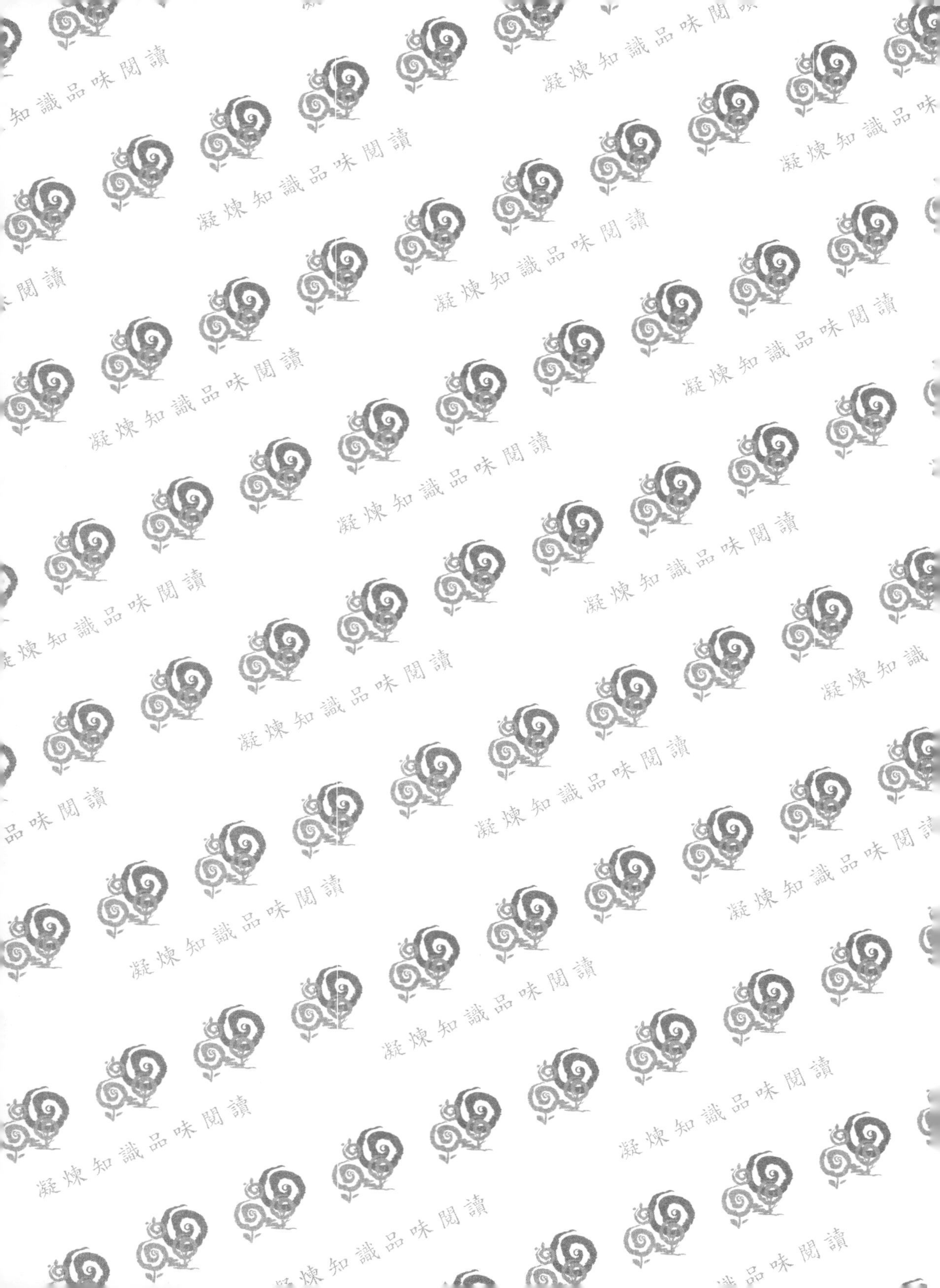

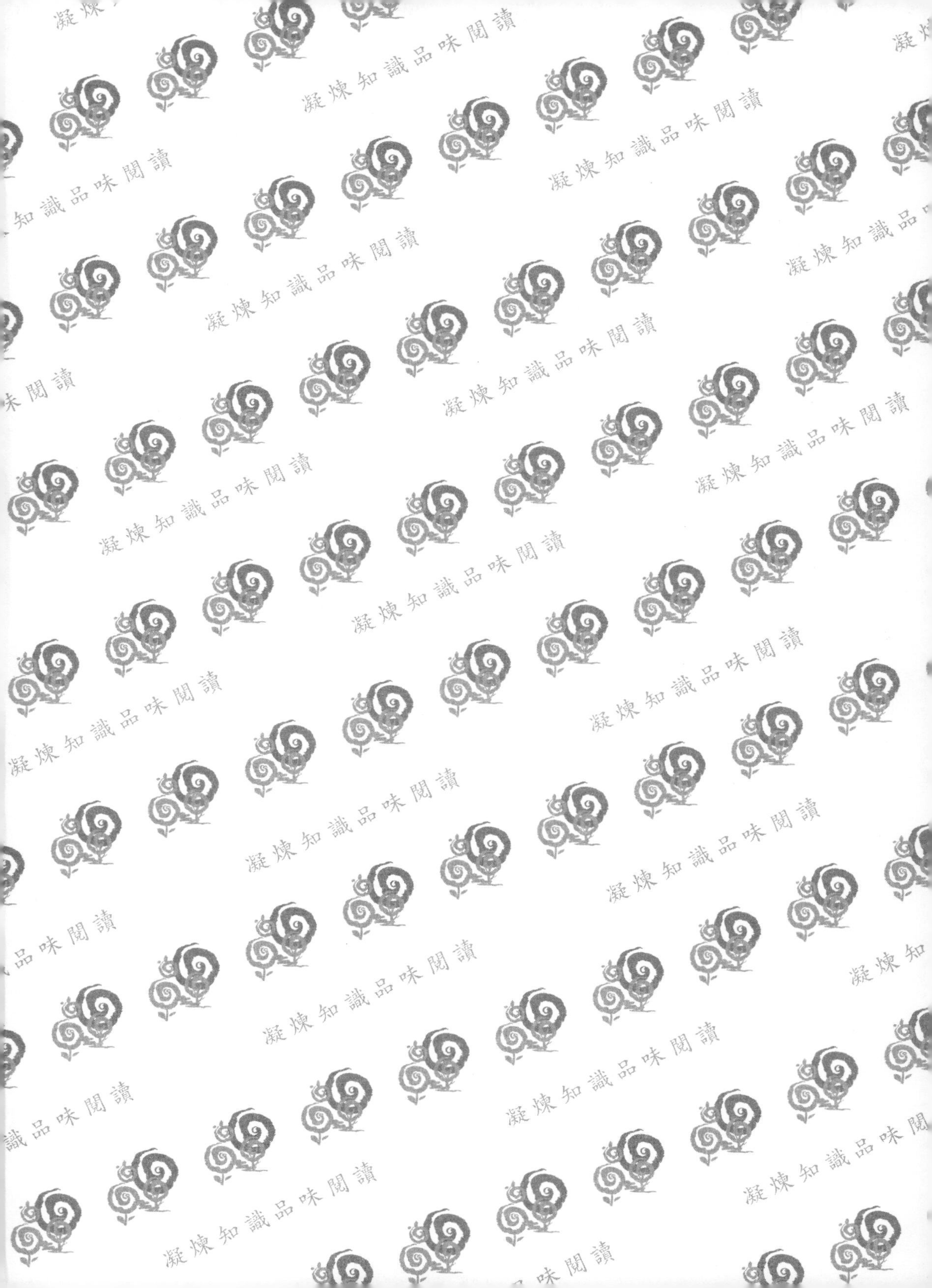

表達性藝術治療15講

悲傷諮商之良藥

何長珠　等著

五南圖書出版公司 印行

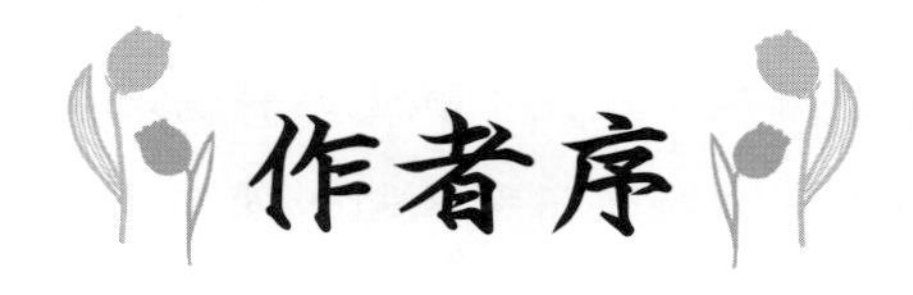

作者序

二十一世紀以來的心理治療，由於科技進展造成人們心理與心靈溝通之增加，使得二十世紀所習慣使用的口語式心理溝通與助人者為主體之協助模式，亦逐漸受到質疑！如何在處理心理問題時，能兼容包括生理—心理—心靈以及口語與非口語之經驗於一爐，乃成為當代心理治療之最新挑戰！

表達性藝術治療（Expressive Art Therapy, EAT），由於其多采多姿（繪畫—沙遊—音樂—舞蹈—戲劇—心理劇—家族排列—曼陀羅）之媒材樣貌，由外表而內在（身體—心理—宣洩—直覺—超驗）的體驗性介入等特質，亦漸有取代長久以來用藝術治療（Art Therapy, AT），涵括處理人類情緒及心理困擾之趨勢。

而從內容上來區分，這個系統亦可包括以視覺感受為主的繪畫—沙遊—曼陀羅治療、以綜合性感官為主的音樂—戲劇治療，以及內在心理與心靈體驗為主的明心（靜坐）療法—心理劇—家族排列等三種主要模式。最近之趨勢更形廣闊，舉凡戶外冒險、寵物、塔羅牌占卜及園藝治療等，都可視為是強調感受、覺知開發方向的新疆界。

本書之寫作，則以主要作者十幾年來，教學及推廣的實務經驗為基礎（主要是藝術—投射畫—沙遊—遊戲—靈性—戲劇—家族排列及悲傷輔導），延伸邀請相關專業（明心—心理劇—音樂）共同努力兩年後之心血結晶；主要目的在為心理服務專業工作者及一般追求心靈成長之普羅大眾，提供一個兼具理論與實務的表達性藝術治療工具模式。因此本書之特色乃在介紹上述各項媒材之重要理論與實務做法，以便學習者與工作者都能稍窺這一新系統之堂奧，共享表達性

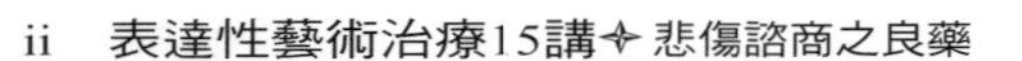

藝術治療之精華於本書中！但由於表達性藝術治療是個不斷更新範疇的系統，因此遺珠之漏在所難免；誠懇邀請有志之士不吝指教，踴躍加入發表之列，讓這個領域能日新又新，使之更加完整與充滿多元文化的發展。

本書之完成有賴多人之襄助，包括各相關專業作者，如金漭、維靈、芝儀、蕙敏等教授與本人來到南華後所結緣的歷屆學生，如麗娟、怡廷、珩安、慧峰、美雲、貞蕙、映嫺之拔刀；再加上整個暑假卿騰完美的校對與歐陽的封面設計，才使這本書大功告成！最後感謝五南圖書出版公司陳副總編輯一路的相挺，讓臺灣表達性藝術治療領域，再增加了一些新的方向與思考！

這是一場美麗的表達；這就是我們現在的心情……

何長珠

於南華大學　華人生死諮商中心

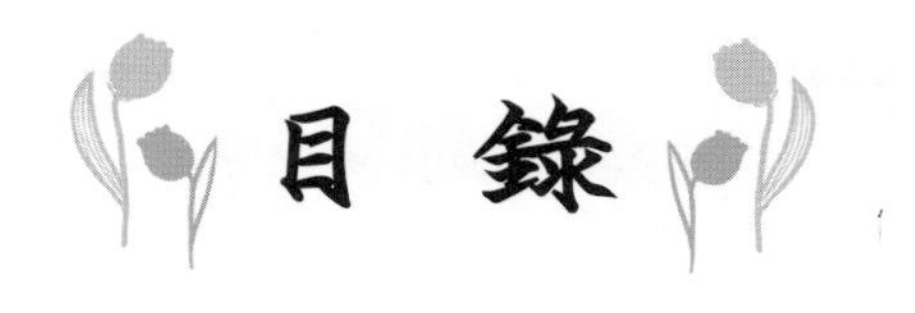
目 錄

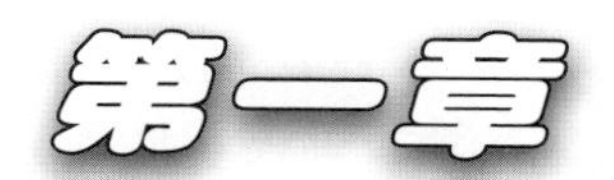

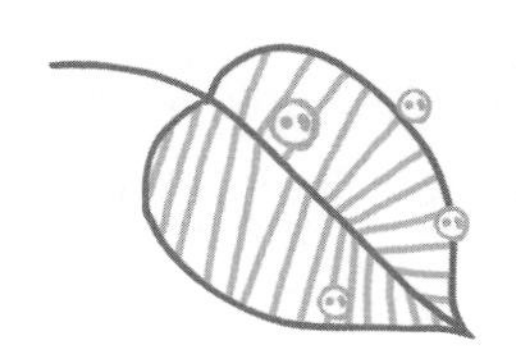

表達性藝術治療

何長珠、廖俊裕

壹　理論介紹

一、定義

一般定義

依據美國國立創造性藝術治療師協會之定義（NCCATA, 2004a），表達性藝術治療（Expressive Art Therapy，以下簡稱EAT）師（簡稱EATT）乃是使用藝術、音樂、舞蹈、戲劇、詩／寫作、遊戲和沙遊的工作者，特別是指使用藝術、音樂、舞蹈、戲劇、詩來工作之心理治療專業。

特殊定義

1. 藝術治療使用媒介、意象及創造性過程，作為對當事人發展、能力、人格、興趣、關注與衝突之一種反映（reflection）來源（美國藝術治療協會，2004）。
2. 音樂治療使用音樂去影響有健康或教育困難之個人，改變其心理、社會、物理、認知及社會功能（美國音樂治療協會，2004）。
3. 戲劇治療乃是系統並有意地使用戲劇之過程、產物來達到徵候減除，情緒與生理重新統整及個人成長之一種模式（美國戲劇治療協會，2004b）。
4. 舞蹈／律動治療之假設為身心是互相關聯的，因此可以以心理治療之方式使用律動作為一個過程，以催化個人各部分之統整（NCCATA, 2004c）。

5. 詩與傳記治療是同意詞，用以描述及文字形式來治療，並催化個人成長之做法。
6. 遊戲治療乃是遊戲治療師，藉用遊戲的治療力量以協助當事人預防或減除心理／社會困難，並獲得成長之做法（Boyd-Webb, 1999）。
7. 沙遊治療是利用一個固定尺寸的沙盤和一系列小物件，來協助當事人探討內心層次的心靈，並統整心理狀況之做法（陳碧玲、陳信昭譯，2001）。

而所謂的統整（integrated）或多模（inter-or multi-model）治療，包括兩個或更多的運用上述各種模式，來協助當事人得到心理成長之做法。Knill等人（1995）亦觀察到，這種做法雖以表達為宗，但屬性上仍是各有所偏，如視覺表達以個人內在感受為重，音樂與舞蹈則包括較多社會性的互動等。

二、歷史發展

雖然Fenhman和Fryrean（1981）的研究指出：埃及人早在千年以前，便有用藝術活動協助精神病患之做法，希臘則使用音樂戲劇（Gladding, 1992），但直到1800～1900年，採用藝術作為心理治療的醫療模式之想法，才開始出現。例如一次大戰後，應用音樂來讓病人產生反應的做法，便被稱為「聲樂治療」。J. Moreno（1923）創始心理劇的模式，藉由主動想像、角色轉換及單人演劇之方式，來協助當事人恢復心理健康。F. Goodenough（1926）分析兒童畫作來瞭解其認知發展上之特徵。最後，M. Lonengeld於1920年創始「世界技法」（即遊戲治療之前身），開展遊戲中得到治療和成長的概念，而Kallf更統整源自榮格的自體化（individuation）概念，發展出以沙盤和小物件組成「沙圖」，來深化當事人自主意識之做法。

直到1930～1940年間，心理治療和藝術治療師才逐漸發現，非語言表達媒介，如音樂、繪畫、舞蹈，在協助嚴重心理病患之功效。

因此，不但各大精神病院紛紛把藝術納入正統治療模式，音樂、藝術及其他各種的模式，也逐漸在大學建立訓練方案。同時，整合性的做法也逐漸確立，如音樂和意象治療的結合，有助於焦慮及疼痛之減除（Malchiodi, 2001）；而寫作則有助於疏通哮喘、關節炎與創傷症候群的問題解除（Pennebaken, 1997）。

McNiff在Malchiodi編輯出版的《表達性治療者》（2005）一書之前言中談及，源自1960～1970年間，藝術範疇開始對表達性概念之納入，亦即強調個人主觀經驗表達之重要性、以創造性之表達來服務個人與社會，以及覺察到語言在溝通人類情緒經驗上之有限。Zwenling（1979, p.843）甚至認為「表達的過程本身，比傳統口語性質之治療，更能協助人們直接而立即地進入治療狀態」。

Malchiodi則為第一批直接在其工作場所（麻州州立精神病院）嘗試使用，並於1974年在Lesley大學首度開設研究所課程的先鋒工作者。此一模式，隨後亦遍及歐洲、以色列、加拿大及全美國。

心理治療的先驅工作者榮格之工作與生活，其實早就具體而微的為EAT之內涵，做了最好的註解與預告，像是「主動性想像」、「夢的故事性說明與演出」、「沙及黏土之建造」等方法，都可引發自我增長能量，以協助靈魂的再生。

可以說，過去三十年來的迅速發展，已使EAT的工作超越醫院和學校的範圍，甚至包括了廣泛的對象與場所（社區、教堂、法院、文化單位等）。

三、主要模式與內容

Knill的交互模式（intermodal）理論

Knill遵循Wolfgang Roscher於1950年代所提出的「多向審美觀」（poly-aesthetics），認為所有藝術的形式均屬感官及溝通的模式，如音樂中有詩歌、舞蹈之結構、形式及戲劇與故事等（Knill et al., 1995, p.28）。而每種藝術形式之內涵，經由審美感覺之產生和感官之運作，也醞釀其藝術之種子。同時，在前一年的著作中（1994, p.322），Knill

也表示，唯有藉由「治療師—個案—作品或表現及互動所產生出來的想像力」之力量，才能提供當事人瞭解自己及解決問題的新選擇。本學派因之包括兩大治療原則，其一是多模—互動模式，其二是結晶化或具體化（crystallization）理論，即從畫作中藉著放大、澄清等做法，以體會符號之力量、與故事等相關表達媒體之存在與運作。

最後，Knill並提出治療師介入的一項重要原則，即所謂的「低技巧—高敏感度」（對當事人的成品不需做很多解釋，但卻致力於使當事人擴增其個人之敏感度與覺察的一種做法）。為徹底貫徹此一原則，因之在介紹某種媒體之做法時，須顧及：(1)當事人習慣和接納的程度；(2)同時注意儘量不要在較早之階段介入，以免引起當事人的防衛；(3)即使介入，也不要離開當事人原來的知覺狀態太遠等三項原則。

Rogers的創造性連結（Malchiodo, 2005, pp.198-199）

Natalie Rogers，是當事人中心學派創始人Carl Rogers的女兒，她承襲了此學派所強調的同理與無條件積極關懷等信念，並進而強調「催化一種信任氛圍」，以協助當事人擴大其自我瞭解和成長的做法，她稱之為「創造性連結之過程」，一種以增加動作、藝術、聲音、書寫作為互動歷程的方式。

N. Rogers在1993年所出版的《創造性連結》（*Creative Connection*）一書中，提供許多引發這種狀態的活動設計，舉例來說，「大亂畫」（Big Doddle, p.28）的做法，是使參與者每人選一枝新的彩色筆，然後在音樂聲中用手臂拿著彩色筆在空中揮舞出各種曲線圖形，試圖能在自由的移動中，逐漸釋放當事人自覺或不自覺的抑制（動作／心理的）；一段時間後停下來，並要求參與者選擇一、兩個對自己特別有感覺的亂畫形式，然後以藝術、寫作及動作／聲音之方式記錄下來。除此之外，沈思、靜坐以及「接納性創造」（如觀賞作品等）等，也是Rogers所強調的做法。

在與當事人互動時，Rogers重視的是依對方特質而做反應。如果對方是視覺式的（如感覺到很暗沈）則可選擇繪畫形式；如果對方是體覺式（如感覺到被壓得透不過氣來），則可以選擇舞蹈聲音形式；如果對方是心理式（如感覺到毫無力量），則可選擇想像式媒介，如「看起來像什麼？它會對你說什麼？請為它編一個故事等」，換言之，也就是一種多模組合的概念。

Lusebiunk的表達性治療（Malchiodi, 2005, pp.199-200）

Lusebiunk理論並未直接與表達性藝術治療有關，但其三層動作：感官—知覺—感受，認知象徵之認知與情緒發展模式，卻為表達性藝術治療的理論及治療架構，提供一個清晰完整的視野，因此在此特別加以介紹。

首先第一層次是感官—知覺系統（包括內在知覺能量的理性釋放、自發動作與感官之涉入）。Lusebiunk認為，通常當注意力愈集中於感官知覺時，動作的涉入便會愈減少，反之亦然。而這個層次的治療向度，則主要與能量釋放及內在知覺之覺察有關。隨著視、聽、觸感等本體固有感受之覺察產生，內外在的形式知覺、意象形成及感受表達亦相繼產生，從而催化改變之流（Lusebiunk, 1992, p.238）。

第二層次與情緒表達，情感導向之意象、形式（form）知覺、個人基模之覺察與意象的結構性特質有關。同第一層次一樣，知覺與感受兩者之間，也是此消彼長的相互關係，情感的內容決定形式的動力性品質（如喜歡、開心、狂喜等），反之亦然。因此當情緒過多時，往往會扭曲形式表達之範疇（p.400）。

第三個認知象徵層次之特徵在於問題之解決，決策分析之形成與頓悟（洞見）之獲得，Lusebiunk認為：象徵式多層次及多向度之組合，包含動覺（Kiesthetic）、感受及結構之組成。但同上述其他第一及第二層次的問題一樣，過度側重在認知或象徵之結果，都會消減其中之一的治療性向度。因此如何統整使用語言或意象，來創造性地解決問題，並發現和得到新的表達或抑制自我之方式，乃成為第三層次的任務。

除此之外，還有個必須一提的觀點，即是「Poiesis」的觀點。

長久以來，對表達性藝術治療之哲學性之瞭解，主要認為應該把「Poiesis」的觀點看做是藝術創作或創造之核心的觀點。所謂的「Poiesis」，傳統以來被瞭解為是人生而具有的一種創造力，也可以說是人的天性，它可以使我們對世界做反應，從而形塑這個世界（Knill & Levin, 2005），因此可以把Poiesis視為「創造性思考」。但由於

Poiesis的產生，需要一種「放手」（letting-be）的環境與「酒神式之混亂」（Dioingeian）的創作狀態，意指創作者須能接受個人作品的混亂狀態，放棄自我理性之抗拒，也就是讓自我的判斷、訓練、思考運作皆停止介入後之「新形式」出現的可能。這種觀點也類似於Levine（1994）所提出的創造性混亂的科學，或稱混沌學之觀點。換言之，也就是跟隨混亂創造新形式的一種「自然界存在之本質」，觀察周圍的自然運作，便可瞭解大道之行，是自有其規律的。就此而論，藝術的本質即某種程度類似自動性的創造（self or ogranizations/auto poiesis）過程，也很像老子或莊子所主張的一種無為而為的自然狀態。

總而言之，所謂的創造性之生產「Poiesis」乃是一種「人文化成」（bilduing）的結果，是經由人與生活邂逅衝擊而產生的一種「驚奇」實相之轉化歷程（Knill & Levin, 2005）。如同酒神Dioingeian的本質是在個體被瓦解後，與宇宙萬物融結一體時所產生出的狂喜一般。另一方面，從藝術製造的現象學而論，創作的「形式」並不是開始即有的，反而，它是在過程中自然探索和形塑的產物。如果以存在主義之觀點而論，人是投入世界之後，實現「成為自己的可能性」後才有的真實存在。創造性活動之本質亦復如此，可能性是任何實際存在事務的基礎。而此一可能性永遠是需要「去創造」，然後才「出席」的。

存在哲學將個體視為「自我創造」與「自我超越」的主體。透過「創造性思考與活動」創造出「自我創造」與「自我超越」的可能性。藝術的想像，一種小小的創造力行為，可以就像是一顆「種子」般有無限成長之可能。而對於參與了創造歷程的人來說，也絕無回到原點的道理。透過藝術，它幫助了人重新瞭解自己，而且進入更深的存在狀態。

四、表達性藝術治療（EAT）之特徵說明

一般來說，EAT治療被視為是一個更大架構的一部分。具體而言，EAT所具備的特質有如下幾點：

(一)自我表達

意指經由不同模式表達自己，並擴增對個人感受及知覺覺察之方法，Gladding（1992）認為在諮商中加上藝術，實際上會加速自我探討

之過程，因此可視為是諮商的重要媒介。至於做法上則不是強調解說，而是用催化發現自我意識之方式來深入。

(二)主動參與

做、看、捏、扭等感官與身體之參與，往往可以讓人的能量動起來，並紓解個人持續的壓力，找到新焦點。

(三)想像

Levine（1999）曾說，想像是使用藝術或遊戲於治療時之焦點，而McNiff則相信想像是所有自我表達形式的治療代理者。不管是藝術、遊戲或沙遊之治療性使用，一般來說，均可增加當事人的想像力，並從而找出解決問題之做法。

(四)心靈與身體之連結

依據美國國立另類醫學（Alternative Medicine）學會（NCCAM）之看法，表達性治療所運用的身心連結的介入方式，被認為是心理治療系統中，有助於改變發生的媒介之一，Malchiodi（2003）之研究發現，這種自我舒緩之做法，類似孩提時代之經驗，能引發自我放鬆；而Riley（2003）之研究則提出舞蹈等感官、身體接觸性之媒介，有助於使當事人回到幼年語言運作前之狀態，從而促使腦神經重建某些新的和更具生產性的連結。

(五)產生一種健康自信的感覺

K. Estralla（2005）亦提出三種功效如下：藉由各種媒介之運作，當事人不但得到放鬆（減低焦慮或憂慮）、喜悅、覺察與創造之能力，同時由各種創作的成品中（特別是可見的成品，如繪畫、雕塑、面具、黏土、沙圖及文字創作）可以具體的看到成就，而產生自信與自得愉快等心理健康之屬性。

(六)採用個別的或團體的活動形式

表達性藝術都有助於人際關係中親密、互信、互賴、互動等經驗之產生，有利於自我價值感的狀態之獲得。

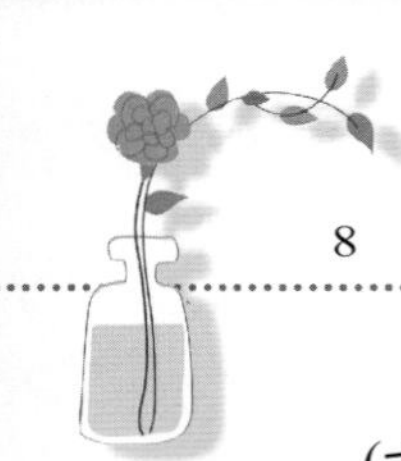

(七)特殊症狀個案

表達性藝術之活動，能幫助憂鬱、焦慮、偏執、強迫、精神分裂或完美主義等類型的當事人，找到一種客觀瞭解個人問題之媒介，並在表達與宣洩中，適當予以消減或覺察控制之道。

貳——實務活動

如前所述，表達性藝術治療之模式是非常具有多樣性的（繪畫—黏土—沙遊—鐵絲—舞蹈—戲劇—音樂），理論上最好以當事人之特質與現實環境之條件，來做選擇媒材之依據。此處所介紹的是第一作者教學「悲傷諮商與表達性藝術治療」課程中之一份學期報告，於徵得原作者同意之後匿名刊登，以協助讀者更深入的體會表達性藝術治療之做法與內涵。本次之媒材包括投射性繪畫（可用為前後測之評估）、陶土、曼陀羅、面具（其本身是一系列的連續性活動，在這之後便可導入說故事及社會劇或心理劇或家族排列之演出，本次未列出）、沙遊（最好是連續20～40盤沙盤之排列，如此可完全在潛意識的過程中，經歷內在之轉化歷程；但此處只是體驗性經驗，故只排一次）。

當事人為中年國小行政人員，已婚育有一子，與先生不易溝通，並於三年前遭逢弟喪之打擊（兩人關係很好）。平常生活正常愉快、常與友人遊山玩水，但在這次的表達性藝術治療與悲傷諮商之活動及學習經歷中，逐漸發現一些更真實、內在的自己（如外表好強、內在脆弱；或對獨子有過分愛護及依賴之期望），加上投射性繪畫前後測之比較與課程學習之收穫，當事人終於能更真實的接納自己與他人，從而得到更統整和有效的新存在方式。

悲傷諮商與表達性藝術治療　實作心得			
週次：二	課程名稱：屋樹人（前測）	日期：98/03/14	作者：戰士
作品命名：又討厭又可憐		待解問題：與同事緊張的關係	

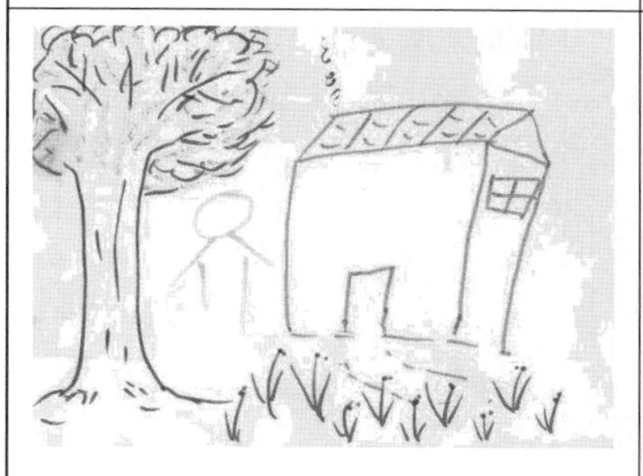

❖ **內容（故事）**

我想解決的是與某同事間的緊張關係，他是個強迫症患者，最近為了職務調動的事，時常對我大吼大叫，讓我感到相當心煩，所以提出這個問題。

畫房子時我以一貫畫房子的模式進行，不知怎地，房子卻往後傾斜，看來有些好笑。畫人時，直覺就不想好好畫，只以簡單的符號代表人，而把自己畫在樹旁邊，則有想站在樹下乘涼的意味。

聽完老師解析之後，知道房屋不穩有如颱風來襲之前夕，表示面臨很大困境，自覺無法掌握情勢；側邊的窗戶太高，前門太低，顯示雖有溝通的意思，但誠意不足。樹幹挺直，樹根扎實，表示很有照顧與被照顧的能力與熱誠，惟樹枝偏向右邊，代表照護比較偏向「家」及「情緒」的方向。

黑色煙囪則展現憤怒的情緒，我赫然發現自己其實是不願意承認自己的有限，一直以來不論遇到任何困難，都會覺得還好，因為日子總要過下去，事實上，自己是承受著莫大的壓力與憤怒。

屋子傾斜代表面臨此同事之騷擾對個人生命造成恐嚇的不安，但是在辦公室中，為了呈現自己的老練與溝通協調能力，常會裝作一切沒啥大事，以搏得同事的讚許，這幅畫洩了我能力有限的底。而簡略沒有五官的人形，亦正顯示自己不知如何處理這樣的關係。

此外，家中的獨子即將大學畢業，正面臨人生重大抉擇的困境，自己也不知如何與之溝通才好。樹枝節僅向右方發展，未能全面照護周延，可能是因為自己的心也亂了。總之，這副畫顯露出自己愛面子、不認輸和強顏歡笑的個性。

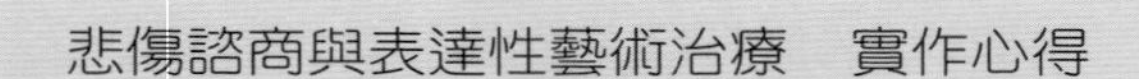

悲傷諮商與表達性藝術治療　實作心得

週次：五	課程名稱：陶土（陰影）	日期：98/04/25	作者：戰士
作品命名：想像無法承受的悲慟		待解問題：如何面對失去兒子	

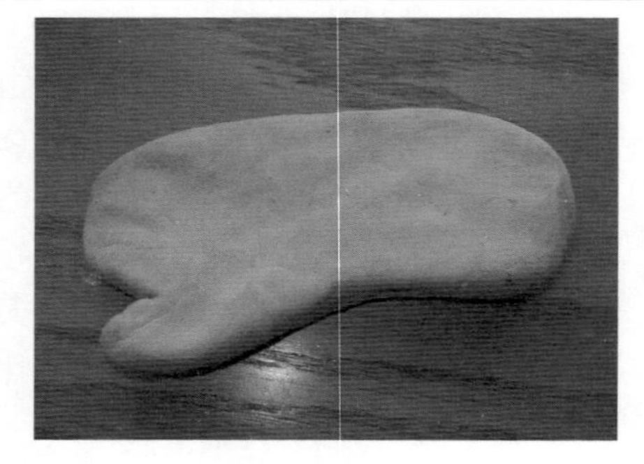

❖內容（故事）

在討論自己是否已經經歷人生最大的悲慟時，想想弟弟的往生的確帶給我很大的悲傷。但由於他長年酗酒，身體已經被糟蹋得差不多了，知道他不可能會活得很久，所以有一種「預期性悲傷」，也就是心理早有準備，他往生雖然心有不捨，但自覺尚能調適接受，而且父母尚健在，當老師要我們想像無法面對的傷慟會是什麼時？念頭閃過的是自己唯一的兒子，如果失去他，我無法想像自己是否可以撐得過，其實這個問題平常是想也不敢想的。

❖解析／個人感想

完成小腳丫之後，同學都說很可愛。由於時間的關係，這個主題並沒有分享解析，但是我喜歡這個小腳丫，所以也想談談心得。

兒子一出生時，醫院就為他蓋了手印與腳印，上幼稚園時也是幫入學兒童蓋了個彩色的小腳丫，很是可愛，所以想到兒子，腦海裡很自然就會浮現一個小腳丫。

而這小腳丫曾在不經意間，踩醒王子與公主的美夢，也踩出我生命另外繽紛燦爛的一片天。雖然小腳丫長大之後，偶爾也會踩碎媽媽的期望與愛心，但正因為有他的陪伴，我才能從坎坷的婚姻路上，找出新的生命意義來。

所以，我一直無法想像如果兒子離我而去，會是怎樣的一個情景，所以當同學××表示，無法想像承受失去母親的焦慮與恐懼時，我百分之一百可以體會，對於自己的死亡，先不論屆時是否能如平時所準備的瀟灑以對，但是我並不避諱談論。可是對於兒子的死亡我別說談，連想像的勇氣都缺乏，所以我也不知如果失去了他，這個小腳丫會帶給我什麼樣的影響。

<table>
<tr><th colspan="4">悲傷諮商與表達性藝術治療　實作心得</th></tr>
<tr><td>週次：六</td><td>課程名稱：曼陀羅</td><td>日期：98/05/09</td><td>作者：戰士</td></tr>
<tr><td colspan="2">作品命名：十年後的我</td><td colspan="2">待解問題：如何面對自己的晚年</td></tr>
<tr><td colspan="2">
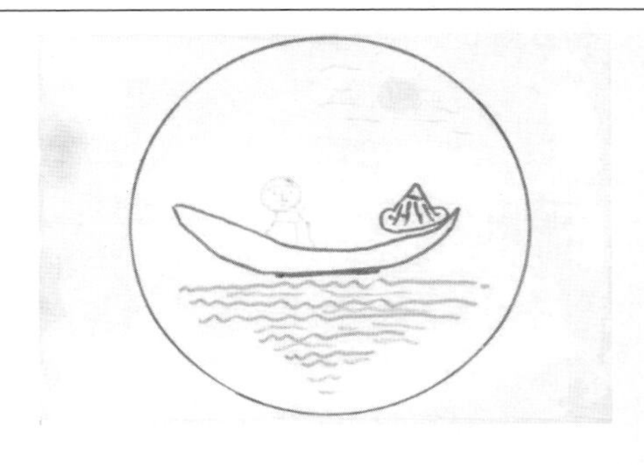

❖內容（故事）

在優美的音樂中，冥想著十年後的自己，很自然就想起杜甫的詩：

細草微風岸，危檣獨夜舟。
星垂平野闊，月湧大江流。
名豈文章著，官應老病休。
飄飄何所似，天地一沙鷗。

意象中出現一葉扁舟、一輪明月、幾抹薄雲、湖光盪漾，一個人在月夜裡伴著微風，閒坐於扁舟上，享受大自然的寧靜與美，無人為伴，一旁的斗笠是為了遮掩朝陽。

雖然老師有強調儘量不要畫具體的東西，但是還是只能畫出具體的圖像，其實本來要畫的是人與明月相望，或靜躺於扁舟，但因為不知如何畫而作罷。
</td><td colspan="2">
❖解析／個人感想

自己的畫貼在白板上，跟同學色彩鮮明的畫相比，似乎單調了許多，有太多的留白。同學解析我是崇尚自然的人，也替我高興，這回我畫的人像有了五官，表示不再逃避自己了，而老師說藍綠的線條通常代表學習力，我想：不斷的學習的確是我終身的志趣。

十年後的自己應該已經退休了，就想拋開所有俗事，無拘無束、自由自在的一個人，陶醉在大自然的寧靜與平和之中，那圓圓的月亮象徵生活的圓滿，已別無他求。

只是我不懂為什麼一向喜歡朋友的自己（計畫中的退休生活就是要與三五好友結伴而行，盡情享受退休生活），怎麼意象中畫出來是自己一個人，難道內心渴望的是孤獨一個人嗎？還是某些人只能在心裡為伴？抑或是真正的自我其實不是表面所呈現出來的那麼樂群？還有待自己進一步探索。
</td></tr>
</table>

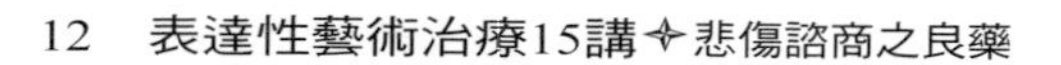

悲傷諮商與表達性藝術治療　實作心得

週次：七	課程名稱：面具	日期：98/05/23	作者：戰士
作品命名：自己的死亡		待解問題：將如何看待自己的死亡	

❖內容（故事）

當老師問想活到幾歲時？閃過的念頭是80歲。

在優美的音樂聲中，冥想自己的死亡，想來想去真不知道應該死在哪裡才好？如果死在家裡，擔心家人會怕，會忌諱；如果死在醫院裡，自己又覺得不喜歡。也曾出現躺臥在木屋的窗邊望著一片青草地與花園，等待死亡的意象，但更覺得那應該只是夢想而已。

冥想中一直出現粉紅色色彩，也想到自己修行不夠，所以想以頭頂蓮花激勵一下自己，期盼面臨死亡時能有一些覺悟，於是努力在頭頂畫出蓮花，無奈看來一點也不像蓮花。

❖解析／個人感想

自己的面具依舊有很多的留白，其中最特別的是睜開的眼睛，因此同學都笑稱我「死不瞑目」，也不知為啥。突然想到自己可能有外國人的基因，所以就畫上藍眼睛，一時忘記死人該要閉上眼睛的，老師問我可有未完成的心事，一時想來似乎沒有，也或許有，只是自己尚未覺知，或不肯承認罷了。

當老師笑稱我把蓮花畫得像腦漿時，我雖然以笑聲掩飾，心裡的感覺卻不太舒服，就怕不是畫畫技術太差，而是表示因緣太淺，不夠精進的自己，到死時仍只是一團糊塗的腦漿而已。

老師強調很少有人畫死亡，眼睛是睜開的，特別是還畫了下眼線。細細思量，死亡面具雖然與其他同學畫的很不一樣，但是當下覺得還挺好，可是怎地現在看畫中的眼睛，似乎透出一絲驚恐的眼神，逼得自己不想擁有這面具，我想這是否表示潛意識中，自己其實是很恐懼死亡的，說是瀟灑無懼，只是表象而已，所以要探索是否還有未盡事物是自己未知或不想知的，也該更努力修行，才能真正接受死亡。

<table>
<tr><th colspan="4">悲傷諮商與表達性藝術治療　實作心得</th></tr>
<tr><td>週次：九</td><td>課程名稱：沙遊（葬禮）</td><td>日期：98/06/20</td><td>作者：戰士</td></tr>
<tr><td colspan="2">作品命名：戰士的葬禮</td><td colspan="2">待解問題：死亡無懼回歸自然</td></tr>
<tr><td colspan="2">
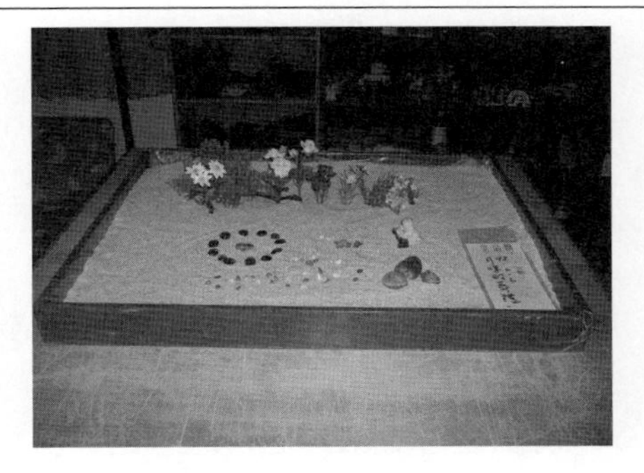

❖ **內容（故事）**

如果有一天我死去，我想樹葬回歸自然，所以，我選擇以花木布置我的葬禮，以藍寶石為棺槨，中間紫色的石頭是我永恆不變的靈魂。

案頭上的「圓緣」表示因緣的聚散與一生的圓滿，也象徵埋首於書籍是我今生生活的樂趣之一，也希望有書伴我長眠，也喜歡喪禮中播放迷人的古典音樂。

散落一地的彩石，是我一生繽紛的生命遺跡。

此去，我獨行，不必相送。在一旁的石頭，一如默默送行的親朋好友，不一定要出席，也不用多言，你們與我此生堅定的情誼，我懂。
</td><td colspan="2">
❖ **解析／個人感想**

與同學的作品比起來，我的葬禮依舊是最簡單不過的，老師問我，可否增加或減少一些？我直覺就這般剛剛好，我喜歡。

老師解析，我用的題材無論是草木或碎石都是自然的東西，整體呈現的是道家清靜、閒適的思想風格。而那正是我嚮往追求的境界。

老師問我今生我自以為活到了百分之幾？我想我活至今日，此生已無悔，以前或許要掛念兒子，如今兒子已成年，而此生我該擁有的如家庭、婚姻、好友、愛都已經擁有，所以就此死去也了無遺憾。

老師又言我的葬禮的左邊完全空白，似有其他意涵，而且如果我已經如自己所言活到了百分之一百，那麼人像中不應沒有五官？

從十年之後的曼陀羅、死亡的面具到葬禮，老師一再點出我作品中的留白處，要我體會我的空白，也許不是真正的空白，所以我的使命是在活的時候找到自己的真樣貌，我想這真是自己以後必須努力自我探索的議題。
</td></tr>
</table>

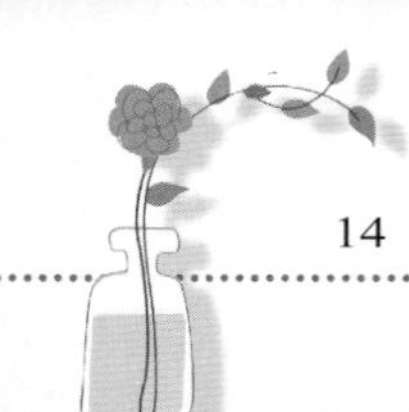

<table>
<tr><th colspan="4">悲傷諮商與表達性藝術治療　實作心得</th></tr>
<tr><td>週次：十九</td><td>課程名稱：屋樹人（後測）</td><td>日期：98/06/20</td><td>作者：戰士</td></tr>
<tr><td colspan="2">作品命名：又討厭又可憐</td><td colspan="2">待解問題：與某同事緊張的關係</td></tr>
<tr><td colspan="2">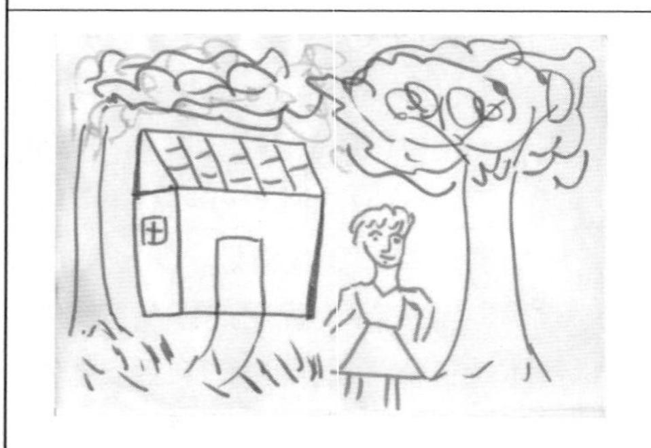

❖內容（故事）
原來是不準備畫後測的，但是看同學都畫了，就利用很短的時間完成這幅畫，因為真的很想瞭解一個學期下來，自己在原來困惱的關係中，問題減緩了多少。</td><td colspan="2">❖解析／個人感想
畫完之後，發現還好！原來傾斜的屋子已扶正，人也有了五官，屋頂也不冒煙了，而事實上，我與某同事間的問題的確改善了許多，有很長的時間他不再對我表示敵意；而我經由此事，也體認自己的有限，會尋求其他人的意見與協助解決問題，因此關係有了微妙的轉變。
只是怎會女性身材上有張男性化的臉呢？老師以為這可能表示我與中年往生的弟弟（去世幾年），仍有未解的問題；自己想，除此原因之外，是不是也顯露自己男性化的一面，雖是個女人，但從來不愛照鏡子或打扮，特別在問題溝通上一直都理直氣壯，不會善用女性的溫柔。
然而房屋置於兩棵樹下，經老師解析，則又表示渴望受到呵護的需求，自己就是這般矛盾！深思結果，這可能都是自己好強不認輸的偽裝，掀開這層偽裝，其實自己也需要被照護，如果願意表現出來，可能態度就不會太強硬，身段會柔軟些，如此對於各種關係的溝通就會順遂許多是吧？走筆至此，覺察自己的婚姻關係、親子關係，也必然與此有關。</td></tr>
</table>

五、總心得

跟隨在老師用心與緊湊的課程行進，除了從上述各項表達性藝術治療實作中，學習自我探索與得到很多成長與改變之外，關於悲傷諮商也有如下的收穫與心得：

1. 「人只有在遊戲時，心靈才是真正自由、開放的」。換言之，心靈自由、開放的人，才懂得遊戲；一個懂得遊戲的人，才是完整的人。的確是如此，傷痛的人，一定不會想要遊戲吧！
2. Bowlby認為，「悲傷的歷程與反應和當事人的依附關係類型有很大相關」，因此進行悲傷輔導時要能掌握當事人的依附關係是屬於「安全、排除、逃避或焦慮」的哪一種類型，才能對問題做準確的判斷與導引。
3. 「看不見的悲傷，並不等於沒有悲傷」，如兒童的悲傷，可能會呈現「變形悲傷」（以功課—生病等行為表現）。而成人的悲傷也可能會隱藏，因此讓我想到了喪子的父親，雖然一直以來強調自己很好，但卻是整個個性都變了個樣。上了老師的課，我才知道父親的傷痛有多深，深到家人都看不見，因而忽略他的喪子之痛，甚或責怪他，而引發他更嚴重的身心症狀。
4. 悲傷輔導要考量社會、心理與心靈三個層面，如中國文化是個「隱藏悲傷」的文化，因此民俗喪禮中頭七與往生者關係的告別就顯得格外重要；至於心靈部分，如聖嚴法師對當年桃園空難家屬慰以「救苦救難是菩薩，受苦受難是大菩薩」開示，這對往生者與家屬雙方都具有療傷的功能與深遠的意義。
5. 當面臨一團悲傷時→要能分析悲傷類型→找出具體事實→探討當事人與失落者的關係（因果關係、平行關係）→歸納原因（如當事人人格特質是主觀、固執等）→找出當事人自己相信的系統（談話與思考系統）→以平等化的心情與動機進行對談，而不是以教育觀的模式，給予教導。
6. 從P同學失落父親的悲傷事件，瞭解「喪親者會出現角色調整的情況」，如果調整合理可以寬解悲傷，反之，會造成其他心理負擔。也因此發現喪子的老人常容易被忽略，因而體認在安慰孤兒、未亡人的同時，也須撫慰隱忍走不出老年喪子之痛的長者。

7.「生命中最大的悲傷不一定是死亡，而是瞬間重大的失落，所造成的打擊。」個人很同意此一說法，如家庭重要經濟支持者，突然被資遣或被迫破產一無所有時（如莫拉克風災），所造成的悲傷可能不亞於喪親，而這樣的失落卻比較容易被忽視。

8.「生命中面臨悲傷，是種『賦能』的機會，也是心靈成長的開始」，所以不要只以負面的角度去看待悲傷，所謂「生命不可喜，死亡不可悲」，人從悲傷中會更能找尋生命意義之所在。

9.「人在治療傷痛、宣洩悲傷情緒時，要有別人在場」，因為如此可以催化主體的自述，進而對自己的愧疚與自責做懺悔，也就是有機會訴說自己的錯，如此心中的祕密不再是祕密，所承受的負面負擔得以減輕，悲傷才能正常抒發。

10.「生死書」的製作，學習如何凝視自己的死亡，如何進行死亡的各方面準備中，醒悟人生真的很無常，「活在當下最重要」，這也是死亡帶來的重要學習。

在人生旅途上我跌跌撞撞的走過幾十年的歲月，為家父因經濟破產入獄而傷心欲絕，為擁有婚姻卻失去愛情而暗自飲泣，為長年病痛逐漸老去的母親感到無助悲哀，為失去唯一親愛的弟弟而痛徹心扉。而一向標榜樂觀、積極的我，自以為已安然度過這些失落與悲傷，直到我修了表達性藝術治療課程，透過各式表達之後，才發現有些悲傷仍潛藏在我內心深處或未覺知的潛意識中，繼續影響著我生命的運轉，例如對於配偶金錢支配的反感與婚姻的不安全感，拒談兒子生命安危，以及自己對老、病、死的恐懼等，有了如此的新認知之後，終於才能承認其實自己表面樂觀、無所謂的個性，有些時候只是表象的面具而已，進而使自己面對自己，有更深一層的認識與誠實。

課程結束後，我對於表達性藝術治療仍充滿學習的動機與興趣，我請失去唯一愛子卻不見掉淚的父親，畫出心中對兒子的思念與愧疚，再藉由分享帶領他邁出艱難的第一步。我樂見他漸漸恢復原有的笑容與他人親和的互動，而我也學習從弟弟的早逝中，找尋新的意義。一個學期下來，對於悲傷輔導與表達性藝術治療有了較全面性的認知，自覺受益良多。

參考書目

◆中文部分

王秀絨（2000）。死亡與創造──兼論藝術治療之應用。**東海社會科學學報，19**，1-2。

王宗媛（2001）。醫院志工訓練成效評估之研究──以嘉義基督教醫院志工隊為例。**未出版之碩士論文**。中正大學成人及繼續教育研究所，嘉義縣。

尹亞蘭（2002）。住院臨終病患使用宗教象徵物意義之詮釋現象學研究。**未出版之碩士論文**。南華大學生死學研究所，嘉義縣。

巫雅菁（2000）。由安寧緩和醫療條例談臨終關懷及其諮商輔導。**諮商與輔導，177**，2-6。

沈榮林（2003）。藝術教育治療團體對國小身心障礙資源班兒童。**未出版之碩士論文**。臺北市立師範學院視覺藝術研究所，臺北市。

李永熾（編譯）（1988）。**美的人生：理爾克篇**。臺北市：純文學。

李玉如（2000）。音樂治療對安養機構老人睡眠品質與情緒狀態成效之探。**未出版之碩士論文**。臺北護理學院護理研究所，臺北市。

李翰倫（2003）。對行為與情緒困擾兒童之處遇：以繪畫為導向之個案研究。**未出版之碩士論文**。屏東師範學院心理輔導教育研究所，屏東市。

李玉玲（2003）。癌症病患復原力之研究。**未出版之碩士論文**。暨南國際大學輔導與諮商研究所，南投縣。

李佩怡（2003）。助人者與癌症末期病人關係歷程之質性研究。**未出版之博士論文**。臺灣師範大學教育心理與輔導研究所，臺北市。

李麗花（2004）。音樂治療對老人憂鬱程度成效之探討。**未出版之碩士論文**。慈濟大學護理學研究所，花蓮市。

李絢芬（2003）。舞蹈遊戲對學齡前兒童創造力之影響。**未出版之碩士論文**。中國文化大學舞蹈研究所，臺北市。

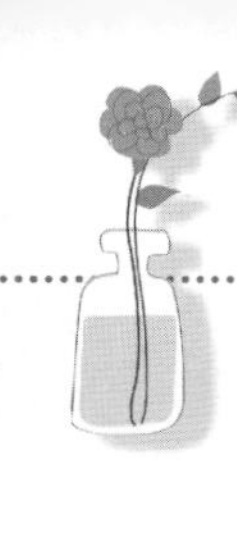

匡雅麗（2004）。藝術治療團體在精神科急性病房之應用研究：一個以青少年為主之團體歷程與效果分析。**未出版之碩士論文**。臺北市立師範學院視覺藝術研究所，臺北市。

林宜靜（2002）。臨終病人面對死亡之心理調適歷程。**未出版之碩士論文**。彰化師範大學輔導與諮商系，彰化縣。

周勵志（1998）。音樂治療與臨終關懷。**應用倫理與研究通訊，8**，43-46。

周美嫻（2004）。憂鬱症患者於引導想像音樂治療之改變歷程。**未出版之碩士論文**。成功大學護理學系，臺南市。

吳欣怡（2001）。藝術治療對慢性精神分裂症病患的介入——個案研究。**未出版之碩士論文**。臺北市立師範學院視覺藝術研究所，臺北市。

吳惠琴（2004）。幼兒繪畫表現形式與自我概念之研究——以原住民及一般幼兒為例。**未出版之碩士論文**。屏東師範學院國民教育研究所，屏東市。

范瓊芳（1995）。幼兒心理繪畫分析與輔導——家庭繪畫動力的探討。臺北市：心理出版。

洪國萱（2004）。以繪畫介入適應困難役男個別諮商之歷程與效果研究。**未出版之碩士論文**。政治作戰學校軍事社會行為科學研究所，臺北市。

洪慧容（2003）。音樂治療對改善癌症病患焦慮、憂鬱及睡眠品質之成效。**未出版之碩士論文**。高雄醫學大學護理學研究所，高雄市。

倪傳芬（2002）。運用藝術治療於安寧療護之行動研究。**慈濟護理雜誌，1**(3)，40-41。

許禮安（2004）。**蓮心安在**。臺北市：海鴿文化。

許維琪（2004）。音樂治療對憂鬱症病患憂鬱狀態之成效探討。**未出版之碩士論文**。慈濟大學護理學研究所，花蓮市。

陳學添（2001）。藝術治療介入對受虐兒童自我概念之影響——個案研究。**未出版之碩士論文**。臺北市立師範學院視覺藝術研究所，臺北市。

陳芳智（譯）（1993）。**生死大事**（原作者：David Carroll）。臺北

市：遠流文化。

陳碧玲、陳信昭（譯）（2001）。**沙遊治療：不同取向心理治療師的逐步學習手冊**（Boik, B. L. & Goodwin, E. A.）。臺北市：心理。（原著出版年：2000）

陳壯梅（2003）。海德格的死亡哲學與臨終關懷之對顯。**未出版之碩士論文**。南華大哲學研究所，嘉義縣。

陳妤嘉（2002）。現代醫療對臨終關懷的衝擊與省思。**未出版之碩士論文**。政治大學社會學系，臺北市。

陳珍德（1995）。癌症病人生命意義之研究。**未出版之碩士論文**。國立彰化師範大學輔導學系，彰化縣。

陳怡婷（2003）。家庭系統面臨親人重病事件的運作與轉變——以進入安寧病房的家庭為例。**未出版之碩士論文**。國立彰化師範大學輔導與諮商系，彰化縣。

尉遲淦（2000）。**臨終關懷生死學概論**，85-107。臺北市：五南文化。

陸雅菁（1993）。**藝術治療**。臺北市：心理出版。

陸雅菁（1999）。**藝術治療**。臺北市：心理出版。

張景然、郭柏秀、許馨仁（譯）（2002）。**安寧照護的諮商技巧**（原作者：John Davy Susan Ellis），18-21。（原著出版年：2000）

彭淮棟（譯）（1985）。**博蘭尼演講集：人之研究——科學信仰與社會默會致知**（原作者：Polanyi, M.）。臺北：聯經。（原著出版年：1984）

黃郁雯（2004）。臨終處境的信仰與希望——以一貫道道親臨終陪伴經驗為例。**未出版之碩士論文**。南華大學生死學研究所，嘉義縣。

莫影慰（2003）。兩個世界的交接——臨終病人與照顧者的關係移動。**未出版之碩士論文**。東華大學族群關係與文化研究所，花蓮縣。

葉霜（2004）。臨終陪伴經驗對專業助人者自我生命經歷之回溯與開展。**未出版之碩士論文**。國立臺北師範學院教育心理與輔導學系，臺北市。

葉莉瑄（2003）。藝術治療團體對學習障礙兒童的人際關係與自我概念之影響。**未出版之碩士論文**。國立屏東師範學院國民教育研究所，屏東市。

葉春杏（2004）。藝術治療團體對喪親兒童復原歷程之研究。**未出版之碩士論文**。臺北市立師範學院國民教育研究所，臺北市。

楊喬羽（2003）。創作性戲劇團體輔導對普通班內身心障礙學生人際關係與自我概念之個案研究。**未出版之碩士論文**。臺東大學教育研究所，臺東縣。

楊勝任（2003）。醫院志願服務對志工生命價值觀的影響研究。**未出版之碩士論文**。高雄師範大學成人教育研究所，高雄市。

蔡宜青（2000）。藝術治療對選擇性緘默症兒童的介入——個案研究。**未出版之碩士論文**。臺北市立師範學院視覺藝術研究所，臺北市。

劉月仙（2004）。從精神分析學的觀點探討破碎家庭學生的繪畫。**未出版之碩士論文**。國立臺灣師範大學美術系在職進修碩士學位班，臺北市。

賴念華（1996）。簡介藝術治療及其特色。**中等教育，47**(4)，24-25。

賴念華（1994）。成長團體中藝術媒材的介入：一個成員體驗的歷程分析。**未出版之碩士論文**。臺灣師範大學研究所，臺北市。

賴維淑（2002）。晚期癌症病患對臨終事件之感受與身、心、社會及靈性之需求。**未出版之碩士論文**。成功大學護理學研究所，臺南市。

賴念華（譯）（2002）。**藝術治療團體工作手冊**（原作者：Marian Liebmannm）。臺北市：心理出版。（原著出版年：1986）

蘇朱民（2001）。準諮商員參加身體覺知訓練課程後之身體，身心互動覺察改變經驗及其影響之相關研究。**未出版之碩士論文**。臺灣師範大學教育心理與輔導研究所，臺北市。

◆英文部分

American Art Therapy Association. (2004). *About art therapy* [Online]. Available at http://www.artherapy.org.

American Music Therapy Association. (2004). *Definition of music therapy* [Online].

Available at http://www.musictherapy.org.

Blatner, A. (1992). *Theroretical principles underlying creative arts therapie*s. The Arts in Psychotherapy, 18(%), 405-409.

Boyd-Webb, N. (Ed.). (1999). *Play therapy with children in crisis* (2Nd ed.). New York: Guilford Press.

Carlson, T. D. (1997). *Using art in narrative therapy:enhancing therapruic possibilities*. The American Journal of Family Therapy, 25(3), 271-283.

Freeman, J. B., Epston, D. & Lobovits, D. (1997). *Expressive arts and narrative therapy*. from : http://www.narrativeapproachs.com./

Gladding, S. T. & Kesternberg Amighi, J., Loman, S., Lewis, P., & Sossin, M. (1999). *The meaning of movement : Developmental and clinical perspectives of the Kestenberg Movement Profile*. New York: Taylor 7 Francis.

International Expressive Arts Therapy Association P. O. Box 320399 San Francisco, CA 94132 Website:www.iesta.org

Krieger, D. (1973). *The relationship of touch with the intent to help or to subjects' in-vivohemoglobin values: A study in personalized interaction.* Paper presented at Ninth American Nurses' Association Research Conference, March 22, San Antonio, TX.

Landreth, G. (1991). Play therapy: The art of relationship. Muncie, IN : Accelerated Development.

Levine, S. K. & Levine, E. G. (Eds.)., (1999). *Foundations of expressive arts therapy: Theoretical and clinical perspectives*. London: Kingsley.

Lusebrink, V. B. (1992). A systems oriented approach to the expressive therapies: The expressive therapies continuum. Arts in Psychotherapy, 18(5), 390-403.

Malchiodi, C. A. (Ed.) (1998). *The art therapy sourcebook*. New York: McGraw-Hill/Contemporary Books.

Malchiodi, C. A. (Ed.) (2003). Handbook of art therapy. New York: Guilford Press.

Malchiodi, C. A. (Ed.). (2005). *Expressive therapies*. New York: Guilford Press.

McNiff, S. (1979). *From shamanism to art therapy*. Arts in psychotherapy, 6(3), 155-161.

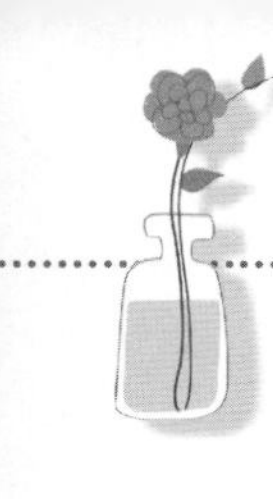

McNiff, S. (1981). *The arts and psychotherapy*. Springfield, IL: Thomas.

McNiff, S. (1982). *Great debate: The place of art in art therapy: Working with everything we have*. American Journal of Art Therapy, 21(4), 122-123.

McNiff, S. (1986). *Educating the creative arts therapists: A profile of the profession*. Springfield, IL: Thomas.

McNiff, S. (1992). *Art as medicine: Creating a therapy of the imagination*. Boston: Shambhala.

National Drama Therapy Association. (2004). General questions about drama therapy [Online]. Available at www.nadt.org/.

Riley, S. (2001). *Group process made visible*. New York:Brunner-Routledge.

Rogers, N. (1993). *The creative connection: Expressive arts as healing*. Palo Alto, CA: Science and Behavior Books.

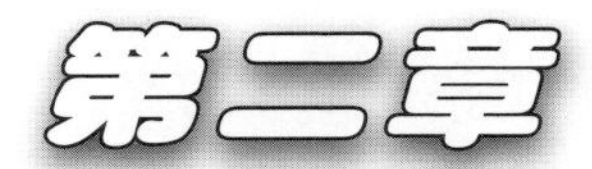

藝術治療

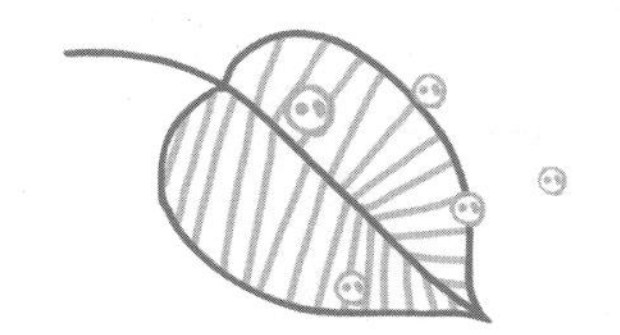

陳麗娟

壹　理論介紹

一、定義

由於藝術治療（Art Therapy）有廣狹兩義，為區別表達性藝術治療之廣義，在此藝術治療採狹義之定義，以繪畫及視覺化創作（不同的顏色、形狀、線條和圖像，如：繪畫、剪貼、雕塑等藝術創作）為主軸。

根據美國藝術治療協會（American Art Therapy Association，簡稱AATA）對藝術治療（Art Therapy）下的定義：「藝術治療是透過藝術的形式，運用在心理治療的工具或媒介。允許人們透過口語、非口語的表達及藝術創作的經驗，去探索個人的問題及潛能，以協助人們內心世界和外在世界間更趨一致。」（AATA, 2004）而且可應用於個人或團體。而英國藝術治療協會（British Association of Art Therapists, BAAT）對藝術治療下的定義：「一種治療的方法，在治療師的協助下，透過繪畫、塑造等藝術媒材，從事視覺心象表達，藉此心象表達把存在內心未表達出來的思想和情感，向外呈現出來，此一表達和呈現出來的心象作品具有治療和診斷的功能，提供治療師和當事人治療期間的處理指標；治療期間，當事人的情感常常包含在藝術作品裡，並在治療關係中加以處理和解決。」（BAAT, 2010）以上對藝術治療之定義可以讓我們瞭解藝術創作是個人向內在自我的探索與旅行、是接觸內在真我的開始與意義的表達；同時也使溝通和語言自然的延伸，因此在語言之外，藝術治療提供了人們非語言的表達、溝通、發現、認識與重新理解的機會。

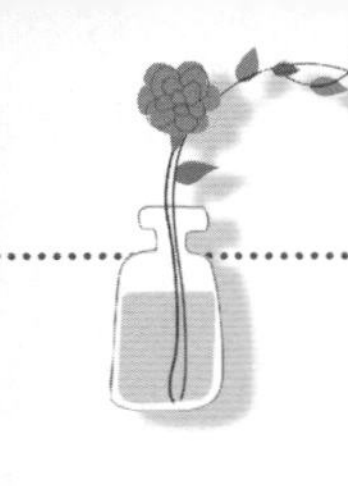

二、歷史發展

藝術治療並非新的概念，從人類歷史發展的脈絡來看，藝術作為存在的表現，從史前人類時代的岩洞壁畫即可略窺其實（McNiff, 1979）。相傳古埃及時代即開始用藝術活動來治療精神病患；在原始部落的巫師，早已應用它於儀式中，用以減輕病患肉體的痛苦；另外，早期的中東文化，即以神奇配方製成不同顏色的毛線，用來預防疾病；美洲西南部的原住民用沙畫描繪疾病，然後再擦掉，並創造出象徵性的動物圖騰，用來恢復或增強心理與精神健康。在歐陸則有德國的Rinzhorn醫師發現，病人的繪畫作品表達了個人的心路歷程；十九世紀，義大利的Lombroso在醫院以藝術活動紓解病人的身心障礙，並開始有醫生對成人精神官能症實施自由繪畫。二十世紀初期，佛洛伊德以心象和夢來作為精神分析式的治療，而其門生榮格，也常在心理治療活動中以繪畫來記錄心象及夢。自古以來，藝術即是修復及更新自我的一種方式，古老的智慧傳統也肯定意象是治療身心疾患的療法，創造性的活動可提升腦部活動與活絡組織、減輕壓抑，並產生平靜警醒時典型可見的α波。完全而深入的從事藝術創作的經驗，一如心理學家Mihaly Csikszentmihalyi所說的「處在流暢的狀態」，更能幫助減輕壓力及恢復身心平衡（Dalley, 1987）。

而近代的藝術治療，主要受佛洛伊德及榮格的影響，特別強調潛意識及象徵化的作用。其中1930年代的Naumburg以強調分析和動力，鼓勵病患自發的描繪，並對其圖畫加以自由聯想和解析，至此藝術方成為一種基本治療的方法，藝術治療正式成為精神醫療領域的一個專有名詞。1950年代，Kramer認為藝術治療是心理治療的輔助，藉著它幫助當事人發洩存在潛意識的陰影，而較無防衛。他的理念至今仍持續對藝術治療產生影響。1969年，美國藝術治療協會（AATA）在肯塔基州成立，除了應用在心智殘障者的自我實現及特殊兒童的教育之外，也成為一般人追求自我實現及自我成長的管道。1970年代，藝術治療有了新的轉變，Kwiakowska將Kramer的團體治療擴大到家族團體，Rhyne更將完形治療的技巧應用到藝術活動中，以激發成員的自我表達、自我覺知和團體互動（陸雅青，2000；陸雅青，2005）。繼之心理學的第四勢力

「超個人心理學」興起後，「藝術養生」的概念與藝術治療並駕齊驅，「療癒」（healing）取代了「治療」（cure），因此，藝術治療被視為改變一般人的人格或生活方式的方法之一（梁翠梅，2009），藝術治療也從早期針對特定患者擴充到一般人士。而1990年代末興起的「正向心理學」，則鼓勵人們不需聚焦黏著在問題上，而是轉身數算自己還可以應用的資源與連結，後現代觀點則更進一步說明藉由改變未來的圖像、改變語言，就可以改變命運，同時，在創作過程中，後現代反對「傳統的」、「和諧的」、「精緻的」審美觀，其強調的立場是，人類想要找到賦予自我價值之準則，方法其實不只是經由理性結構，而是要允許混亂、多樣性與不安全之現形；也就是說，在創作治療過程中的當事人，要進步前一定會先退化，就像疤要撕去前一般，須先宣洩負能量、恢復正能量，然後才能更新。

三、藝術創作之本質

心理治療師Natalie Rogers提出，我們的感覺或情緒（哀悼、生氣、痛苦、恐懼、喜悅和入迷）是能量的來源，可以被傳輸至藝術表達而被解放與轉化。這種藝術表達提供我們覺察、面對與接納我們陰影層面的機會——那是我們壓抑或否認自我的層面，一步步的帶領我們進入更深的自我接納。因此我們可以說任何來自情感深處的藝術形式，都提供了自我發現的過程，也就是創造的本質指出，創作者在歷程中要面臨的是創作意義的追尋，即對於事物在認識之後，如何進行再認識的問題。這樣的創作就變成一種儀式，也就是從對既有視域的突破及賦予意義的內在煎熬，到如何發揮創造的勇氣，透過創造媒材將內在世界與外在世界加以整合，所展開的一場探索、澄清與再認識的創作旅程（Rogers, 1993）。如此一來，可以說藝術表達不僅僅與美學相關，更與真實相關，藝術創作過程本身即是生命的表達。藝術深植於想像超越實像的存在能力，因而為我們的存在帶來不同的可能性。甚而在創造過程中，還可以打破時空環境的限制，而在有限時空中滋養出希望，表現出宇宙的無限意義（劉思量，2004）。因此藝術可以成為某種預防藥物，就好像藥物之於維護人類健康一樣。基於此一觀點，在藝術治療中的當事人同

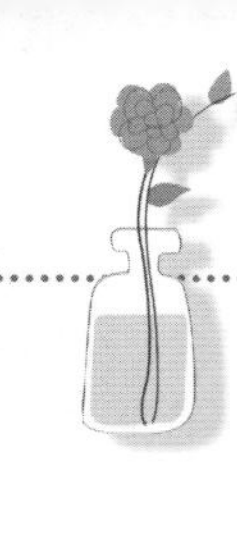

樣被鼓勵利用創作參與自我探索的發現之旅，此種探究將有助於理解它們在創作中經歷的情緒與內在動力變化的轉折，而對改變和成長，能提供必要的支持與協助（薛宜貞，2006；賴念華，1997；陳麗娟、何長珠，2008）。

另一方面，許多創造性活動過程，在作品完成後會被鼓勵嘗試和自己的作品對話。除此之外亦鼓勵當事者敘說作品的故事，並讓成員分享自己的感受和經驗，讓成員之間相互對話。因為在與作品對話的過程中，所謂積極性想像的力量開始發揮作用，通過積極（主動）性想像，治療師可以幫助當事者更直接面對自己內心的無意識活動，同時儘可能的保存自我意識與控制的能力，使當事者在過程中駕馭焦慮，提高自我控制力（McNiff, 1992；陳鳴譯，1995；陳志賢，2003）。再者，作品與他人分享時，更能喚起或刺激旁觀成員的情緒反應、刺激其他成員積極投入治療活動的動機、增進團體的凝聚力（賴念華，1997）。如藝術治療團體中之成員藉著作品分享討論，更容易開放經驗及接納自己，流露內心真實的情感。因藝術活動本身就具遊戲的性質，可使治療活動變得具有活力及趣味性，因此個案可以直接經驗到能量的改變，啟發創造的潛能（Wadeson, 1980；侯禎塘，2002；邱美華，1992；陸雅青，1993）。McNiff（1992）指出，藝術圖像是一位參與者，它是介於病患與治療師之間雙方面的對話外，另一種可以與之對話，並且可以向我們表達的第三物件。綜合言之，我們用藝術釋放表達與放鬆，也從符號與象徵意義的學習中得到領悟，藝術作品揭露存在的意義，因此作品可以被視為即是源起之本身。若是願意傾聽，我們的藝術作品會有所回應，透過語言表達或是分享感受可以促進自我覺察與分析，而成長與領悟就來自於我們對圖像過程的意義之學習。

對於創造性藝術活動其本質的理解，引用Liebmann（1994）說明在助人工作中選擇使用藝術媒材的原因，主要是因為在相互參與的過程中，它可以達到個人及社會兩方面的目的，如表2-1。

◎表2-1　使用藝術媒材達到個人及社會之目的

個人目標	社會目標
啟發個人的創造性與自發性	社會的支持及信任
建立信心、增加自我價值與自我潛能的實現	覺察辨識並欣賞他人
增加個人的自主性及動機並發展自我	合作並專注投入團體活動
有做決定實驗以及試著將想法付諸實現的自由	溝通（口語及非口語）
表達感受情緒之衝突	問題經驗及洞察的分享
處理幻想與潛意識的內容	發現共有的經驗與個體的獨特性
產生洞察、自我覺察及反思	在團體中與其他成員發生關聯，並瞭解自己對他人以及他人對自己的影響與關係
以視覺和口語的表現來整理經驗	團體的凝聚力

四、藝術治療之類型與特性

梁翠梅（2009）認為藝術治療之應用，依目的不同可以略分為以下五種類型：

1. 傳統型——透過藝術創作「投射與解釋」自我。
2. 療癒型——透過藝術創作「收回與復原」自我。
3. 養生型——透過藝術創作「體驗與享受」自我。
4. 靈修型——透過藝術創作「消溶與超越」自我。
5. 複合型——個人內在發展任務的複合、單元間整體目標的複合。

其中傳統型屬於精神分析流派的取向，療癒型、養生型與靈修行則屬於「人本」與「超個人」心理學取向「藝術即治療的範疇」，複合型則涵括以上兩種（梁翠梅，2009）。而無論是何種目的，在藝術創作中，個案可以透過對圖像的塑造和探索以及媒材的掌控和支配，重新拾回自我主控的感覺——特別是經歷重大創傷經驗的人，使用身體動作或是圖畫時，比使用語言更容易表達自我內在的狀況。同時，藉由這種象徵性轉化的過程，可達到更有效的溝通，而這些都是語言無法輕易取代的。以下介紹藝術治療涵括之特性（Rogers, 1993）：

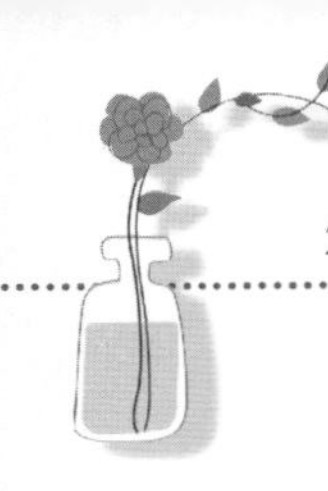

(一)溝通

利用內在經驗的圖像表達，使治療師與個案得以進行非口語式的溝通，視覺藝術成為自我內心與外在世界溝通的橋梁。因為對大多數人而言，藝術並不是一種習慣的溝通管道，因此，較不易控制或故意隱藏，而容易在不知不覺中呈現內心的真實狀況。而且在創作過程中，個案較能投入事件的主體，降低防衛心理，而讓潛意識自然浮現，是建立良好關係的有效方法。

(二)控制

認為藝術有別於幻覺或夢境，是有目的且可以控制的，是一種自發與自控的行為，在藝術治療的過程中，個案可以自由選擇媒材，透過撕、剪、畫等各種技法運用或支配媒材，使當事人得以統整其情感及意念。

(三)創造性

創造力的主要特性是能在同一個意象或結構中，同時表現出非理性的幻想及滿足理性客觀任務的需要。因此，藝術過程既可以容許形式從本能或昇華的心理層級中出現，亦可以是自我建設的企圖，使形式從較高或意識的心理層級上得以表現。在藝術創作過程中，個案直接經歷到能量的轉換，創造力從而被釋放出來，藉由新的表現方式及新的體驗，而獲得自我成長。

(四)淨化

藝術創作可以表達負面情緒，藉由黏土或流質的媒材，以及各種撕、剪、甩、塗抹等破壞性過程來宣洩難過、憤怒的情緒及感覺，並藉由此過程昇華情感，達到發洩與淨化的目的。

(五)自我覺察

藝術創作中，個案呈現現實生活中，自我面對問題的態度與模式，較不易偽裝與逃避自我，這樣有助於開放自己、認識自我，進而引發洞察、學習與成長的發生。

(六)持久性

個案的作品提供一個實質而永久的紀錄，具有持久性，不易被記憶扭曲，在治療過程中，隨時可以拿出來做討論，一方面和個案一起面對治療的改變，另一方面重新觀賞，或許更能產生不同的領悟與發現。

(七)時空的整合性

藝術治療的溝通方式不需遵守語法或規則，它整合時空關係，直接將內心狀態顯示出來，可以關聯到過去事件、現在，甚至投射到未來。經由觀看，可立即經驗到整體的意念及情感狀態，作品經由視覺化的過程，將個案內心的情緒或意念形成具體心象，可藉由心象將治療過程浮現腦海，讓個案可以隨時重新審視自己的問題。

貳　藝術創作與賦能

賦能（empowerment）觀點主要在促進人們能更積極掌握自己生命可能性的過程，過程中個體不僅對自己的生命獲得控制感，更能據此進一步參與所屬的社區（Rapport, 1981）。Rapport是賦能概念的第一個提倡者，他認為賦能傳達個體的控制感或影響力，並涉及個體對自己生命方向的決心。因此可以說賦能意味著行動（doing），對治療關係中的當事者來說是透過自身的參與，創造自己生命的可能性；而對一個心理專業助人者的角色而言，則是賦能予他人，使其為自己採取行動。其中個人心理上的賦能，其定義特徵包含下列五項特徵（Zimmerman, 2000）：

1. 一種傾聽—對話—反思—行動的過程。
2. 包含被賦能者與賦能者之間相互的參與。
3. 基於對話省思後，提供所需的資源，更能達到資源共享之目的。
4. 擁有自我決策的機會與權力。
5. 目標是提升對生活的自我掌控感，並進一步影響更大的組織社群或社區。

至於藝術創作與賦能的關係，Secker, Spandler & Shenton (2007)

& Johnson（2008）在其相關研究結果中，提出透過參與藝術創作的賦能，可以分為以下五個過程，分述如下：

(一)獲得動機

參與活動增加動機去發展內省，並讓參與者驕傲於藝術創作，這使得參與者重新獲得對於生活目標和生命意義的新感受。

(二)表達自我

讓參與者在過去負向的經驗中，透過藝術創作重新經驗、肯定自己的價值，進而接受自己。

(三)連結能力

在藝術創作中學習新的技能、增進自我價值感，而後發展對於未來的正向展望。

(四)重建身分

建立個人的身分是一個漫長的社會化過程，涉及個人的內在知覺，這過程之內容與提供當事者機會去創造並展現最後的作品相關。

(五)擴展視野——在這個過程中有三個觀點浮現

1. 公開展示當事者的作品，使他們看到自己的成就，完成一些事的感覺讓他們有自我價值感。
2. 創造性工作使得他人對當事者另眼相看，再次強化他們的自我價值感。
3. 創造性工作與作品的完成，讓當事者感覺就像是另一個藝術家一樣，挑戰了過去以來認為自己不夠有效能的感覺。藝術創作工作讓人們回到自我中心，重新建立自我價值感，而能進一步發展對未來正向的展望。參與藝術創作擴展了當事者看待世界、工作與教育的視野。另一方面，藝術工作提供了一個機會讓這些個案重新感受到來自於在心理師與病友間的支持性環境，而不只是一個外來者。並提供更多的機會讓他們自我揭露：自我認同、自我想法與自我的感覺，因而感受到一種默許的自由、自我控制感與賦能感（Talyor, 2008）。

賦能與創造性藝術活動的關係，就微觀而言，當事者透過參與創造性活動引發深層的自我覺察、增進自我瞭解、自我接納、自我肯定、提升創造力及獨立性，甚而因創作過程中的反思促成新的自覺行動能力等，呼應賦能是一種「傾聽—對話—反思—行動」的連續過程。因此，從助人者的角度來看，經過促使能力的過程與行動之後（創造性藝術活動），當事者產生受賦能的狀態，如具有自我價值感、更有控制感、更積極的投入參與活動或生活、發展出新的問題解決技巧、促進社交溝通技巧、以一個批判性的態度去檢視自我的生活風格等。換言之，這些都是助人者透過創造性藝術活動的策略，協助當事者達到賦能概念的結果。從鉅觀論，自主的參與創造性藝術活動本身亦是一個社會參與的活動，過程中成員之間發展了欣賞自身所擁有的以及彼此的想法與文化，進而成為一個更積極參與的個體。因此，賦能的產生必會同時帶來個人與社區或是生活環境的改變，進一步藉由社區集體性的活動，提升問題解決的能力與影響生活的能力，參與在其中的個人因而也經驗到更多控制能力，個人賦能因而更加提升。

參　實務說明

一、案例簡介：一位癌末患者的創作歷程

如前所述，狹義之藝術治療模式以繪畫、剪貼、雕塑等藝術創作為主軸。理論上需考量當事人之特質與現實環境之條件，來作為選擇媒材之依據。此處所介紹的是作者陪伴癌末病患進行「藝術治療活動」之歷程報告；於徵得當事者同意之後匿名刊登，以協助讀者更深入的體會藝術治療之做法與內涵。

個案為44歲男性，食道腫瘤末期病患。自開公司，育有一子、一女，分別離家就讀大學，在家夫妻雙方互動少，缺乏支持系統。年少時期，因成績表現優秀，自視甚高。但高三時，因一次嚴重的腹痛，送醫後在「原因不明」與「未被事前告知」之情況下即被行三分之二胃切除手術，此一事件的後續影響，造成其人生重大創傷與性格上的改變，數

十年耿耿於懷。其中胃切除後症候群影響生活甚多，可能的不適症狀包括胸口難受、呼吸困難、頭暈目眩、心悸、口乾舌燥、全身汗濕、倦怠感、虛脫感、噁心等，出現的症狀多樣。吃得過多或過少都會引起腸部的不適，常常一進食就感到難過，症狀會持續一生。術後的生理不適，間接影響其學業與其他表現，自尊心受創的結果，開始表現自棄，而後因交友不慎，遭學校記過，高中畢業後即未再升學。畢業後，就業路上亦不甚順遂，所有人生的改變，個案全將其歸諸於是「不明原因」、「未被事前告知」之事件的影響，也因此逐漸形塑其逃避、悲觀、不易信任他人與負向思考之性格特質。此性格特質，在疾病經確定診斷為末期癌症後，依然表現淡漠、放棄與無所謂，以麻木自己之方式，面對死亡的恐懼。

二、活動設計

活動設計在此建構以起、承、轉、合之架構，將活動區分為探索階段、工作階段與結束階段。為使個案在活動的創作中獲得成就感，媒材的選擇初期構思以結構性強之硬質媒材為主，進而嘗試發展以流質或軟質媒材，提供一個適當的管道宣泄情緒如表2-2。不過，活動設計雖已事先完成，但仍應隨個案對象之需求與個別性有所彈性調整。此次活動設計為十二次的藝術創作過程，為期三個月，對個案而言是一個深化其情緒經驗內涵，達到自我表達、覺察、反思與認知重組之後，進而對生活採取行動之賦能的動態過程。

◎表2-2　案例中之藝術活動設計

階段	架構	活動主題	使用媒材
探索階段	起	暖身：隨意塗鴉 (1)自我畫像 (2)命運	(1)蠟筆 (2)鐵絲
工作階段	承	(1)疼痛的感覺 (2)我的心情 (3)自由撕貼	(1)藥片空針 (2)彩色黏土 (3)雜誌、水彩、畫紙

階段	架構	活動主題	使用媒材
工作階段	轉	(1)我的遺憾或悲傷 (2)最喜歡的一首歌 (3)帶照片說故事 (4)做橋	(1)陶土 (2)歌唱 (3)舊照片 (4)陶土（竹片、硬紙板、沙、水草、膠水）
結束階段	合	(1)自我畫像 (2)生命書	(1)繪畫 (2)勞作

三、作品實例

活動主題	作品	媒材
第一次 自我畫像	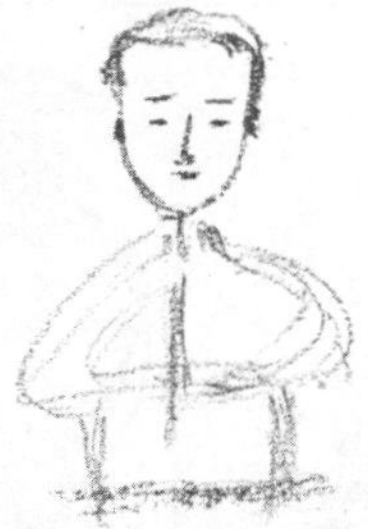	(1)蠟筆 (2)八開畫紙

❖ **作品主要描述**

- 沒有什麼特別意義，大概是若有所思吧！
- 我的身體不舒服與心理不舒服已經有一段時間了，可分為三個程度展現：心理不舒服到身體不舒服到沒有辦法忍受。也就是說我心理上不平衡持續了滿久，也影響到身體越來越差，我知道身體差，我也不願意去醫這個病。不想去醫這個身體啦，這樣講比較清楚，也就是我想放棄了……。

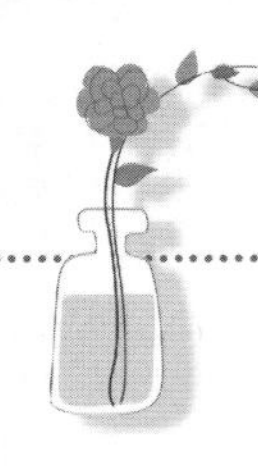
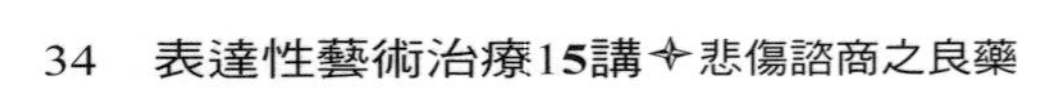

<table>
<tr><td>第二次
命運</td><td>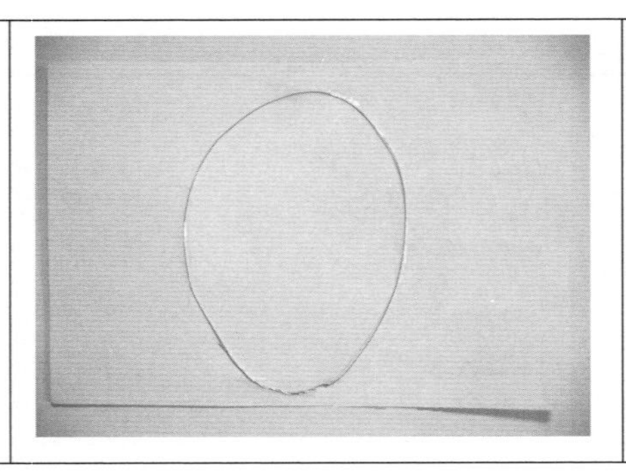</td><td>(1)鐵絲
(2)八開粉彩紙</td></tr>
<tr><td colspan="3">❖ 作品主要描述
・命運是空……沒有任何的希望和未來。或者應該講說……不管有形無形，都覺得是空無一物。
・放空可以讓我不用那麼害怕、緊張。我就是避免去接觸必須要去想的事情……。</td></tr>
<tr><td>第三次
自由撕貼畫</td><td>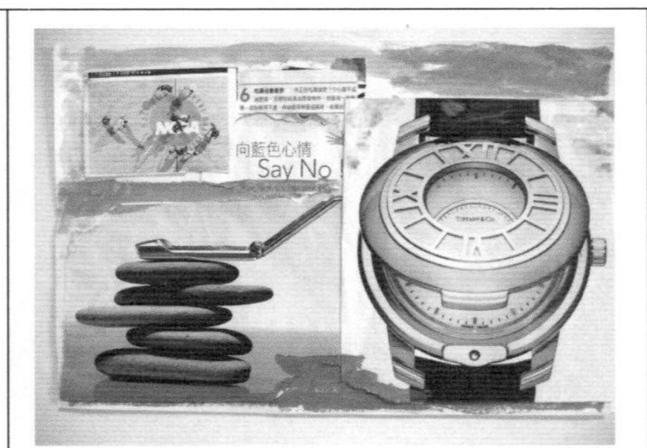
</td><td>(1)雜誌
(2)八開粉彩紙
(3)膠水</td></tr>
<tr><td colspan="3">❖ 作品主要描述
・手錶是因為好看，會想要它，沒什麼特別意義。不是時間，如果硬要說「時間」對我現在過生活的感覺的話，就有關聯……以現在來講，生病以後，「時間」對我來說是一種「折磨」。</td></tr>
</table>

<table>
<tr><td>第四次
曼陀羅</td><td>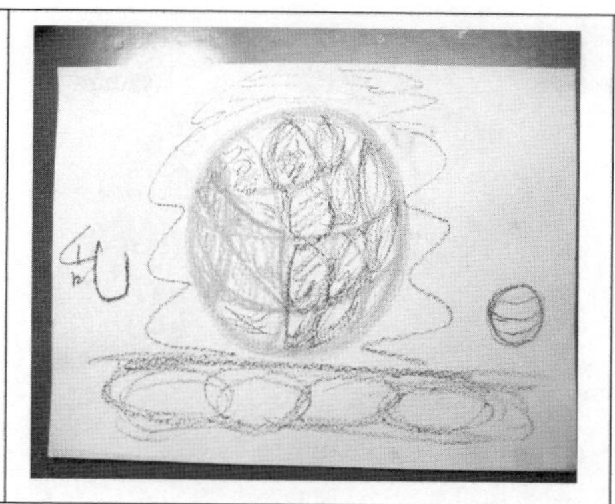
</td><td>(1)蠟筆
(2)八開畫紙</td></tr>
<tr><td colspan="3">❖ 作品主要描述
・本來想畫一個球，畫壞了不像。然後就隨便塗塗，因為不像，就想說改變一下可以是什麼東西，不像乾脆就……真的不曉得畫什麼……心理的感覺是亂……。</td></tr>
<tr><td>第六次
我的遺憾

（第五次活動因生理不適訪談，故未創作）</td><td>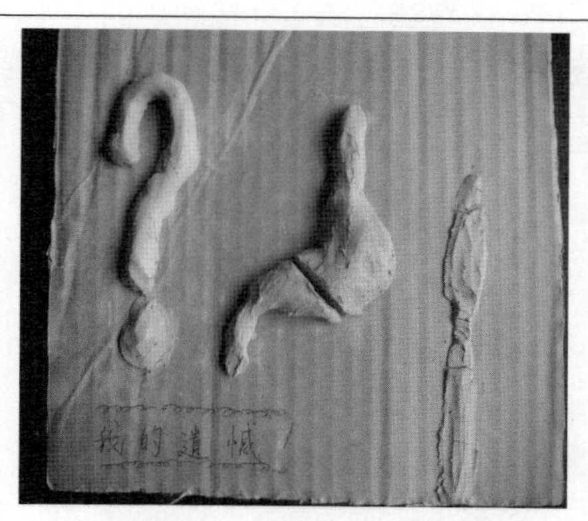
</td><td>(1)厚紙版
(2)陶土</td></tr>
<tr><td colspan="3">❖ 作品主要描述
・大問號，不曉得為什麼被切掉……。
・在我的認知跟所學的裡面，那個胃應該是一個很……很堅韌的一個器官才對，很不容易破的東西，因為它本身就是那麼耐酸的東西啊！所以不應該那麼容易會破掉才對，我又沒有發生很嚴重的……事件，沒有說很特別的警訊，然後就……因為那個胃影響我很大……。
・不管怎麼樣，那個對體力來講就傷害很大，不管吃啊什麼的，都會受影響啊！</td></tr>
</table>

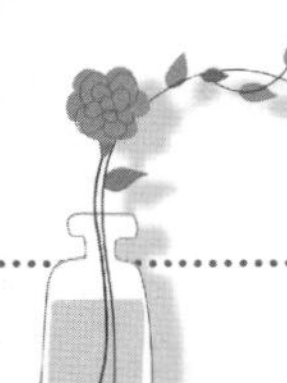
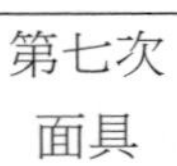

<table>
<tr><td>第七次
面具</td><td>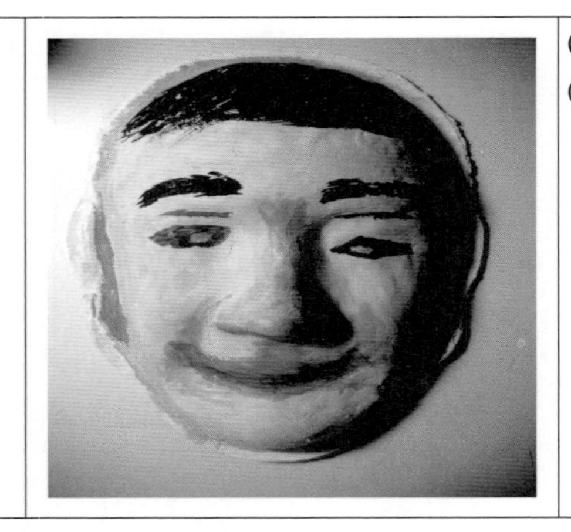</td><td>(1)紙漿面具
(2)水彩</td></tr>
<tr><td colspan="3">❖ 作品主要描述
・就是平靜這種感覺，沒有太大的波動……。
・想要表現的是笑容……，現在想法不一樣跟以前不一樣……對於現況，雖然不滿意也可以接受了啦……跟以前的想法不一樣，那或許是就是我自己所謂的自我反省之類的，只是深跟淺不一樣，可能有這種差別在……。</td></tr>
<tr><td>第八次
帶照片說故事</td><td>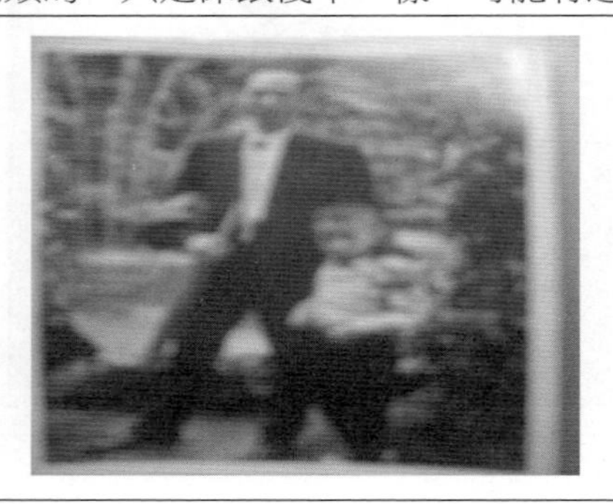</td><td>・自帶照片</td></tr>
<tr><td colspan="3">❖ 活動主要描述
・這個是在我有記憶裡面，應該是唯一一次我爸爸帶我出去玩。讓我想到我自己當父親的角色不知道是怎樣……。
・我的父親影響我會比較就是說想要去補償……是跟以前不一樣的吧，你所欠缺的嘛，就是人家常常講的，我們自己所欠缺的總是希望給下一代……。</td></tr>
</table>

<table>
<tr><td>第九次
做橋</td><td>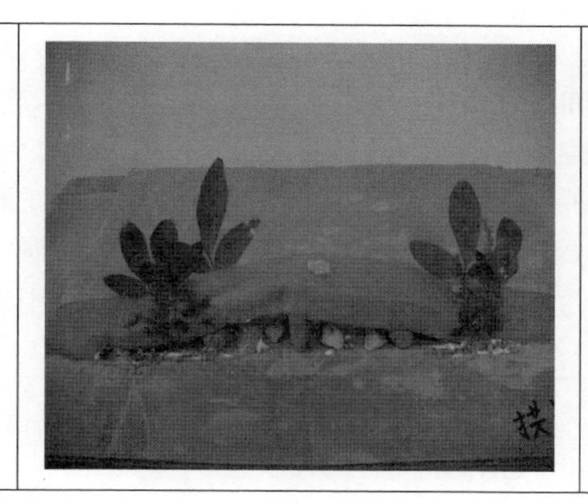</td><td>(1)厚紙板
(2)陶土
(3)碎石頭、沙
(4)戶外花草</td></tr>
<tr><td colspan="3">❖ 作品主要描述
・我……我的目前應該在這裡（右側），這個已經過去了（左側），我車子已經開到這邊來了要往這邊走，就是如果說這部車是代表我在開的話（作品右側），那代表這邊是我走的方向對不對，這邊應該就已經算過去，我目前已經開到這邊來了，我要往這邊走了（作品右側）這樣子。
・我已經走過了這邊（左），我要走到另外一邊去了（右），那我比較希望的是感覺上好像是這邊是北邊，這邊是往南邊走，走到比較平靜的地方去啊！</td></tr>
<tr><td>第十次
自我畫像</td><td>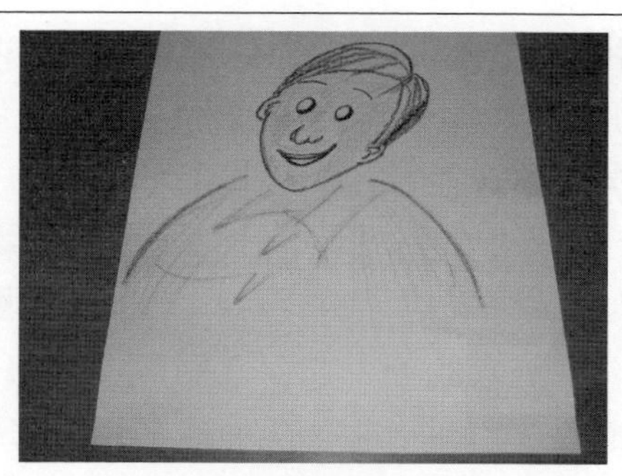</td><td>(1)蠟筆
(2)八開畫紙</td></tr>
<tr><td>第十一、十二次
生命書</td><td>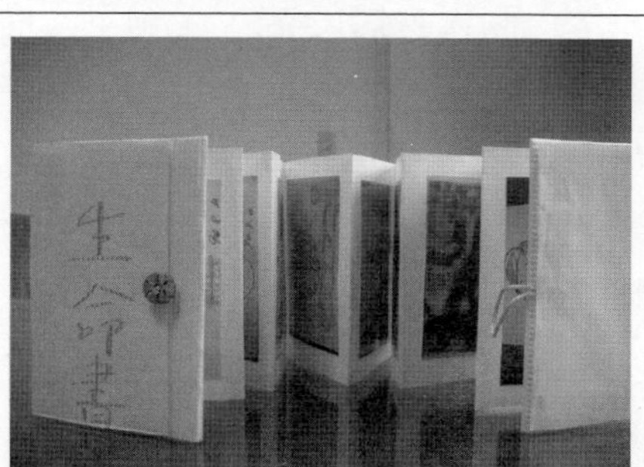
</td><td>(1)粉彩紙
(2)膠水
(3)剪刀
(4)簡單美勞裝飾品</td></tr>
</table>

❖作品主要描述
- 現在就照著目前的現況這樣走……。
- 從第五次以後，會感覺到更多真實的東西……。
- 在回想一件事的時候，這中間答案就大概都會在裡面（藝術創作）。有稍微疏通的那種感覺，譬如說如果你今天沒有跟我做這個（藝術創作），我根本就不會去想這個啊，有做了就代表會有一些思緒出來了嘛，它就會理出一些頭緒出來……。

四、藝術創作引發賦能歷程之分析

以此案主為例，藝術創作品本身是意象的表達，從活動之初命運的「空亂」到第七次面具製作，案主表示作品要傳達的是「笑容」。「我主要是想要把它表現一個比較有點笑容的感覺，結果越塗越糟糕就變這樣了（面帶笑意）。」創作過程經歷初期的防衛、信任、情緒宣洩、表達與情感支持之後，案主明顯的在活動中可見臉上漾開之淺笑，不見眉頭深鎖之憤慨，取而代之的是眉眼間的平靜與從容。

其中內在情緒的混亂到平靜，是隨著藝術創作活動歷程中每一次真實的投身參與，而得到的情緒平衡與淨化。從「埋怨、絕望自身的遭遇，轉而甘心接受、願意面對人生不完美的處境，但是仍可以努力一些什麼……」，這一內在歷程，可以說是藝術治療活動深化之歷程，案主透過藝術創作活動的覺察、對話與體驗，轉換了面對當下存在處境之態度。另一方面，以當下「此刻」的存在而言，我們可以說在案主的身上，可能其身體累積的苦已到「夠了」的狀態，才促使其轉身面對自己的存在。也就是說，當一個人身體的苦「受夠了」時，可以轉化一個人的命運，這是身體的苦，最好的一種存在意義，因為它迫使人最後不想再忍受下去時，才有機會翻轉。而翻轉之後的每一剎那都是不同的，這與過去非常的不一樣，過去的案主被迫接受一個不屬於自己的命運，現在則是直至走到身體的極限，直到身體不能再退讓，才恍然大悟這就是自己的命運。

對案主而言，綜觀其對於生命態度的內在轉化，可以說透過兩個主要的轉捩點而發生：(1)是身體的極限經驗——直至身體的苦受夠了，才醒過來轉向對生命存在負責；(2)是藝術治療活動介入對其產生的心理意義——得到情感宣洩與支持，另一方面則是透過藝術創作活動對生命的重新看見與覺察，將原本狹隘的心靈視野帶出新的方向，頓悟其實人生都是可以選擇的，即使當初胃被錯割！雖然此事件主要是他人之錯，但是也體認到自己做的錯在哪裡。這一個覺醒，是案主生命中最重要的成長，可說是從「身體—心理—靈性」的一種轉化歷程，其動態變化是：「放棄—逃避—停下—轉身面對—重新整理與解釋—採取行動」的轉變。轉變之後的案主，說話的模式不同於以往，比較起來，前四次的藝術創作活動中，案主在言語上的表現常是氣若游絲，像個七十歲行將就木的絕望老人。而累積十次藝術創作後的案主，其說話的語氣，才像是其原本年齡的表現，並開始對自己的生活做階段性的規劃。案主在第十次活動結束後說：「有些事情現在的我還是心有餘力不足，但是我就從現在可以做到的先做。」於是案主安排自己學電腦，以此作為跨出外界的彰顯。這一種動態變化，基本上是透過藝術創作給予一種賦能（empower）的功效，讓案主得以有能量去解決自己心理長期的痛苦，並開始為自己的生活做一些安排與嘗試。而與自己得到和解之後的個案，在末期陪伴歷程中，明顯可見其與家人間的互動增加，並慢慢的重新參與家庭中的一些決定；另一方面，透過參與藝術治療活動，得以經歷一段與他人之間的信任關係，對案主來說亦是生命中一個重要的學習經驗。

因此，以此案主的例子來說，對癌末病患心理介入最大的意義，可說在於使用其僅餘的剩下時光，來統整其所學到的生命觀或價值觀，從而把自己的生命故事透過行動有所翻盤。如果沒有藝術治療的介入，癌末病患或許就帶著自己的過去走向死亡，沒有新的現在。所以，以藝術作為媒介的意義，在於可以從很平淡的材料中，勾引出當事者內在相關的情緒和情結；進而在陪伴過程中，得以將這些資料獲得一個澄清和梳理的機會。也因此，生命意義藉著藝術治療的活動能夠更清楚的流動與現形。它是一個藉由藝術媒材創作—達到人際互動的基本需求（傾聽、對話）、引發情緒經驗—增加對自我瞭解（批判性反思&覺察）—採取行動（行動能力）的賦能過程。

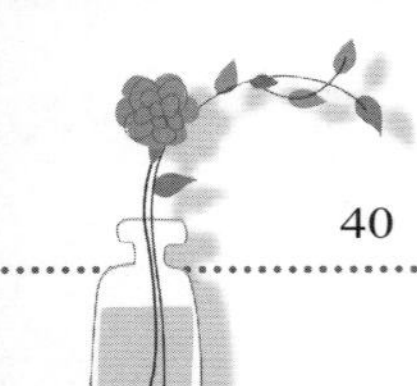

五、活動帶領時之注意事項

信任的陪伴關係——「相遇」就是「療癒」

有誰會將傷口翻給陌生人看？如果不能建立關係，心理復健只是空談。關係的建立、現象場的同理、情緒的紓解與撫慰、未完成事件的處理、認知的解構與重構，每一個部分、每一個環節都需要極為細膩的接觸與投入。「關係」的建立是在所有心理治療活動中一再強調的首要之務。因為在一個溫暖、信任、不批判的關係為前提之下，所有的治療和成長才有可能。

提供安全、溫暖的創作空間

藝術活動設計有賴於時間、空間、環境和媒材四個元素之組成。活動引導者即在於運用此四要素，創造一個適合創作或引發當事人創作意願之情境；大部分人會認為在家的情境是最放鬆、無負擔之理想選擇，同時更能細膩的自我表達。

充足及多樣性的媒材選擇

進行藝術活動時需考量當事人性格差異之個別性，而適時調整活動設計。依賴性格或多挫折經驗者，需要充分的活動說明或範本參考，鼓勵自發創作，進而在活動過程中當其第三隻手適時給予協助與肯定。另外，提供當事者媒材自我選擇之機會，亦可提升其創作意願，避免創作過程中之挫折感。

不擅於言語表達者更適合藝術活動

不善於口語表達者，往往更容易被忽略其內在情緒之感受與表達之需求，因此更需要提供情緒表達之機會與提供情緒支持，協助其心理因應。

藝術治療之次數

對於藝術創作活動在次數上的設計，沒有絕對標準答案，主要依賴於活動目標之設定，然而個案在創作歷程中的內外在轉變，可以作為調整活動次數之相對性依據，甚而，鼓勵經歷藝術創作歷程後之當事者可以繼續在家進行自我創作，以深化其自我成長與超越。

體力限制或情緒影響創作意願

如應用對象是病患或老人，則必須考量普遍皆有體力虛弱與易感疲倦之問題。以Maslow需求理論而言，生理舒適是最基本需要之滿足，因此當生理不適或疲倦時，會影響其創作意願。此時即需暫停該次活動，或允許創作沒有完成，而改以口語分享之陪伴。以本文之個案為例，在原訂的第五次活動中，即因生理不適，創作意願低，而改以口語分享。

需要創作範本

雖然自發性創作是眾人皆具之天賦與本能，然而對於長期缺乏自信心並傾向於逃避性格之個案，在創作過程中媒材的使用，容易表現出不安全感。因此，藝術創作過程中更需要充分的解釋說明或示範，以減輕可能造成的挫折感。本文案例亦表示藝術活動進行前，如有範本做參考，可以讓創作活動進行更順暢。

活動結束後應多留下些時間

活動進行歷程中因上述之問題，偶有發生早上結束活動後，下午即必須與另一位個案進行活動。因感於時間上的壓力，不容許在活動結束之後多留下一些時間陪伴與分享，建議在個別活動帶領之間，考慮並避免此一狀況。

留下媒材方便個案自由創作

考量因藝術活動可能引發深層情緒的揭露，在活動結束、陪伴者離開之後，可能在個案內心持續發酵，而須有情緒宣洩之管道與需求。因此，留下最簡單之蠟筆媒材與畫紙，可鼓勵其在家亦可以自行創作。

最後，提醒相關助人工作者在進行藝術治療評估時尚必須考慮的要素包括：個案以藝術媒材進行工作之意願、個案是否有足夠的心智能力可以反思與探索他們自己圖畫中所具有的潛在意義與顯著性、個案對於解決其問題之動機與主動參與度、個案對於改變其生活的準備度、可以容忍驚恐或混亂的感受之能力、可以與人建立並維持有意義的關係之能力等。

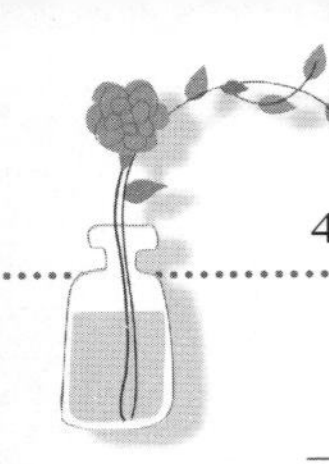

肆　學習資訊

- 美國藝術治療協會（American Art Therapy Association, AATA）
  225 North Fairfax Street. Alexandria, VA 22314.
  Tel: 888.290.0878 .
  email: info@arttherapy.org
  http://www.arttherapy.org/
- 加拿大藝術治療協會（The Canadian Art Therapy Association, CATA）
  http://www.catainfo.ca/
- 英國藝術治療協會（British Association of Art Therapists, BAAT）
  British Association of Art Therapists
  24～27 White Lion Street, London N1 9PD
  Tel: 020 7686 4216
  Fax: 020 7837 7945
  email: info@baat.org
  http://www.baat.org/
- 臺灣藝術治療學會
  http://www.arttherapy.org.tw/arttherapy.php?id=37
- 天堂鳥唱歌——開放藝術治療
  http://blog.yam.com/artheal/article/25227546
- 呂旭立紀念文教基金會
  http://www.shiuhli.org.tw/course/course_tc.html
- 無限天堂藝術治療部落計畫
  http://arts.imagenet.com.tw/modules/news/
- 張啟華文化藝術基金會
  http://www.zhangqihua.com.tw/

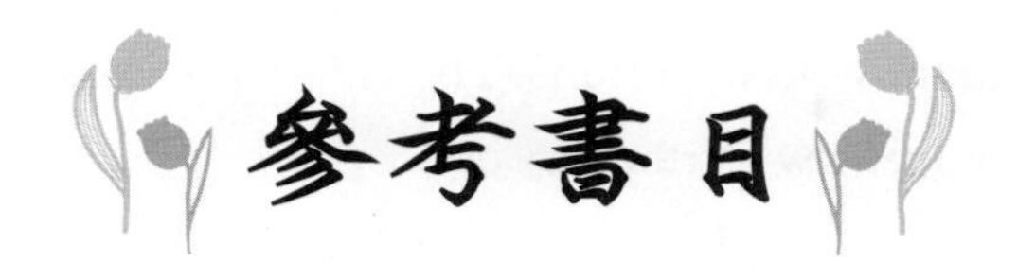

◆中文部分

邱美華（1992）。藝術治療團體對國小適應欠佳學童自我概念及行為困擾之輔導效果。**未出版之碩士論文**。政治大學心理學研究所碩士論文，臺北市。

侯楨塘（2002）。藝術治療法對國小啟智班兒童情緒與行為問題輔導效果研究。**屏東師院學報，17**，329-365。

梁翠梅（2009）。**藝術治療——身心靈合一之道**。臺北市：華都文化。

陸雅青（譯著）（1999）。**藝術治療**（原作者：Wadeson, H.）。臺北市：心理。（原著出版年：1980）

陸雅青（2000）。**藝術治療團體實務研究——以破碎家庭兒童為例**。臺北市：五南文化。

陸雅青（2005）。**藝術治療——繪畫詮釋：從美術進入孩子的心靈世界（第三版）**。臺北市：心理。

陳鳴（譯）（1995）。**藝術治療的理論與實務**（原作者：Dalley, T.）。臺北市：遠流文化。（原著出版年：1987）

陳志賢（2003）。藝術治療團體在兒童輔導上的運用。**諮商與輔導，205**，24-27。

陳麗娟、何長珠（2008）。藝術治療活動深化癌末病患情緒內涵之研究。**生死學研究，8**，45-90。

劉思量（2004）。**藝術心理學——藝術與創造**。臺北市：藝術家文化。

賴念華（1997）。成長團體中藝術媒材的介入：一個成員體驗的歷程分析。**教育心理學報，29**，233-258。

薛宜貞（2006）。藝術治療構畫的生命面龐——以明陽中學學生為個案的歷程詮釋。**未出版之碩士論文**。成功大學藝術研究所，臺南市。

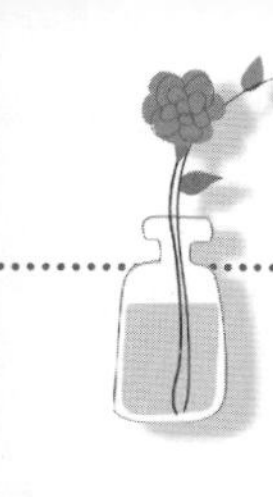

◆英文部分

American Art Therapy Association. (2004). *About art therapy* [Online]. Available at http://www.artherapy.org.

British Association of Art Therapists. (2010). *About art therapy* [Online]. Available at http://www.baat.org/.

Johnson, L., M. (2008). A Place for Art in Prison: art as a Tool for Rehabilitation and Mangement. *Southwest Journal of Criminal Justice, 5*(2), 100-120.

Libmann. (1994). *Art therapy for groups: A handbook of themes, games and exercises*. London; Routlegdge.

McHiff, S. (1992). *Art as medicine*. Boston: Shambhala publications.

Rappaport, J. (1981). In praise of paradox: A social policy of empowerment over prevention. *American Journal of Community Psychology, 9*, 1-25.

Rogers, N. (1993). *The Creative Connection: Expressive arts as Healing*. Palo Alto, CA: Science and Behavior books.

Secker, J., Spandler, H., Kent, L. & Shenton, J. (2007). Empowerment and arts participation for people with mental health needs. *Journal of Public Mental Health*, 6, 4, 14-24.

Taylor, R(2008). A picture of health: Art therapy and its implications for mental health. *Psych-Talk-september*. 17-20.

Zimmerman, M. A. (2000). Empowerment Theory: Psychological, organizational and Community levels of Analysis. *Handbook of Community Psychology*. New York.

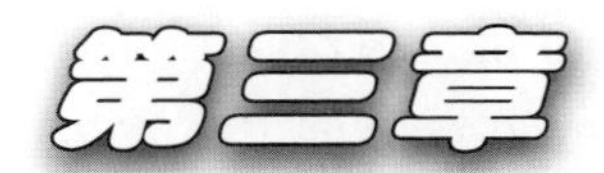

第三章 投射性繪畫

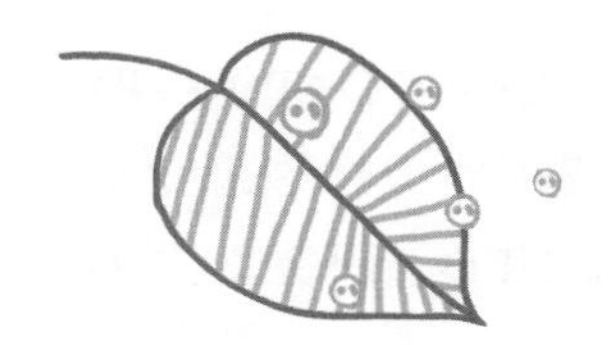

何長珠、陳怡廷

壹　理論介紹

一、定義

在藝術創作的過程中，一般認為作品是作者內心世界的投射，基於此，有一些心理學者建議以繪畫來瞭解一個人的心理運作，而逐漸演變成人格測量上的一種方法，其基本假設為，繪畫是一種非語言的表達工具，受測者所繪出之人形或事物，會反映出其對人、事或物的感覺或想法。

二、歷史發展

投射性繪畫的歷史發展

Freud假定象徵（symbol）代表遺忘的記憶，且由於內在的精神壓力，其可能從夢境或藝術創作中展露出來。因此藝術可說是一種展現意識及潛意識內涵的個人化表現方式，而繪畫則是一種有效的治療介入。長期以來，臨床上運用藝術表現的方式、投射性的繪畫測驗，已經能夠讓治療師對於發展、認知與心理層面有更深的瞭解。

(一)畫人測驗（Draw-A-Person, DAP）

Goodenough是最早運用人像畫來評估兒童的認知能力者，Harris則擴增題項並予以標準化。其基本假設是，不論是兒童、青年或成人，畫作中身體各部位愈完整，通常代表具有較高的能力，而複雜性則是跟隨著發展階段而有所不同。不過由於認知評量測驗的進步，現在已經很少使用這類測驗來作為認知探討之用（除非有語言或文化的障礙），而多半是用來蒐集當事人的心理資料，增加臨床判讀的訊息。

Machover（1949）的「畫一個人」（Draw-A-Person, DAP）投射測驗，是第一個使用圖形畫的投射性假設來作為人格評估工具的研究者，也是後來很多畫人測驗（Human Figure Drawings, HFD）研究之先驅。他強調人物繪畫結構上的特性（大小、線條、陰影和構圖），假設當事人在畫人時，內在的自我關注會投射表達出來，依其對繪畫圖形所代表的象徵，可界定某種人格之特徵。

Koppitz（1968）應用Sullivan的人際關係理論，強調自我（ego）心理學及意識過程（conscious processes）之相關，為兒童畫歸納出一種發展性的評分系統，一般被認為是一種評量智力的工具。以5～12歲的1,856位兒童為對象，得出一個發展性的常模（1968），而在1984年更擴增到11～14歲的1,000位青少年樣本，30項情緒指標可評估「衝動、不安全或不自在感、焦慮、害羞、憤怒／攻擊」（Koppitz, 1984）。要注意的是Arkell（1976）之研究發現，即使是專業工作者，其評估之有效度也只到83%，因此在此類工作中所得到的資料，最好不要用為診斷，而只是用來支持證據，以判斷更進一步的評估是否必要。

(二)屋樹人測驗（House-Tree-Person, HTP）

Hammer（1958）認為繪畫技術是評估個人更深需要的一種方式，它的理論架構有三點：當事人依自己的觀點去看待世界、一個人世界觀的核心乃是一種「投射機制」，以及投射是自我的一種防衛機轉。他在1997年出版的書中另一個有趣的觀點是，實務工作者的解說本身也有個人投射之可能（Hammer & Piotrowski, 1997）。所以繪畫分析的解釋系統可分為同理的、直覺的和認知性三種取向（Burley & Handler, 1997）。因此要讓不同的工作者有相同的結論也是不可能的，而這也是繪畫評估難以有嚴謹的信效度的主因。

1940～1955年之間，心理學與精神病學的文獻出現許多以測量人格為目的的投射性繪畫，其中Buck和Hammer的「屋－樹－人」測驗

（House-Tree-Person, HTP）宣稱能促成意識及潛意識的連結，其中「人物」的呈現可以探討其人格特質、人際關係、同儕感以及其態度，「房屋」被認為能提供家庭以及成員的相關訊息，「樹」則被認為能夠代表心理發展以及對環境的感受，內容著重在「我們自身攜帶的空間」做出投射，畫樹時受測者的心靈遵循著樹的法則由內向外推，所表現的是內在東西的向外作用。研究發現，單一項目不如一群項目所可以提供有意義的評估或推論；而且發問一系列有意義的問題，在資料的獲得上是更有效的設計。

李青燕（1997）以其發展之指標，另加入Buck（1964）、DiLeo（1973）、Hammer（1965, 1969）、Koppitz（1968, 1984）、Machover（1949）等人所提有關敵意攻擊的圖形特徵，整理成50個指標項目，探討畫人測驗與兒童敵意攻擊特質的相關性，找出對高敵意攻擊傾向兒童有區辨效力的圖形特徵，以驗證Koppitz（1968）所建立的情緒指標解釋系統在臺灣地區解釋兒童敵意攻擊特質之可靠性及有效性。結果發現，在高、低敵意攻擊組中，只有「明顯表現攻擊的動作」指標有顯著差異，另有11項指標與敵意向度成正相關。

(三)家庭動力畫（Kinetic Family Drawing, KFD）

Appel（1931）和Wolff（1942）首先建議針對兒童的家庭繪畫，可能可以提供對於人格的洞察力。

Hulse（1951）最先發展出D-A-F之測驗以瞭解人際間之關係，並蒐集研究數量眾多的兒童對於他們家庭的繪畫，且比較一般兒童和被認為有情緒困擾的兒童的繪畫。

家庭動力畫是由Burns和Kaufman（1970, 1972）發展出來的評估量表，在質的方面包含整體（特異性、感受、組織性），對兒童、兒童對家中其他成員的知覺（大小、形狀、比例及扭曲性），以及兒童在家庭系統內的自我知覺；在量的部分包括型態（膠囊化、區隔、邊緣、人之下畫線、在紙的上端或下端作畫）、圖形處理（透明度、省略的人／自己、紙背面所畫的人、塗抹消去、漂浮、懸掛、落下、傾斜、未完成之圖形、延長之手／腳），以及對否定觀點之行動（攻擊／武器、害怕／焦慮、退縮／孤立、責備／批判、順從／競爭、界線等）。

Burn和Kaufman擴展Hulse的工作，使用「動力家庭繪畫」（Kinetic Family Drawing, KFD），要求「所畫的家人都要在做某事」，以探討更多的家庭動力。程序中要求兒童「畫一幅包括你自己和所有家人在做一些事的圖畫」，藉著人物之間所展現的動態現象，來瞭解兒童在家庭的心理互動現象。

除了從兒童的觀點來瞭解家庭動力之外，KFD測驗也被認為是一種家庭系統中，自我發展的視覺性紀錄，解釋特徵、符號和象徵等的有效性。不過，KFD也同樣的受到批評，當治療師要說明其家庭繪畫的內容和風格時，需要審慎的提出解釋。

Klopfer和Taulbee（1976）的研究，發現KFD是可信的，計分依29個向度來考慮，較高的分數代表對家的較高關注。回歸分數則可測知焦慮之方向。但效度研究則極為困難，主要因為不同的研究者提供的是不同常模，無法建立一個系統（Handler, Campbell, & Martin, 2003）。國內張梅菊曾運用其發展的計分標準，增刪為五個計分變項，包括「風格型式」、「特殊情感」、「人物特徵」、「動作」、「位置關係」，來瞭解國小高年級學童之家庭動力畫與家庭關係，發現在家庭動力畫的表現呈現出偏態的情形，變異性很小，「開展示區隔」、「區隔」、「囊套」、「省略家庭成員」出現的比率較多，這可能與文化特性有關，因此運用時需考慮文化背景因素（張梅菊，1997）。

Tharinger和Stark（1990）發展一個統整的系統，以評估有無情緒／焦慮疾患之兒童。指標包括：畫中未畫人、所畫之人狀態不夠健康良好（well-being）、畫中出現空洞／空虛感等三項。這樣的一種研究方式是有意義的，因為它使用一種「多向度路徑」（multiple-gating）的方式來做研究，也就是兼採憂鬱（CDI）、焦慮量表（RCMAS）及晤談之做法來蒐集資料並做診斷。結果發現這種整體性互為關聯的研究法，會使畫圖中的意義更為彰顯，而其所罹患之心理疾病之屬性，也愈見意義。

三、投射畫測驗之主要內容

(一)畫人測驗（Draw-A-Person, DAP）

Koppitz（1968）曾分別就兒童的發展層面與情緒狀況，提出發展指標與情緒指標，不再主觀的以局部細節來評定，而是以整體性的觀點來分析。其畫人測驗（Human Figure Drawings, HFD）之情緒指標有三十項，其中「缺乏整合」、「身體塗黑」、「四肢塗黑」、「人物傾斜」、「人物過小」等五項，在臨床組與對照組間的差異達.1顯著水準；「人物過大」、「手臂短」、「手掌切斷」、「少畫脖子」等四項達.5顯著水準。Koppitz（1968）建議在畫中出現兩個以上的情緒指標便可作為情緒困擾的切分點，最後並未將這些情緒指標累計成分數。Harris指出，將其累計成分數應該會比一個或少數幾個指標來得穩定，可是Koppitz避此不用，應該是不願讓情緒指標分數高低與情緒困擾程度的高低聯想在一起。

早在1900～1915年間，畫人測驗即被用來衡鑑兒童發展及智力的成熟度，期間得到兩個重要發現：(1)是兒童在繪畫表現的發展上有一致的現象；(2)發展能力較低的兒童，一般而言會畫出較粗糙的畫。在前人研究的基礎下，Goodenough在1926年發展出以畫人測驗為基礎的標準化智力量表；隨後，1963年，Harris修訂Goodenough的畫人測驗，將整個施測程序擴充為三張畫，以「畫一個男人」、「畫一個女人」、「畫自己」來評估智力，並發展完整的評分系統，成為「古一賀畫人測驗」（Goodenough-Harris Drawind Test, GHDT）。畫人測驗後來不只被應用於智力的評估，許多學者開始研究它在情緒指標上是否具有檢核效力。Machover（1949）發展出人物畫之人格取向解釋系統，以精神分析理論為基礎，對畫中人物之各部細節逐項加以闡釋其與人格之關聯。她認為受試者被要求畫一個人時，其人物畫將會與個體的衝動、焦慮或衝突以及補償作用有密切關係，雖然其研究對繪畫與人格的詮釋有極大貢獻，但由於僅根據臨床經驗而來，仍有學者質疑其缺乏一致性，對於臨床工作助益不大。

Naglieri, McNeish, & Bardos（1991）則致力於標準常模之建立，發展出可依常模解釋及計分的畫人測驗：

"DAP: SPED"（Draw-A-Person: Screening Procedure for Emotional Disturbance）此測驗適用於6～17歲兒童及青少年，共有55個情緒指標，此為目前唯一具有心理計量證據可篩檢情緒困擾兒童的畫人測驗。

吳毓瑩（1999）結合DAP: SPED與Koppitz（1968）的30項指標，成為75項指標，探討畫人測驗對於行為／情緒困擾兒童的區辨功能，以1,536名國小學童為樣本，結果篩選出16項一致性最好及出現頻率低於16%的情緒指標，內部一致性α值為 .76～.87。

Matto（2000）等人在對DAP測量情緒困擾的效度研究發現：當人形畫被設計為心理評量的完整工具時，的確可以提供某些測量上的利益。舉例來說，它在時間使用上，是很有效的，而且可以免於像自我填寫的問卷一般，有所偏見或曲扭。非口語的測驗形式，對兒童或有文化剝奪、閱讀困難的人，也都容易實施；而對於有抗拒性的當事人，亦較易取得真實的資料。

至於DAP對情緒行為困擾有適應困難及低自尊的青少年（6～12歲，N = 68）之效度（DAP: SPED），結果發現它對青少年的「敵對性」與生產性，具有顯著的預測力。此外，DAP: SPED自畫像與女性畫單獨使用時，可預測行為與自尊，而DAP: SPED自畫像與男性畫單獨使用時，則可預測生產力。這表示僅用一個畫畫的使用，畫自己或畫女性便可清楚得知行為之資料，而不會漏失重要的臨床資料，如潛伏的危險性或未偵查得知的心理狀態。

Ravin（2001）研究美國中西部某大學194位學生發現，男／女圖形畫上並無明顯差異，同性／異性間亦無明顯差別，此外，當事人對自己及所畫人形的描述亦無明顯差別。可見，投射畫的描述的確可代表當事人對自己的認同，因此運用投射性繪畫來瞭解當事人的特殊資料是可信且有意義的。

陳孟吟、林家興（2001）研究性受虐兒童在畫人測驗上的區辨指標，以35名性受虐兒童為實驗組，35名未性受虐但有情緒困擾兒童為對照組A，35名未性受虐且適應良好兒童為對照組B，以Sidun和Chase在1985年根據性受虐個案出現人物畫特徵所發展出評定量表之「Sidun-Chase畫人測驗」為檢核工具進行研究，結果發現Sidun-Chase畫人測驗檢核指標區辨性受虐與未性受虐的正確區分率為96.19%，再以逐步刪減法篩出較具區辨力的十項指標：「人物像的大小」、「缺漏手指」、「圓形物數目」、「人物像的性別特徵」、「出現肚臍」、「強調鼻子」、「擦拭的數目」、「只有頭部」、「缺漏嘴巴」、「擦拭骨盆區域」，其中又以「缺漏手指」、「強調鼻子」、「出現肚臍」三項指標最具區辨力。

如今，畫人測驗已普遍被認為能表現受試者對自己以及自己身體形象的概念，並且也可以表現出其暫時性的態度變化和情緒表徵（蔡宜青，2000）。

(二)家庭動力畫（Kinetic Family Drawing, KFD）

在對兒童的治療中，使用家庭繪畫是很普遍的方式，許多心理健康專業人員相信，透過家庭繪畫的內容、位置、人物大小，以及建構這幅繪畫的過程，能夠傳達出有關家庭動力的資訊。例如：兒童憂鬱是相當值得關注和警覺的現象，但學齡兒童之認知結構尚未發展完全，無法很好地使用言語表達自己的情緒困擾。從文獻上可知，情緒困擾可從投射繪畫中看出，而圖畫亦是兒童經常在學校和家庭進行之活動（梁馨月、林玉華，2009）。

時至今日，關於KFD已有很多研究出現，藉由讓受試者畫出「家裡的每個人，他們都在做什麼」所呈現人物角色的動態、處理、關係、風格和象徵來瞭解情緒困擾兒童的自我概念及家中人際互動的情形。Kwiatowska（1971）從心理分析的角度認為，KFD內容顯示家庭成員間的關係，也顯示個體在家中的角色與地位，她認為：「畫出在一起（togther）」這樣的過程，可以觀察到家中每個分子彼此之間互動的系統。

進行家庭動力之評估，需透過策略性步驟，如觀察界限、強調能力、標定衝突（祕密），以及專注在功能的互補性（如踰越、替代）等技巧的運用。而家庭動力畫之做法，則是透過內容、象徵、數量、大小、位置、過程等資料，來瞭解家庭動力上的內涵（如誰在帶領、跟隨、旁觀或抗拒等）。

Gardano（1988）研究酒癮父親家庭與正常家庭之比較，結果發現兩組在「與所有人物之距離」、「父母間之距離」，以及「家人互動程

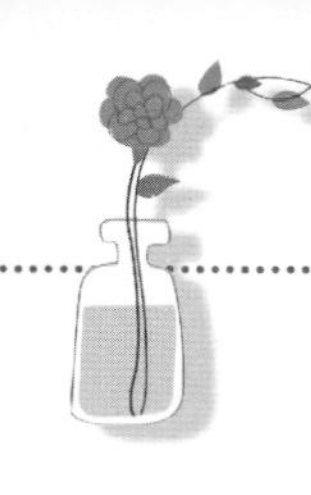

度」上，都出現顯著差異。Rodrgers（1992）比較81位12～17歲性受虐青少年的KFD圖畫發現，出現床、省略軀幹、內衣或裸體畫、模糊畫出手部及口中有東西的畫法，較常出現於性受虐組，其一般共同的特徵為：如果不是過分強調就是明顯省略，因此「強調」與「省略」都是觀察的重點。Habenicht（1994）蒐集約2,000份美國境內不同文化的KFD畫，發現最常出現在這些畫中的家庭特徵是：(1)家庭結構；(2)家庭關係；(3)家庭活動；(4)每日活動；(5)情緒表達；(6)工作活動。

Cho（1987）研究10～14歲臺灣小孩的KFD畫發現變異性很少，可能導因於中國人強調團體，不強調個人之文化傳統。父親在家中較有距離，母親則是撫育的中心，孩子則以學術活動較多。母親與父親大，孩子最小，家人間並無面向交集。這與Nuttall、Chieh和Nuttall（1988）在中國所做的研究結果一致，也就是對核心家庭及延伸家庭有同等的重視，但美國文化從繪畫中反映的是個人主義及獨立性。

Chartouni（1992）比較美籍黎巴嫩裔與美裔孩子的KFD發現，60個變項中有26個出現顯著差異，黎巴嫩裔認為自己、父和母是更有溝通的、合作的和撫育性的，即家庭中的親密性更強。Gregory（1992）比較印地安美裔與美裔兒童KFD及語意完成測驗之資料發現，該測驗與自己及母親部分有相關，且母一子之間出現更多正面且較少障礙的關係。此外，印地安美裔兒童也傾向於把自己放在畫面最上方，而美裔孩子則傾向於放在畫面中間的位置。Shaw（1989）比較黑人男女兒童（1～6年級）在KFD及語意區分測驗上之表現，發現缺少「人際溝通」現象（因為彼此間均無面對面），另有一半的圖形未出現「工作或遊戲」的現象，顯示其在家庭中可能缺少合作。

從以上的研究發現中，如何統整性及創造性的看待當事人的KFD，是研究者所要思考的。例如Shaw運用多變項迴歸分析來研究KFD，發現「自己」、「自己與母親」、「很多家人出現」、「對家更正向的印象」、「比較大的人體形狀」、「更多宗教性象徵」之呈現，都反映了家庭對個人發展之重要。

Bauknight等人對小學及中學生做了許多相關研究，結果發現年齡的確可以顯示某些特殊的意義。例如：Brewer（1980）的發現是青少年傾向不畫自己；而Thompson（1975）的研究則是青少年可能畫出自己但卻省略雙親之一；Brewer（1980）發現6～8歲的小孩會畫出互動狀態的自己，而9～12歲則不會；Thompson（1975）研究北加州電腦業青少年的家庭動力畫發現很多各做各事的家庭現象（約占三分之二），因此如果冒昧解釋此為孤獨現象，可能不符年齡和地區文化的事實。對於投射性繪畫的近代看法，較傾向於強調其適應、因應的意圖大於病理性的診斷。

張梅菊（1997）探討國小兒童所知覺的家庭關係與其在家庭動力畫表現情形的相關性研究中，藉由278位國小高年級學生的家庭動力畫、家庭關係語義量表，及配合選取四位學生的訪談紀錄進行實證調查，結果發現在家庭動力畫的表現呈現出偏態（部分集中）的情形，變異性很小，「開展式區隔」、「區隔」、「囊套」、「省略家庭成員」出現的比率較多，這與文化特性有關，因此運用時需考慮文化背景因素。其次，不同性別者在「囊套」、「媽媽身體完整性」、「媽媽臉部完整性」、「媽媽的滋潤層級」、「人物的排列順序」達顯著差異。不同社經地位在「省略家庭成員」、「人物的相對高度」達顯著差異。不同家庭結構在「區隔」、「爸爸是側面者」、「增加家庭成員」、「爸爸臉部完整性」、「人物的相對大小」、「爸爸是正面者」、「人物的排列順序」亦達顯著差異。

卓紋君和陳瑤惠（1999）探討154位5～6歲兒童的家庭動力畫與其親子關係及社會行為之關係，希望藉由家庭動力畫能篩選一般兒童的親子關係及社會情緒問題。結果發現個別指標分析KFD部分：兒童與母親關係較好者畫中明顯出現手臂延展的現象，攻擊性較強的兒童出現塗抹擦拭的情形較少，這些發現與西方學者的研究不一致，研究者認為這反映了文化上的差異。

蔡宜青（2000）則以屋一樹一人測驗及家庭動力畫作為選擇性緘默症兒童藝術治療介入的前後測評量工具，其研究發現，個案的人物大小、身體比例、肢體動作、線條等都能看出個案的心理狀態的改變，包括自我概念增強、壓抑與僵化的心理有所改變、較佳的情緒控制等。

楊小青（2009）採三位隔代教養兒童進行單一樣本前、後測驗設計，運用屋一樹一人測驗（H-T-P）、家庭動力繪畫測驗（K-F-D）、家庭概念量表等研究工具，來探討藝術治療介入隔代教養兒童家庭概念之影響及其家庭概念改變的歷程。研究者針對屋—樹—人測驗與家庭動力繪畫測驗做敘述性評估，結果顯示，經由藝術治療活動的介入，個案的家庭概念得以增強，使個案的自信心增加，多媒材的探索增進個案的創造力，而活動中的作品分享，則有助於其人際關係的表現。

以上國內外研究皆指出，透過家庭繪畫實可獲取家庭動力的種種資訊，受測者也因此測驗產生正向的成長。繪畫是在一定的文化作用下的產物，不同民族存在著不同的文化差異，要研究繪畫中的心理投射就必須考慮不同的文化影響，因此多方蒐集不同年齡、性別、種族、社經地位、智力、出生序、家庭大小、繪畫能力等更具常模性的資料，以歸納出本土的繪畫研究數據及繪畫指標意義。

四、對投射性繪畫的信效度研究

心理學界一直對繪畫測驗存在著爭議，一方面認為投射性繪畫僅適用於心理治療領域，另一方面卻認為繪畫心理投射技術可以成為一門科學（陳侃，2002）。為了驗證，有一些心理學家從科學測量的角度出發，對投射繪畫技術進行科學性的研究。

Lehner Gunderson（1952）發表一篇關於畫人測驗的信度研究，列出21項繪畫特徵。受試者為一般的正常人，請多位分析者背對背進行繪畫特徵的分析，以此得出評分者一致性信度。接著又對同一批受試者進行重測以驗證重測信度，得出重測信度及評分者信度均夠高，而重測信度比評分者信度要高出一些。

Swensen（1955）請專業繪畫分析師對一些受試者的性傾向進行評估，同時使用一份標準化的性傾向問卷對受試者施測，結果兩者相關程度達.84。

Hammer和Piotrowski邀請六位繪畫分析師對400位兒童的繪畫進行敵對的評估，其評估結果與非繪畫分析師評估的結果之間的相關程度達.84。

Lehner和Sliver發現成人的繪畫中，25歲以下的人傾向於畫較年長的人，25歲以上則傾向於畫較年輕的人，這也與投射理論中理想自我的投射相一致。

Lyons邀請受試者在他們所畫的樹上加上疤痕，然後對照其記憶最不快樂的年紀，研究發現，不快樂的年齡愈早，樹上的疤痕也愈在下方，兩者相關達.54，顯著水準達0.01。

Kotkov和Goodman對貪食症和非貪食症的女性繪畫進行分析，結果發現有七項反應貪食症症狀的繪畫特徵在兩個群體中有顯著差異。

陳侃（2002）針對290位高中學生的屋—樹—人投射繪畫與SCL90心理健康量表進行研究，發展出軀體化、強迫症狀、憂鬱、焦慮、恐怖與偏執等六個神經症所對應屋—樹—人投射繪畫的細節特徵，並建立診斷迴歸方程。然而也並非每個研究都能成功，因此繪畫投射技術的研究依然受到不少的質疑。繪畫在投射上的應用，往往為了評分的方便而形成一種以逐一符合的方式把繪畫的特徵與意義連結在一起，在實務上受到相當程度的限制，因此Machover及Koppitz的研究後來成為許多學者與臨床醫師們的批評對象。另一方面，投射性繪畫也有著效度和信度方面的問題（Martin, 1988; Malchiodi, 1994），大部分的研究發現，這些文獻經不起探討或再次建立常模。

然而，亦有學者為了從繪畫中蒐集人的心理資料，從背景資料、自由聯想、對象徵物做功能的分析與解釋、分析比較個體不同時期的一系列繪畫、將繪畫作品分析結果與其他投射測驗如TAT、羅夏克墨跡測驗的結果進行比較。因此在投射理論上可以認定，只要投射技術有效，那麼任何技術之間所測得的同一心理特質，應是一致或互相關聯的（陳侃，2002）。

雖然評分系統顯示了適當的評分者信度，但是把畫畫資料應用到個人問題之診斷卻一直缺乏著存在的證據。文獻指出對於Human Figure Drawings（HFD）之使用有Hammer（1954, 1958）、Joiner、Schmidt & Barnett（1996）、Reithmiller & Handler（1997a, 1997b）等人之研究，其他的評估觀點包括評估畫的資格（e.g., Stricker, 1967）、計分系統的心理評量成分（e.g., Joiner, Schmidt, & Barnett, 1996; Naglieri, & Pfeiffer, 1992），以及對藝術性能力的影響（Feher, VanderCreek, & Teglasi, 1983; Handler, 1967; Swensen, 1968）。而個別性的研究之回顧亦為數不多（e.g., Kahill, 1984; Klopfer & Taulbee, 1976; Suinn & Oskamp, 1969）。

圖形畫（F.D）最常用來評估人格或社會—情緒功能（Buck, 1970; Burns & Kaufman, 1970; Hammer, 1954, 1958; Joller 1971; Koppitz, 1968, 1984; Machover, 1949; Naglieri et al., 1991），客觀的評分系統、事先的評分者訓練或討論的情況下，通常可以顯示不錯的評分者信度（.80以上）（e.g., Koppitz, 1968, 1984）。效度部分，多數的研究者對於Machover的身體意向假設指出了某些不一致性（e.g., Kahill, 1984; Swensen, 1957, 1968）。

Roback（1968）評論並擴展Swensen（1957）的工作，強調應找出影響解釋的變項，Klopfer和Taulbee（1976）則認為這類指標沒什麼用處。

Lilienfeld（2000）以統合分析的結果指出，HFD用個別化的符號，來作為一種診斷的效度指標，實際上是不存在的。但是因為這個方法仍舊被大量使用，因此對於系統的效度分析之研究，依舊是臨床研究上的一個重要議題。

在這個議題上較少受到注意的是方法學上的討論，Roback在1968年提到統計分析的重要性，如今的主述也依然不變（Reithmiller & Handler, 1997a, 1997b）。當研究架構完整時，的確可發現效度之證據（e.g., Tharinger & Stark, 1990）。Reithmiller、Handler、Matto、Naglieri以及Claussen等人的研究指出，在評估某些研究建構上，資料的結集可支持正面的發現。比較重要的是不要將這些畫作視為可以成為社會—情緒功能評量的一種標準化、可靠和有效度的心理評量標準。

雖然投射繪畫測驗不能達到標準心理測驗的信度和效度，然而因其簡單方便實施且可減少防衛的優點，因此在臨床的運用上，仍然是很常被使用的工具，惟對於指標的判斷應小心謹慎的衡量，整體性或重複性評量的結果比單一指標項目更為可信，此點應為所有臨床工作者所要謹記的準則。

國內李青燕以其發展之指標，另加入Buck（1964）、DiLeo（1973）、Hammer（1965, 1969）、Koppitz（1968, 1984）、Machover（1949）等人所提有關敵意攻擊的圖形特徵，整理成50個指標項目，探討畫人測驗與兒童敵意攻擊特質的相關性，結果發現在高、低敵意攻擊組中，只有「明顯表現攻擊的動作」指標有顯著差異，有11項指標與敵意向度成正相關（李青燕，1997）。

Naglieri, McNeish & Bardos（1991）則致力於標準常模之建立，發展出可依常模解釋及計分的畫人測驗："DAP: SPED"（Draw-A-Person: Screening Procedure for Emotional Disturbance）。此測驗適用於6～17歲兒童及青少年，共有55個情緒指標，成為一個具有心理計量證據可資篩檢情緒困擾兒童的畫人測驗。

國內吳毓瑩結合DAP: SPED與Koppitz（1968）的30項指標，成為75項指標，探討畫人測驗對於行為／情緒困擾兒童的區辨功能，以1,536名國小學童為樣本，結果篩選出16項一致性最好及出現頻率低於16%的情緒指標，內部一致性α值為 .76～.87（吳毓瑩，1999）。

至於臺灣的畫人測驗研究，有張文雄（1964）、韓幼賢（1969）、陸莉（1982, 1992）、吳昭容（1992）、陳尚霖（1993）、李青燕（1997）、吳毓瑩（1999）、陳孟吟、林家興（2001）等人。有些學者採智力取向之觀點，屬於人格取向之觀點者則為韓幼賢、吳昭容、吳毓瑩和李青燕等。韓幼賢以大學生為樣本，研究畫人測驗與性格之關係；吳昭容則偏重介紹畫人測驗的整體介紹；吳毓瑩探討畫人測驗區辨行為／情緒困擾之兒童的功能；李青燕以畫人測驗衡鑑兒童敵意攻擊特質。

畫人測驗、屋─樹─人測驗或是動態家庭繪圖的投射測驗為主的相關研究顯示，大部分的研究者試圖透過投射繪畫測驗工具，發展一套具有信效度的計分向度，並以此區辨臨床組（受到性虐待組、適應不良的人、憂鬱組、具憂鬱之精神疾患、性侵者）和控制組（非受性虐待組、正常適應的人或是無主要操控的疾病之病患、非憂鬱組、非憂鬱之精神疾患組）。向度有三種類別：(1)細節（detail）：強調畫畫細節部位的計分指稱，如：鼻子的高度、眼睛的大小、手指的長短、頭部的寬度、樹枝的長度等等；(2)內容（content）：強調圖畫內容的象徵意義，例如：過大煙囪象徵性方面創傷的可能性、樹幹的樹洞指創傷經驗、樹的形狀指人際間平衡的感覺等等；(3)形式（form）：強調形成圖畫整體和物體的主要形態，如：比例、位置、怪異、添加部分等（梁馨月、林玉華，2009）。

最後，對投射評量的敘事性研究發現，客觀評量和投射評量很可能實際上評量的不是同一建構，因此任何一項都不足以產出一個完整的評量。未來的實務工作者應採用多向度評量來做評估的主要依據。由於圖形畫的主要功能在引發值得深入注意的線索與整體功能之評估，理論上，它被使用在評估的初期。仍值得考慮採用投射畫的原因之一是，它可以超越文化、種族、教育程度與語言精熟度等事項上的疆界，此外，對於降低當事人的心理防衛也有一定的功用。

五、投射性繪畫之特徵說明

Ogden（1986）指出，一般使用投射測驗時，應考慮「運筆」要素，歸納為五項：「擦拭」、「空間安排」、「力道」、「大小」、「筆觸、線條、塗抹」。而「繪畫表現要素」則包括八項：「細節」、「變形與省略」、「紙邊」、「基底線的處理」、「中線的強調」、「對稱」、「透明」、「多種類投射繪畫要素」（陸雅青，2000）。

◎表3-1　Koppitz畫人測驗（HFD）情緒指標解釋系統

	情緒指標	評鑑標準	可能象徵意義
一、整體品質特徵	1.整合不良（男7，女6）	一項或多項身體部位未和其他部位連接在一起，或是僅用一條線連接或勉強接在一起。	衝動、不穩定、不成熟，也可能是肌肉神經系統發展不佳或傷害所致。
	2.臉部塗黑	臉全部或部分塗黑，包括雀斑、麻疹。	焦慮、不滿意某一部位的功能、負向自我概念。
	3.身體／四肢塗黑（男9，女8）	身體或四肢全部或部分塗黑。	焦慮、對攻擊衝動的行為、想像有罪惡感。
	4.手掌／脖子塗黑（男8，女7）	手部或脖子全部或部分塗黑。	對行為、衝動的焦慮自責或極力控制。
	5.四肢不對稱	兩隻手／腿的形狀及大小明顯不同。	衝動、情緒失衡或肌肉神經功能協調不佳。
	6.傾斜	人物身體的中心主軸傾斜，和紙的垂直線相差15度（含）以上。	缺乏穩定的立足地位、情緒不穩定。

	情緒指標	評鑑標準	可能象徵意義
一、整體品質特徵	7.圖形過小	人物高度小於5公分。	退縮、憂鬱、有極端的不安全感、無自信。
	8.圖形過大（男8，女8）	人物高度大於23公分。	自大、外揚、內在控制不佳、心智功能不成熟。
	9.透視	身體及四肢的大部分呈可透視。	衝動、外揚、具攻擊性、對身體的某部分感到焦慮及關注。
二、特殊內容特徵	10.頭部過小	頭的垂直高度占全圖形的十分之一（含）以下。	對自己的智能不滿、有衝動控制的困擾。
	11.鬥雞眼	兩個眼睛同時轉向中間或外側。	敵意、憤怒、不願順從。
	12.露出牙齒	嘴巴明顯出現一顆或多顆牙齒。	對外攻擊、積極成就。
	13.手臂過短	手臂長度未達腰線的位置。	退縮、不擅與人接觸交往、壓抑衝動。
	14.手臂過長	臂長及膝或超過膝部的位置。	積極外向接觸或有強烈的慾望追求。
	15.手臂緊貼身體	手臂和身體貼合，沒有空隙。	嚴格控制衝動、被動順從、防衛或退縮。
	16.手掌過大	手掌和臉部一樣大或比臉大。	有以手為工具的攻擊傾向，或手臂功能不佳的補償作用。
	17.雙手齊腕切斷	手臂下無手掌和手指（手藏背後或置口袋不算）。	對手的行為感到焦慮、無能或罪惡感。
	18.雙腿併攏	兩腿緊貼無空隙。	緊張、嚴格控制性衝動、可能在意他人之性侵犯。
	19.畫性器官	明顯畫出性器官的形狀或象徵物。	劇烈身體焦慮、缺乏衝動控制或有攻擊性。
	20.鬼怪、機械人	人物圖像不像人類，或為可笑怪異之人物，必須排除因缺乏繪畫能力而產生的奇怪人物。	自我概念不佳、感到被排擠或嘲笑、敵意、防衛。

	情緒指標	評鑑標準	可能象徵意義
二、特殊內容特徵	21.畫三個或更多的人物	在同一張紙上畫了三個或以上的人物，彼此間沒有關係，也未共同從事一項有意義的事物。	學習能力較弱、可能有腦傷、心智功能不成熟。
	22.雲、雨	人物頭上有雲、雨、鳥、閃電等圖案或象徵物。	感受威脅壓迫、內向攻擊、壓力。
三、缺漏性指標	23.缺漏眼睛	完全沒有眼睛的輪廓及象徵圖案。	逃避接觸、孤立、封閉、逃入幻想之中。
	24.缺漏鼻子（男6，女5）	完全沒有鼻子的輪廓及象徵圖案。	害羞、退縮、缺乏肯定及獨立性、進取心較低。
	25.缺漏嘴巴	完全沒有嘴巴的輪廓及象徵圖案。	沈默的抗拒、溝通能力或意願低、退縮、焦慮。
	26.缺漏脖子（男10，女9）	完全沒有脖子的輪廓及象徵圖案，頭和身體直接連接。	衝動、缺乏內在控制、行為與衝動協調不佳。
	27.缺漏身體（男5，女5）	完全沒有身體的輪廓及象徵圖案，頭和腿直接連接。	發展遲緩、腦傷，或有嚴重的身體焦慮。
	28.缺漏手臂（男6，女5）	完全沒有手臂的輪廓及象徵線條。	依賴、對手部從事的行為感到焦慮、罪惡感或無能力。
	29.缺漏腿部	完全沒有雙腿的輪廓及象徵線條。	不安全感、對腿部功能不滿意，有意忽略其存在。
	30.缺漏腳掌（男9，女7）	完全沒有腳掌或鞋子的輪廓及象徵圖案。	不安全感、缺乏穩定的地位、無助。

※註：資料來源Psychological evaluation of children's human figure drawings, by E. M. Koppitz, 1968, New York: Grune & Stratton；摘錄自李青燕，1997。

（　）內為指標之限定年齡，指在該年齡（含）以上兒童出現該指標，才具有象徵意義。

◎表3-2　家庭動力畫的解釋系統

	計分項目	可能的表現意義與解釋	
線條特徵	輕、斷斷續續	不安全、不充分、害怕。	
	重、過度使用	焦慮、衝動、攻擊。	
	不穩定、波浪彎曲的線條	神經功能失調。	
風格、型式	開展式區隔	可能有嚴重焦慮和恐懼等情緒困擾、可能是家庭內的人際關係出現高度緊張和分裂。	
	在底部的線條	有壓力及不穩定的家庭兒童特徵，需要穩定的基礎。	
	在頂端的線條	劇烈焦慮、擔心或恐懼。	
	靠邊畫	希望獲得或被動的涉入、防衛、尋找結構或對環境的依賴、高度抗拒、否認或斷絕與家中某一成員的關係。	
	交叉陰影	不穩定的家庭及渴望穩定。	
	旋轉畫紙	喪失方向感、自己不同於其他家庭成員、情感的拒絕。	
	鳥瞰	被孤立、拒絕。	
特殊情感	露出牙齒	氣憤、攻擊、對某人物的害怕。	
	畫出性器官	強烈身體焦慮、缺乏衝動控制或有攻擊性。	
	身體傾斜	缺乏穩定的立足點、情緒不穩定。	
	過小的人物	情緒緊張、環境依賴、尋找結構、低智商、視知覺缺陷和貧乏的組織技巧有關。	
	區隔	分隔自己、退縮自己的情感、孤獨、感覺被重要家庭成員拒絕或害怕被拒絕、否認情感或抗拒負向情感、不能開放的溝通、年紀小的男孩比年紀大的男孩顯著少傾向於表現區隔、強烈情感壓抑及情緒困擾。	
	囊套（encapsulation）	需要隔開或移開有威脅性的個體、無法與他人保持開放態度而將自己或他人關起來，表示強烈的不安。	
	在人物下畫底線	兒童和個體或兩個個體間不穩定的關係、可能出現在父母離婚的兒童上、對環境的依賴，可能是對結構的需求。	
	家庭成員的省略	省略其他人	沒有能力直接表達對那個人的敵意。
		省略自己	自我概念貧乏、感覺被遺棄、覺得自己不重要。

	計分項目	可能的表現意義與解釋	
特殊情感	家庭成員的增加	兒童經常在他的畫中包含重要人物，如祖父母、顯示三代同堂大家庭中的親密、額外人物可能顯示家庭中因分裂所導致的結果。	
	人物在畫紙的背面	該人物不是自己	與那個人的衝突不是直接的。
		該人物是自己	心理上退縮或被家庭拒絕。
人物特徵	身體的完整性	部分身體被物體切斷	對被封閉區域的否認或壓抑，以及無能力去想到這些區域、對男孩而言，與父兄競爭時的閹割恐懼。
		頭被切斷	關心或處理有關控制的問題。
		省略身體某部分	對該部位的衝突、焦慮和否認。
		省略腳	不穩定情感或在家庭結構中缺乏「根」。
		省略脖子	衝動、缺乏內在控制、行為與衝動協調不佳。
	臉部特徵完整性	省略自己的臉	低自我概念及自我認同。
		缺漏眼睛	逃避接觸、孤立、封閉、逃入幻想之中。
		缺漏鼻子	害羞、退縮、缺乏肯定及獨立性、進取心較低。
		缺漏嘴巴	沈默的抗拒、溝通能力低或意願低、退縮焦慮。
		畫出牙齒	對外攻擊、氣憤的傾向、積極成就。
	手部特徵	缺漏手臂	依賴、對手部從事的行為感到焦慮、罪惡感或無能力。
		手臂過短	退縮、不擅與人接觸交往、壓抑衝動。
		手臂過長	積極外向接觸或有強烈的慾望追求、對環境控制的需求。
		手掌過大或強調手掌	有以手為工具的攻擊傾向，或手臂功能不佳的補償作用。
	不對稱的四肢	衝動、情緒失衡或肌肉神經功能協調性不佳。	

	計分項目	可能的表現意義與解釋	
人物特徵	塗黑	某特定部分塗黑	對身體塗黑部位的迷戀、根據塗黑部分的焦慮。
		身體或四肢塗黑	對攻擊衝動的行為和想像有罪惡感。
		手掌或脖子塗黑	對行為衝動的焦慮自責或極力控制。
		全面塗黑	可能的憂鬱、在特別的家庭動力中對個體的認同、控制或否認衝動。
		塗黑一個個體	對那個人的迷戀、焦慮、抑制、固著。
	身體結構對稱性	四肢不對稱	衝動、情緒失衡或肌肉神經協調不佳。
		手臂過長	積極向外接觸或有強烈的追求願望。
		手臂過短	退縮、不擅與人接觸交往、壓抑衝動。
動作	(丟、投、打……)球	參與人物間的對抗或被球或球賽隔開、對參與或隔開人物間的憤怒。	
		大的球	希望去競爭。
		球對準特定人	希望能和那人競爭。
		球沒有對準某人，或是握著，或在高處沒有特定方向	希望和那人競爭，但是卻不能。
		自己沒有玩	嫉妒玩球的人。
		球在頭上	意志或無能力去競爭或與人交往。
		有許多球在頭上	此人被認定為注意的焦點或在家庭動力中的重要人物。
	母親的動作	煮飯、澆花草、掃地	滿足孩子養育需求的母親圖像。
		清掃、吸塵	強迫性母親，迷戀房子甚於家中成員。
		燙衣服	過度干涉的母親、溫暖性母親，對愛與隸屬有強烈需求。

	計分項目	可能的表現意義與解釋	
動作	父親的動作	開車或工作	視為捨棄或家中局外人、開車可能是父親遠離家或兒童懷念父親。
		剪的動作	割草或砍剪的活動被視為粗暴或去勢的父親、希望父親更強壯。
位置關係	畫中人物的數目	大家庭	與正向的學校和學業自我概念有關。
		較多手足人數	與孩子較低的攻擊行為有關。
	人物相對高度	自己較小	自我概念貧乏、覺得自己不重要。
		自己較大	家中占優勢、對權力有較強的需求、缺乏內在控制、不成熟。
		大的人物	覺知此個體的力量或攻擊。
		自己和手足畫得比父母大	可能有較大的攻擊性。
	人物的相似處理	自己和其他重要他人相似性，包括衣服、方向、臉部特徵等，指與其他個體認同，希望像那個人。	
	人物的相異處理	提高自己	努力追求優越或注意。
		提高重要他人	知覺那個人的力量或優越。
	相對距離	自己最接近的人	喜歡那人、希望親近或得到注意。
		自己明顯不屬於團體一部分	覺知自己被遺棄、希望能孤立但無法達成、情緒緊張憂鬱，缺乏自我接納，拒絕家人或被拒、人際技巧貧乏。
		自己介於父母之間	過度保護的兒童或需要父母的注意。
	人物間的障礙物	退縮、被拒絕、與家中成員有衝突、防衛性強。	
	人物像的位置	上方	家中領袖，如在屋頂、階梯，而與家人隔開，表示對該人物的不安及不安定感。
		下方	與抑鬱感情、沈重感有關。
		右側	對外界的關心及活動性。
		左側	與封閉、沈重感有關。
		中央	家中的中心人物、自我中心及未成熟人格。

	計分項目	可能的表現意義與解釋	
位置關係	距離特徵	普通	高中青少年自己與父母的距離不能用來評量心理距離。
		親近	認同、尋求父母控制、注意的需求、支持與接納。
		遠	感覺分隔與拒絕。
	擦拭	與被拭去的人物的矛盾與衝突、強迫性、不安全感、可能反抗。	
	拒絕原來的畫，重畫整張圖	被第一張畫的內容或動力極度威脅，重畫第二張安全的圖。	
象徵物	椅子	與其他成員缺乏互動、孤立、疏離。	
	火	生氣、敵意、強烈的情感、需要溫暖、渴望被愛。	
	餐桌（火爐、電視）	表現家人間的連帶感。	
	食物	尋求生理滿足、對此需求不安、可能意謂兒童的退化。	
	電器用品	感到情感被剝奪、渴望愛、溫暖、關注。	
	×的記號	個體矛盾與抑制的區域，並嘗試去控制不被准許的衝動。	
	鼓	生氣憤怒。	
	跳繩	與囊套的心理特徵相同、自我保護。	
	樓梯	畫出樓梯似的圖樣在其覺得緊張或壓力的人物附近，以平衡與紓解緊張、危險。	
	與水有關	個體憂慮或沮喪。	
	星星	內心的一些苦痛與沮喪的經驗。	
	鈕釦或衣服的花紋、飾品	對兒童而言，代表依附，具依賴性、對愛需求不滿足。	

※註：整理自吳慧玲（1999）、張梅菊（1997）、李青燕（1996）、范瓊方（1996）；主要摘錄整理自張梅菊及吳慧玲。

目前常用的投射性繪畫心理分析主要發展於歐美地區，且已有非常豐富的研究成果，但很少有跨文化的驗證。東西方因文化的差異，對於繪畫的特徵多少應有些不同。在臺灣地區，心理投射的繪畫多半局限在國中小學童，對成人方面並未有相對的研究，因此更需要研究者投入。

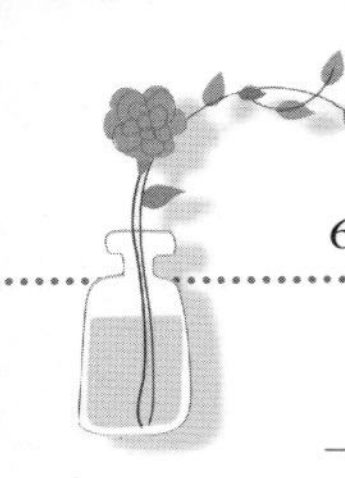

貳　實例介紹

一、三種主要投射畫實例舉例

畫人測驗

(一)整體感覺

整幅畫像若擁有男性（樸實、穩重、野性……）及女性（溫柔、怯弱、若有所思……）的特質，表示是平衡的。若實際的年齡大但畫出的圖有幼稚化的現象，則代表有退化的現象或有文化剝奪的可能。畫畫所顯示出來的成熟度愈能和自己的年齡相仿，表示個人統整現實與理想之能力愈好。畫得愈夢幻的，相對較無法面對現實。愈與實際相稱，表示愈能活得實在。

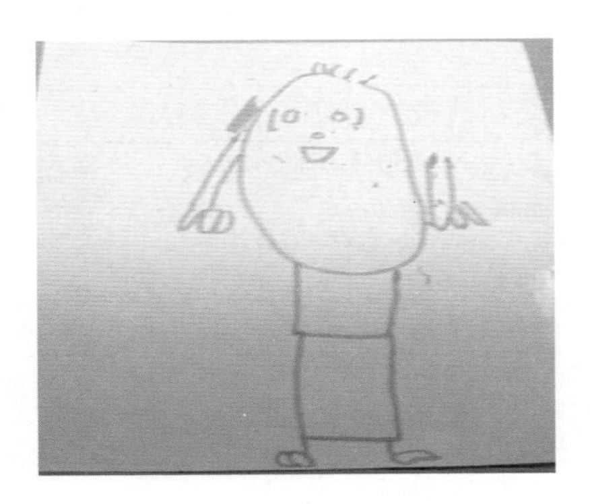

◎圖3-1　15歲男孩所畫出顯現幼稚化的自畫像

(二)強調某部分

眉眼：眉毛揚起，有不屑的意思。若是掃帚般的眉毛，則顯現「原始、粗糙和無拘無束」。劍眉，可以表示有主見或希望自己有主見。眼睛沒有眼珠（沒有瞳孔），可解釋為無神、累壞了，沒有存在的感覺。眼睛未打開，是一種逃避，避免揭露某些事或不想面對某事。眼睛炯炯有神有睫毛，是不輕易退卻的個性、有警覺性。若是鬥雞眼，則可能是好鬥或內在有某件事在衝突。眼睛注視的方向也是可觀察的重點，眼睛往前往下看，代表在回想事情，心理狀況正停留在過去某一點。在家族排列中，則代表在看某個死去的親人或祖先。若往右前方看，則是對未來有某種希望。

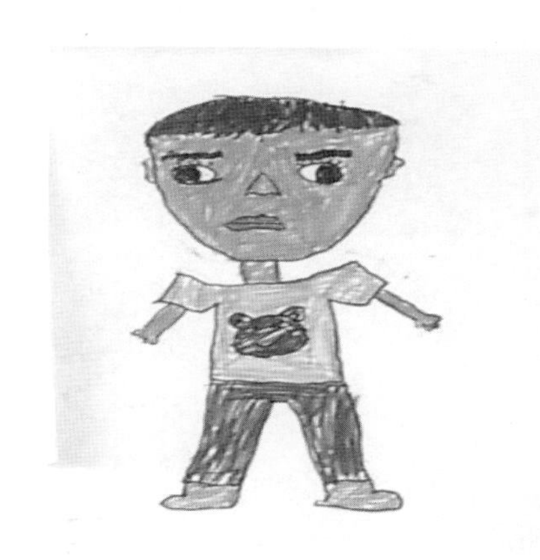

◎圖3-2　劍眉通常代表堅毅及主見

(三)整體／部分

畫出大半身（到膝或腳之位置）：如果只露出頭臉、出現肩膀，表示較不願讓人瞭解；在人際關係上、多少具有防衛的心理。若是畫到臀部的位置但沒有畫出腿腳，則有可能表示對其所欲處理之問題，目前仍缺乏實際的行動力；一般而言，可以由當事人畫出全身的完整程度，來瞭解其自我接納或人際開放、信任及行動之程度。

(四)衣著

上衣領子露出愈多，通常代表個性愈開放愈好相處。領子太高則顯示個性上有放不開、保護自我之狀態。衣服出現長條形或方形的格子、條子圖案，表示個人行事風格有規範或組織性極強的意涵。胸前有字樣、圖案或口袋，代表心中有事；若有錯綜複雜的線條，則可解釋為想很多事，卻無法解決自己的問題。衣領畫出鈕釦，有依賴的性格，並可能與「性」的開放或需求有關。出現腰帶，也與性的需求有關，如不滿足或自覺不可以滿足等。如果衣服以外其他配件多，代表有社會性成功的需求，藉東西強調自己的身分、地位或經濟能力。

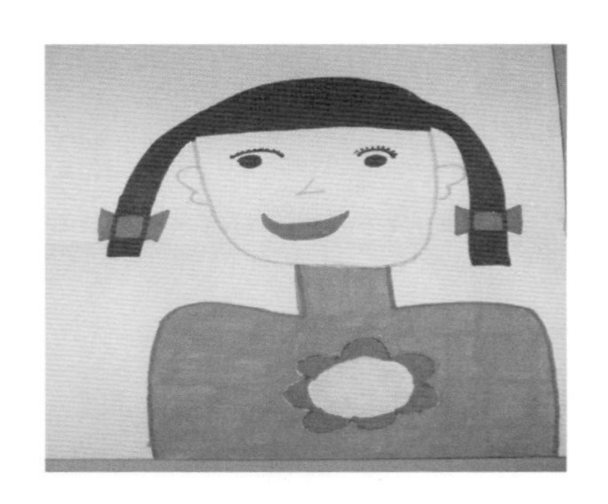

◎圖3-3 只露出頭臉、出現方肩膀，胸前有明亮圖案代表此人對人際有適當之防衛、對自我之承擔要求高，並在心中對自己有發光發亮之需求。

屋－樹－人測驗

(一)屋

屋子若畫在畫面的上三分之一方，屬於理想性強、想像性的狀態。在畫面的中三分之一的地方，屬於正常功能的狀態。在畫面的下三分之一方，則顯現可能實際到有點固著的狀態。若屋子之大小畫到超過畫面的三分之一，則有過分肯定自我的可能、對人對事的期望有時會主觀而不合實際。但另外也可解釋是有過分重視渴望家庭之可能。

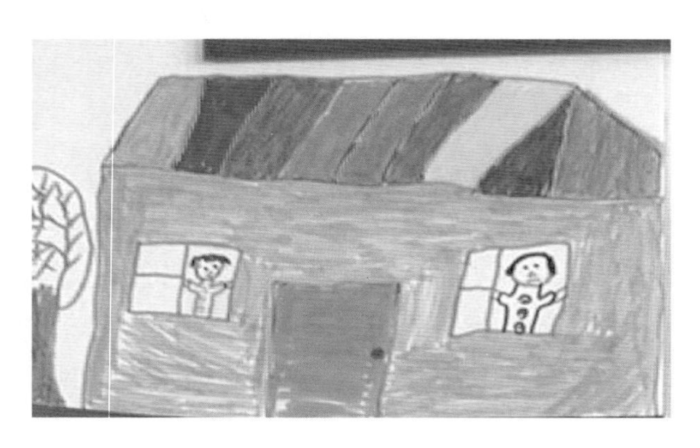

◎圖3-4 超大的房子

(二)樹

樹的呈現可能有爪形的樹根、多刺的樹枝、尖頂的樹、細長矮小的樹幹或沒有樹幹，抑或是能量向下的樹枝；亦可能是感性的像是性器的樹幹、樹枝，有「×」記號的樹幹或折斷之枝掉落之果。一般常見的情況是：當一個人的心理或心性發展已達到「工作期」（相當於Maslow的階層三／愛與階層四／自尊之階段者）時，則雖然畫出的是很大的樹，但比較容易出現大樹小枝、小樹小枝或大樹小葉的現象；此時出現之友善、可靠的和有果實的，比較多代表的是其努力的方向或理想。至於收穫期（相當於Maslow的階層五／自我實現階段）時，表現於圖畫中的樹，則往往是向上或向外擴張的，並常包括有鳥、馬、太陽、山各種含有愉快互動性之各式各樣豐富場景。

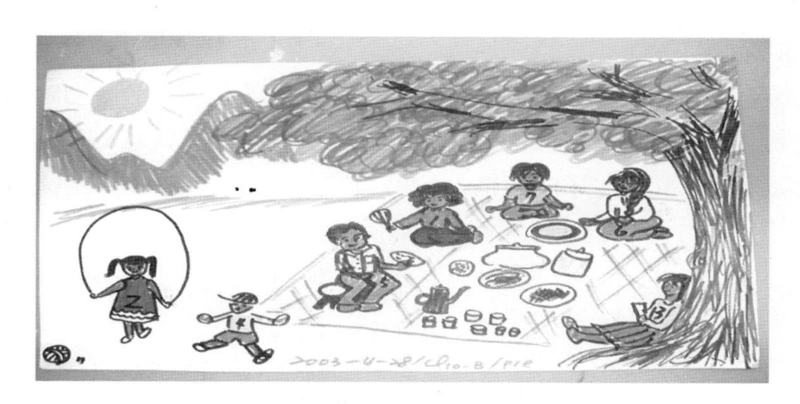

◎圖3-5　收穫期——和樂融融的郊區野餐

(三)人

人（單數），代表喜歡過獨立生活。若為一個人以上，代表喜歡成群結伴，無伴不歡。而「人」若畫在屋—樹之間，代表需要保護之潛意識；「人」畫在屋樹旁，則為較能自立的狀態。

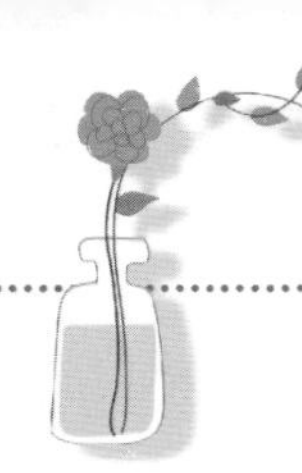

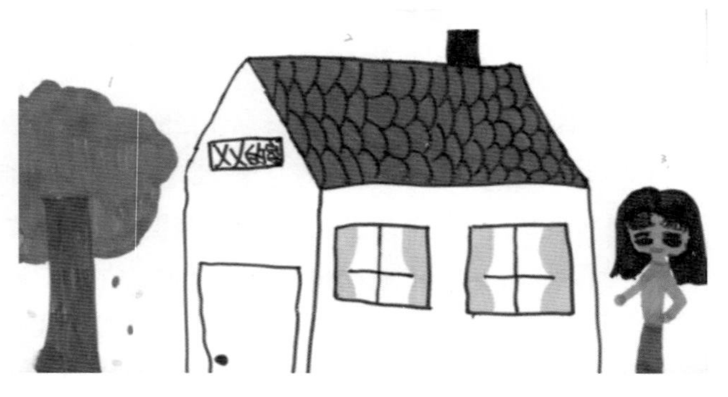

◎圖3-6　人在屋與樹旁

家庭動力畫

(一)內容

看電視：畫面若為家人在看電視，屬於平淡、中等的動力關係。若畫面為家人皆背對著畫面在看電視，代表這個家庭重視隱私（面子），不太願意外人知道家中的事情。

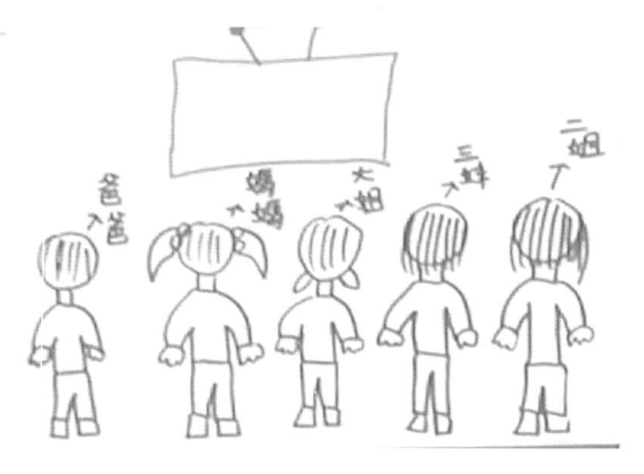

◎圖3-7　全家人背對著鏡頭看電視

(二)活動

代表有文化氣息。若出現全家人一起活動，如喝茶、出遊、大掃除等畫面，皆代表較好的家庭動力，尤以家人一齊完成某項任務時的家庭動力狀態最佳，表示全家能同心協力互助合作；但如果大家的眼睛都閉住，則暗示有不想面對真實狀況之可能個性。

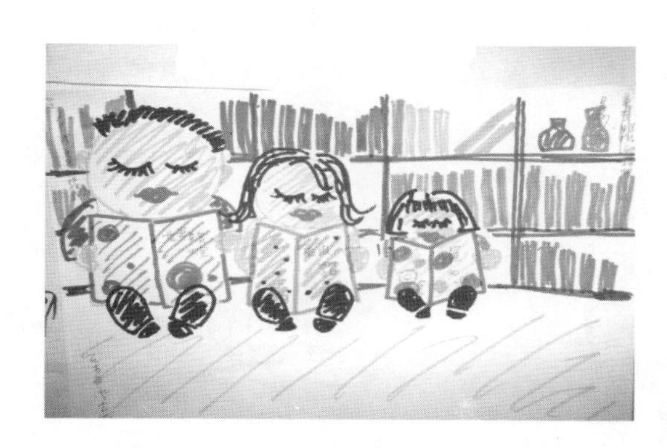

◎圖3-8　全家人沈浸於書香中

(三)關係

家人在同一空間，代表家人之間沒有隔閡。如果家庭成員分得很開或背對背，或是在不同的空間，則表示「區隔」，彼此之間有心理或實質上的距離（隔閡）。比較明顯的區隔做法是房間（區隔），比較不明顯的則是物件，比如電視、餐桌等（開展式區隔）。

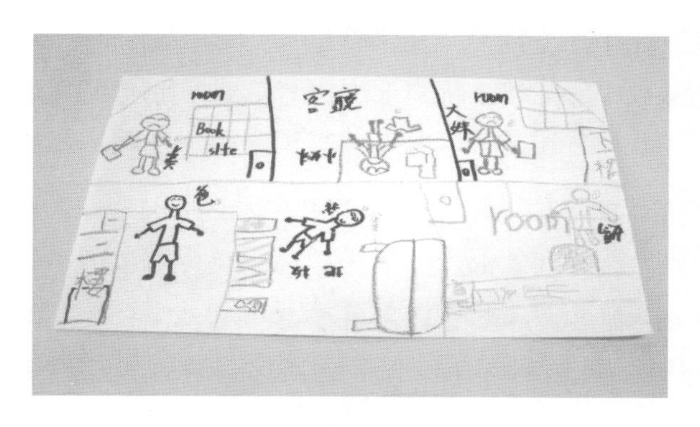

◎圖3-9　家人皆各自在不同的空間

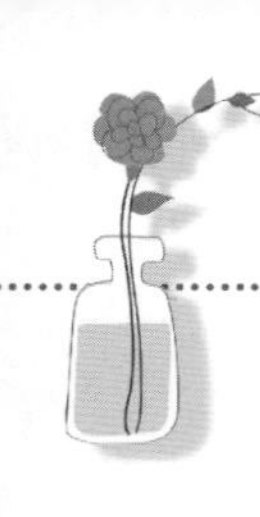

(四)強調之處

畫爸爸從事瑣碎的家務事活動，如看報、和孩子玩耍等，顯示一般正常的家居生活活動，是一個快樂幸福的家庭氣氛。如果是畫爸爸開車或去工作，通常是反映著父親可能離棄或離開這個家，或經常不在家，或整天忙著工作。

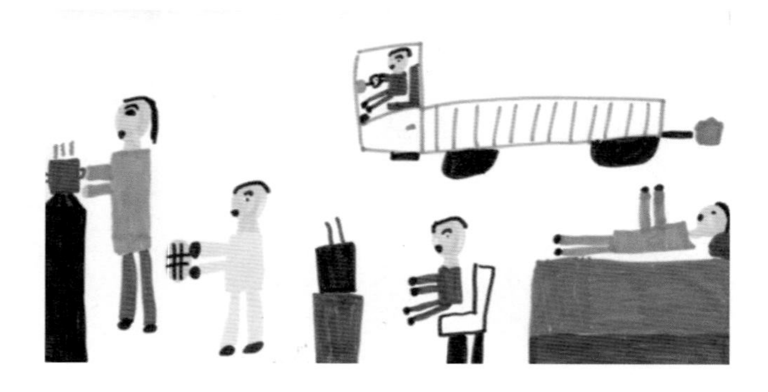

◎圖3-10

二、女性監獄犯罪實例

偽造文書者（判六年七個月）

其自畫像部分，特別強調頭部之思考活動，而身體（感受）部分則相對貧乏；屋樹人部分之內容畫得非常豐富複雜，暗示當事人有較高之智能和多面向之思考。

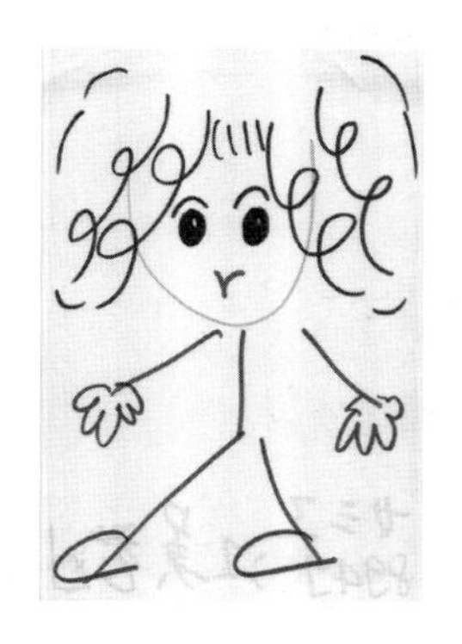

◎圖3-11　自畫像

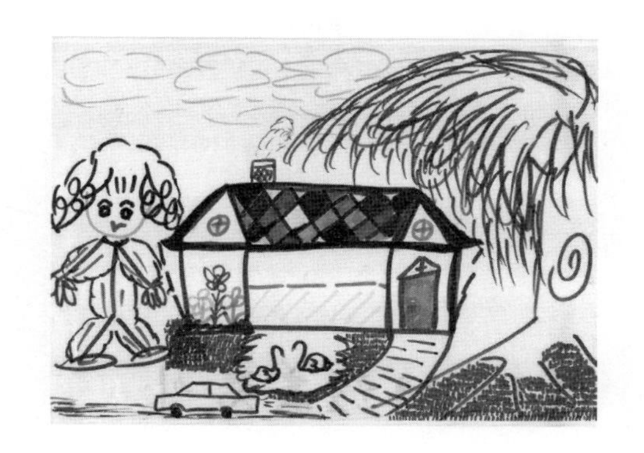

◎圖3-12　屋樹人

侵占（判八年）

本圖自畫像部分之當事人臉部有被頭髮遮蓋之現象，顯示有所掩蓋之企圖；屋樹人之樹上有很多水果，代表口腔期之不滿足（物慾之渴望）、屋頂重複加強，代表對外在世界之防衛性需求；人在屋內而非屋外，代表想要被保護或躲藏之心情。

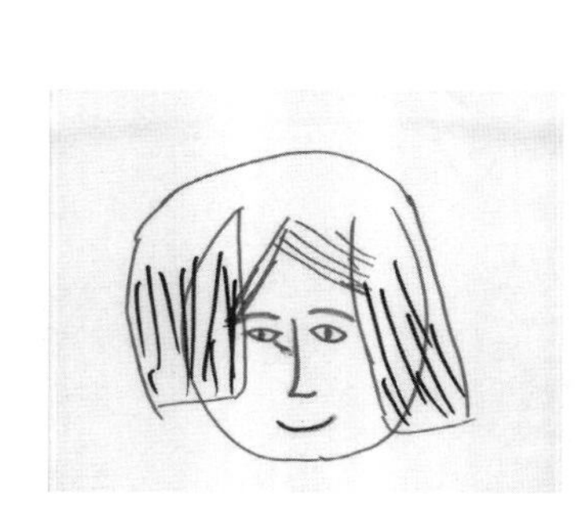

◎圖3-13　自畫像

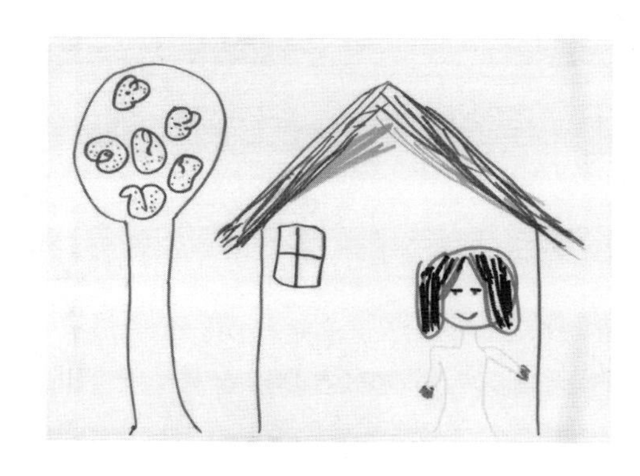

◎圖3-14　屋樹人

被騙犯案（判兩年）

自畫像當事人眼往下看，表示向內省思；胸前掛牌表示對這件事很在意；頭髮強調表示當事人可能花很多時間在煩惱這件事；屋樹人有一群人在泡茶，代表對休閒生活之嚮往（也可能是回憶往日之好時光）。

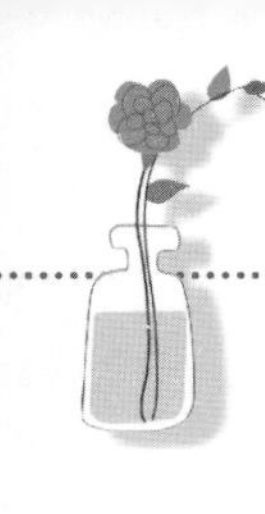

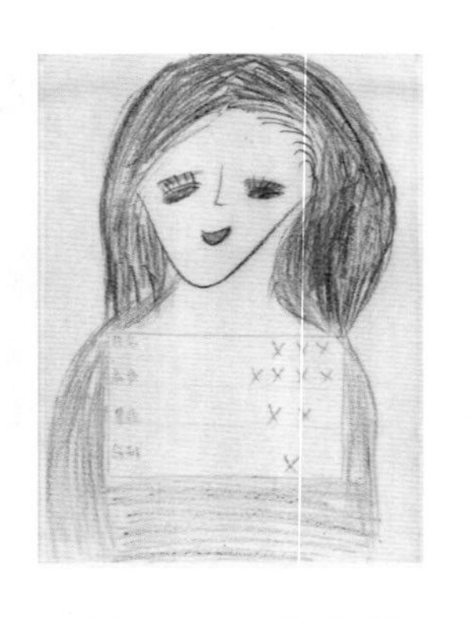

◎圖3-15　自畫像

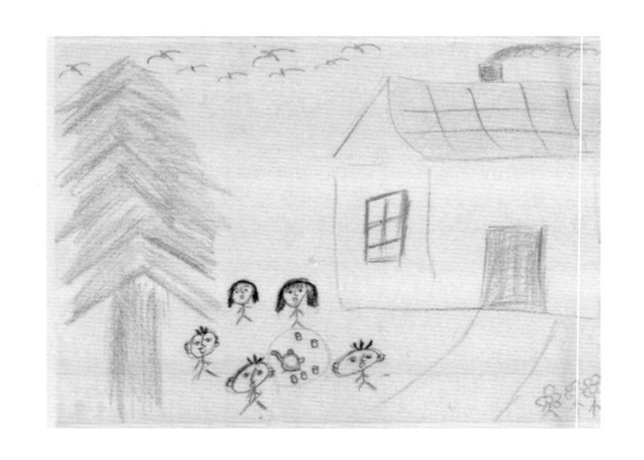

◎圖3-16　屋樹人

毒品（服刑兩年）

自畫像全身完整、畫面美好，代表當事人具有適當的能量；手放在後面代表某種想隱瞞之意；屋子畫得有點像廟宇，代表對「家」可能有不真實的嚮往（也表示可能未曾有過美滿的家之經驗）；樹幹有瘤代表心裡有某些未竟事務。整體上反映出一種當事人追求美好的夢幻（不實際）個性。

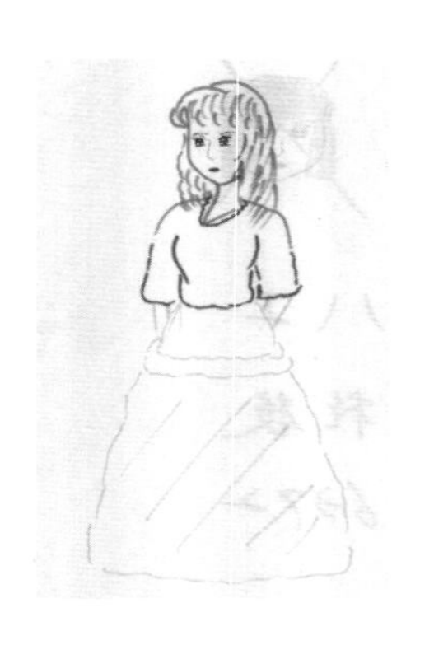

◎圖3-17　自畫像

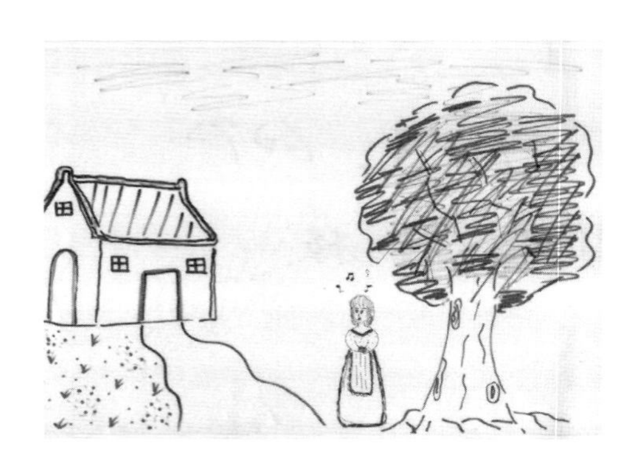

◎圖3-18　屋樹人

三、國小兒童問題類型之舉例

A－攻擊行為

當事人之自畫像有很多叉狀（頭髮），嘴巴又打開，舌頭鮮紅，代表攻擊之能量；屋頂窗戶及小狗均為紅色，從正面說是能量之表現，負面則有憤怒之暗示；家庭動力畫部分把自己畫得比母親還高大，也是一種過分自我肯定之相關的暗示。

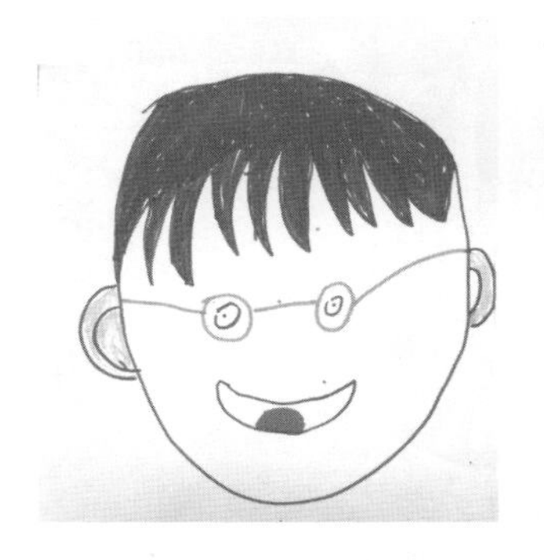

◎圖3-19　自畫像

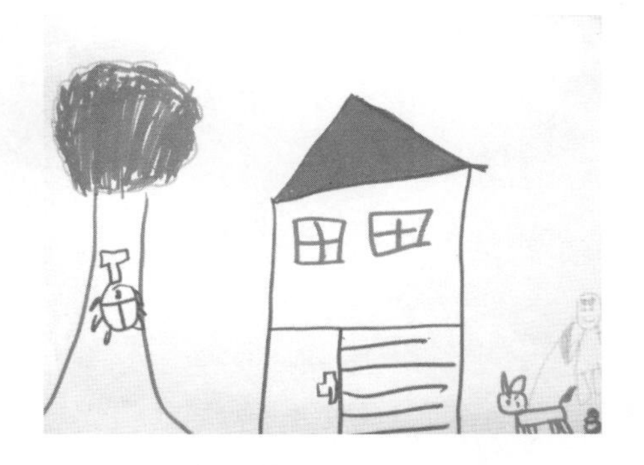

◎圖3-20　屋樹人

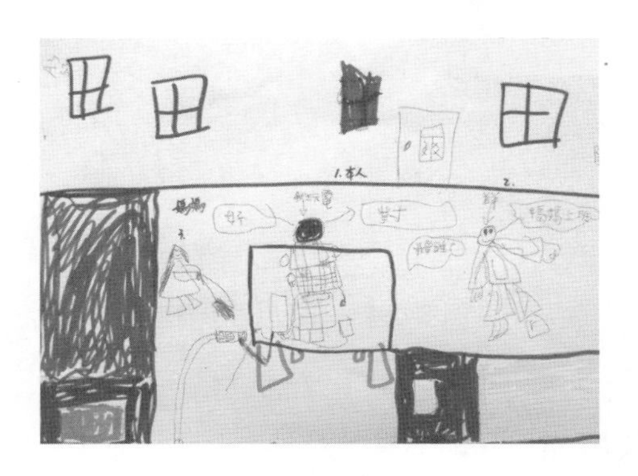

◎圖3-21　家庭動力圖

W－退縮

退縮者的自畫像不是把自己畫得較小，就是出現其他特徵，例如

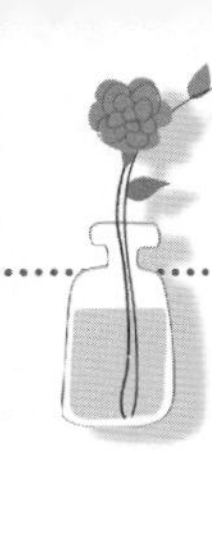

聳肩一沒脖子：手又短又小（代表心有餘而力不足）或眼睛睜得很大等等；屋樹人部分亦復如此，比一般的畫法要縮小尺寸，並且有點歪斜；家庭動力畫部分則會出現很多「區隔」現象，尤其當每個人幾乎都在自己的隔間之中時，更代表這個家的每個人都有孤獨之感的可能。

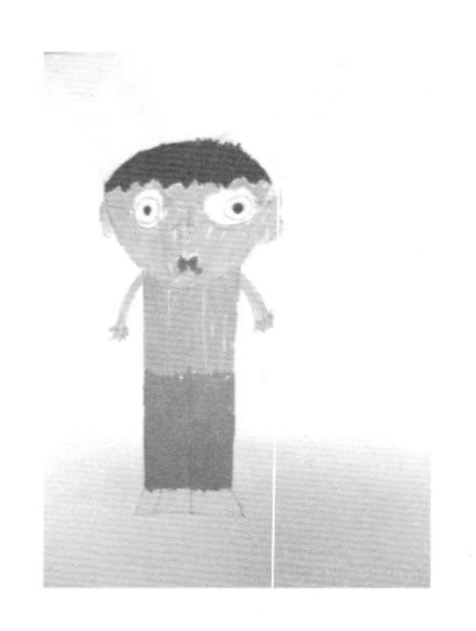

◎圖3-22 自畫像

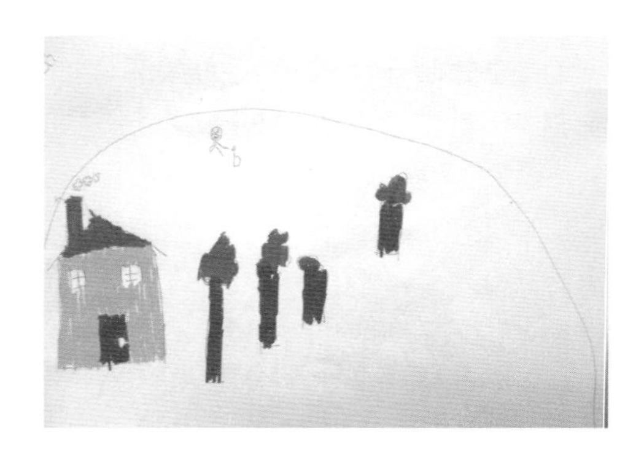

◎圖3-23 屋樹人

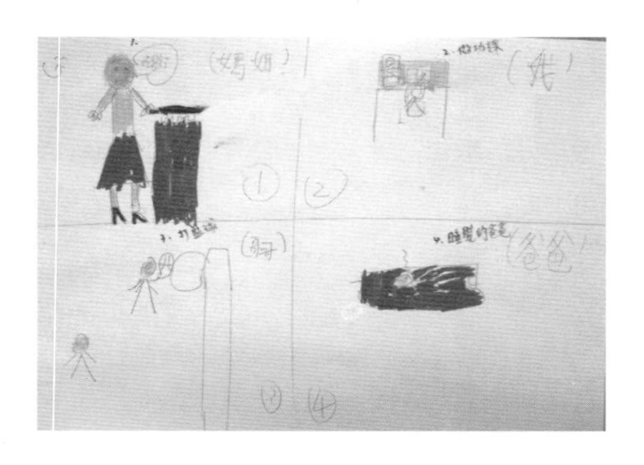

◎圖3-24 家庭動力圖

S－特殊個案

特殊個案的問題可能有各種型態，例如上課拉尿在座位上或在班上心不在焉等，通常是家庭長期有困難後的一種自我退化方式。以本例而言，當事人及其家人最大之特徵一是顏色鮮豔（推測是當事人想要對家保有的一種感覺）；另一點則是全家都有「方形」之軀幹（代表此一家庭有很多不能溝通出來的情感經驗）；它也代表情緒困擾的一種方式。

屋樹人部分之當事人與屋子同大並且自己懸空而立，顯示其對家並沒有真實之經驗，同時由家庭動力圖可看出當事人的父親被排列在家人最後之位置，顯示其做父親之功能，可能有所不彰！

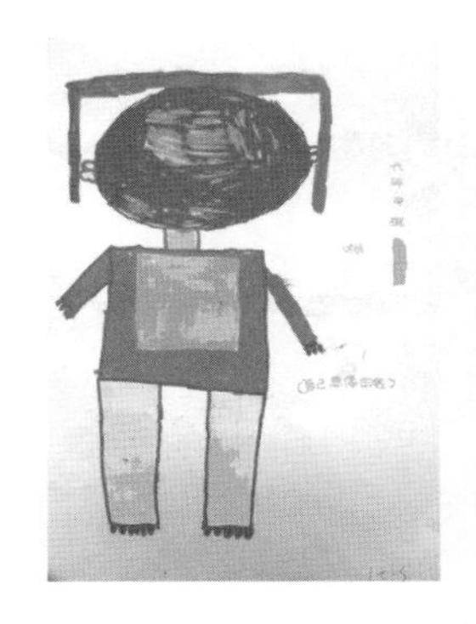

◎圖3-25　自畫像

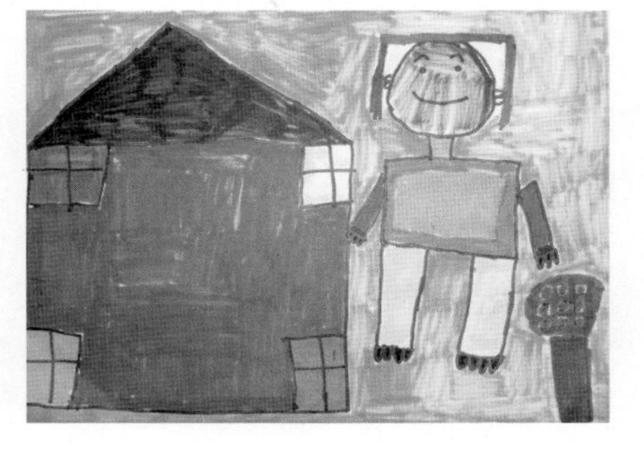

◎圖3-26　屋樹人

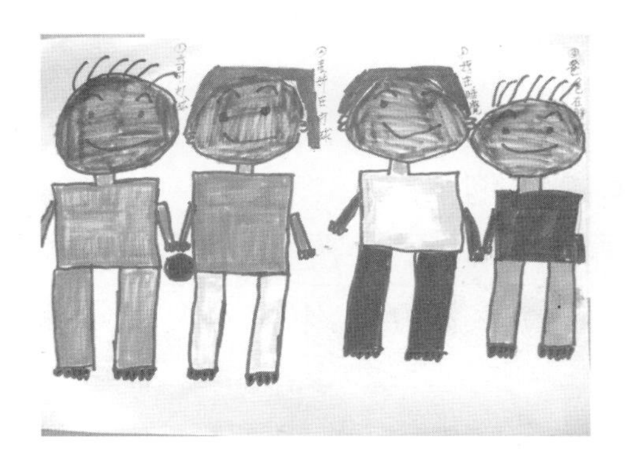

◎圖3-27　家庭動力圖

四、投射畫與家族排列圖之合併解釋

本圖中之自我畫像部分是一個明朗快樂的青壯年男性的心理世界。幾乎占滿圖面的頭臉繪法和大大裂開之嘴角，顯示的是（外表）主動積極之個性；而左上方全家人圍著狗屋歡呼之表情，則代表其家庭的陽光面；最後左下方之家庭排列圖，微妙的反應出來雖然在家庭動力畫部分是妻子當家（意識的範圍），但就潛意識的範圍來說（左下圖：請當事人閉上眼後，想像家人在客廳中之位置然後畫出，是比上圖家庭動力圖更能顯現潛意識需求之一種畫法，係由何長珠根據「海寧格家族排列」經驗而發展出的一種家庭潛意識動力圖，20A），則仍是希望自己能做一號的！

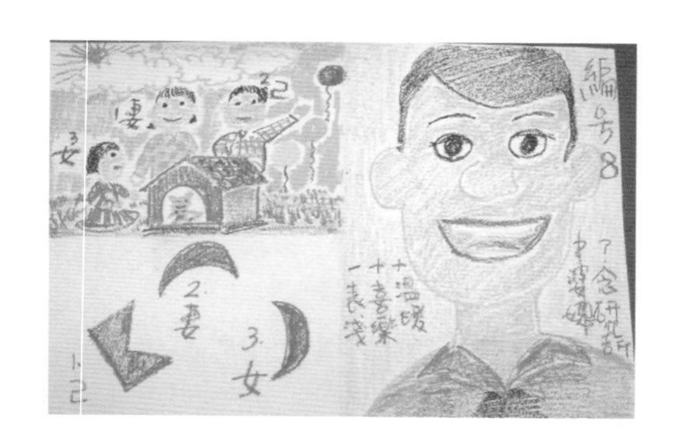

◎圖3-28　自我畫像、家庭動力圖與家族排列圖

五、前後測比較實例

個案C投射性繪畫之解說（黃繡慈，2004，未發表文獻）		
這位個案是一位國中二年級的男生，因為拒學（父親家暴母親）而被轉介接受輔導一學期左右。		
	前測	後測
自我畫像	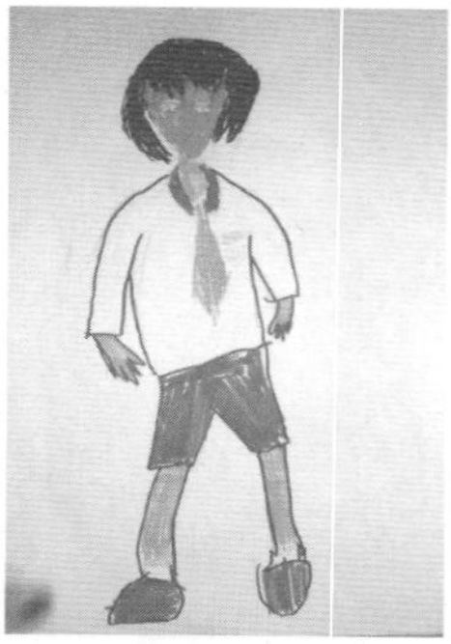 92.10.4 1.自畫像歪七扭八的站立方式，顯示Cl內在的不平衡，沒自我概念，	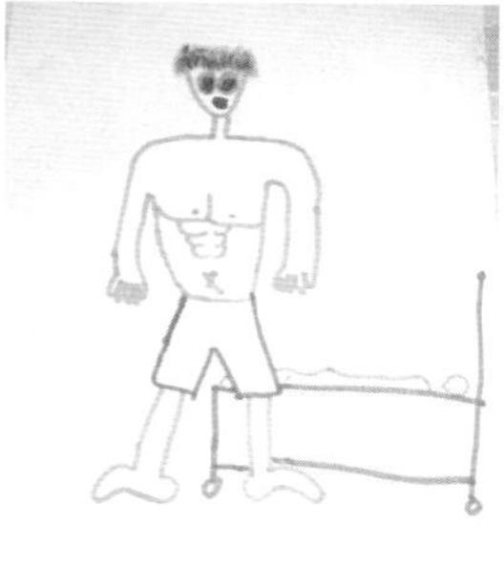 93.05.20 1.題目是「半裸的我」，因為剛睡醒，所以背後還有床鋪、枕頭和

<table>
<tr>
<td></td>
<td>自覺未得關心，無足輕重。（C0的瞭解）
2.C1畫的是穿制服的他，卻畫上領帶（與事實不符），而領帶又是粉紅色，可猜測C1對溫暖、關心及愛的需求。
3.C1的身體偏向畫面的左半邊，是一種對感性的渴求，在此可解釋為對母愛或關係的需要（左半通常代表感受）。</td>
<td>棉被，C1也還有黑眼圈。
2.好棒啊！C1站得好穩，而且肩膀很寬，感覺上比較踏實，相較於半年前那歪七扭八的樣子，真是不可同日而語。
➡C1畫出胸肌、肋骨，也開始喜歡女孩子，應多注意其發育的資料，關心開始進入青春期的C1，給予必要的協助。</td>
</tr>
<tr>
<td>屋樹人</td>
<td>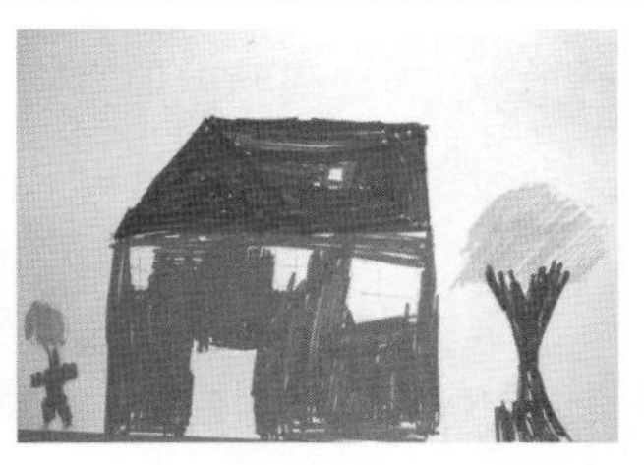
92.10.4
1.樹與房子相隔遠，顯示C1沒有依附經驗，可能缺乏照顧和保護，與其隔代教養之經驗及疏於照顧有關。
2.窗戶表示對外的需求或能力，而C1的窗戶卻是不對稱，大小也不一致，這或許也是一種情緒的宣洩，內在有一些想表達的東西。
3.房子很大，既平面又立體（正面及側面合為一體）且不穩定又放中央，顯見C1對「家」的需求強烈。</td>
<td>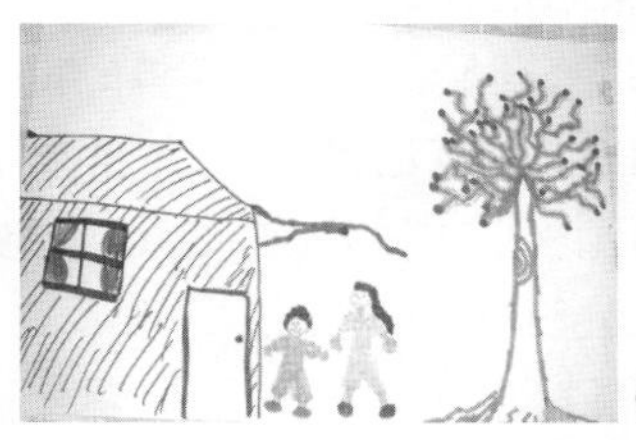
93.05.20
1.畫面人數由一人變成兩人（由單數變成雙數），這是可喜的現象，顯然C1感覺不再像以往那樣感覺孤單。
2.C1的樹雖然有數瘤，但樹有根，樹上也有水果，比起從前無根的樹強多了；樹葉是C1用心的點畫而成，讓人有剛發新芽的興旺感覺。
➡門有門把，透露出C1有向外溝通的意願，而向外拖出的屋簷，則似乎在向人訴說著「寄人籬下」的辛酸。</td>
</tr>
</table>

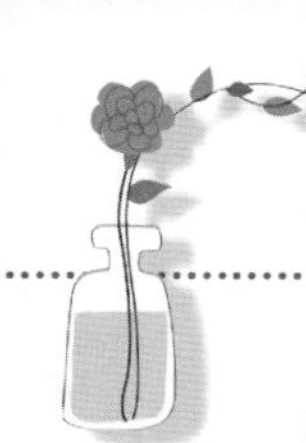

<table>
<tr>
<td>家庭動力圖</td>
<td>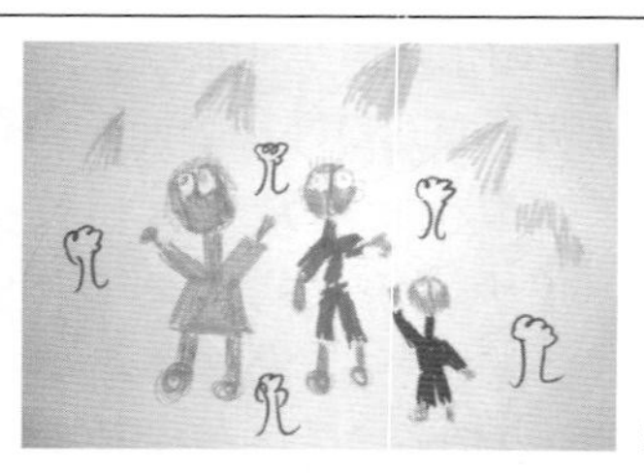
92.10.4
1.畫中的人脖子都很長，顯然Cl有某些渴望尚未表達（喉嚨代表溝通），或許是親情，也可能是其他。
2.Cl畫的是3歲左右時和父母快樂出遊的圖畫，顯示Cl對親情的渴望；但也暗示其心態（內在小孩）可能仍停留於兒童之狀態（因實際年齡已13歲）。
3.此圖投射出最想得到的幸福是「父母雙全」（此時父母已離婚多年）。</td>
<td>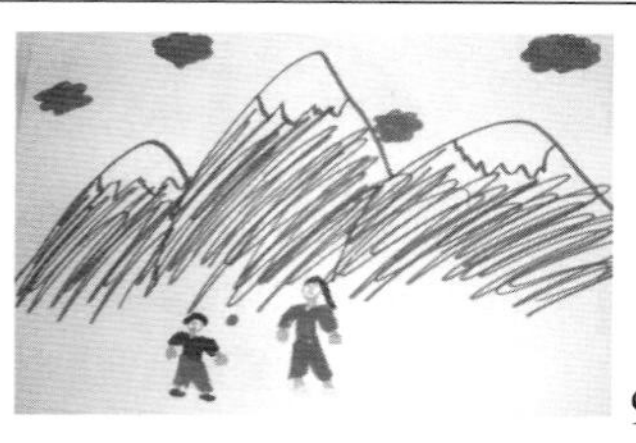
93.05.20
1.由Cl畫山的線條、力道，都表現出踏實感；而母親與Cl的形狀、面容也變得清晰、具體，與前測圖相較有很大不同。
2.Cl雖住外婆家，但沒有自己的房間，所以Cl其實很明白他真正的親人只有媽媽。
➡真實生活中之Cl，已變得較為實際，有從夢幻中醒來的感覺（輔導之前Cl一直停留在3、4歲時與父母同遊的記憶）。</td>
</tr>
</table>

參 實施時之注意事項（一般原則）

一、投射性繪畫的進行

(一)自我肖像

指導語：「請您使用十二色彩色筆在A4白紙上，以直畫的方式，畫出自己，同時儘量不要畫成火柴人。」

(二)家庭動力畫

指導語：「請您利用十二色彩色筆在A4影印紙上，以橫畫的方式，畫出『全家人在一起時所做的事』，並於每一個人物的左上角標出稱謂及繪畫順序。」

二、投射性繪畫之解釋

由文獻得知，解釋繪畫時應瞭解個案之相關背景資料，從多向度的觀點來解讀與對談，比較可能蒐集到個案的心理訊息；並需考慮個案的發展年齡與實際年齡之相關；以假設性語氣進行對話。

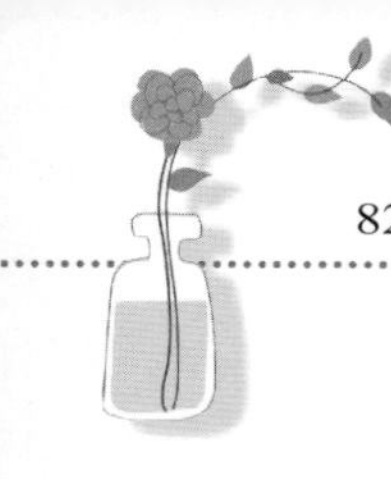

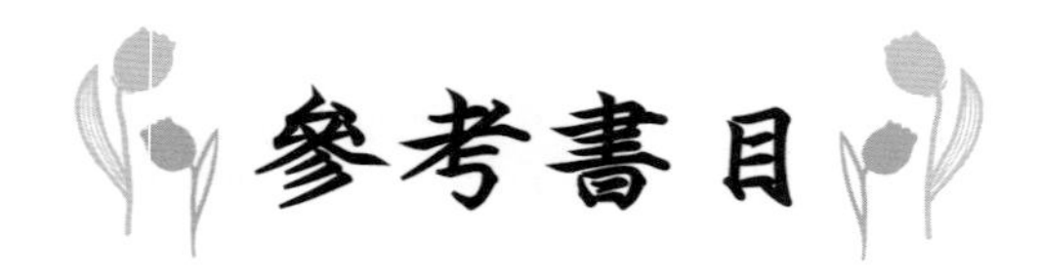

參考書目

◆中文部分

吳毓瑩（1999）。畫人測驗對於行為／情緒困擾兒童區辨功能之探討。**測驗年刊，46**(1)，17-34。

李青燕（1997）。運用畫人測驗衡鑑兒童敵意攻擊特質之分析研究。**未出版之碩士論文**。高雄師範大學輔導研究所，高雄市。

卓紋君、陳瑤惠（1999）。兒童家庭動力畫（KFD）與其親子關係及社會行為之研究。**嘉義師院學報，13**，1-23。

邱美華（1992）。繪畫治療團體對國小適應欠佳學童的自我概念及行為困擾之輔導效果。**未出版之碩士論文**。政治大學心理學研究所，臺北市。

張梅菊（1997）。國小兒童之家庭動力畫與其家庭關係之相關研究。**未出版之碩士論文**。高雄師範大學輔導研究所，高雄市。

梁馨月、林玉華（2009）。房樹人投射繪畫測驗計分初探——以憂鬱情緒困擾兒童為例。**輔仁醫學期刊2009，7**(2)，75-83。

陳侃（2002）。神經症的繪畫心理診斷研究。**未出版之碩士論文**。中國華南師範大學教科院心理系，中國廣州。

陳孟吟、林家興（2001）。性虐待兒童在畫人測驗之分析研究。**教育心理學報，32**(2)，1-18。

楊小青（2009）。藝術治療介入隔代教養兒童家庭概念之影響。**未出版之碩士論文**。新竹教育大學進修部美勞教學碩士班，新竹市。

蔡宜青（2000）。藝術治療對選擇性緘默症兒童的介入——個案研究。**未出版之碩士論文**。臺北市立師範學院視覺藝術研究所，臺北市。

◆英文部分

Arkell, R. N. (1976). Naive prediction of pathology from figure drawings. *Journal of School Psychology, 14*, 75-78.

Burley, T. & Handler, L. (1997). Personality factors in the accurate interpretation of projective tests. In E.F. Hammer (Ed.), *Advances in projective drawing interpretation* (pp.359-377). Springfield, IL: Charles C Thomas.

Burns, R. C. & Kaufman, S. H. (1970). *Kinetic Family Drawings (K-F-D): An introduction to understanding children through kinetic drawings*. New York: Brunner-Mazel.

Cho, M. (1988). *The validity of Kinetic Family Drawings as measure of self-concept and parent/child relationship among Chiness children in Taiwan.* (Doctoral Dissertation, Andrews University, 1987). Dissertation Abstracts International, DA8724208.

Chauh, V. N. (1992). Kinetic family drawings of Chinese-American children. *Dissertation Abstracts International, 53*(07). ACC92-35601.

Hammer, E. F. & Piotrowski, Z. A. (1997). Hostility as a factor in the clinician's personality as it affects his interpretation of projective drawings. In E. F. Hammer (Ed.) *Advance in projective drawing interpretation* (pp.349-358). Springfield, IL:C. Thomas.

Hulse, W. C. (1951). The emotionally disturbed child draws his family. *Quarterly Journal of Child Behavior, 3*, 152-174.

Koppitz, E. M. (1968). *Psychological evaluation of children's human figure drawings*. New York: Harcourt Brace Jovanovich.

Koppitz, E. M. (1984). *Psychological evaluation of human figure drawings by middle school pupile*. New York: Grune & Stratton.

Machover, K. (1949). *Personality projection in the drawing of a humam figure*. Springfield, IL: Charles C Thomas.

Matto, Holly C. Ph. D. (2000). *Investigating the clinical utility of the Draw-A-Person: Screening procedure for emotional disturbance (DAP: SPED) projective test in assessment of high-risk youth. A measurement validation study*. University of Maryland, Baltimore.

Naglieri, J. A., McNeish, R. J. & Bardos, A. N. (1991). *Draw-A-Person: Screening procedure for emotional disturbance*. Austin, TX: ProEd.

Ravin, Rachel Levy. (2001). Identification in Human Figure Drawings: Determining Projection with The Draw-A-Person Questionnaire. *The George Washington University*.

Swensen, C. (1957). Empirical evaluations of human figure drawings. *Psychological Bulletin, 54*, 431-466.

Tharinger, D. J. & Stark, K. D. (1990). Aqualitative versus quantitative approach to evaluating the Draw-A-Person and Kinetic Family Drawings: A study of mood and anxiety disorder children. *Psychological Assessment, 2*, 365-375.

第四章

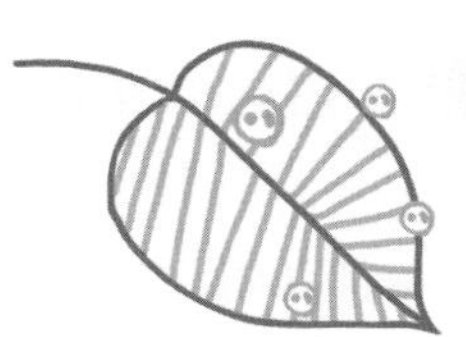

曼陀羅繪畫治療之理論與實務

何長珠、賴慧峰、張美雲

壹　理論介紹

一、定義與歷史源流

根據《佛光大辭典》對「曼荼羅」一詞的解釋為：「梵語mandala，藏語dkyil-vkhor。又作曼陀羅、曼吒羅、漫荼羅、蔓陀羅、曼拏羅、滿荼邏、滿拏囉。意譯壇、壇場、輪圓具足、聚集。其來源為古時印度修密法時，為防止魔眾侵入，而劃出一個圓形、方形之區域，或建立土壇，有時亦於其上畫佛、菩薩像，事畢則像廢；故一般以區劃圓形或方形之地域，稱為曼荼羅，認為區內充滿諸佛與菩薩，故亦稱為聚集、輪圓具足。在律中，亦有為避不淨，而在種種場合做曼荼羅者。」因此曼陀羅的原始觀點是有著「輪圓具足」的象徵意涵，由此原點出發而衍生種種奇妙美麗的圖形與意象，即成為曼陀羅圖形。因此可知，曼陀羅圖形的外圍其實是一層圓形或方形的結界（simabandha），結界的功能是為了避免圓輪隨性擴張到無法控制，也為了防止外力的介入擾亂原有的秩序，於是在最外圍加上圓形或方形以維護曼陀羅聖域空間的完整性（引自蔡東照，2007）。

根據李冀誠的研究報告指出，過去印度密教用土和混合物堆砌而成的土壇，即為最早的曼陀羅，但是在儀式結束後即加以損毀以歸於自然。因此古印度的曼陀羅至今保留非常稀少，很難經由考古來尋找它最早的曼陀羅資料。但其實中國在西元六世紀到十二世紀開始就有較為完整的曼陀羅圖形流傳下來了（轉引自霍巍，1998）。由於建造土壇祭祀與毀損的程序非常麻煩，於是漸漸有人開始以平面繪畫代替立體的土壇。因此我們現在看見的漢密曼陀羅都是以繪畫作品為主（蔡東照，1996）。現今留存下來的古曼陀羅圖形，根據唐頤（2009）的說法，主要是來自於兩個途徑：一是儀式後允許將曼陀羅圖形轉繪在紙上而流傳下來的；二是藏傳佛教的畫匠在各個寺廟留下的曼陀羅壁畫。

佛教所談的時間觀就是輪迴，也常以曼陀羅圖形當作象徵。輪迴所說的「三世因果，死生相續」意謂著從過去轉動到現在，再從現在轉動到未來，經歷生死輪迴就像車輪一般的流轉。簡言之，生命是相續不斷地轉動！表現出來的象徵是一個「圓」的圖形，沒有所謂的起點與終點，就是循環！且無限永恆！它既包含了生的因素，同時又有毀壞的因素（唐頤，2009）。這樣的象徵可由藏傳佛教的生命之輪（六道輪迴）圖中清楚的看到：生命之輪圖是同心圓的組合，結界之外有一個惡魔（鬼王閻摩Yama）抱住生命之輪，象徵著人類自我生命的局限性。圖內層的圓代表著眾生內在的心理世界——雞代表著「貪」、蛇代表著「瞋」，而豬則是代表「癡」，是直指人心內在煩惱的核心象徵。中層的圖形則象徵眾生會經歷的十二種感受，其次說明眾生所會經歷的六道。因此在藏傳佛教中，曼陀羅不僅代表宇宙結構圖，又象徵「生出而又轉趨消滅」的人生，是一個非常重要、意義深遠的象徵符號！這類符號甚至可以追溯到遠古的舊石器時代，且隨後在世界的不同民族、不同世代都能發現它的存在，可說是人類世界中最古老的象徵之一（王謙，2004）！

除了東方宗教性的修持曼陀羅以外，西方的精神分析心理學也由卡爾・榮格開始，注意到了曼陀羅的意義與功能。榮格並根據他本人的經驗及對各民族原始圖形與傳說的研究，提出了曼陀羅的原型與象徵理論，由榮格的研究成果可見曼陀羅圖形的象徵意涵是跨越宗教、種族的。

榮格第一次與曼陀羅的遭逢，其實一開始來自他自己的經驗。眾所周知，榮格本為佛洛伊德所指定的精神分析學派的接班人，但終究由於對精神分析解釋觀點的不同，兩人歧異日深；又因為佛洛伊德在當時歐洲精神分析學界有著不可動搖的地位，使得與他決裂的榮格連帶也失去當時歐洲精神分析同業的支持。因此榮格孤獨地走向潛意識意象的研究之路，其間他經歷了一次神祕的「來自耶路撒冷鬼魂們的拜訪」。當時榮格家裡的門鈴瘋狂地響了起來，在女僕與兒女們的見證下，榮格開了大門卻沒有看到任何人影，但是家人們都感到屋內鬼影幢幢。榮格本人更是感覺到一大列的鬼魂由門外進來，鬼魂們說：「我們剛從耶路撒冷回來，在那兒我們找不到所要尋求的東西。」（引自蔡昌雄譯，1995）當時他感到大量的潛意識素材翻湧而上，他趕緊拿起筆來記錄（轉引自朱侃如譯，1999，頁200）：

> 哈肯（Harken）說：我從虛無開始。虛無即是盈滿。在無限中，盈滿即是虛空。虛無既是虛空也是盈滿。你也許會把虛無說成其他事物，例如說它是白或黑，或說它非此是彼。這樣的虛無，我們稱為PLEROMA。——《回憶．夢．省思》

當他開始這麼做的時候，鬼魂就消失了。接下來幾天，榮格彷彿在被授命的情況下寫下了諾智派的文獻《七次布道詞》。就在這次經驗之後，榮格畫了他第一張的曼陀羅繪畫，雖然他當時並不瞭解何謂曼陀羅圖形（劉國彬、楊德友譯，1997，頁255）。在1918～1919年間，榮格開始瞭解曼陀羅的繪畫。當時他是英軍戰區戰俘監管上校，駐紮在夏托達堡，每天早上他都會在他的筆記本上畫一幅小小的圓形圖來反應自己當時的心態，並且以這些曼陀羅來觀察自己的精神變化。他形容自己終於慢慢的發現了什麼是真正的曼陀羅：「成形、變形、永恆心靈的永恆創造。」（劉國彬、楊德友譯，1997，頁256）。他認為曼陀羅表現的是自體精神本質的縮影，換句話說，是本我（Self）的原型。在1918～1920年間，榮格認為他發現了曼陀羅作為一種表現本我的工具，他也根據自己這段期間來許許多多的曼陀羅繪畫，分析出他自己一切的行動與創見，其實都指向單一的點，也就是曼陀羅中心的那個點。因此他能瞭解到自己的情況愈來愈清楚，「曼陀羅就是中心，它是一切道路的代表，是通向中心點，通向個體化（individuation）的道路。」（劉國彬、楊德友譯，1997，頁256）因此，榮格透過他的圖畫呈現作為觀察自己每日的心靈轉換狀態。此外，榮格將曼陀羅運用於內在本性整合的工作中，隨著曼陀羅的創作過程，可以進入自己的內在深層的世界，進而探索自我、洞察自我，最後達到自我整合的狀態。在〈過渡的文明〉一文，榮格談到：「曼陀羅……往往在迷惑和失調情形下出現。原型因而成星座狀，以一種秩序的模式呈現出來（該模式像一種刻成四分的十字架或圓圈心理學，稱為『反光鏡』，和混亂的精神狀態重疊，使每種東西各自歸位，精神的混沌便被有保護作用的圓圈箝制住了……與此同時，它們是印度神祕瑜伽術，一種幫助恢復秩序的工具。」（《榮格文集》：轉引自《榮格自傳》，2003，p.465）榮格相信這個「神祕的圓形圖騰」和自己的整體的心靈意象有關，象徵整體自我的核心，亦稱本我（Self），至於中心點是自己（ego）的人格中心。他說：「我發現了曼陀羅符號。……是一種原型的意象，經歷時代的證實，意味著自體的完整性。」（楊儒賓等譯，1997/2003）

所以曼陀羅展現不僅為人們提供了一面絕好的橋梁以認識自己，甚至使我們對自身的潛意識世界有更清楚的剖析與瞭解，進而轉化和成長。

二、曼陀羅繪畫的治療功能

曼陀羅圖形在各個民族文化與宗教中已經存在了幾千年，早期是被用在宗教作為靜心冥想與祭祀神佛、消災祈福等儀式上。直到二十世紀初，心理學大師榮格以病患創作的曼陀羅繪畫來探討病患潛意識的意象（image）和心像（mental image）問題，而開啟了曼陀羅繪畫治療的先驅。這個榮格所稱「神祕的圓形圖騰」——曼陀羅圖形，有著它強大的力量，藉由繪製曼陀羅繪畫即有整合並穩定自我（Self）的功能，因此也是廣泛被運用在藝術治療的方法之一（吳垠慧，2007）。榮格同時也鼓勵其病患藉著繪製曼陀羅繪畫的過程來將其內心的情緒、感受表達出來。換言之，曼陀羅繪畫的創作提供了一個安全的空間，容許創作者自由表達原本被壓抑、閉鎖在潛意識中的過去傷痛經驗與情緒。因此，運用曼陀羅繪畫可以將畫作所現的潛意識素材帶到意識裡，經由探索、經歷和釋放而能更新舊有的模式。這使得創作者能更加瞭解自己的心靈深處，並能藉此提升自我覺察的能力。曼陀羅繪畫整合的力量常常發生在創作者內在自我的發現，並與外在的現實生活整合為一，進而重新發現新的自我秩序，完成重整的人生、價值觀。曼陀羅的圖形則反映了自我與本我的分合模式，我們在創作曼陀羅的時刻，等於是製造一個處在當下的個人象徵。曼陀羅喚起了本質我的影響力、次序及人格整體結構的基礎模式。

榮格對曼陀羅繪畫治療的觀點如下（轉引自游琬娟譯，2008，頁55）：

諸如此類的圖象在某些情況下對創作者的療效甚鉅，這已是經過實驗證明且易於瞭解的事實；因為創作者在繪畫曼陀羅的過程中往往展現了顯著的企圖心，想要體驗及整合明顯對立的矛盾，另一方面又欲使無法掩飾的分裂癒合。然而即使單單存有這方面想法而畫曼陀羅，通常也會產生治療效果。

由此可見，曼陀羅的製作過程往往能催化當事人逐漸安靜下來，而產生靜心、明智的結果；繪製過程中所需要的凝神專注，則具有「忘我」（包括忘掉當時之煩惱）與「創新」（意識與潛意識密切交叉互動下之必然結果）之功能。整體來說，一系列的曼陀羅經驗與沙遊—戲劇—投射畫—音樂一樣，都因感受之得到「放鬆」與「離境」，而使當事人之覺知獲得新的視域，完成心靈狀態再次出現螺旋式整合之作用。這也就是一般人所謂之「心理／心靈」成長歷程，或榮格所謂的個體化歷程！

三、主要模式與內容

根據榮格曼陀羅繪畫治療而形成的理論之一，即是藝術治療師凱洛格（Joan Kellogg, 1970）提出的大圓系統理論及其分期特徵，凱洛格研究了兩千多份曼陀羅圖形後歸納出的大圓系統分期特徵，創作者對照自己的曼陀羅繪畫圖形與分期特徵，將能更深入地探討潛意識素材所揭示的心理狀態！

另外，卡蘿．皮爾森（Carol S. Pearson）則引申榮格個體化歷程之觀點，以「內在英雄」的理論闡釋英雄之旅所涉及的主要是人格完整的問題。她並分類人格狀態為六種原型——各種原型在二元對立的衝突情境裡，藉由不斷的衝突與對話而展現生命發展層次上的成長。其歷程包括：「天真者」（信任）、「孤兒」（追求安全感）、「殉道者」（學習施予犧牲）、「流浪者」（尋找自己）、「鬥士」（競爭與勝利）和「魔法師」（創造與確認）（Carol S. Pearson, 2003, pp.25-29）。

這兩種觀點，表面上看來好像是兩套各不相關的系統，實際上卻好比是一塊絢麗非凡的什錦繡；在直經橫緯的過程中，表裡互映，難分你我！以實例部分的資料來說明：東臨的圖，如果從凱洛格的大圓系統理論及其分期特徵（共有十二階段）來討論，似乎屬於階段三的迷宮期／螺旋期，其定義是意識清醒、直觀且集中，在此階段者，將會感受到心靈內的生命力活絡或重新活絡了起來。本階段是旅程的開始，然而旅程的最終目的地仍是個謎。這是一種不清楚所尋找的目標為何的狀態，缺乏軌跡明確的能量，所以還是不能將知識轉化為行動。自我的界線則呈模糊狀態，不具有界定清楚的本質我。可見東臨從曼陀羅繪畫中，瞭解到現在的生活確實是自己想要的選擇，但是到底自己期望它將會如何演變，則是尚未明朗的。

這種分類如果從卡蘿．皮爾森的英雄之旅的分類來思考，則可被歸類為「孤兒」，也就是一個不斷尋找照顧自己的人，為了獲得安全與關愛，可以拋棄自主和獨立性，但若找不到，則會呈現憤怒、沮喪，或否認自我存在的價值。其基本議題主要表現為「自戀與漠視他人的痛苦」。這對現今20～30歲的年輕人來說，其實是很常見的一個現象（或甚至說，就等同是這個階段的特徵）；但也唯有依賴的幻想破滅，才會促使我們離開安全範圍從事探索之旅，為自己的生命尋找答案，從而學習到幫助自己就是幫助他人（反之亦然）的「人我合一」之生存與生命之真理。

由此可見，不論是凱洛格（1970）的階段三的迷宮期／螺旋期之分類，抑或是皮爾森的「孤兒」原型分類，這兩種表面迴然不同之分類，其實都反映出人類一生中所必然遇到的經歷與階段（也就是年輕人階段）之特徵與內涵。同時這種瞭解也深刻的向我們點出，在生命每一階段中，吾人往往會重複的經歷由無力到迷惘、由初見端倪到確定方向、由絕對的主觀（非我不可）到挫折萬分（外界的對立）、由超越原先自我的絕對而看到或得到宇宙真正的絕對（那就是永無絕對），而至於終歸於無（回到原點）的旅程，並且這整個的過程中，還涵括著無數次（或大或小）跌倒—退化—再起—輪迴的過程與經歷。這，就是一場人生之旅，而且每個人也其實都是英雄！

以下將以表格的方式整理凱洛格曼陀羅大圓系統的原型階段心理特質以及圖形特徵，以方便讀者做對照之用。

曼陀羅大圓系統的原型分期

榮格經常在其患者的一系列曼陀羅繪畫作品中發現他們經歷了個體化過程，他曾將所觀察到的曼陀羅作品逐一列出其圖形特徵，但可惜終未提出系統性的曼陀羅圖形架構。藝術治療師凱洛格（Joan Kellogg）首倡將曼陀羅繪畫當成自我成長的重要工具，並在1970年代，為了要識別曼陀羅的圖形特徵以便有秩序的歸納曼陀羅圖形的差異，分析及詮釋了數千幅曼陀羅畫。同時她還被一個特殊的夢境所啟發而萌生靈感。夢境的內容是這樣的：在夢中，她看見有一個小矮人不斷在圓內倒著走，一邊用著木棒在沙上作畫，一邊卻目不轉睛地注視著她。就是這個夢境啟發了她發展出大圓十二個原型階段理論。凱洛格所提出的大圓十二原型階段，是有系統的將個體化的自然循環以十二原型的模式來表現，個體化的自然循環受到本質我與自我之間親密與疏離的交替循環，而不斷成長終至圓滿之境。大圓十二原型階段理論的提出，可以提供曼陀羅創作者一個關於自我心靈狀態的參考架構，找出最像我們創作出的曼陀羅圖形階段，有助於我們瞭解目前的心靈狀態與本質我的關係，協助我們做出抉擇，將能量投入發展我們所選擇的心理成長議題（游琬娟譯，2008）。

總計十二個階段的名稱分別為：(1)空無期；(2)喜悅期；(3)迷宮期／螺旋期；(4)開端期；(5)目標期；(6)矛盾衝突期／蛟龍相爭期；(7)圓內外加四方形期；(8)自我功能期；(9)結晶期；(10)死亡之門期；(11)分裂期；(12)超越狂喜期（游琬娟譯，2008）。茲將各階段特質表列如下：

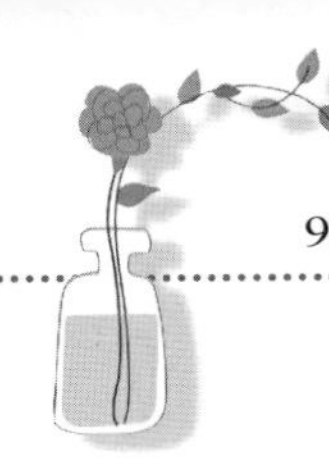

◎表4-1 凱洛格曼陀羅大圓系統的原型階段特質

原型階段	心理特質
1.空無期	令人想起人生最初期的記憶，即出生前以密碼形式存放在細胞體的記憶。就神話的用語而言，象徵宇宙中黑暗與光、善與惡、男與女區隔的時刻。它也象徵平添人類生存特色之二元對立的開端。當一個人進入本階段，有時會感到如墜入黑暗的深淵內，我們可以將之比喻為意識進入物質的時點。本階段可與供煉金師展開作業的黑色原料相比。凱洛格及狄李奧（Dileo）形容本階段為「陰暗的空無狀態」。它是一種充滿無知、陰鬱、困惑、疏離、痛苦、苦悶、鬱結及意識墜落至物質界的局限空間。就某方面而言類似睡眠狀態，因為動力功能、心智過程及情緒似乎均受到壓抑，而令人產生壓迫感。換言之，「空無」是我們從精神邁向物質，開始平衡人性對立衝突的階段。
2.喜悅期	是一種喜悅的連結及包含一切的狀態。此時的意識不集中、愛夢想，且對於自我界線缺乏清晰的觀念。我們還一如在母親子宮內的嬰兒一般，不清楚也不在乎本質我為何物，所關心的只有喜樂的經驗而已，本階段存在了無限的可能性，但也是處於行動中斷、行事被動且心境如夢一般恍惚的時期。本階段多少有些閒散，總是被動地享受宇宙人生中的樂趣，認同一種「參與式祕法」的宇宙節奏，強調信仰內在之神的信念。
3.迷宮期／螺旋期	階段三的意識是清醒的、直觀且集中的。個體的意識或統合感已開始脫離「參與式祕法」。迷宮的狀態是個體化意識達到巔峰過程之始。在此階段者，將會感受到心靈內的生命力活絡或重新活絡了起來。本階段是旅程的開始，然而旅程的最終目的地仍是個謎。這是一種不清楚所尋找的目標為何、我們可以敏銳的感受出所愛的死者出現，或對於個人、人際關係及重大活事件的神聖面有了嶄新的認知。儘管如此，我們還是缺乏軌跡明確的能量，可以讓我們從該定點執行能量，所以我們還是不能將知識轉化為行動。自我的界線則呈模糊狀態，不具有界定清楚的本質我。

原型階段	心理特質
4.開端期	此階段反應出開始萌生的本質我意識，以及相信自己是獨一無二個體的信念。當我們歷經本階段時，自我的基礎就會拆解或重建。處於第四階段的我們喜歡得到嶄新的、年輕的及仁慈親切的照顧或教育。在此階段，自戀及執著頗為常見。開端期的任務就是要推崇新階段的成長，以及成為自己的好父母。可能會想要特別注意飲食、確保自己得到適當的休息及運動，以益健康。這是嬰兒期的心理空間，可以隨時重返此地重新開始。而所面對的挑戰則是，勿再執著於嬰兒期的行為。
5.目標期	它反映了從階段四狹義的喜樂狀態中急遽的改變。本階段的意識反映出本質我的認知——會不明所以的以為自己正在受苦。面臨階段五的人，投射反應是本階段典型的行為，我們經常會將自己的憤怒及挑釁歸咎於他人，我們感到脆弱、憤怒、氣憤、偏執及焦慮。有些人可能會訴諸於幻想，以便維持安全感。儀式及慣例是讓我們產生秩序感的重要方式。
6.矛盾衝突期／蛟龍相爭期	相爭的蛟龍象徵父母的形象。原型父母在我們內心深具影響力，一如將我們現實中的父母所下的指令內在化，我們面臨的掙扎是，將身為個體意識媒介的「自我」，從父母觀念的母型中脫離出來。在本期往往會感到疏離、恐懼、孤獨、得意、憂鬱、興奮及快樂的情緒。我們將在此階段面臨離開樂園的經歷，且感到悲傷，但我們仍存有冒險向前的意識，並因此起而行。可能會有被迫面對生活中的矛盾、且必須忍受內心二元對立的緊張衝突。
7.圓內外加四方形期	本階段的特徵是自我已完全建立，此時，就會產生強烈的自治、自律。在這一階段的人具有學習、計畫去愛的能力。這是因為自我已與本質我合而為一，因此，在本階段得意與自負之感頗為常見。在本階段若對常見的自負產生負面的反應，則將使我們貶降至大圓系統上相對立的一端。第七階段是大圓系統的樞紐，人們開始根據自己的價值觀而活，在我們的個性成形的背後是本質我，驅策我們完成個人使命的力量。

原型階段	心理特質
8.自我功能期	本階段象徵個體在其周圍的環境有效的施展功能，我們具備了清晰的本質我觀念——建立在準確的身體意象基礎上，積極地參與現實生活且樂於工作。處於第八階段者不僅具有行動及分析的技巧，也有能力與現實社會融合，在團體內工作並將個人的理想轉化為行動。
9.結晶期	是完成重大創造計畫的寫照，諸如開創新事業。從本階段起，激發意識活力的力量開始趨緩，這是因為我們的創造活動已接近完成的階段。
10.死亡之門期	顯示生、死、再生的大圓循環的能量趨疲之始。本階段象徵循環的末端，一貫的生存方式變得死寂、空虛及無意義，中年危機是階段十典型的事件，失落感、憂鬱及絕望在此階段頗為常見。
11.分裂期	是一段恐懼、困惑、無意義及迷惑的時期。在本階段所產生的心理不安可能會導致身體的不適，諸如：反胃作嘔、痢疾或厭惡光線。我們會發現自己的意識狀態丕變，直覺變成占主導的地位，而不再只依理性考慮事情的演變。
12.超越狂喜期	代表欣喜返家，分裂的自我得以嶄新的重組，在此階段，自我是一透明的意識區。沐浴在愉悅、和諧中，曾經令人不安的矛盾衝突，透過諸如恩典這種非理性的方式，得以迎刃而解。

※註：整理自曼陀羅小宇宙（頁232-256），游琬娟譯，2008。臺北：生命潛能。

至於大圓的十二原型階段在曼陀羅圖形上的具體圖形特徵，則表列如下：

◎表4-2　凱洛格曼陀羅大圓系統原型階段的圖形特徵整理

原型階段	圖形特徵
1.空無期	面臨此階段的人所創作的曼陀羅，將是充滿陰暗，甚至可能是全黑色彩，可能僅是畫個留白或色彩極暗淡的圓。「空無」，它是我們從精神邁向物質，開始平衡人性對立衝突的階段。
2.喜悅期	處於喜悅狀態的人通常會創作出缺乏圖形、圖案設計頗見流動感的曼陀羅。有時候會有許多如同星星般散布、不計其數的微小圖案，有時候整幅曼陀羅看起來像魚卵、微生物或奇花異草遍布的水族館。此階段的曼陀羅色彩多為藍色、黃色、淡紫色及粉紅色。在這些曼陀羅內添加一抹紅色，則是用來強調生產力；比如受胎的鳥蛋蛋黃，即是一例。
3.迷宮期／螺旋期	迷宮期的曼陀羅呈現螺旋形圖案，且往往意指深度或空間。此階段的顏色往往是象徵春天的淡色系，例如：淡藍色、淡紫色及粉紅色，但是民族特有的鮮明色彩也頗為常見。象徵不斷生長的植物或藤蔓的綠色螺旋形，則是常見的圖案及顏色。
4.開端期	處於開端階段的人所創作的曼陀羅，往往會出現諸如：一點、一個圓、一個胎兒或一個正三角形的中心、一艘漂浮在平靜海面的小船、彎曲的線。色彩偏向淡粉紅、淡紫色及藍色。
5.目標期	面臨階段五的人所創作的曼陀羅類似一個標靶。許多顏色及圖形所組成的圓心圓從曼陀羅中心向外發光、照射。色彩傾向鮮明亮麗，且不調和的色彩組合往往並列。
6.矛盾衝突期／蛟龍相爭期	於第六階段的人創作曼陀羅，多會出現一分為二的圖形。此外，第三個物體或圖案往往會重疊添加於這兩個分割物的中間。有時候是一幅風景圖，天象徵父親，地象徵母親，從中升起的太陽代表自我的誕生。寫景的色彩通常運用大自然常見的，另有一些是鮮明光亮、活力四射的。一分為二的線條有可能是直線或曲線，有些像中國的八卦。
7.圓內外加四方形期	本階段的曼陀羅圖形具有以數字4為特徵的圖案設計，如十字形、四方形、星形，及具備四片花瓣的圖案均頗為常見。有時候會創造完全金色或類似太陽般黃色的曼陀羅。

原型階段	圖形特徵
8.自我功能期	處於自我的階段，往往會創作具有如：五角星圖案或五片花瓣之花朵圖案的曼陀羅，「卍」字也頗為常見。
9.結晶期	處於第九階段的人所創作的曼陀羅，多傾向為可愛的、互相對稱、協調的圖案，其中還涵括大於「4」的偶數。六角星或八片花瓣的花朵是本階段常見的圖案，這些曼陀羅多呈現靜態，然而耀眼且靜態的手法。此階段的曼陀羅常見變化多端的色彩，這是特定用來強調秋季中黑暗及光亮之間的對比。色彩的運用對個人形成更深的意義，因而更具有啟示作用。
10.死亡之門期	此階段的人創作的曼陀羅中，往往會出現暗指精神之苦的十字架，而曼陀羅的各象限顏色不同——象徵分裂。也會出現第五元素，此第五元素的圖案可能象徵分裂或是統一的核心。輪圓、X圖形、倒三角形都很常見，典型的顏色是靛藍色、紅色。
11.分裂期	本階段的曼陀羅圖案看起來像切片的派，且每一片的顏色均不同。曼陀羅的內在色彩偶爾會是層層相疊，乍看之下顯得混亂、雜亂、刺眼。有時候看起來像是一條毫無秩序感及調和感的破棉被。這些曼陀羅均無中心，顏色不是陰暗、混濁的色調，就是顏色過度鮮明及引人產生幻覺。
12.超越狂喜期	本階段所創作的曼陀羅象徵光源。經常可以看到用聖餐杯或其他容器接收從上方注入光的曼陀羅；人體保持手向外伸展的姿勢及飛翔的鳥，也是常見的圖。在靠近曼陀羅頂端的附近也往往會有一個焦點。圖案可能會超出圓的界線之外，而色彩傾向於暗與淡的混合色，例如暗藍色與淡黃色的混合。有光澤的珍珠效果也很常見。

※註：整理自曼陀羅小宇宙（頁232-256），游琬娟譯，2008。臺北：生命潛能。

個體化歷程的六個原型

榮格常鼓勵曼陀羅的創作者以天馬行空、不預設圖案，以及「讓它發生」（Geschenlassen）的自由創作方式，使潛意識直接自發性的表達自己，並引用積極想像探索自己內心深處所隱藏的素材。榮格學派心理分析學家 M.-L.von Franz在《人及其象徵》一書提到曼陀羅的目的：當人們心裡受到擾亂，或有一個獨特的想法難以用文字、語言表達時，藉由曼陀羅的象徵透露出那些不曾出現的、新的和獨特的事物時，往往會呈現出一定的形式與表達，亦即「整修先前的存在秩序」，反之，也適用於「創新的」目的。因為，在大多數情況下，「舊秩序的恢復整修也包含某些創新的因數在內；在新的模式會提升到更高的水平上。」由此可見，曼陀羅所描述的旅程不是線性的，而是循環或迴旋式的上升的過程；而且這種形式的成長在向前推進之餘，卻也常常繞回原處再上升的持續過程。這就是榮格所提出的「個體化歷程」，是人們邁向更臻成熟的心理狀態時所必然經歷的。此外，榮格也認為個體化歷程出現的時間點通常是在中年危機之時（約為40歲前後10年左右）。當然，依據每個人的人格特質與人生際遇不同，發生時間的早晚也可能有所不同。

(一)個體化歷程的階段

心靈成長的歷程，榮格是以個體化歷程來描述和說明的。對榮格而言，個體化歷程即「英雄」之旅的重要原型！他的原型理論基礎所重視的是以古代神話之象徵來認識潛意識的心靈本質。本節以卡蘿．皮爾森所提出的六種主要原型來做介紹。她所提出的六種原型是奠基於生活中我們所理解的角色原型，同時也兼具榮格心靈原型的基礎。

卡蘿．皮爾森（Carol S. Pearson）在《內在英雄》一書中認為英雄之旅所涉及的主要是人格完整的問題。各種原型在種種二元對立的衝突情境裡，藉由不斷的衝突與對話而深化或豐富個人的內在心靈，並展現生命發展在層次上的成長。其歷程包括：由「天真者」的全然信任開始，慢慢步入「孤兒」對安全感的渴求。「殉道者」學習施予、承諾並為別人犧牲自己，而「流浪者」則是開始尋找和他人有關的自己。「鬥士」的競爭與勝利，學習用自己的想像來保衛自己並且改變世界。最後是「魔法師」的創造與無中生有的能力，並確認自我的每種角色其實都是人類自己的共同創造（Carol S. Pearson, 2003, pp.25-29）。她說：「每個原型各自有它自己看待世界的方式。外在的世界傾向以增強我們信念的方式來脅迫我們。」（朱凱如、龔卓軍譯，2000）。每一個原型都代表著一種主要的人格類型，所以在日常生活中，我們常會遇到各種不同原型的人互動；同時，每一種原型也負責著不同的人生歷程，亦即

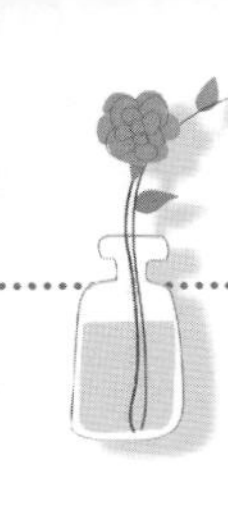

六種原型有可能是依序漸進的發展著的，且都有各自的學習任務和收穫（張蘭馨譯，2009）。

(二)六種主要原型的描述

（Carol S. Pearson, Ph. D., 2000, pp.35-215）

1.天真者

天真者生活在一個充滿所有的愛和關懷及豐足的伊甸園裡，在那裡如同童年早期階段的經驗。對天真者而言，地球正是為著他的享樂而存在的，同時地球也唯他獨有，整個世界是一個充滿信心與安全的地方。他們信任自己也信任他人，同樣地，他們也會對別人提供安全的保護。但天真者總想保護天真無邪的信任，而拒絕接受失望與長大，更不願為自己的行為負責。除非有一天失去他人的寵愛，被迫要自己生活的時候，才會開始感到被遺棄、背叛，甚至迫害。除非經歷了這些，否則天真者永遠無法理解什麼是實相。但基本上他們內心深處對世界仍充滿希望，即便經驗到失望、幻滅等失落，在不幸中仍能保持著信心去相信未來生活會比現在更好。

2.孤兒

在神話中，亞當與夏娃墮落凡間即是「孤兒」原型的開始，他們希望被救贖，期待重返樂園，於是開始尋找照顧他的人，甚至拋棄自主性和獨立性，來換取安全與關愛。若找不到，他會呈現憤怒、沮喪，用各種不同的麻醉劑來逃避、憤世嫉俗、進行破壞，或是在缺乏安全感之下會否認自我存在的價值，與自己為敵，背叛自己真正的本性。其自我防衛方法之一，是除了否定自己的痛苦之外，又試圖捉住天真不放，因此變得自戀與漠視他人的痛苦。在生命中面對父母、組織和權威人士的幻想破滅時，會促使我們離開依賴的安全範圍從事探索之旅，為自己生命找答案。所學習到的是從依賴中解放出來，不再依靠外在的權威人物，而學習幫助自己和他人。孤兒知道沒有任何人可以幫他們治癒創傷，唯有自己為個人生命負責，及與我們同病相憐的人互相依存、同舟共濟，才能產生巨大的力量。

3.流浪者

作為一個不接受命運安排的流浪者，他們將穿戴已久、用來取悅別人的社會角色拋掉，試圖去尋找自己，去探索自己真正想要的東西。他們認為生命裡最重要的內涵不是苦，而是孤獨地踏上冒險旅程，去面對未知的將來，以及感受到孤獨的宿命和漂泊生活的無常觀。這是「流浪者」從探索的旅程中學習獨立成長，成功地轉型為「英雄」的先決條件，只有到了這個時候，才可能既同情尊重對方，又能滿足自己的需求。他們認為自己是反對順服社會常規的人，可能從事自由業，或是生活在社會邊緣的嬉皮。他們不信任教條式及來自權威的答案，傾向於尋找屬於自己的真理，而旅程中所經驗到的靈魂黑暗面，往往使他們獲致更成熟適切的信仰。

4.鬥士

意謂自我防衛，是一種為保護自己而戰的意願與能力。在理智上，鬥士能瞭解何者為生命帶來豐盛。在心理層面上，它劃定適當的自我界限以方便確知他人與我的分界，以及肯定自我能力。在生活上，當個人覺得不滿時，也能堅持立場，不會因威脅利誘而改變心意，而且努力要使事情依著自己的想法來完成；其實除了證明自己的勇氣而贏得勝利之外，有時根本不知為何而戰。鬥士原型的進展程度依據他們從其他原型學習多寡而決定，例如冒牌鬥士其實是孤兒虛張聲勢的匹夫之勇來掩飾害怕的偽裝。當他們找出自己身分和需要的線索時，就可以為自己而戰；當他們發展出關愛別人的能力時，那麼便可以為別人而戰了。

5.殉道者

古老儀式所奠定的，以酒神祭為例，包括要支解酒神軀體分撒各處，直到絲毫不剩，其實所有農業宗教信仰的基本常識是，死亡與犧牲是再生的先決條件。殉道者原型是要學習施予、承諾，為別人犧牲奉獻自己，並放下執著。整個進步的過程是從痛苦、經歷自我肯定、掙扎到愛。換言之，從初階心態的殉道者，相信為了得到愛，必須與真實的自己妥協；有時他們會害怕，如果不犧牲自己善待他人，可能他人會受害，其實是虛假的殉難。行動是犧牲的，形式也正確，但為了想贏得他人的認可，卻覺得被剝削，往往內在隱藏著憤怒。在較高的層次上，殉道者不以交易的方式解決自我，而是相信犧牲自己可以解救他人，無論遭受多少痛苦，他們絕不會把它轉嫁給他人。健康的付出會讓施者與受者皆同感尊重。

6.魔法師

其原型教導我們有關創造與無中生有的能力，並確認自我的角色是宇宙的共同創造。它視生命為一份贈禮，此生的任務就是付出自己，並充分參與生命及他人、大自然和上帝，互相依持著一起進入樂園。當我們瞭解人活在世界上真正的功課並不是努力證明你是誰，而是讓自己做那個本然的自己時，心境將會大大不同。他們相信宇宙不是一個靜止的東西，而是一個每分每秒都在創造的過程。我們每個人都身處其中，每個角色都有著當下該完成的使命，魔法師的原型會因每個變動的事件而創造出解決的方法，活在當下是魔法師原型最好的寫照！

貳 實例介紹

因篇幅所限，以下就用三則實例來示範曼陀羅創作者如何經由曼陀羅繪畫與以上所介紹的理論參考架構解讀自身曼陀羅圖形所展現的潛意識素材，並且從中得到新的秩序！前兩則曼陀羅繪畫的理論參考架構是凱洛格的大圓分期理論，後一則是以卡蘿·皮爾森的六種原型理論為參考架構。但是別忘了曼陀羅繪畫最重要的精神，是本章曼陀羅繪畫治療部分所提過，也是榮格所說的：「若單單存有這方面想法而去畫曼陀羅，通常也會產生治療效果。」因此曼陀羅繪畫創作，其實並不拘泥於任何的理論派別，放鬆的自由創作，讓潛意識素材自由湧現即可。前兩項理論架構只是提供一個詮釋曼陀羅圖形的參考而已。

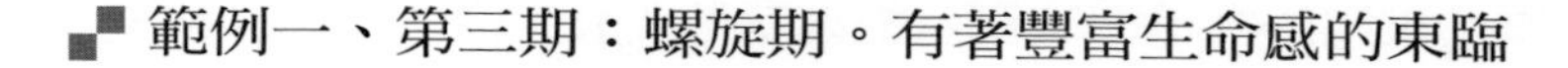

範例一、第三期：螺旋期。有著豐富生命感的東臨

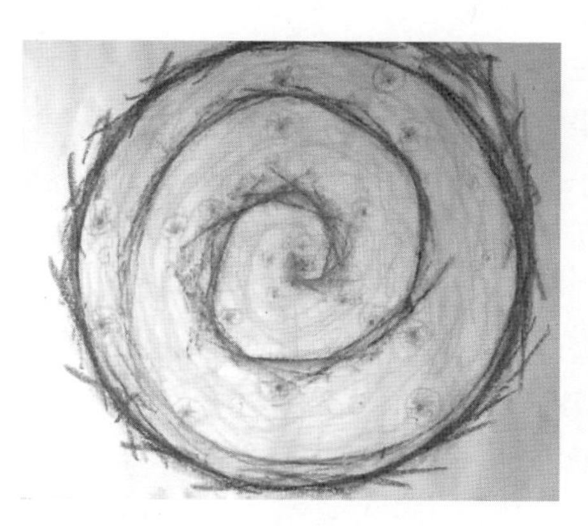

◎圖4-1　東臨的曼陀羅創作

※資料來源：教師生命意義與曼陀羅圖形的相關研究——以佛光山生命教育研習營教師為例，賴慧峯，民99，私立南華生死學研究所碩士論文，嘉義縣。

東臨是一位二十多歲的年輕男性，目前仍在就學與打工中，有志於繼續深造與教育相關工作。他在曼陀羅創作上完全沒有困難，不需要太多引導與積極想像，就可以自行創作出曼陀羅畫。該圖形可被歸類為第三期：螺旋期。東臨談到對自己目前生活感到滿意，因為他可以唸自己想唸的書、學自己喜歡的藝術、心理學等等，並朝著自己想成為的目標而努力。他覺得曼陀羅圖形中的螺旋線條，最能表達自己一路走來的足跡，越來越能做他自己。而畫這個螺旋圖其實是要營造隧道的感覺，這個隧道通往未來。這條螺旋線以綠色為主軸，但是混雜了有黑色、紅色、橘色一直交錯進去，紅色只有在外圍，它是一種支持，「把這個隧道支持起來」，也是代表「我可以更獨立，不用依靠爸媽，我自己仍可以走下去」，所以外圍的紅色線段是「來自自己的力量」，紅色的線段跟外圍的圓框之間沒有完全密合，是故意要留有一些空隙，「讓外界的支持可以進來」。黑色代表死亡本身，也代表生命裡一些不好的東西、情緒等等，而綠色是螺旋線的主軸，代表一種治療，從挫折而來的學習。「因為有了這個主軸，其他顏色的線段才不會整個散掉」，也因為這個主軸，「生活才不會覺得空虛、無意義」。

其實黑線旁邊還有一條亮黃色的線，因為跟背景顏色相同，所以看不太出來，東臨認為這個亮黃色的線就是代表生命的「回饋或禮物」，而且這些線條不是一筆畫完的，而是「我是一筆、一筆、一撇、一撇畫下來，才讓它們連在一起，連成一個線條的」。這些線條「是可以獨立的一段，但是又是整個螺旋的一部分」，「就像生命，一段接著一段，一個過程，接著一個過程、再下一個過程，一直連續下去」。每一段線條都有著「死亡與重生」，因此東臨認為他生命中的重要意義就是「不斷的重生」。大部分的顏色都是一筆、一筆畫的，只有綠色是一筆畫完的，「治療與學習的力量是連貫整個生命的，讓每一段的接點更緊密的連在一起。」背景使用明度較高的黃色，是想要表現「很亮的光」、「我朝著那個光前進，光愈來愈亮，我就看得愈來愈清楚」。

而主要的螺旋線沿途中，又有許多以紅色為圓心，橘色為圓面積，藍色或灰色的圓周畫成的大小不等的圓，東臨表示這些都是「來自生命的支持力量，例如我的好朋友」、「紅色讓我覺得很有力量，橘色是溫暖的，藍色與灰色的圓周線是一種緩衝，讓這種支持不會太強烈」、「紅色那樣的支持就像是我的身體支持我的想法、我的認知」。東臨表示，在一開始畫的時候其實沒想到這些，剛被問到的時候也不知道自己為什麼這麼畫，沒想到作品中竟然呈現出這麼多自己深層的想法與感受。

東臨自曼陀羅繪畫中，所產生的新覺知，大概可歸納有如下幾點：

1. 從生命的挫折中，原來可得到新的學習與治癒（連續的綠色螺旋線段），這固然是生命的主軸，也是東臨個人生命的重要意義。
2. 東臨體認到：自己眼中的生命是豐富的，同時也是不斷的死亡與重生（橘色、黑色、紅色的線段交織在綠色主軸）。
3. 原來，生命旅途中，朋友的支持（螺旋線旁環繞的許多大小不等的圓）扮演了重要的角色。
4. 大致來說，東臨的心理狀態符合第三期螺旋期的特徵「階段三的意識是清醒的、直觀且集中的」，同時「仍然缺乏軌跡明確的能量，所以還是不能將知識轉化為行動」。就像是東臨從曼陀羅繪畫中瞭解到現在的生活確實是自己想要的選擇，但是到底自己期望它將會如何演變，則是尚未明朗的。

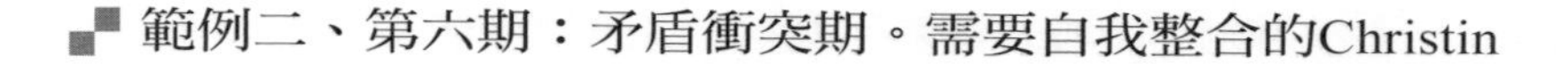

範例二、第六期：矛盾衝突期。需要自我整合的Christin

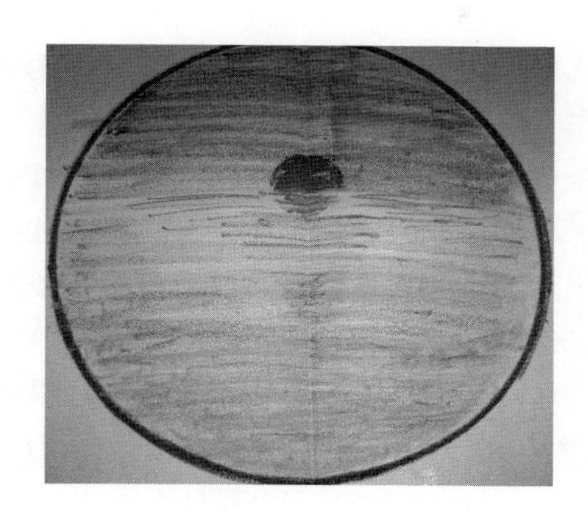

◎圖4-2　Christin的曼陀羅圖形

※資料來源：教師生命意義與曼陀羅圖形的相關研究——以佛光山生命教育研習營教師為例，賴慧峯，民99，私立南華生死學研究所碩士論文，嘉義縣。

Christin是30～40歲間的女性教育工作者，她對於一開始要下筆繪圖，感到不知所措。經由音樂與語言的放鬆引導後，Christin才比較放心地繪製曼陀羅圖形。Christin完成圖形後，對於討論圖形所代表的意象表現出很大的興趣，即便有些圖形或色彩她一時間無法解釋出意義或說明為什麼這麼畫。Christin藉由更多的說明與聯想再回來看她所創作的曼陀羅圖形後，果然得到許多對她有意義的資料。所創作的曼陀羅為第六期：矛盾衝突期。

一開始討論Christin的曼陀羅時，在顏色的使用上，她覺得死後的世界應該是祥和的，因此用一片淡藍色來代表，感覺上應該也有溫暖的粉紅色跟少許溫暖的黃色。另外，她認為死亡是結束也是開始，也是因為死亡才使得旅程圓滿。她覺得曼陀羅的圓很能代表這個既是結束也是開始的概念，同時也能表示圓滿。這種循環的想法也表現在Christin所畫的夕陽（也是朝陽）上，她覺得日出日落不斷的循環正像生死輪迴。因此她在這裡畫太陽的意象也是日落也是日出。

但是在更深一層的探討時，Christin對圖形有了另一種解讀，她覺得自己之前的生命比較像是為了別人而活，總是為了保持和平與不衝突而委屈甚至犧牲自己的權益。這樣不快樂的生活中，常常覺得自己隨時可以死亡也無所謂。這些很像在構圖一開始時將藍色、粉紅等顏色區塊區分得很明顯，如同以前常明顯區分為他人所做的事與為自己所做的事，最近則是來自自己更多的聲音想要為自己而活，想注重自己的快樂，表現在構圖上就是後來在各色塊都加入了一點其他的顏色混雜，感到這樣更為圓融。現在做事情時比較相信人們都是依靠彼此而生活，因此較為接受為他人付出，同時也是在為自己付出的概念。

但是Christin形容自己「我好像常常處於矛盾的狀態」，常在他人與自己之間擺不平，無法抉擇也無法拒絕。這樣的描述與第六期矛盾衝突期的特徵是非常吻合的。在生活的熱忱上，Christin覺得自己主要的生活就是教學工作，但是這一年半以來對教學的熱忱大為減低，可能是因為教學熟練的緣故，但這樣反而提升了生活的熱忱，有更多的時間與精神經營自己的生活。Christin用橘色與黃色的太陽來表現生活中快樂與開心的泉源，因為這個熱忱（太陽）也可以影響到原本抗拒的事情（粉紅色區塊）。而在訪談中，Christin覺得自己在生命的自主感上愈來愈有進步，她說：「現在我知道有些事情是我想做（藍色），有些事情是我不想做（粉紅色），只要我願意的話，我是可以好好調和它們，就會成為我最喜歡的紫色。我有決定權！」這是在訪談中Christin自己的覺察與發現呢！可見曼陀羅圖形作為一種象徵，印證了理論所說的，能將原本潛意識的內容提升到意識層面來，能藉由對作品的象徵探討後，迸出領悟的火花。

Christin曼陀羅繪畫治療歸納：

1. 現階段的Christin正努力整合自己的快樂（藍色區塊）與現實要求（粉紅區塊）的衝突，雖然常在兩邊擺盪，但是也逐漸有了整合的力量（中間升起的黃色太陽），對兩邊的分隔也逐漸在消融（色塊中混入其他顏色的線條）。
2. Christin覺得自己越來越瞭解家人與家人關係（橘色、黃色太陽）對自己的重要，願意花更多的精神時間在家人身上。訪談末了，Christin覺得曼陀羅「太神奇了吧！我只是隨便畫的耶，沒想到可以呈現出我的狀況耶」。

範例三、「鬥士原型」——面對恐懼的曼陀羅創作與自我敘說

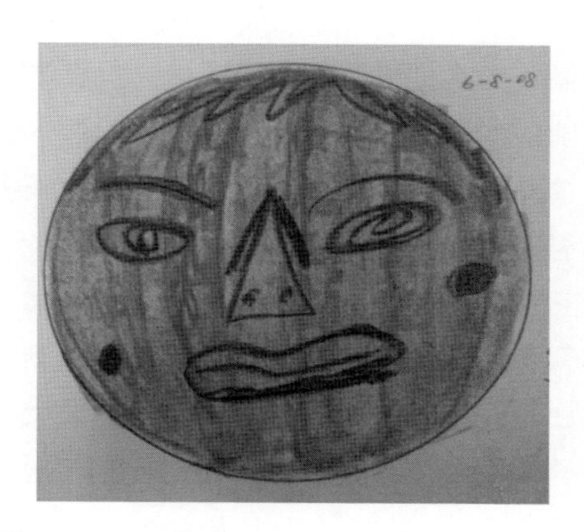

◎圖4-3　心臟痛，2008. 6. 8粉彩28×20

上午何老師的藝術治療課主題為「我的葬禮」，是用沙遊的作品呈現，當時身體就有些不舒服。在沙遊排列順序裡，我將自己的身體放在左上的一個角落裡，中間是空的，周圍放的是上師、喇嘛與家人們的象徵物正在為我做超渡儀式。

排列後的討論中，我自己覺得很奇怪，為什麼在自己的喪禮中會把自己身體放在角落？過程中想把象徵身體之物放回中間去，但是心裡覺得有些害怕又羞愧！一方面想，如果放中間的話會距離上師太遠，同時也不希望自己成為大家注視的焦點，後來還是維持了原狀！

下午「文史哲研究法」的課程中突然胸悶、牙齦痛，這是過去未曾發生過的事件，李老師很緊張，希望我去醫院檢查，但當時痛到身體無法移動，只能在原地稍做休息。約十幾分鐘之後漸漸恢復正常，坐在我旁邊的學姊是一位醫護人員，依我描述的狀況認定是心絞痛，希望我儘快去醫院做檢查。

當天晚上情緒有些抑鬱寡歡，因此隨性創作了一幅曼陀羅繪畫，我先拿起紅色、黑色、綠色粉彩在整張水彩紙畫上大圓並塗上色彩，隨即用手抹勻，再帶著情緒用力上下畫上紅色線條。

情緒非常低落的自己一直想不通為什麼在生命的最後一刻，在「我

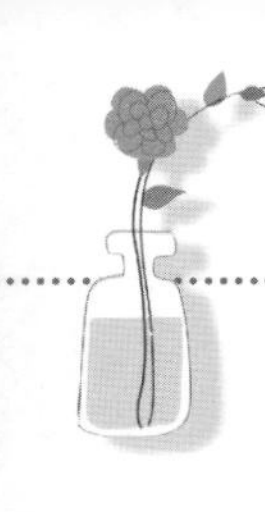

的葬禮」中，我明顯是唯一的主角，理應是放在中間讓大家為我送行的，為什麼自己卻躲在上師背後的角落，我到底在恐懼或是羞愧著什麼？沒有安全感嗎？一直覺得自己不夠好嗎？因為我是個失敗者，所以不配放在中間讓上師、友人們為我祈禱送上一程嗎？同時強烈地憤怒自己為什麼給自己如此大的制約？就這樣，在宿舍小小的空間裡，一個人，帶著各種負面情緒與沾滿眼淚鼻涕的衛生紙，與我的畫筆、畫紙、顏料，以及內在滿溢的焦慮、罪惡感、憤怒與恐懼，恣意的進行曼陀羅創作，這個時候只有曼陀羅能安全地陪著我面對那輪番上陣、彼此瞠目怒視的內在叨叨絮絮的各種嘈雜聲音，直到情緒逐漸平復下來。

長時間以來自己覺得生命是無意義的，覺得很空虛、不快樂，內心深處感覺可以做一些事，但是到底是什麼事卻不知道。這種不安的感覺就是從那裡浮現出來的。用洛伯（Rob Preece, 2008）的話來說，我顯然沒有「追隨自己」！我顯然從來沒有好好聆聽自己內在的需求。這次的心臟症狀迫使自己再次「傾聽自己的心聲」。Louise L. Hay在《創造生命奇蹟》（2004）一書中提到，「所有的疾病都源於不願意寬恕」，這是因為「是我自己造成我身體上所謂的疾病」，「身體，就像我們生命的每一樣事物，是我們內在思想及觀念的鏡子。思考和說話的模式，會形成身體的行為與姿勢，並影響到身體的舒坦與不適。」

看著曼陀羅圖形我發現，花了好多年的時間在追求心靈的快樂，最後卻落入痛苦中而不知。反而是透過創作的形式與過程，才看到自己深層的心靈狀態。而在對這一幅曼陀羅繪畫的聯想中，許多過去發生的事件與情緒漸漸愈來愈清晰，以往我沒有覺察它們以「陰影」形式繼續的存在，原來它們並未結束。其中一個事件是與上師的互動中所受到的傷害。我一直以為慈悲與無私的犧牲自己去照顧別人才是行菩薩道，特別是服侍上師，幾乎成了我生活裡全部的價值。然而內在還有一個聲音是不這麼樂意的、有些筋疲力盡的。表面上願意付出的作為只是希望被上師接納與肯定，其實是假慈悲，看到這樣虛偽的自己，也使自己更厭惡自己。

曼陀羅創作之後的我，勇敢地撕開自己的面具，接納矛盾與軟弱的自己，其實自己正像個冒牌的「鬥士」，是個虛張聲勢的「孤兒」，以匹夫之勇來掩飾害怕，只是為了證明自己的能力。過去我的生活總是處於備戰狀態，只要有任何一點感覺被他人輕視或挑戰了，就會馬上反擊回去，而且堅持相信自己的世界終將變得更好。就這樣，原本是對身體症狀的擔心，卻藉由曼陀羅繪畫治療的過程中，不但舒緩了情緒，也加深了對自我過去經驗的洞見與整合。

「心臟痛」作品以紅色調為主，畫一個圓形臉譜，並用黑色的線條勾勒出五官並點上兩個黑點，在紅、黑、綠中沒有其他色彩，此臉譜像是內在自我的圖像的呈現，就意識層面而言，色彩憂鬱黯淡，臉孔表情痛苦嚴峻，所表達是憤怒與壓抑與不完整的自我。嚴峻的自我不僅握住恐懼，也緊抓住某些不放的自我形象。

紅色是原始的，它代表著熱情、活力、生存等，也是象徵著憤怒及危險，對個人而言，它傳達出衝突造成我的身體有些緊張、不舒服與體驗「痛」感的身體感受。黑色象徵疾病與憂鬱，是混亂豐富又沈靜。當我創作時使用綠色，有著一種平靜，對於過度耗損的心理能量可以帶來休養效果。

因此，其圖像含有意識的我和潛意識的我在拉拔河戰，在探索過程中融合了創造與想像，也成為一種深層自我的「發現之旅」！

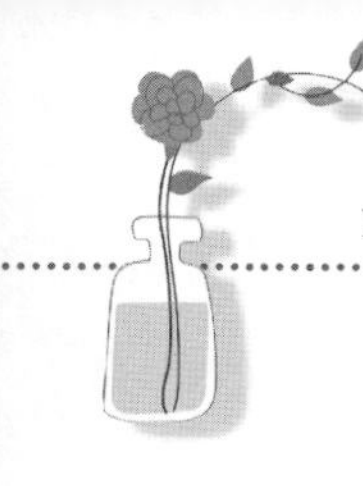

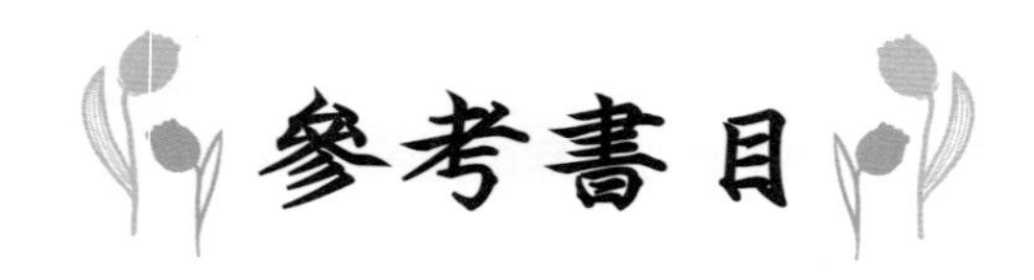

參考書目

◆中文部分

朱侃如（譯）（1999）。**榮格心靈地圖**（原作者：Murray Stein）。臺北市：立緒文化。

朱凱如、徐慎恕、龔卓軍（譯）（2000）。**內在英雄：六種生活的原型**（原作者：Carol. Pearson）。臺北市：立緒文化。

江孟蓉（譯）（1998）。**彩繪心靈：從內在影像創作中了解自己**（原作者：Pat B. Allen）。臺北市：生命潛能文化。

江亦麗、羅照輝（譯）（1999）。**榮格心理學與西藏佛教**（原作者：Radmila Moacanin）。臺北市：商務出版社。

何盼盼（譯）（2003）。**象徵的名詞**（原作者：David Fontana）。臺北市：米娜貝爾。

吳立民、韓金科（1998）。**法門寺地宮曼荼羅之研究**。香港：中國佛教文化。

吳康、丁傳林、趙善華（合譯）（1999）。**心理類型**（原作者：Jung, C. G.）。臺北市：桂冠。

吳芝儀（2000）。**質的研究方法**。高雄市：麗文文化。

林政宜（2008，3月）。**藝術治療中的心靈能量轉化——由曼陀羅創作談起**。載於中華民國能量醫學學會主辦，第四屆第9次學術研討會。高雄市：高雄餐旅學院。

真鍋俊照（1990）。**曼荼羅的世界——色彩與形的探索**。臺北市：世茂文化。

馬嘉延（2004）。曼荼羅藝術之造形研究。**未出版之碩士論文**。彰化師範大學藝術教育研究所，彰化縣。

唐頤著（2009）。**圖解曼荼羅**。陝西：陝西師範大學。

常若松（1990）。**人類心靈的神話——榮格的分析心理學**。臺北市：貓頭鷹出版。

陳麗芳（譯）（2003）。**靈魂調色盤——讓內在的藝術家活躍起來**（原作者：Cathy A. Malchiodi）。臺北市：生命潛能文化。

許智傑、謝政廷、施玉麗（2009）。曼陀羅創作在冥想中的運用。臺灣心理諮商季刊(一)(1)，8-17頁。

梁以正（2007）。榮格原型理論對西藏曼荼羅意象的解釋。**未出版之畢業專題**。南華大學生死學系，嘉義縣。

許邏灣（譯）（1999）**藝術治療**（原作者：Shaun Mcniff）。臺北市：新路。

游琬娟（譯）（2008）。**曼陀羅小宇宙**（原作者：Susanne F. Fincher）。臺北市：生命潛能文化。

張美雲（2010）。榮格原型與曼陀羅圖形之自我敘說。**未出版之研究報告**，南華大學生死學系研究所，嘉義縣。

馮川（譯）（1997）。**榮格文集——讓我們重返精神的家園**（原作者：：Jung, C. G.）。北京：改革。

黃奇銘（譯）（1992）。**尋求靈魂的現代人**（原作者：Jung, C. G.）。臺北市：志文。

楊素娥（1998）。榮格分析心理學派之神話觀。**未出版之碩士論文**，輔仁大學宗教系，臺北市。

楊儒賓（譯）（2001）。**東洋冥想心理學—從易經到禪**（原作者：Jung, C. G.）。臺北市：商鼎。

楊儒賓（譯）（2002）。**黃金之花的祕密**（原作者：Jung, C. G.）。臺北市：商鼎。

楊儒賓（1998）。**曼荼羅與觀想——榮格思想與佛教Ⅲ**。國科會專題研究論文編號：NSC86-2411-H007-021-J2。

廖世德（譯）（2007）。**榮格與煉金術**（原作者：Jeffrey Raff）。臺北市：人本自然文化。

廖世德（譯）（2008）。**榮格與密宗的29個覺**（原作者：Rob Preece）。臺北市：人本自然文化。

廖婉如（譯）（2006）。**榮格解夢書**（原作者：James A. Hal）。臺北市：心靈工坊文化。

劉文成、王軍（譯）（1998）。**父親：神話與角色的變換**（原作者：

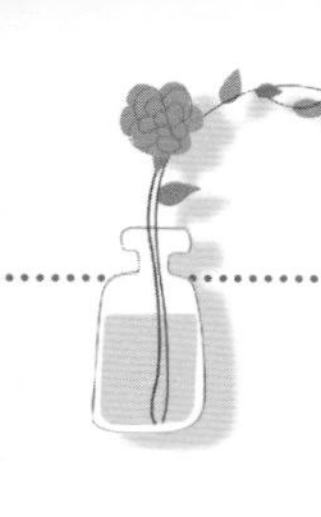

Arthur Colman & Libby Colman）。北京：東方。

劉國彬、楊德友（譯）（1997）。**榮格自傳——回憶・夢・省思**（原作者：Jung, C. G.）。臺北市：張老師文化。

劉耀中（1995）。**榮格**（原作者：Jung, C. G.）。臺北市：東大出版。

蔣韜（譯）（1997）。**導讀榮格**（原作者：Robert, H. H.）。臺北市：立緒。

蔡昌雄（譯）（1995）。**榮格**（原作者：Maggie Hyde）。臺北市：立緒。

蔡東照（2007）。**神祕的曼荼羅藝術**。臺北市：藝術家。

蔡東照（1996）。**密宗大精彩2：進入曼荼羅與佛尊對談**。臺北市：唵阿吽。

蔡東照（1997）。**女尊天眾護法尊曼荼羅**。臺北市：唵阿吽。

蔡東照（譯）（1997）**曼荼羅的世界**（原作者：松長有慶、金岡秀友、清水乞）。臺北市：唵阿吽。

霍巍（1993）。**佛教密宗藝術中的曼荼羅**。《雪育文化》，夏季號。

霍巍（1998）。**西藏西部佛教石窟中的曼荼羅語東方曼荼羅世界**。《中國藏學》，3。

賴慧峰（2010）。教師生命意義與曼陀羅圖形的相關研究——以佛光山生命教育研習營教師為例。**未出版之碩士論文**，南華大學生死學系研究所，嘉義縣。

薛絢（譯）（2006）。**夢：私我的神話**（原作者：Anthony Stevens）。臺北市：立緒。

龔卓軍（譯）（2001）。**人及其象徵**（原作者：Jung, C. G.）。臺北市：立緒。

蕭雲菁（譯）（2008）。**圖解榮格心理學**（原作者：長尾剛）。臺北市：易博士。

◆英文部分

Allan, J. (1988). Emotional and Symbolic Communication in Young Children: Theory and Practice. In Inscape of the Child World. Dallas: Spring Publication.

Capuzzi, D. & Gross, D. R. (2006). *Counseling and psychotherapy: Theories and intervention*, 4/e. Pearson Education. NJ: Prentice Hall.

Jacobi, J. (1959). Complex/ Archetype/ Symbol in the Psychology of C. G. Jung. N.Y. Princeton, University Press. *Journal of Humanistic Education and Development*, 36, 74-86.

Jung, C. G. (1968). *The Archetypes and the Collective Unconscious*. New York, N.Y.

Runyan, W. M. (1990). Individual Lives and the Structure of Personality Psychology. In A. I. Rabin, R. A. Eucker & S. Frank. (Eds.), *Studying Persons and Lives*. New York. Springer.

Snyder, B. A. (1997). Expressive art therapy: Healing the soul through creativity. The Journal of Humanistic Education and Development, 3b, 74-86.

Snyder, B. A. (1999). Mandala: Art as healer. Guidance & Counseling, 15(1), 30-34.

◆網路文獻

維基百科（2009）。**曼陀羅名詞解釋**。（2009年1月）。取自http://zh.wikipedia.org/w/index.php?title=%E6%9B%BC%E8%8D%BC%E7%BE%85&variant=zh-tw

佛光大辭典。**曼荼羅名詞解釋**。（2009年1月）。取自http://sql.fgs.org.tw/webfbd/text.asp?Term=曼荼羅

佛光大辭典。**因陀羅網名詞解釋**。（2009年1月）。取自http://sql.fgs.org.tw/webfbd/text.asp?Term=因陀羅網

Artheal（2008）。**靈性再現——曼陀羅藝術治療團體**。（2009，5月）。取自http://arts.imagenet.com.tw/modules/newbb/viewtopic.php?topic_id=70&forum=2無限天堂藝術治療部落計畫討論區。

Premal（2007）。**曼陀羅——內在的旅程**。（2009，5月）。取自http://www.enlightcenter.com.tw/m-68-mandala.htm。創見堂身心靈整合中心

王秀珍（2009）。**重探西藏宗教藝術之色彩原形**。（2009，11月）。取

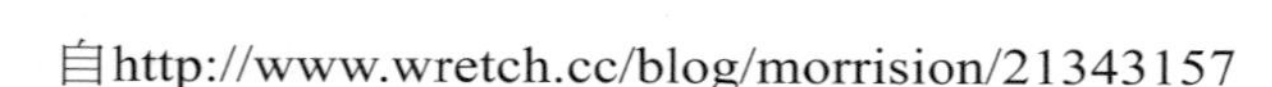

自http://www.wretch.cc/blog/morrision/21343157

王謙（2004）。**曼荼羅：生命的圖像**。取自http://www.casperwang.idv.tw/archives/study_2/000044.htm

吳垠慧（2007）。**曼陀羅繪畫 和自己對話**。（2008年9月16日）。取自http://tw.news.yahoo.com/article/url/d/a/071126/4/oub6.html。中時電子報。

呂應鍾（2004）。**論原型及其內容**。取自http://www.thinkerstar.com.tw/WSLF/OMNI/Jung/jung13.htm

呂素真著。**淺談藝術治療**。國家文化藝術基金會會訊。取自http://www.chjhs.tp.edu.tw/~a-p-group/930921-01.do

劉秋固著。**榮格與道教內丹之心理分析——個體化**。（2009年12月9日）。取自http://www.thinkerstar.com/WSLF/OMNI/Jung/jung03.htm

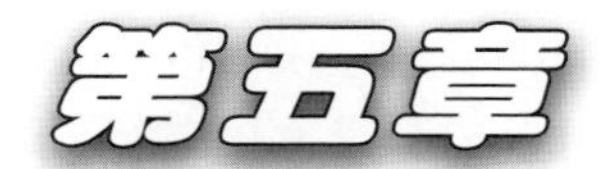

音樂治療

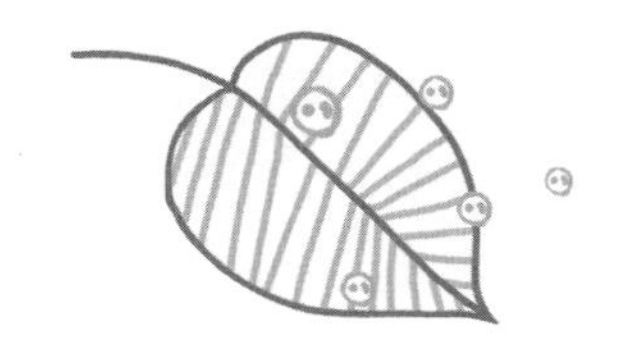

李維靈

壹　理論介紹

前言

先前在電視媒體上報導過，有民間團體透過精神科醫生和音樂工作者的親身體驗，證實：聽音樂，確實有助民眾平復哀傷情緒。例如：女歌手梁靜茹的「分手快樂」一曲已被專家證實，該歌曲的確有療傷作用，適合處於情傷的人來聆聽。另外，像江蕙的「家後」讓生活歷練豐富的老夫老妻在聆聽後為之動容；馬修連恩的作品「狼」，營造出有如置身大自然的情境，一樣有幫忙紓解壓力的功效。在眾多的歌曲之中，有不同之曲風，這些各式各樣的音樂確實能在特定的情況下安撫人心、療傷止痛。音樂本身多樣性和豐富的特質，極易為人類心理和生理所接受，可以強化人類原有的生理和心理功能而達到治療功效，且不具威脅性和副作用。德國科學家研究發現，有一定音色、音量、頻率和時間間隔的聲音，能夠抑制癌細胞生長速度。他們在研究中還發展出全新的古典音樂作曲法，利用全新的聲音形成技術、電腦控制分析與合成技術，使音樂能夠應用在醫學領域之中。目前，由微宇宙音樂實驗室所創造出來的微宇宙音樂，依據宇宙自然諧和律所設計而成，被視為當前具有療效的音樂處方。

用音樂來祛病強身的做法，無論古今中外早已行之有年。自古以來，音樂即是傳達訊息、互相交流的工具，有時更被當作聯繫更高層次心靈的管道，或作為戰場上鼓舞士氣之用，有時亦作為道德教化功能，更有撫慰心靈、表達情感的效果。古人深信透過音樂、韻律、節奏、吟唱可以恢復身心的平衡，大多數人也都相信音樂可以安慰人的心靈。這樣的信念從音樂在醫學和心理治療領域的廣泛應用和令人振奮的臨床治療效果獲得了最有力的證明。從古希臘羅馬、中世紀、文藝復興直到十九世紀末歐美國家的文獻中，發現到大量關於音樂與生理、心理健康的論述、試驗和報告。以下將就其定義、歷史發展、主要方法與內容及活動案例逐步介紹。

一、定義

根據國立音樂治療協會（The National Association for Music Therapy）在1977年對音樂治療所下的定義：把音樂的成就當成治療的目標，利用音樂達成恢復（restoration）、保持（maintenance）及改進個體心理及生理健康作用，以使個體在行為上帶來良好的改變。

音樂的功能與人類的生活有緊密複雜的連結，透過音樂影響個體的心靈及創造靈感，找到自我表達與情緒釋放的方法。樂曲可以是和諧的或是不和諧的音調所組成，它所創造的聲音是一種可以包含許多深層含意的訊息，故音樂的意義很難以文字來表達。對大部分的音樂接收者而言，或許一時之間無法瞭解音樂演奏者所要表示的意思，但接受者可以賦予音樂一個專屬於自己的音樂意涵，呼應內心世界成為一種對自己特有之療效。

而音樂治療是經過計畫、組織的過程，運用音樂元素所形成的活動中獲取經驗，使生理、心理、情緒、認知與技巧等方面產生改善效果。由此可知，音樂治療包含四個要件：計畫組織、音樂元素、幫助個體、治療目標。

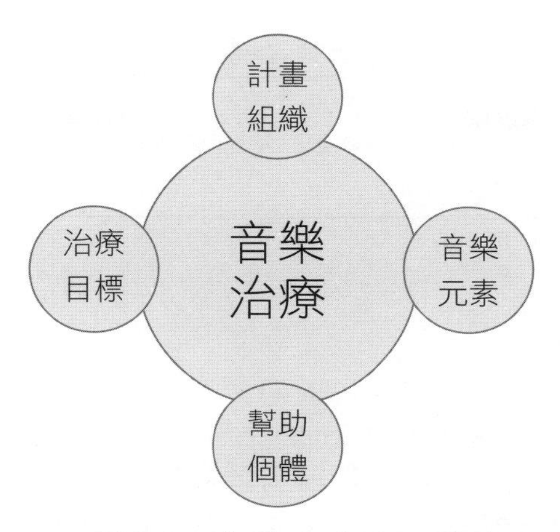

◎圖5-1　音樂治療的四要件

「計畫組織」是指在音樂治療的過程前，診斷的工作是由醫療團隊，經由醫生、心理師等人經由多方面的評估後，依據被診斷者的情形而採取的治療模式。專業的音樂治療師可以依據此診斷結果，進行音樂治療計畫，安排相關療程來執行或督導。

「音樂元素」乃音樂治療中最重要的要件，在過程中利用音樂的聲音大小、節奏快慢等音樂屬性與特質，來選擇活動與課程。其中所需考量的要點繁多，包含對音樂的喜好度、播音設備、活動環境等。

「幫助個體」參與療程的個體是音樂治療最主要的核心，音樂治療的成敗是依據個體的感受與所表現出來的反應來做判斷。因為個人對音樂的感受是主觀的，所以每個人對音樂的觀念皆不相同，故音樂治療是無法用一套公式來套用在每一個人的身上，而是需要依照個體的需求來量身訂做。

「治療目標」音樂治療的過程中，任何音樂的使用都有其治療目標。除了最終的長程目標外，每一次音樂活動的課程目標、療程中期的階段性目標等，都是在實施音樂治療的過程中須謹慎考量的。

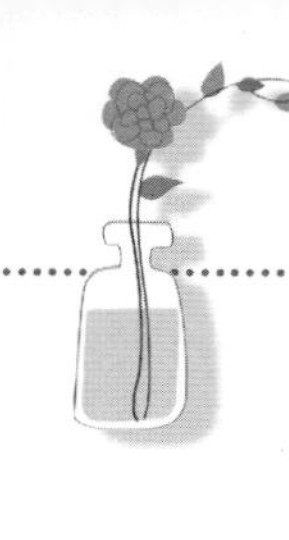

◎表5-1　音樂治療的治療目標

短期目標	這一次的活動目標是什麼？
中期目標	到現在（在一定的治療期），須達到的目標是什麼？
長期目標	最終的目標是什麼？

二、歷史發展

古文明時代治病主要依靠宗教信仰的力量，從事診療工作的並非醫生，而是巫醫或祭師，而音樂的運用更是在所謂的驅鬼儀式中扮演重要的角色。西元前1850年在埃及人卡洪（Kahun）的上卷中發現疾病的醫療包含舞蹈、音樂會及象徵性儀式。大部分的民眾相信生病必定與超自然的靈界有關聯，藉由歌詠祈禱、祭司敲擊樂器等方式，可以平息神的憤怒或驅趕惡靈。

希臘時期，柏拉圖和蘇格拉底認為良善的美德與建設性的遊憩活動是快樂和自我實現的最佳途徑。亞里斯多德所著的《淨化論》肯定了音樂的療效，他認為音樂具有休閒娛樂、陶冶性情、啟發靈魂的作用。柏拉圖與亞里斯多德都提倡要選擇性的運用音樂來促進健康及培養有道德觀念的公民，故兩人被稱為現代音樂治療之父。

羅馬時代，人民相信音樂附有治療的力量，醫學界的Aeslepiades、Celsus、Aristedes等人都曾提倡音樂對精神病患來說是一種傷害性最低且有效的治療方式，音樂同時還具有預防的功能。此時，音樂治療的思維已不再僅是單純的宗教信仰，還結合了醫學知識與邏輯推理的運用。

文藝復興時期，用理性醫療觀代替前期的巫術和宗教儀式觀，以實徵證據來研究健康和疾病。Bourdelot、Ruton皆出版了與音樂治療相關的著作，音樂的知識能使一位醫生在診斷與開處方藥的時候可以做出正確且有效的判斷。

巴洛克時期，人們相信音樂具有影響個人感情的力量。從莎士比亞的作品中就可以發現音樂對於個人生理與心理的影響力。有先驅音樂治療師之稱，同時是著名男高音歌手Farinelli，則以他的歌聲來治療西班牙國王的憂鬱症。在此時期的醫學界人士，對音樂治療的力量也持有相當的認同。

二十世紀以後，在科技技術突飛猛進的趨勢下，音樂的影響力已備受各界肯定，不管是在醫療、教育、生物科技等方面，都有許多相關的研究報告。美、英、澳、日等國都有音樂治療為主的訓練課程。認證制度的建立、學會組織的成立使音樂治療在未來無論是技術研發、宣傳推廣方面，可以擁有更多的社會資源及支持，使其蓬勃發展。

西元1944年美國率先於在密西根州立大學（Michigan State University）、1946年在堪薩斯大學（Kansas University）設立了專門的音樂治療課程，培育專門的音樂治療師。為了解決課程上的專業問題，美國在1950年由「全美音樂教師協會」（Music Teachers National Association）中的「音樂治療委員會」（Committee on Music Therapy）改組為「全美音樂治療協會」（National Association for Music Therapy, NAMT），成立了世界第一個音樂治療協會。NAMT成立不久後，英國也於1958年成立了英國第一個音樂治療組織——「英國音樂治療協會」（British Society for Music Therapy, BSMT）。到了1971年「美國音樂治療協會」（American Association for Music Therapy, AAMT）及1976年英國的「專業音樂治療師協會」（Association of Professional Music Therapiest, APMT）成立後，此四大協會便成為世界音樂治療發展的領導者。

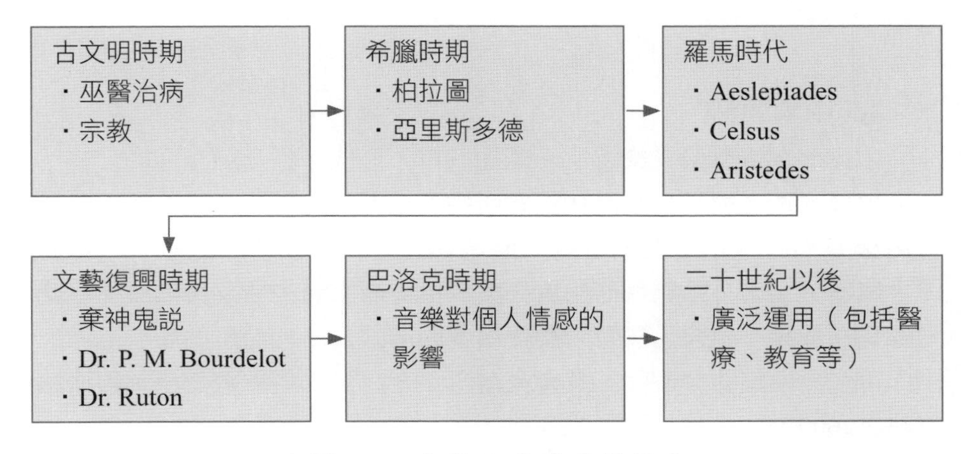

◎圖5-2　音樂治療的發展歷程

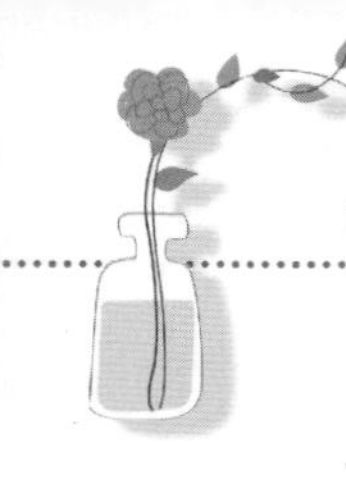

三、中西音樂治療觀

西方觀點

音樂治療作為一門完整的學科，從1940年代起，在歐美國家得到了很大的發展。近代的西方科學家已經發現到音樂治療的可行性，尤其對於腫瘤患者及癌症患者的治療具有相當的成效。希臘大哲學家畢達哥拉斯（Pythaqoras）也是西方音樂療法的先驅，曾表示人類若洞察微宇宙音樂，就有機會認識生命的諧和律，若能將此種自然外在音樂的力量轉移到思想及自身的生物系統中發揮功效，引導出諧和律，自然就能夠在身體健康方面獲得很大的益處。

西方的觀點主要是從醫學的觀點出發，認為不同的音樂可以對人的生理產生不同的反應，如心跳率和脈搏速、血壓、皮膚電位反應、肌肉電位和運動反應、內分泌和體內生化物質（腎上腺素、去甲腎上腺素、內啡呔、免疫球蛋白）以及腦電波等等，音樂皆可明顯地影響人的行為節奏和生理節奏。但結合心理輔導的理論之後，認為音樂也是一種獨特的交流形式，不同的音樂可以引起各種非常不同的情緒反應。雖然一首歌的歌詞可以傳達出具體的資訊，但是就音樂而言，最重要的交流意義仍屬非語言的。Gaston指出：「音樂的力量和價值正在於它的非語言的內涵。」對於臨床治療來說，音樂的這項特點是個重要關鍵因素，特別是音樂有助於建立起良好的醫患關係，而這一關係正是治療成功的基本動力。

中國觀點

中國字在音樂的「樂」字上頭加個草，形成後世延用至今的「藥」字。根據《黃帝內經》及漢代劉向所撰著的《說苑》，人們在遠古時代就用樂聲治病，距今五千年前的原始社會，曾有以下的記載：「以管（古樂器）為席……諸扶而來者，與（抬）而來者，皆平復如故。」此紀錄是在敘說一位醫生以竹管樂器演奏的形式為席地而坐的患者治病。由此可知，中國的音療觀念其實流傳已久，只是未獲重視而已（引自嚴克映，2009）。

中國的音樂治療真正發展為一門有系統的學科，是出自《黃帝內經》的五音對五臟觀念：根據中國音樂源自上古的數學模式，推衍出人體的生理節奏，導引出五聲音調特徵的音樂理論系統。五音為「宮、商、角、徵、羽」，五臟為「肝、心、脾、肺、腎」。音樂治療的作用於人體是調節人體內易的旋轉，以便適應自然界的「外易」，從而達到人與自然界旋轉的平衡，來消除疾病；使用音樂治療的方法幫助恢復人體陰陽平衡，以達到康復身心的目的。五音五臟乍看之下是兩個截然不同的概念，但都可經由「五行」的共同屬性，而彼此作用；五音進入人體，會引發人體細胞組織產生和諧的同步共振，進一步調整人的生理機能。因為人體是由許多有規律振動的系統構成，大腦會進行電波運動，心臟會有搏動，肺會有收縮運動，腸胃的蠕動和自律神經的活動都有一定的節奏，當一定頻率的音樂節奏與人體內部的器官震動節奏一致時，就能產生同步共振。中國傳統樂器根據音色的不同歸為五大類：「木音」、「火音」、「土音」、「金音」、「水音」，正好對應到人體的五臟：肝、心、脾、肺、腎。中國樂器到了周代，由於樂器種類繁多，出現了八音分類法，此法是根據樂器「質料」來進行分類。「八音」是指：金（鐘、鐃），石（磬），絲（琴、瑟），竹（排蕭、笛），匏（笙、竽），瓦（塤、缶），革（鼓），木（柷、敔）。從一般的物理學觀點來看，這只是質料的不同，但是從聲學的角度來看，不同的質料，則表示著不同的音質、音色。美國夏威夷大學音療研究中心主任吳慎教授即是根據八音理論，而歸納出五音對五臟：鐘、鑼、磬類對應「肺臟」，鼓類革製樂器對應「腎臟」，管類樂器對應「肝臟」，弦類樂器對應「心臟」，塤、笙、竽類樂器對應「脾胃」。根據這套理論而製作出的樂曲，雖使用西方樂器如鋼琴（金音），但是總以中國傳統樂器為主。因為中國傳統樂器大多使用天然的材料來製作，又因生物磁場的關係，天然的東西較容易與人體產生作用。例如絲製的弦能撥動人的心弦，通人體的「心」經，修復人的心臟，流通精神，人自然因病癒而喜。

四、主要內容與方法

許多民眾在面對音樂治療時，都抱有許多的疑問，其中不外乎

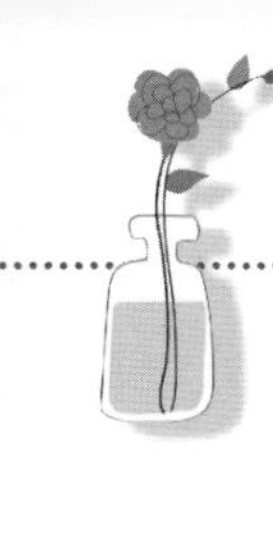

「該如何操作？」、「應該選擇什麼樣的音樂？」、「什麼樣的時機操作？」等問題，故在實施音樂治療或音樂活動前，應先針對音樂的特性與功能、個案的音樂偏好、音樂品質及方法做有效的整合評估，才可以選擇出一個最符合需求的音樂治療方案。

音樂的特性與功能

從音樂的原理來看，聆聽音樂發出之α波可使人有浪漫的幻想，達到放鬆效果。音樂也會隨頻率、音質、音色、音程、和聲、節奏、拍速等的不同，而帶給人們不同的感受。音樂亦是表現時間的藝術，它雖無具體的實體，卻像人生歷程一樣，隨時存在我們的周圍，在進行音樂活動或音樂治療前應先瞭解音樂所具有的功能，才可以有效的運用音樂元素在計畫之中。以下以心理學的觀點列出音樂的特性及功能：

(一)音樂特性

1.情緒

音樂有改變聽者情緒的作用，雖然音樂本身並不能帶給聽者感覺，卻可以喚起感覺。換句話說，音樂可以協助我們在最不具威脅性的情況下發覺自己內心深處的感受。

2.聯想

音樂可以讓聽者發揮無限的想像力，聽者可以經由音樂的帶領聯想到他所揣摩出來的情境，或許是假想的，也或許是與真實世界相似的，聽者可以毫無限制的替音樂塑造故事背景與情境。

3.溝通

音樂是一種非語言的溝通，可以藉由音樂的呈現，將自身所欲表達的情緒與感受傳遞給其他人，甚至無聲也是一種溝通的形式。

4.制約

音樂有使聆聽者集中注意力、放鬆、減低焦慮感等功能，所謂的制約是指對於無法專注、胡思亂想等現象，音樂可以有效的控制或減少發生的頻率。

(二)音樂生理功能

音樂經由耳朵兩扇大門進入人的身、心、靈，其本身的多樣性與豐富特質更可影響其運動、感覺及思考機能。一般說來，音樂有助於轉換氣氛、恢復精神、化解不安與緊張、集中注意力、紓解壓力、幫助入眠、減緩悲傷、安定情緒、豐富感性、消除身心疲憊等。研究顯示，音樂的旋律和節拍會作用在腦部的周邊系統和下視丘，進而能調節神經內分泌系統及交感神經系統，所以當音樂自耳朵透過聽覺神經傳送至大腦後，可以透過大腦邊緣系統的反應來調節下視丘的運作，同時提高或降低中樞神經系統的活動，以達到身體的平衡，進而產生刺激，使人體產生各種不同反應，而產生的生理反應主要有心跳、呼吸、肌肉調節與內分泌等變化；如圖5-3所示。

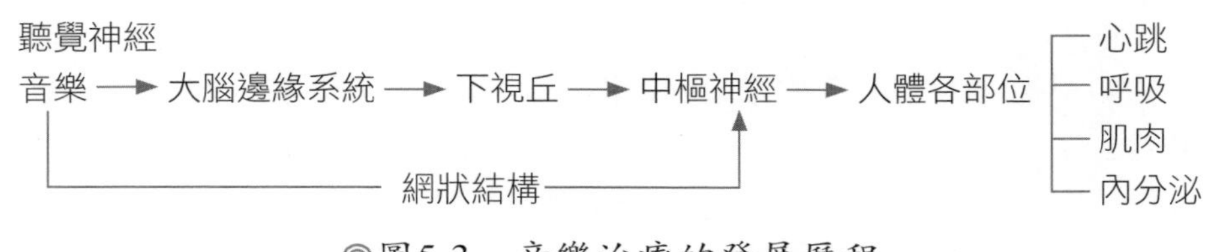

◎圖5-3　音樂治療的發展歷程

※資料來源：徐麗麗（1997）

而在許多音樂治療研究中指出，音樂可以使人放鬆及分散疼痛感，可以降低疼痛感及降低交感神經系統的活化，使呼吸數及心跳數降低，因而於放鬆上有治療性效用。綜合上述，可以列舉出下列六項音樂生理功能：

1. 音樂可以平緩腦波的波動起伏。
2. 音樂可以減少肌肉緊張和增進身體運動的協調。
3. 音樂可以增加腦內啡濃度。
4. 音樂可以調和壓力有關的激素。
5. 音樂可以幫助消化。
6. 音樂影響呼吸、心跳、脈搏、血壓。

(三)音樂心理功能

音樂本質是傳達人類心靈深處的情感，可使人生氣或溫柔，鼓勵或節制，且具有淨化情緒與昇華情感的作用，亦即音樂能夠喚起強烈的情緒經驗，在聆賞中構成每個人獨特的音樂經驗，影響其腦部、身體與情感的發展。音樂治療可使人感到喜樂，從而撫慰心靈，消除疲憊、不安、緊張的情緒，緩和悲傷及減輕疼痛與身體的不適。

1. 音樂改變我們對空間和時間的認知。
2. 音樂可以加強記憶和學習能力。
3. 音樂培養耐性。
4. 音樂可以蓋過令人不悅的聲音和感覺。
5. 音樂增強對符號意義的潛意識感受力。
6. 音樂可以讓人產生安全感和幸福感。

個人的音樂偏好

個人的音樂偏好包含個人聽音樂的頻率、對各類音樂的喜好。聽音樂的頻率指個人在平時聽音樂的習慣，例如：有些人習慣一邊打電腦一邊聽音樂、有些人喜歡開車聽音樂等。對各類音樂的喜好，指個人對於各式不同類型的音樂的喜好度。但音樂的分類方式眾多，可以依節奏快慢、創作風格等分類要素來區分，本文將介紹以功能、心情為主的分類方式來區分。

◎表5-2　以功能為分類項

歌曲	功能
葛利果聖歌	適合在讀書及冥想時聆聽，並且有減低壓力的效果。
巴洛克音樂（巴哈）	傳遞安全感，可以刺激讀書或工作時的心境。
古典音樂（莫札特）	可以增進注意力、記憶力及對空間的認知。
浪漫期音樂（舒伯特）	適合用來激起惻隱之心、憐憫之情以及愛情。
印象派音樂（德布西）	激起你的創造衝動、讓你和潛意識進行更深層的溝通。
爵士、藍調、雷鬼	解放內心深處的喜悅與悲傷，肯定人性。
騷沙、倫巴、森巴	撫慰兼振奮人心的音樂。
流行、鄉村音樂	喚起行動、吸引情感投入、帶來幸福的感覺。
搖滾樂	鼓動情感、激發活動、釋放壓力、減輕痛苦。
情境、新時代音樂	讓聽者處於一種既放鬆又敏覺的狀態。

歌曲	功能
宗教音樂、聖樂	聆聽時可以讓人穩定下來、感受到內心的平和與性靈上的覺醒。
重金屬搖滾、饒舌樂	顯示出年輕一代內心混亂之深與強，以及需要釋放的心聲。

◎表5-3　以心情為分類項

心情狀態	推薦歌曲
平靜恬適	・韓德爾→水上音樂 ・奧芬巴赫→霍夫曼船歌 ・舒伯特→鱒魚 ・聖桑→動物狂歡節組曲 ・蓋希文→藍色狂想曲
振奮清醒	・蘇佩→輕騎兵序曲 ・奧芬巴赫→天堂與地獄序曲 ・貝多芬→命運交響曲 ・韓德爾→快樂的鐵匠 ・卡爾奧福→布蘭詩歌
平和默思	・韋瓦第→四季 ・孟德爾頌→仲夏夜之夢 ・莫札特→玩具交響曲 ・德佛扎克→幽默曲 ・德布西→貝加馬斯克組曲之月光曲
激昂慷慨	・穆索斯基→展覽會之畫組曲 ・貝多芬→英雄交響曲 ・拉赫曼尼諾夫→C小調鋼琴協奏曲第二號 ・哈察都量→劍舞 ・李斯特→鋼琴協奏曲第一號
安眠入睡	・巴哈→郭德堡變奏曲 ・貝多芬→給愛麗絲 ・布拉姆斯→搖籃曲 ・葛利格→蘇薇格之歌 ・德布西→棕髮少女

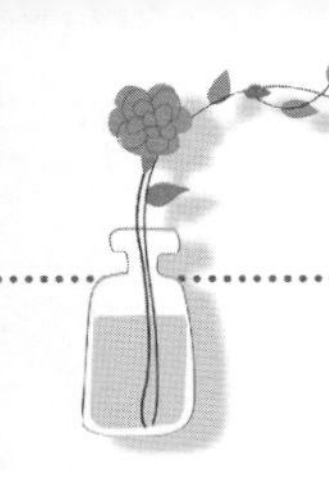

音樂品質

音樂品質的影響因素包含聲音大小、清晰度、穩定性等，其品質的好壞取決於所使用的播音設備及音樂來源。播放設備的不同，所營造出來的效果也會有所差距，在進行音樂活動或音樂治療時以方便、易取得為原則，不需刻意去購買高級的音響設備。至於音樂來源，大部分的流行樂曲在網路上都有提供試聽版本，例如：KKBOX、ezPeer。古典音樂或其他類型音樂試聽可以選擇博客來音樂館、臺灣古典音樂網等網站下載試聽。試聽過後，再依照自己的喜好度購買正版軟體來播放使用。

方法

音樂治療的方法多樣，因為音樂的變化是多變的、自由的，且方法會依照個案的背景、活動環境等因素之不同而有所不同。以下介紹Bruscia（1991）將音樂治療的主要方法分為五類：聆聽法、再造法、即興法、創作法與其他。

(一)聆聽法

包括放鬆、冥想、歌曲討論、音樂引導想像、音樂生命回顧、音樂欣賞、音樂生理回顧、音樂共乘、音樂感官刺激法、音樂記憶術等技巧，治療師可依照個案的治療目標來選擇音樂，或是由個案自己選擇喜歡的樂曲，運用範圍非常廣泛。比利時音樂教育家威廉士（Willems, Edge）認為聆聽音樂時必須具有三個能力：

1. 聆聽的感覺：聆聽的感覺包含聲音的高低、聲音音色、力度、音質等的感知與辨識能力。
2. 聆聽的情感：人類的情感包含了本能的情感、情慾的、心理與思維等其他因素。因此音樂聆聽的反應可視為一種情感的投射作用，可以反映出聆聽者的觀感及情感投射。
3. 聆聽的智性：包含對聲音的分析、判斷的能力與聲音意涵評論的能力，可視為對聆聽的理解力。

(二)再造法

此法指個人在治療師的帶領下，可以用任何方式製造聲音，將音樂表現出來，每個人都可依照自己的能力來進行音樂表演。若治療的重點放在表演時接受指導而產生的改變，則稱為「過程取向」；若治療的重點放在音樂學習的成果，則稱為「成果取向」。運用到的技巧包括了學習唱歌、學習樂器、模仿、背誦式歌唱、學習認譜、旋律聲調療法、團體演唱及音樂劇等。

(三)即興法

即興的形式可以是個人即興或是團體即興，即興技巧的運用可以隨著環境狀況或治療目標而改變。運用到的技巧包括了自由即興、音樂性主題的即興、非音樂性主題的即興、特殊事件的即興、創意性音樂療法、音樂心理劇等。

(四)創作法

音樂治療師協助個案進行某種程度的音樂創作，可以是創作歌詞、歌曲或音樂錄影帶等，是最容易表達情感及促進溝通的方法。

(五)其他

音樂治療的方法是沒有限制的，音樂往往會與其他治療模式相結合：戲劇治療、遊戲治療、舞蹈治療等，音樂治療的方法與技巧包羅萬象，只要能符合相關條件需求，又可以有效達到治療目的，即為音樂治療的好方法。

•貳•——實務活動

一、活動簡案

(一)活動一

活動名稱：森林小曲	
目標	1.增進團體人際互動。 2.加強身體動作協調性。 3.提升模仿及表達能力。 4.情感的抒發。

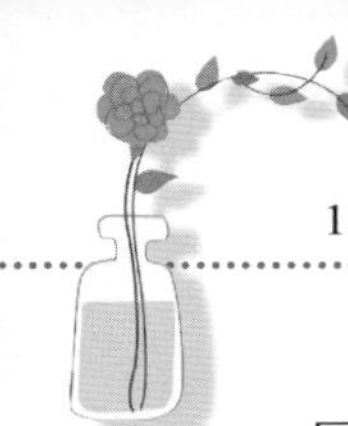

<table>
<tr><td>實施方法</td><td>再造法</td></tr>
<tr><td>音樂類型</td><td>情境、新時代音樂</td></tr>
<tr><td>準備工作</td><td>干擾程度較低的環境</td></tr>
<tr><td>預計時間</td><td>10～20分鐘</td></tr>
<tr><td colspan="2">❖ 實施步驟
1.治療師與成員討論大自然或周遭生活的聲音，利用手、腳、肢體或以嘴模仿出聲音。
2.輪流表現出動作或聲音。
3.請一個成員做出音效，並持續不斷，其他人依治療師指示（或案主主動），一個一個加入自己創作的音效，形成一個天然的樂團，提升團體人際互動與自我表達能力。
4.活動後互相分享彼此的體驗與感受。</td></tr>
<tr><td colspan="2">❖ 適用對象
・一般國、中小學童團體
・輕度身心障礙學童團體
・心靈復健學童團體</td></tr>
<tr><td colspan="2">❖ 備註
・若活動一開始不容易進入情境，可以準備與大自然相關的音樂，例如：森林狂想曲一晨歌（風潮唱片），先使用聆聽法，讓參與者沈澱心靈，再帶入所設定的情境。
・晨歌試聽網址：http://www.wind-records.com.tw/</td></tr>
</table>

(二)活動二

<table>
<tr><th colspan="2">活動名稱：肢體開發</th></tr>
<tr><td>目標</td><td>1.熟悉環境。
2.注意力的集中。
3.加強人際互動。
4.提升肢體覺察力與認知能力。</td></tr>
<tr><td>實施方法</td><td>即興法</td></tr>
<tr><td>音樂類型</td><td>流行、鄉村音樂</td></tr>
<tr><td>準備工作</td><td>音樂設備、室內寬敞空間、輕快音樂曲目5～8首</td></tr>
<tr><td>預計時間</td><td>30～40分鐘</td></tr>
</table>

❖ 實施步驟
1.治療師放輕快音樂，成員隨節奏速度四處走動，熟悉周遭環境。
2.音樂暫停，治療師敲奏三角鐵，指示成員以手碰觸指定的肢體部位（頭、肩膀、腳趾頭），增進成員的肢體認知與動作的穩定協調（重複數次）。
3.音樂開始播放，成員繼續走動，音樂中斷時，指示成員將某部位肢體位置相互碰觸，形成一個肢體造型，並告知彼此的姓名，增加團體的熟悉度。
❖ 適用對象
・陌生團體 ・身障團體（可以將走動改為手部運動，或者是利用輪椅來活動）
❖ 備註
1.音樂的播放不宜過久，否則成員容易玩過頭。 2.要注意實施前的指導語，要叮嚀成員不能排擠任何一位同學。 3.輕快音樂推薦：頑皮豹http://yuan.yocjh.kh.edu.tw/midi/panther.mid

(三)活動三

活動名稱：配樂趣	
目標	1.認識不同的音樂種類。 2.學習欣賞不同的表演方式。
實施方法	即興法
音樂類型	三種以上音樂類型
準備工作	CD、CD PLAYER
預計時間	30～40分鐘
❖ 實施步驟	
1.將團隊分組，每組3～5人為宜，最少一組，最多不要超過四組為佳（在只有一位工作人員的情況下）。 2.每組編撰一則簡單的短劇，包含臺詞、角色、走位與表情等內容。 3.選擇角色，並練習臺詞、走位與表情。 4.第一次演出，無背景音樂。 5.第二次演出，隨機選擇一段音樂演出。 6.第三次演出，隨機選擇另外一段音樂演出。 7.小組經驗分享。	

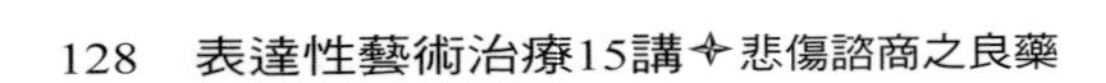

❖ 適用對象
・一般國、中小學童團體
・音樂活動初體驗者

❖ 備註
・創傷治療：所選擇的短劇可以採用跟該創傷相關的內容，融合戲劇治療方法，使用角色互換等模式結合運作，運作時需要有專業心理師與音樂治療師在場為宜。

(四)活動四

活動名稱：以樂會友	
目標	1.加強人際互動。 2.激發創意。
實施方法	即興法
音樂類型	無特定音樂類型
準備工作	缽、電子琴、吉他、直笛、沙棒、三角鐵、鈴鼓、鼓、木魚
預計時間	30～40分鐘

❖ 實施步驟

➡ 第一輪

樂器選擇：以電子琴伴奏，學員繞著圈圈走，直到伴奏結束再撿起排在地上的樂器。

1.三個人一組。
2.兩個人互敲、一個做觀察。
3.交談方式為樂器，不可用口語交談。
4.五分鐘時間練習。

➡ 第二輪

樂器選擇：以電子琴伴奏，學員繞著圈圈走，直到伴奏結束再撿起排在地上的樂器。

5.交談方式為樂器，不可用口語交談。
6.三個人一組。
7.三分鐘時間練習。
8.各組輪流表演。

❖ **適用對象**

・陌生團體

・一般國、中小學童團體

・企業訓練

・社團活動

❖ **備註**

・活動領導員需注意每一位學員的互動情形，適時調整活動時間或內容。

(五)活動五

活動名稱：樂迷、樂謎	
目標	認識各種樂器，並且發揮各樂器的治療功效。
實施方法	聆聽法
音樂類型	無特定音樂類型
準備工作	缽、電子琴、吉他、直笛、沙棒、三角鐵、鈴鼓、鼓、木魚
預計時間	30～40分鐘

❖ **實施步驟**

1.每位學員自選一項樂器，學員分成內外兩圈。

2.首先由在內圈的學員輪流當指揮家，其他人看指揮的動作快慢敲擊樂器。

3.內外圈的學員互換位置。

4.樂器交換。

❖ **適用對象**

・音樂活動初體驗者

❖ **備註**

・儘量在活動中發揮各種樂器的特性。

1.鼓：響亮、大方、輕快、喜愛造型、釋放力量。

2.電子琴：小時候的期望、音樂可以做多樣變化。

3.木魚：簡單、喜愛造型、喜好木魚的聲音。

4.鈴鼓：簡單方便、發洩、紓壓。

5.缽：缽的聲音大小具有不同的感覺、喜愛造型、特性。

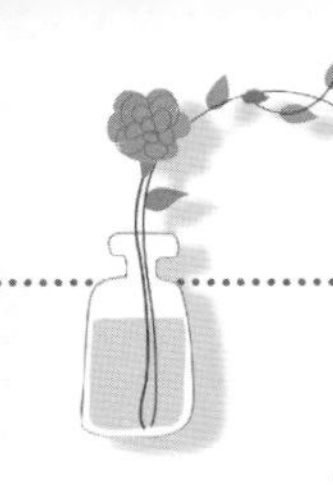

二、活動注意事項（摘自活動回饋及建議）

1. 學員在創作的表現上風格差異很大，有些是表達的方式很抽象，有些則一目瞭然。活動帶領者須注意用詞言語上，儘量以正面鼓勵的方式來帶動。
2. 樂器的敲擊方式是性情的展現，年齡相近的學員彼此互動較佳。
3. 以樂器來表達內心世界，用音樂互動時，學員間會順著其中一名學員的節奏進行，像是母親在帶自己的小孩。
4. 活動說明應簡單明瞭，否則會使學員不甚瞭解活動的用意，處於疑惑的狀態。
5. 在活動中若學員有負面的情緒發生時，在無安全的疑慮下，讓學員適度的發洩也是良好的選擇之一。
6. 有些學員不擅於表達自我或者沒有共鳴，須要花更多的活動時間或利用活動類型的轉換來嘗試改善。
7. 活動結束後，必須帶領學員回到現實世界，避免活動情境無限制的延伸。
8. 心情都需要有宣洩的空間，因此才會把情緒往家裡丟。要去引導參與人發現他人的優點，而不是只看到缺點。
9. 透過樂器的表演讓學員去發現潛意識的自己，而人都會有情緒高低起伏的時候，在高峰時要讓學員盡情的享受，但也要教導學員在低潮時如何適度的做自我調適的動作。

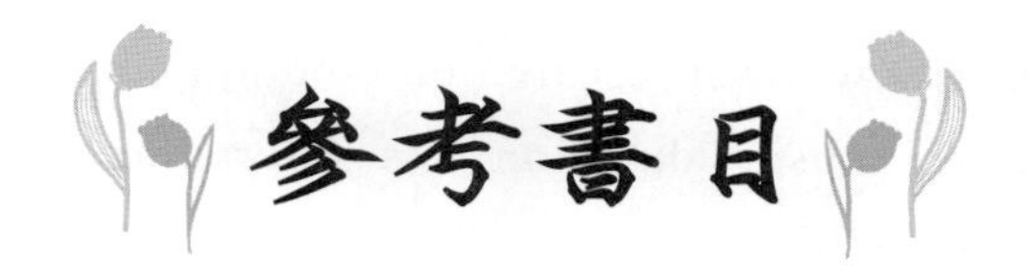

參考書目

◆中文部分

方銘健（1997）。**藝術、音樂情感與意義**。臺北市：全音。

李美玲（2005）。**紙風車戲劇36計**。臺北市：紙風車文教基金會。

李維靈、張利中、郭世和（2006）。應用音樂探索活動增進大學生情緒智利之研究。**中華輔導學報，20**，153-174.

李麗花，賴惠玲，蕭正光，鍾信心（2005），音樂對社區老人憂鬱之成效探討。**慈濟護理雜誌，4**(2)，27-36。

汪清彥、林芳蘭、吳佳慧、張乃文、張初穗、蔡安悌、蕭斐璘、章華、徐綺苹、徐麗麗（1997）。音樂與治療。**安寧療護，4**，29-31。

林珍如、夏荷立（譯）（1999）。**莫札特效應——音樂身心療法**（原作者：Don Campbell）。臺北：先覺出版。（原著出版年：1998）

徐麗麗（1997）。音樂與治療。**安寧療護，4**，29-31。

陳綺慧、謝學恕、謝馥年（2002）。**音樂治療——治療心靈的樂音**。臺北市：先知文化。

陳佳媚（2007）。**音樂治療**。彰化縣：大葉大學。

郭美女（1990）。**聲音與音樂教育**。臺北市：五南文化。

齊從容（2009）。**中西音樂治療學說初探永遠的蕭邦**。取自：生命之樂——中國音療帶來健康世界http://www.joltv.us/XIAO%20BANG.htm。

嚴克映（2009）。**以樂代藥——探討中西音療學，保健與養生——學習中國傳統樂器**。取自：嚴克映博士個人網站http://www.doctoryen.com/mu_th/071604.htm。

嚴克映（2009）。**音的魅力——開啟智慧之門**。取自：嚴克映博士個人網站http://www.doctoryen.com/articles/090801.htm。

賴惠玲（2002），音樂治療概觀，**護理雜誌，49**(2)，80-84。

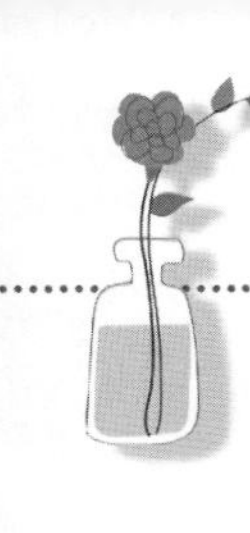

◆英文部分

Reimer, B. (2005). New brain research on emotion and feeling: Dramatic implications for music education. The International *Journal of Arts Education*, 3(1), 8-36.

第六章

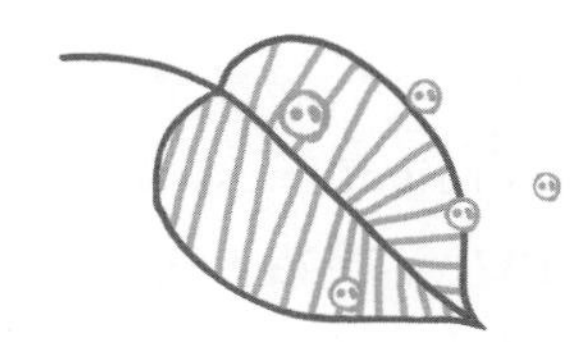

明心靜修之理論與實務

Experiencing the pain in my body,
I breathe in.
Smiling at the pain in my body,
I breathe out.
Recognizing that this is a physical pain,
I breathe in.
Knowing that this is no more than a physical pain,
I breathe out.
(Hanh, 1993: 70)

吳芝儀、陳惠敏

壹　理論介紹

一、發展與演進

二十世紀中、後期，西方醫學摒棄了原有身心二元論的觀點，轉而結合東方文化中身心一體的哲學思維，因而促成身心醫學、行為醫學及輔助與另類療法等新興醫學研究的開展，而此類新興的醫學研究潮流，不再將身體與心理視為分離且獨立存在的實體，它所強調的整體健康包含生理、心理乃至社會因素，並且深信內在的心理力量對身心整體健康有莫大的影響力（溫宗堃，2006）。東方禪修概念中，佛教「明心靜修」（mindfulness meditation）的療癒力量，近二十年來，更是廣泛地引起西方醫學與心理治療學的興趣。

「明心靜修」在西方蔚為風行，多半歸功於美國麻州大學醫學院榮譽教授Jon Kabat-Zinn博士發展出的「明心減壓法」（Mindfulness-Based Stress Reduction, MBSR）。Jon Kabat-Zinn博士從1979年開始，在麻州大學（University of Massachusetts）醫學院開設「減壓診所」（Stress Reduction Clinic），他將「明心靜修」引入主流醫療界，教導許多罹患慢性身心疾病的患者學習對自己當下身心狀況保持不判斷和不涉入的「專注覺察」（attention and awareness），以洞察自我的思維情緒和宇宙萬物瞬息萬變與無常的本質，放下一切好惡或欲求，促進自己的身心健康。

國內近年來亦有多位學者分別從佛學、精神醫學和心理治療的角度，引入「明心靜修」的技巧來處理憂鬱症和人格疾患等，並有多種翻譯方式，常見的有「正念」、「內觀」、「靜觀」、「念住」、「了了分明」等。例如，溫宗堃（2006）稱為「正念修行」；而唐子俊等人（2007）則譯為「內觀」。根據Kabat-Zinn（1990）的闡述，明心的理念和靜修的方法乃根源於東方數千年以降的佛學傳統。在佛學中，明心源自於「八正道」中的第七項「正念」（right mindfulness）；而八正道則是「四聖諦——苦集滅道」中的滅苦之法，指的是如何使煩惱的眾生，從苦惱和痛苦中出離。「正念」在於達成使心無旁騖、意不散亂的聖道實踐，以求臻於「正定」（right concentration）——使心力集中，不動不搖，不受感官的誘惑束縛，便可出離生死，而入涅槃。Kabat-Zinn（1990）主張「藉由時時刻刻的覺察，明心靜修可使參與者應用其內在資源，來達成身體健康和全人健康（well-being）」，也就是佛家所謂「離苦得樂」的境界。不過，明就仁波切則表示「mindfulness」翻譯成「正念」其實並不恰當，它是意指「內心清楚的明白，全然的清明、瞭解與覺知，也就是『了了分明』的心，單純安住在心的清明本質中」；而快樂就是來自於「清明的心」（引自曹麗蕙，2008）。這些譯法中，筆者認為應屬第十四世達賴喇嘛官方國際華文網站之譯名——

「明心」最為適切。在最新一篇有關達賴喇嘛在美國哈佛大學與心理學家共同研討「明心」的報導中，說道：「戰後年代裡的許多心理學者，試圖以詢問病人冗長的問題（『你說你在職場上沒辦法做好任何事，那是真的如此？還是你只是太極端了？』）來『糾正』其負面思考；最近一波的治療法，則強調應該注意觀察負面想法的流動，而不是試圖修正它們。明心（mindfulness）意謂著超脫出你的思緒，也是像達賴喇嘛這樣的僧人數世紀以來一直在做的事情。」（引自懸鉤子譯，2009）筆者偏好譯為「明心」的另一項理由，則是佛教的禪宗意旨即在於「明心見性，見性成佛」。禪修者的目標亦在於明白當下的本心，此心即佛。

依據「明心減壓法」（MBSR）的創始人Jon Kabat-Zinn（1990）於其第一本書《品味苦難生活》（*Full Catastrophe Living*）中所定義，「明心係指時時刻刻的覺察（moment-to-moment awareness），可藉由有目的地專注於日常生活中甚少關注的事物來加以薰習。它是奠基於個體放鬆、專注、覺察和洞察等的內在潛能，以發展出對生活擁有嶄新控制和智慧的系統性方法。」其後，Kabat-Zinn（1994）更進一步簡化「明心」的定義，成為後續學者經常引用的「以一項特別的方法，有目的地專注於當下時刻，而且不加判斷」。網路維基百科（Wikipedia）綜合各家說法，指稱「明心即是專注覺察吾人的想法、行動和動機」，而Germer, Siegel, & Fulton（2005）亦提出簡單扼要的整合式定義，認為「明心」須包含三項要點：「(1)覺察；(2)當下經驗；(3)並接納之」。也就是說，學習明心，就是練習對於自己時時刻刻的當下經驗，抱持著專注覺察的態度，專注覺察於自己時時刻刻的呼吸流動、心念轉換、情緒起伏或身體感受的強弱程度，「觀看」（watch/observe）這些歷程的開展和變化，周而復始。就只是「觀看」著它，而不去涉入它，不去評斷它，就只是「接納」來來去去之當下經驗的開展和變化。

Germer, Siegel & Fulton（2005）於其書《明心與心理治療》（*Mindfulness and Psychotherapy*）中指陳，西方心理治療領域中已有四類結合明心作為治療策略的學派，可進一步區分為兩大類別：

奠基於明心訓練的介入策略

包括Kabat-Zinn（1990）的「明心減壓法」，以及Segal, Williams

& Teasdale（2002）以預防憂鬱症復發為目標的「明心認知治療」（Mindfulness-Based Cognitive Therapy, MBCT）（國內譯為「內觀認知治療」）。這兩種治療法均以明心為最重要的核心治療元素，治療者或講師本身必須身體力行明心靜修的實務演練。通常以團體治療形式進行，參與人數約12～30人，為期8～10週，每週一次約2.5小時的課程訓練，並要求參與者每天投入45分鐘進行家庭作業的演練。

整合明心訓練的介入策略

包括Linehan et al.（1999）以處理邊緣性人格疾患為主的「辯證行為治療」（Dialectical Behavior Therapy, DBT），以及Hayes, Strosahl, & Wilson（1999）處理一般性行為改變的「悅納與踐諾療法」（Acceptance and Commitment Therapy, ACT）。明心僅是治療師推薦給個案的數項治療元素之一，治療師本身並不必然操作明心靜修，亦不需要個案每天切實執行該項家庭作業。治療形式通常為個別治療，亦可能以團體治療方式進行，為期16週至一年以上。

這些結合明心靜修的處遇介入模式，具有一些共通點，都強調對於當下時刻經驗的覺察（awareness）和接納（acceptance）。ACT認為透過明心練習使認知的去中心化，是個案減少情緒逃避的關鍵。DBT認為明心增加個案暴露於負向情緒的情境，漸進式地增加BPD（Borderline Personality Disorder）個案調節其情緒的能力。MBCT主張，明心練習透過增進對於可能導致復發之想法和情緒的覺察，暴露於負向情緒的觸發物中並逐漸減敏，來預防復發（Teasdale, 1999）。這四類治療方法中，MBSR、MBCT及DBT亦嘗試將明心靜修技術應用於處理物質濫用、藥癮或其他成癮行為，且獲得令人振奮的治療成效。

目前，MBSR是美國醫療體系內，歷史最悠久、規模最龐大的減壓療程（溫宗堃，2006）；依據CFM網站資料顯示（http://www.umassmed.edu/cfm/），至今美國、加拿大、英國等世界各地已有超過538家的醫學中心、醫院或診所開設MBSR，教導病人明心靜修。茲就MBSR相關課程內容簡介之。

二、明心減壓（MBSR）課程簡介

MBSR原稱為「減壓與放鬆療程」（stress reduction and relaxation program），參與療程的學員通常各自患有不同的生理或心理疾病，包含頭痛、高血壓、背痛、心臟病、癌症、愛滋病、氣喘、長期性疼痛、肌纖維瘦瘤、皮膚病、與壓力有關的腸胃病、睡眠失調、焦慮與恐慌症等等，因此該療程方案的治療目標在於教導參與者藉由時時刻刻對於當下經驗的覺察，運用自身內在的身心力量和整體資源，來增進其全人健康。

MBSR的課程為期8～10週，採團體訓練方式，最多30位成員，每位學員每週至中心參加一次為時2.5小時的課程，由講師帶領學習演練多項靜修方法來陶冶明心，並帶領學員討論如何以明心來面對、處理生活中的壓力與自身的疾病。

明心靜修的技巧練習

8週課程中，講師教導參與者利用三種技巧來陶冶明心（引自Kabat-Zinn, 1990）：

(一)禪坐靜修（sitting meditation）

參與者可坐在椅子上（雙腳踩地，背部挺直，儘可能不靠椅背）、盤坐在地上或跪坐在高墊上。坐定後「純然專注」（bare attention）於呼吸，及隨著呼吸而產生的腹部起伏。覺察呼吸的流入與流出，當發現注意力轉移，或出現任何情緒、思緒及感受，甚至因進入某種平靜狀態而心生喜悅時，不帶任何評判的去覺察它，並重新再將注意力引回到呼吸。所謂的純然專注並非斷絕或推開所有的思緒，以達到身心的平靜，而是有覺知的看著注意力的來來去去。每一次禪坐的經驗都不盡然相同，每一次專注的狀態亦有所差異，但只需專注於每一次的經驗中。初期練習以觀呼吸為主，之後可將覺察的焦點延伸至身體感受、聲音、想法或感覺，抑或就只是純然的坐著。若禪坐過程出現身體疼痛，亦可觀察疼痛的部位。

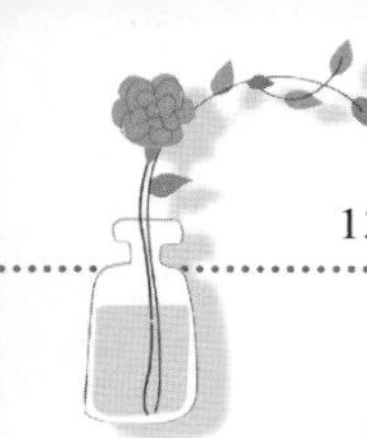

(二)身體掃描（body scan）

是學員必學的第一個技巧，同時也被視為與身體重新取得連結之強而有力的一種技術。身體掃描每次約45分鐘，讓靜修者仰臥，眼微閉，引導注意力，緩慢地，依序先從左腳腳趾開始，到左大腿、骨盆；再從右腳腳趾，右大腿，並回到骨盆；接著向上經過軀幹、下背、腹部、上背、胸部到肩膀，最後手指、手臂、肩膀、脖子、喉嚨、臉部、頭部再至頭頂，一一漸次觀照。想像身體如同一個通暢的氣孔，藉由呼吸使得空氣由頭頂進入身體並從腳趾排出，再由腳趾進入從頭頂出去。注意力移動至哪個部分，意念亦隨之移動。在每個部分稍做停留，並觀想空氣隨呼吸進出，同時觀想吐氣時身體中的緊張與疲憊隨之離開身體，吸氣時則帶入更多能量、活力與放鬆。

(三)明心瑜伽（mindful yoga）

將「明心」結合「哈達瑜伽」，教導學員在練習簡單的瑜伽體位和伸展活動時，觀照當下的身、心現象，是一種「動態靜修」（movement meditation）方式。前述的身體掃描可幫助我們重新與身體取得連結，然其無法促使我們對身體有更多的熟悉感與自信，而明心瑜伽正彌補這部分的不足。它是改變身體最有力的技巧，不僅帶來放鬆及身體的伸展與強化，同時幫助我們經驗到整體的自我。當緩慢地進行伸展、舉起或平衡，時時刻刻帶著對呼吸與感覺的覺察，讓身體融入每個姿勢中，學習在身體的極限狀態下運作，傾聽身體的訊息。每個人身體的極限只有自己清楚，而身體的極限也不是固定與停滯的。覺察在每一次的練習中，肢體能伸展到多遠、每個姿勢又能維持多久，並從中瞭解到身體的狀態。

再者MBSR也教導「行禪靜修」（walking meditation）專注於觀照腳步的行進活動，來訓練學員明心；同時將明心技巧帶入日常生活的苦樂事件當中，當一切都念念分明地照見時，就能以平靜的心來因應各種情緒反映出現，並以慈悲的態度如其所是地接納。

每週課程均會指定家庭作業，要求學員在團體活動之外，每天至少要花45分鐘演練團體中所教導的身體掃描、禪坐靜修或哈達瑜伽等正式靜修技巧，一週至少要演練六天，持續至少8週以上，並須記錄所有練習心得。團體聚會時，會請學員分享與討論家庭作業的演練經驗。有時會在課程進行的第六週舉行一天（約7小時間）的密集靜修訓練。除了正式的明心靜修技巧之外，學員也必須在日常生活的行、住、坐、臥之間的每個當下，保持時時刻刻的專注覺察，演練非正式的明心靜修。練習內容規劃方式如表6-1：

◎表6-1　明心減壓法（MBSR）的內容規劃

<table>
<tr><th>週數</th><th>主題</th><th>主題重點</th><th>備註</th></tr>
<tr><td>一、二</td><td>觀呼吸
身體掃描</td><td>(1)每日練習「身體掃描」45分鐘。
(2)每日練習「觀呼吸」10分鐘（與身體掃描不同時段進行）。</td><td rowspan="3">每日的「身體掃描」、「坐禪」、「哈達瑜伽」皆配合教學錄音帶的指引。</td></tr>
<tr><td>三、四</td><td>坐禪
哈達瑜伽</td><td>(1)「身體掃描」與「哈達瑜伽」採隔日交替方式練習，每次45分鐘。
(2)每日「坐禪」15～20分鐘。
(3)第三週，每日選擇一件生活中所發生的愉快事件，觀察並記錄下來，包括身體的感受、當下的想法與感覺。
(4)第四週，改為每日觀察且記錄一件不愉快或備感壓力的事件。</td></tr>
<tr><td>五、六</td><td>坐禪
哈達瑜伽</td><td>(1)開始進行長時間的「坐禪」，關注的焦點可放在呼吸、身體感受、聲音、想法或感覺等。
(2)採「坐禪」與「哈達瑜伽」隔日交替方式練習，每次45分鐘；如果不想進行「哈達瑜伽」，可更改為「身體掃描」，或整週皆進行「坐禪」。
(3)開始練習一些「行禪」。</td></tr>
<tr><td>七</td><td></td><td>每日進行共45分鐘的混合練習，依學員需求自行決定兩種或三種練習，並自行分配每種練習所占的時間比率。</td><td>儘可能不使用錄音帶</td></tr>
<tr><td>八</td><td>自行選擇
綜合運用</td><td>重新回到配合教學錄音帶的指引，但學員可自行決定要練習「坐禪」、「身體掃描」或「哈達瑜伽」，亦可進行兩種或三種練習的混合。</td><td></td></tr>
</table>

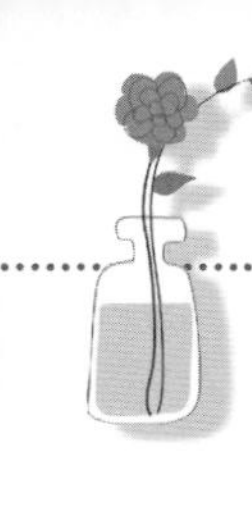

Kabat-Zinn（1990）指出，呼吸在明心靜修與療癒的過程亦扮演著不可或缺的角色，觀呼吸可說是開始實踐明心靜修時，最容易且最有效的方法，其亦可視為靜修專注的錨。身體的每一個部分皆可作為觀呼吸的焦點，最明顯的觀察點為鼻孔，其次是胸部及腹部，然腹部是明心實踐初期最容易感到放鬆與平靜的部位。腹部是身體的能量中心，當關注焦點置於腹部，呼吸自然而然變得更慢更深，因而腹式呼吸可說是明心靜修的焦點（Kabat-Zinn, 1990）。他亦進一步提到，呼吸在明心的實踐上，有兩種方式，其一為用於正式練習，當我們禪坐靜修、身體掃描、明心瑜伽以及行禪時，藉由觀呼吸可幫助我們保持純然專注。另一則為每日生活中，無論何時何地，無論時間長短，任何時刻，當我們把注意力放置在呼吸，覺知到自己的呼吸時，就是開始體驗明心（Kabat-Zinn, 1990）。

Jack Kornfield（2007）列舉出四個領域，作為明心的基礎（引自Ihnen & Flynn, 2008）：

1. 對於身體和感官的覺察（Awareness of body and sense）
2. 對於心和感受情緒的覺察（Awareness of heart and feelings）
3. 對於心智和思考想法的覺察（Awareness of mind and thoughts）
4. 對於主宰生命之原理原則的覺察（Awareness of the principles that govern life）

我們可以透過身體掃描、瑜伽和行禪來經驗身體感官的明心。而當我們開始去注意到我們對當下所發生的事如何做出詮釋和反應時，我們即在經驗情緒的明心。當我們演練明心的活動時，我們發現了主宰生命的原理原則，我們會看到原來是因為我們對這個世界過於執著，才讓我們如此地不快樂。我們的心智習於透過三種方式來回應我們的經驗：

1. 貪（Grasping）：貪是不斷地想要獲得或擁有更多想要的東西。貪念來自於匱乏感，以為自己沒有，但必須得到，否則就感到自己不夠好。
2. 嗔（Aversion）：嗔是厭惡和逃離不想要的東西，或因無法獲得想要的東西而感到氣憤、怨懟等。
3. 癡（Delusion）：癡是心智囿陷於貪和嗔之中，失去理智判斷或麻木不仁，以致無法充分覺察當下，無法充分地活著。

練習「觀看」我們的想法，會向我們揭示：我們並不是我們的想法，我們是那個觀看想法的人。那些有關過去和未來的想法，使我們總是遠離生活的此時此刻，成為想法的俘虜，而無法活在當下。然後，我們可以開始去注意到這些有關過去和未來的想法是如何牽絆著我們遠離現在的經驗。許多我們創造來述說我們經驗的故事，都是不斷重複上演的「老調」——兒童時期存放在腦海中有關自我的訊息，會一而再、再而三在我們的心智中重撥。這些故事多半圍繞著自己不夠好的主題。當你聽到這個不斷在腦海心智中重播的帶子時，不妨就稱它為「老調」，然後注意看看你的身體和情緒上有些什麼反應，看看你如何以「貪」、「嗔」、「癡」來回應這些老調。這並不是要去勉強或主導你的心智，而是就是去觀看你心智的運作方式。藉由去「覺察」和「觀看」我們內在心理世界，一些難題和關卡會開始變得不那麼難以跨越，與我們當下的經驗同在，會增加我們的覺察（萬物流變不拘的無常性），從而降低我們所習慣以為的苦難。

明心靜修的態度

明心靜修的體驗過程，參與者的態度非常重要。在練習的過程，也許不確定會帶來何種結果，也許心中帶有疑義，但願意秉持開放的心，盡己所能的嘗試並接納所有發生的一切，而這樣的態度，正是明心靜修所帶來的長期價值（Kabat-Zinn, 1990）。參與者在進行明心靜修時須抱持正確的態度有下列七項（Kabat-Zinn, 1990）：

(一)不加判斷（Non-judging）

純然地注意和觀察自己的身體感受、外在聲音或影像，以及心念的變化等，不加任何的價值判斷。即使發現自己生起判斷心，亦無須刻意的阻止或指責，只需覺察它產生的過程，覺察心念如何對每個內外在經驗給予判斷（例：好或壞）的歷程。

(二)保持耐心（Patience）

對自己當下的各種身心狀況保持耐心，學習與之和平共處。練習明心的過程，或許會發現我們的心念一直處於判斷狀態，或許發現自己是緊張、激動或害怕的，抑或練習了一段時間卻沒有任何正向的改變。學習對自己保持耐心，每個當下都是生活，而每個事件都有其自行開展的時間，如同終將破繭而出的蝴蝶。

(三)懷抱初心（Beginner's Mind）

以初學者的心態，好奇地去面對每一個身心事件。藉由「初心」，我們可以從對於經驗的執著中釋放出來（放下我執），允許自己就像第一次接觸這個世界般地經驗每一個當下時刻。每一次的體驗練習，無論使用坐禪、身體掃描或明心瑜伽等技巧，皆放下所有的期望與過往經驗，相信每個時刻都是獨一無二的。秉持著這個「初心」，我們讓當下如其所是地開展，而不試圖去分析之、描述之、詮釋之或將之與舊經驗相連結。我們讓自己如其所是地存在於每個當下時刻，如其所是地經驗生活和生命。

(四)信任自己（Trust）

相信自己擁有智慧與能力面對所有的當下經驗，相信自己及自己所有的感覺。明心靜修，主要在幫助我們信任自己並聆聽自己內在的聲音，指導講師、書籍或教學錄音帶都只是輔助工具。尤其在體驗明心瑜伽的過程，誠實地面對自己的感覺，當身體告訴我們該停止或後退時，不用在意自己與別人的不同，更不用等候老師的指引，相信自己並聆聽身體的帶領。

(五)無為（Non-striving）

不存有或不強求達成任何目標或目的。在明心靜修的過程，目標會是一種障礙。當我們期望自己能更放鬆、更平靜、更理智、更努力、更健康，然後相信自己就會更好，這也意味著當下我並不好。是故，明心只需時時刻刻覺察我們的經驗，當我們能耐心的實踐，改變自然就會發生。

(六)接納（Acceptance）

如實地接受當下現狀。接納是面對現狀的開始，然其不代表必須喜歡所有的一切，或放棄原有的原則與價值。它也不意味著對所有一切皆感到滿意，或一切必須如此，迫使我們消極的容忍與放棄。它更不代表我們必須放棄想改變與變好的渴望。所謂的接納，是指讓我們對現狀有更真實與清明的看見，不受困於想法過於自私或對渴望批判的擔憂與偏見中，讓我們能更清楚內在的信念並採取行動。

(七)放下（Letting Go）

放下貪嗔癡等好惡之心，不執著。放下是如實接納現狀的一種方法，無論靜修的過程經驗到什麼，愉悅的或不舒服的，都只看著它的發生，且不執著於發生的一切。當我們發現心念對經驗產生評判時，承認念頭的產生，然後放下它，並不進一步追隨。如同當關於過去或未來的想法出現，我們也僅是看著，不停駐。

簡單來說，「明心」是有意識地、不加批判地將注意力置於此時此刻的當下。這份注意力可以孕育出更大的覺察力和思考力，也能幫助我們接納當下的現實。在覺察力不足的情況下，我們很容易被潛藏的恐懼和不安驅使，引發出無意識的負面行為。若不正視和處理，久而久之，心境愈來愈困擾，失去尋求滿足和快樂的力量，出現種種身心病癥。「明心」提供了一條簡單而有力的路徑，協助我們解開困擾，重新與內在的智慧和活力聯繫。這種開放的態度，使我們不再被自己的喜惡、主見、偏見、投射與期望困惱，助我們從過去狹窄的角度突破出來。

明心靜修的推廣

儘管MBSR根植於佛教的四聖諦和八正道，溫宗堃（2006）亦曾提到佛教禪修強調的是，當了知身心無常、苦與無我之本知，才能培育超越生死的智慧，以達涅槃，斷除貪、嗔、癡所帶來的煩惱，其是以出世的解脫為終極目的；但MBSR療程的進行完全可以不涉及佛教的信仰與儀式；教導者僅依據身心醫學、成功個案、臨床研究成果等，說明MBSR的理論，但並不引用佛教的經典、義理。這種「去宗教色彩」的處理，能讓具有不同宗教、文化背景的病患更容易接受MBSR所教導的理念與靜修方法，有助於MBSR在非佛教國家之推廣（引自溫宗堃，2006）。

根據多項研究結果顯示，MBSR可以有效的改善心理和生理問題如痛楚、憂鬱、焦慮、成癮、人格障礙等，有助於放鬆減壓、提升專注力和全人健康；而修習MBSR的過程亦能強化對於自身思維、情緒和身體感官經驗的敏銳覺察，使靈性（spirituality）得以提升，建立身心靈之間的連結與統整；令憂鬱症復發率大大下降。於是，近年來，MBSR廣泛被英美主流醫護界、心理治療和諮商輔導界運用，醫學中心、醫院或診所紛紛開設為期8週的明心減壓療程，有數以萬計的人學習到如何利用自己內在的資源和能力，更有效的應付壓力、疼痛、疾病，以及面對生活中的各種挑戰。MBSR儼然已成為「替代另類（alternative）療法」中的一門新興顯學（引自智中法師，2008）。

此外，明心在心理健康和藥癮戒治領域亦獲得廣泛的重視。佛家將成癮描述為一種因逃避貪、嗔、癡所引起的現實生活中的苦難，而以藥物作為避難所，逃離當下的生活經驗。貪是渴慾、想要使用藥物的強迫性想法，以及失控的成癮行為；嗔是極力逃避生活中的嫌惡經驗；癡是以不自覺的自我欺瞞來否認成癮的後果（引自Fields, 2009）。明心靜修強調對於想法、感受和感官知覺的接納、不評價和不涉入（不反應），而不是壓抑想法，已有數項研究結合明心靜修技術來進行藥癮的處遇戒治，並獲得相當正向的結果（引自Bowenm, Witkiewitz, Dillworth, & Marlatt, 2007）。

三、概念延伸與討論

溫宗堃（2006）指出，MBSR課程根基於初期佛教的「四念處」修行，其療程中所教導的方法，與當代上座部（南傳）佛教習習相關，內觀腹部起伏、行禪及食禪（mindful eating）則與緬甸馬哈希尊者內觀系統相近，而身體掃描的技巧則與緬甸烏巴慶內觀系統相似。而瑜伽，即是印度為求身心解脫的一種修行方式。以下茲就明心靜修的概念，分別與佛教及瑜伽進行延伸討論。

明心靜修與佛教

Kabat-Zinn（2003）曾引用向智尊者（Thera, 1962）的著作，將明心稱為「佛教禪修的精髓（the heart of Buddhist meditation）」。明心靜修的根源可追溯至2500年前，其核心概念來自於佛陀於「出入息念經」

（Anapanasati Sutra）與「念處經」（Satipathana Sutra）中的教導。目前因對明心實踐的形式與重點不同，而分別有上座部佛教（東南亞國家）、禪修佛教（越南、中國、日本與韓國）與藏傳佛教（西藏、蒙古、尼泊爾等）三大主流，不過，儘管形式上有著很大的差異，背後的概念卻是一致的，都期望藉由靜修（meditative practices），使意識達到平靜與淨化、心靈得以開放，並提升注意力和行動力，進而激發轉化痛苦的可能性（Kabat-Zinn, 2003）。Kabat-Zinn（2003）認為，以上述角度思考，佛法的核心是具有普遍性的，不是佛教徒專屬，它既不是一種信仰或意識形態，也不是哲學，反之，它是一種對心念、情緒、受苦與釋放之本質的現象描述，是每個人都擁有的內在能力。也等同淨空法師所主張的，「佛教是一種教育」之觀點。

Kabat-Zinn（2003）更進一步將明心視為內觀修行的同義詞，他認為兩者皆意指一種深度、具穿透性的非概念（nonconceptual）性之「看見」，能深入心與世界的本質。是故，雖然明心根源於佛教，但它的關鍵在於做自己，與自性取得聯繫，亦即經由審慎和系統化的自我觀察，持續不斷地專注，覺察當下，藉此得以重新檢視自己是誰，重新掌握生命的方向和品質。事實上，「佛」的本意本就意指「從自性與實相中覺醒的人」（Kabat-Zinn, 1994/2008）。

明心靜修強調實踐的過程（Kabat-Zinn, 2003）。Kabat-Zinn（2003）提到明心靜修中的實踐，也許是一種存在的方式，也許是一種看見的方式，然它對結果沒有任何期待，純然讓自己專注在此時此刻內外在的直接經驗。它可以定期或不定期、正式或非正式的形態發生於每天的生活中。例如在門診中心當介紹身體掃描或體驗慢慢吃完一顆葡萄乾時，參與者放下個人任何期待、目標與渴望，即便它是如此的真實與令人信服，都放下它，無任何判斷與分別心的接納此時此刻的所有經驗。因此，Kabat-Zinn（2003）指出，明心的發展與深化需要一個長期的承諾，唯有個人的承諾與堅持不懈，才能保有穩定參與的動力，尤其當面對令人覺得緊張和反感的現象，包括劇烈地情緒波動或持久地煩躁不安，只有當提升經驗領域時，才能看見現象表面之下的自己。

筆者認為，MBSR的概念雖然跟佛教有著深遠的淵源，然兩者對自我的看法是有所不同的。如前所述，佛教禪修尋求超越生死，其期望達到的終極目標，是一個無我或超脫自我的狀態，而明心靜修強調的則是重新與自己取得聯繫，找回自我。明心靜修著重自我覺察的過程，每個覺察都是實踐的起點也是終點，因為每個片刻都不會重複發生，而佛性即人性，參與者必須回歸至自身做自己，努力實踐，同時也承諾為自己而實踐，是故明心靜修帶來的不是開悟與解脫這樣的遠景，它只是真真實實的面對自己與生命，無論喜歡或不喜歡，無論光明或黑暗，無論乏味或創新，就是一遍又一遍、一天又一天、一年又一年，不逃開不走避，持之以恆的重複面對。一如Kabat-Zinn的書名《品味苦難生活》（*Full Catastrophe Living*），如果喜怒哀樂都是生命中原有的元素，那麼在我們擁抱快樂的同時，是否也能敞開心胸面對困難，也許我們沒有辦法遠離生活中的苦難，但與其逃避與害怕，不如試著與它們共處，從中尋找另一片生機。而在這樣的視野中，試圖喚回的都只是每位參與者對自我最深的接納，無論眼中的自己是何種樣貌，不帶預設與批判的全然接納。

明心靜修與瑜伽

瑜伽的梵文為yoga，意指「結合或連結」，亦即身與心的結合。帕坦伽利曾說：「當心靈不再隨著外在起漣漪時，正是體驗瑜伽的歷程。」（沙吉難陀大師，1978/2006）廣義的瑜伽常被用來表示精神修練，尤其指對心和感官的鍛鍊。瑜伽是印度一種修行方式，儘管有著許許多多不同的學派、系統和形式，但一致的是，所有瑜伽學派都認為，我們所看到的世界並非一定是真正的世界，是故我們需要「超越自我」，超越有侷限的人格，及對事情的反應與習慣性模式，唯有如此，才能覺醒，看見事實的真相（Frank, 2004/2005）。

在諸多瑜伽教法中，帕坦伽利創造出有條理系統的學派及修行法，撰寫出《瑜伽經》，並把其中最主要的修行法編撰成「八支功法瑜伽」，內容簡述如下（Frank, 2004/2005）：

(一)對別人與外在世界的方式（yama，也譯持戒）

1. Ahimsa：不產生具傷害性的行為、思想和言論。
2. Satya：不妄語、不散播流言、不誹謗、不惡口。也意指真誠地接受自己的能力和極限。

3. Asteya：不偷盜。

4. Brahmacarya：不邪淫，不剝削、強迫或侵犯他人。

5. Aparigraha：不執著，不貪心。

(二)對自我的要求（niyama，也譯精進）

1. Shauca：清淨，淨化身心。

2. Samtosha：安住於平靜，不論任何狀況都保持自在的心境。

3. Tapas：自我訓練，瑜伽的目的是尋求解除折磨和痛苦，修行必須適中，切勿淪為自虐或疏於照顧自己。

4. Svadhyaya：鼓勵自修，包括研讀和背誦典籍、修心養性和探索。

5. Ishvara-pranidhana：放下自我意識，展現潛能。

(三)體位法（asana，也譯調身）

取得安穩而舒適的姿勢，使生理阻礙減至最低，以便延長禪坐時間。

(四)呼吸控制（pranayama，也譯調息）

擴充生命能量或呼吸。採取放鬆但穩定的坐姿，就足以讓呼吸模式亦隨之改變。

(五)收攝感官（pratyahara）

把放在一個對象上的感官知覺（眼、耳、鼻、舌、皮膚）收回，感官向內收攝後，心也會隨之平靜。

上述的一至五支屬於「外在的支部」，幫助我們面對練習瑜伽時所產生的阻礙。Yama包含人際關係的協調，而niyama則是我們內在的態度與精神定位，兩者針對的是道德上所引發的阻礙。asana的焦點放在減少身體不適帶來的阻礙。pranayama涵蓋了找出阻礙能量運行、導致各種阻塞現象的不自覺呼吸模式，並建立更有益健康的呼吸習慣。pratyahara使我們能駕馭感官，不至於往外奔馳，導致專注力隨之散逸。下述三支則合稱為自我控制，常詮釋為「完美地控制心靈」，屬於「內在的支部」。

1. 專注力（dharana）：把注意力專注在一個對象上，例如呼吸、觀想、聲音等。
2. 禪定（dhyana）：深化專注力，使心全神貫注在單一對象，不受外緣念頭干擾。
3. 三摩地（samadhi）：帕坦伽利的解釋是「心在認知上的安定，彷彿連心的形色都被掏空，只反映出所禪修的對象」，亦即在這個狀態下，主體與客體所感知到的分野已經消融殆盡。

談到瑜伽，一般人最常聯想到的即為瑜伽體位，然瑜伽姿勢其實只是瑜伽傳統的一部分，亦即為八步功法中的一支，且就體位法而言，著重的不是把身體硬擺出正確的瑜伽姿勢，而是如何融入與成為姿勢的歷程（Frank, 2004/2005）。Frank（2004/2005）於《正念瑜伽：結合佛法與瑜伽的身心雙修》一書中提到，明心與瑜伽都認為開悟不是只依靠頭腦和概念的思辨，而是要無時無刻落實到自己對身心當下的觀照中，兩者都希望把一份寧靜的精神之光，照亮到我們的生命旅程。而瑜伽的最高境界為八步功法提及的「三摩地」，帕坦伽利的描述：「心止滅後，再也沒有任何印象可言、完全開放、純然透明、沒有種子。」亦即「定」的狀態（Frank, 2004/2005）。

在MBSR的療程中，陶冶明心主要技巧之一的動態靜修，亦即明心瑜伽，其為明心與哈達瑜伽的結合。哈達瑜伽是印度最古老的瑜伽流派，也是現今各種複合式瑜伽的元祖，其講求身心靈的平衡與健康（陳玉芬，2007）。哈達（hatha）中，ha意指太陽與行動，也代表肉體，tha代表月亮和冷靜，亦代表心靈，哈達瑜伽代表上述兩種相對且相反的波流合而為一，得到身體與心靈的同時安定（邱顯峰譯，2008）。哈達瑜伽經中提到，哈達瑜伽主要鍛鍊的順序為體位法、各種呼吸法、身印，接著是諦聽內在的祕音，其為達到至高瑜伽境界的階梯（邱顯峰譯，2008）。

Kabat-Zinn（1990）認為，將呼吸與關注焦點置於身體，親近它並學習聆聽它的訊息而行動，是體驗此時此刻很好的一種方式，而瑜伽即具有這樣的功用。瑜伽是一種向內探求生命本質的方法，尤其是心的本質，它也可說是明心的根源之一；明心是一種自覺的的生活藝術，不是瑜伽士的專利（Kabat-Zinn, 1994/2008）。然Kabat-Zinn（1994/2008）

亦提到，定是類似從世間撤離，處於出神而非完全清醒的狀態，其欠缺對所有經驗與現象，保持好奇、探索、開放與研究的能量，而這部分正是明心靜修所強調的領域。其提到修習心一境性所產生的穩定和平靜，是形成明心的基礎，但深度三摩地帶領我們進入平靜的內在經驗世界，跳脫亂糟糟的日常生活，所有的心念、感受和外在世界都隔絕了，這樣的寂靜有極大的價值，也很吸引人，甚至令人陶醉。不過，若將此視為逃避外在不愉快的避風港，抑或對平靜產生執著，反倒阻礙了明心的培育（Kabat-Zinn, 1994/2008）。

在筆者的理解中，Kabat-Zinn強調的明心靜修係將平靜與穩定帶回當下，藉此幫助我們對生命經驗有更深的體悟。是故，當我們愈是進入內在的寧靜中心，心念卻是愈覺知與清醒，並將覺知與清醒帶回經驗與生活中。在明心靜修的體驗過程，禪坐靜修與明心瑜伽是靜態與動態的互補選擇，對部分不習慣禪坐的人來說，也許明心瑜伽較能幫助其專注，因為比起飄盪的思緒，身體是很好的關注焦點，然參與者要帶著全然的清醒與覺知，真實感受每個部位的變化與感受，也是需要不斷練習的。

酸緊疼痛在瑜伽體驗過程是非常普遍的過程經驗，如同生命中的起起伏伏，然當疼痛感來襲，我們是否可以清楚觀察自己的因應模式？我們通常在酸痛發生當下即有覺察？還是總在體驗結束後才發現？而當有所覺知時，是抗拒的立即拒絕嘗試？或無視疼痛的存在硬要求自己達到最好？另外，在嘗試每個新姿勢時，是習慣性的自我宣告「我一定不行」？或一再自我要求「別人可以，我一定也可以」？瑜伽需要藉由一次一次的摸索，覺察到自己身體的極限與可能性，甚而區分何謂不舒服的疼痛，何謂可能造成傷害的疼痛，而當瞭解每個部分的特性時，試著敞開心，不比較、不勉強，不帶批判地接納，如同接納自己的所有特點。

佛教與瑜伽的結合

Kabat-Zinn（1994/2008）認為禪修必須落實在生活中，其就是單純的觀照念頭本身，並未用更多的思考來改變原來的思考。是故，禪修既不隔絕也不封鎖，而是清楚分明地看見事物，從容地重新定位自己跟世間和內心的關係。他更進一步指出，禪坐雖是佛教的核心，卻具有普遍

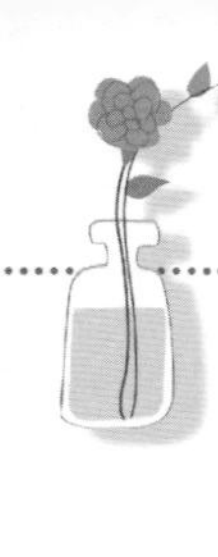

性，而瑜伽亦擁有淵遠的歷史，具有無限的發展潛力，MBSR即是由其個人的禪坐經驗與瑜伽體驗出發，試著將兩個看似截然不同的古代智慧納入當代主流的生活中（Kabat-Zinn, 2003）。禪坐與瑜伽如同互補的兩個面向，幫助我們學習如何更覺知與清楚的生活，藉由兩者的整合，讓禪修者更留意自己的身體感受，而練習瑜伽者亦能經驗到長時間的寂靜觀照，就現代社會久坐的生活習慣，正需要瑜伽的伸展，而禪坐與冥想，亦能改善因心理因素而造成的自主性生理病徵，不同面向切入的不同經驗卻創造了更大的整體利益（Kabat-Zinn, 2003）。

貳　實務演練

筆者依據MBSR的概念，並加入自己對瑜伽與呼吸法的理解，以「情緒與壓力」為題，規劃一學期十八週的通識課程，每週上課一次，每次兩堂課共計100分鐘。前九週課程以理論講授為主，並搭配覺察練習的小活動；後半段課程則以實務演練為主，每週於課程開始時，固定先進行瑜伽拜日式、靜坐及肢體伸展，之後再安排不同主題的紓壓體驗。

一、課程方案設計

課程之主要設計概念，係從眼、耳、鼻、舌、身、意等感官刺激，增強學生專注覺察的能力，並藉由循序漸進、動靜兼顧的練習，感受此時此刻的身心狀態、不帶批判地活在當下，進而紓解壓力及其他負面能量。

課程目標

1. 介紹情緒與壓力，以及情緒管理與壓力調適的基本概念及方法。
2. 依據明心減壓法（Mindfulness-Based Stress Reduction）的核心概念，分別從眼、耳、鼻、舌、身、意等感官刺激規劃相關體驗活動，希冀藉此增強學生專注覺察的能力。

3. 引導學生透過循序漸進的練習，由身體感官延伸至專注覺察此時此刻的身心狀態、不帶批判地活在當下，並提升對自身情緒與壓力的覺知，進而紓解壓力及其他負面能量。
4. 藉由每週課程的分組討論、及課後的心得省思與實務演練記錄，增進學生獨立思考、表達與溝通能力。
5. 藉由過往情緒和壓力經驗的分享和討論，開啟學生對於自我生命歷程的省思和生命意義之洞察。

課程綱要

筆者以明心減壓法為主軸設計實施的「情緒與壓力」十八週課程綱要如表6-2所示。

◎表6-2 明心減壓法通識課程綱要

週次	單元主題	體驗活動
一	課程簡介	覺察練習一：葡萄乾體驗
二	認識情緒與情緒管理(一)	覺察練習二：我覺察……
三	認識情緒與情緒管理(二)	抽卡述心情
四	認識壓力與壓力調適(一)	呼吸法體驗一
五	認識壓力與壓力調適(二)	繫念出入息
六	挫折復原力	用心說好話／靜坐練習
七	電影欣賞——深夜加油站遇見蘇格拉底	
八	期中考	
九	紓壓實務(一)	拜日式＋靜坐＋伸展
十	紓壓實務(二)	慢版拜日式＋靜坐＋伸展／呼吸法體驗二
十一	紓壓實務(三)	拜日式＋靜坐＋伸展／身體掃描
十二	紓壓實務(四)	拜日式＋靜坐＋伸展／行禪
十三	紓壓實務(五)	拜日式＋靜坐＋伸展／瑜伽體位
十四	紓壓實務(六)	拜日式＋靜坐＋伸展／大自然冥想
十五	紓壓實務(七)	拜日式＋靜坐＋伸展／身體柔軟操
十六	明心靜修在諮商與治療中的應用	靜坐練習（內觀冥想）
十七	紓壓經驗分享與討論	靜坐練習
十八	紓壓經驗分享與討論	靜坐練習

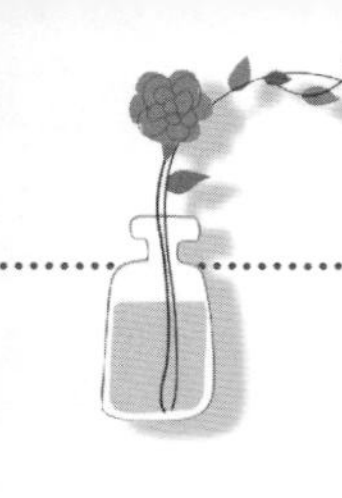

二、課程活動教材

每週的課程活動設計係由筆者參考相關書籍，並累積多個學期的實際授課經驗後，自行編修而成，原則上每週的體驗活動，會隨著同學的上課狀況略為調整先後順序。另為了加深體驗的歷程，討論扮演著非常重要的位置，引導討論並試著在討論中，帶領同學對經驗有更深層的反思，不僅回應前半段的理論論述，同時亦可反觀回自身生命或日常體驗，藉此獲得不同層面的洞察與理解。

(一)覺察練習：葡萄乾體驗

❖ 活動說明

這個練習試圖從味覺觸發參與者的自我覺察，將注意力集中在每日生活的例行性動作～「吃」，藉由專注於當下，去體會我們的感受、思緒與身體的每個運作過程。「吃」是每日生活中不可或缺的，但我們可曾專注的去感受，每日我們吃進了什麼？感受到什麼？而身體又是如何吸收與消化的呢？這些被我們所吃進的食物是如何產生的？又是如何進到我們的身體，成為我們的一部分？

❖ 活動程序

1.提醒參與者於活動進行前先將雙手洗乾淨，並避免再碰觸其他東西。
2.發給每位參與者一顆葡萄乾，並叮嚀先放在手掌心，不可放入嘴裡或吃下肚（如果有參與者不敢或討厭吃葡萄乾，請他跟隨下列指導語時，也一併觀察厭惡感產生的歷程）。
3.緩慢而清楚地說出下列指導語：
   - 現在，我要你們專注的看著你手上的葡萄乾，也許以前大家都稱呼它為葡萄乾，但從此刻起它不再是你記憶中的這個名稱，它擁有了嶄新的生命。
   - 試著想像它剛剛才從火星掉下來，想像過去從來沒有看過它，今天，是你們的第一次相遇。
   - 把它平放在你左手的手掌心，集中注意力專心的看著它。
   - 帶著你的好奇仔仔細細看著它，看著它的每個紋路，看著它的色澤。
   - 試著將你的手緩慢的拉遠，再慢慢的拉近，視線始終觀注著它，不要移動。

- 感受你的左手手掌心上多了這一個不明物體，有什麼樣的反應與感受，你的掌心是如何承載著這個不明物體。
- 試著用右手食指指間輕輕翻轉它，仔細看著它被指間翻轉的過程。
- 用手指碰觸它，感受它的質地，並輕輕地壓壓它。
- 將它拿到你的眼前，用眼睛更仔細的觀看它的每一個部分、每一個角度、每一個面向。
- 看清楚它凸起來光亮的部分，以及陰暗的凹洞與皺褶。
- 如果此刻，你的心產生了念頭，「我們在做什麼怪事」、「這樣做到底有什麼意義」、「我不喜歡這樣」，把這些念頭單純當作想法，不要被念頭帶著走，也不要批判，直接把注意力繼續拉回這個東西上。
- 現在把它拿起來放到鼻子下面，聞聞看，每次吸氣時都要仔細感受它的味道。
- 把它拿到你的耳邊，聽聽它發出的聲音，試著聆聽它想跟你說些什麼。再仔細地看它一眼。
- 然後慢慢地，把它放到你的嘴邊，不要一下就放到嘴裡，慢慢地，注意你的手臂跟手指是如何知道要把它放到哪裡，他們又是怎麼知道要舉多高，而你的嘴巴如何張開，嘴裡的唾液又是如何開始分泌。
- 輕輕地把它放進你的嘴巴，注意，先不要咬它，僅僅把它含在舌尖上，留意它含在嘴裡的感覺，覺察嘴巴及舌頭上有東西時的所有感覺。
- 小小地咬它一口，小小地，不要急著咀嚼，留意嘴裡慢慢擴散的味道。
- 慢慢地咀嚼它……感受嘴裡的唾液……感受這個不明物體在你嘴裡被咀嚼時的口感。
- 先不要急著吞下，感受一下想吞下去的想法，並清楚感受它何時以及如何被吞下。
- 感受它在體內慢慢下移的感覺，感受你的身體內多了一個不明物體的重量。

※註：引自《憂鬱症的內觀認知治療》（頁113-114），Segal, Williams, & Teasdale（2002/2007）。臺北：五南。

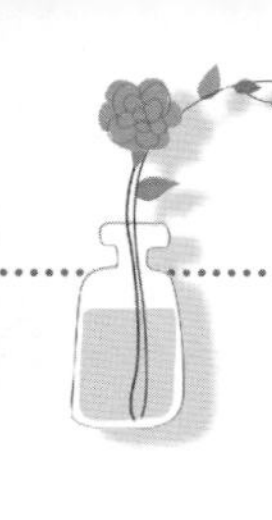

(二)覺察練習：我覺察……

❖ 活動說明

葡萄乾體驗著重在單一感官「舌」，此活動則針對五識感官，進行此時此刻自我覺察的開放式敘說。每個人對五識感官的覺察度都不盡相同，試著讓參與者回到當下，回到自身，專注覺察各種感官的狀態，並試著以口語方式描述出。而另一方則專注聆聽但不回應，塑造一個完全接納的敘說空間。

❖ 活動程序

1.請參與者兩兩一組，肩碰肩成一直線，面朝相反方向坐下。（帶領者需示範位置和進行方式）。

2.練習方式

- 兩人雙眼均微微閉起，先由一人說，另一人只要聽就好，不必說話。
- 說話者，需透過耳、鼻、舌、身、意等五識感官，去覺察當下此時此刻所出現的每一個思緒，不加思索的將其以一句話描述出來，並以「我聽到」、「我聞到」、「我感覺到」、「我看到（心理畫面）」或「我覺察到」等作為開頭，例如：我聽到冷氣嗡嗡的運作聲音，我感覺到冷風吹過身體冰冰涼涼的感覺。
- 對於五識感官，沒有特定的覺察順序與規則。
- 另一位參與者只需專注聆聽，不做任何回應，感受自己聆聽的過程。
- 五分鐘後，兩人角色互換。

3.討論時，除分享活動體驗的過程，亦可回顧在敘說的過程，哪一種感官出現的頻率非常高，以及哪一種感官是最被自己忽略的，而觀注的焦點以自身居多，還是著重在外在環境，並將上述的發現持續在日常生活的觀察。

(三)抽卡述心情

❖ 活動說明

此活動著重的是視覺感官，藉由選取卡片的過程，去感受內心的情緒變化，並藉由參與者間的分享與敘說，與內在情緒取得連結，讓其浮至意識層面。再者，情緒的覺察，除感受自我的情緒狀態，還包括感受與觀察他人的情緒，故分享的主題須涵蓋自我與他人。為避免卡片的選擇過程落入意識層面的主觀判斷，建議卡片的內容儘可能不要有文字，且以抽象形圖卡為主，不要有清楚的主題。

❖ 活動程序

1.帶領者先將每張卡片平放在桌面上，卡片與卡片間儘可能不要重疊，亦請參與者先不要觀看。

2.請每位參與者在自己的座位上坐好，不要再跟別人交談。之後試著讓雙腳平放於地板，挺直背脊，放鬆身體，並慢慢閉上眼睛。

3.引導大家先進行三次的深呼吸後，試著回顧這一週，「這一週過得好嗎？有什麼開心的事嗎？或者遇到什麼不愉快嗎？此刻你的心情如何呢？」

4.請參與者緩慢的走到前面，仍然與自己同在，不要討論，不要在乎別人的眼光。

5.試著從各個角度與面向，仔細的觀看每一張卡片，試著感受有沒有一張卡片深深吸引著你，而你是如何感受到；或者有沒有哪張卡片一直在呼應你，而你的身體又是如何的回應著這樣的呼喚。

6.你可以走遠走近，可以用手輕輕的碰觸，可以覆蓋著它，感受心情的變化。

7.選擇一張卡片代表你這週、今天或此刻的心情。

8.約4～5位參與者一組，請彼此分享，你選擇的這張卡片傳達出什麼樣的故事，而你又是如何感受到選擇的過程，包括看著自己喜愛的卡片被別人先拿走了；找不到呼應自己心情的卡片；喜愛的卡片不只一張，面臨難以抉擇的掙扎等。

9小組成員除敘說自己的故事，亦須回應別人的卡片，並針對彼此間感受的異同進行討論。

10.如果參與者表達找不到自己的卡片，可請他自行創作。

(四)呼吸法體驗一

❖ 活動說明

瑜伽重視呼吸的技巧。在瑜伽系統中，認為呼吸可以強化體內的生命能量，當生命之氣在體內順暢的流通時，同時能潔淨身心，心靈自然會安定。呼吸法的練習，同時也是增進專注的一種過程。

練習呼吸法切忌過於心急，應在身心舒適的狀態下調整吐納的長短，且每當嘗試新的呼吸技巧時，若感到頭昏或不舒適，應立即停止，恢復原有的呼吸方式。練習時間，可隨身心狀態漸進延長。各種呼吸法可搭配於不同課程中，不建議全部集中於一堂課體驗。

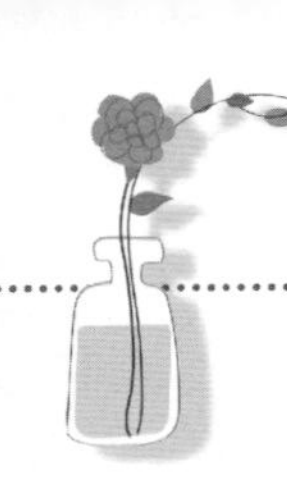

❖ 活動程序

1.鼻孔呼吸法（Alternate-Nostril Breathing）

- 選擇一個舒服的姿勢坐在地板上或椅子上，將右手高舉放在自己面前。
- 食指跟中指輕放於眉心，大拇指置於右鼻翼外側，無名指放於左鼻翼外側。
- 大拇指輕壓右鼻翼，由左鼻孔吐氣、吸氣，來回共5次，觀察每一次的呼氣與吸氣的過程。
- 鬆開大拇指，改由無名指輕壓左鼻翼，由右鼻孔吐氣、吸氣，也同樣來回共5次，持續觀察每一次呼吸與吸氣的過程。

➡功用：平衡與協調左、右腦功能，且能安撫神經系統，使大腦平靜。

2.勝利式呼吸法（Victorious Breath）

- 把注意力放在呼吸上，藉由鼻子吸氣吐氣，讓呼吸變成平靜且有節奏。
- 將注意力移到喉嚨，吸氣時喉嚨緊縮，上腹部、肋骨與胸填滿氣，呼氣時再依次呼出，吸與呼均由喉嚨後方發出仿若打呼般的聲音。
- 保持呼吸長、深與被控制的。
- 全神貫注在透過喉嚨呼吸所發出的聲音。

➡功用：幫助增加肺活量和體能，並使大腦進入清醒鎮定狀態。同時藉由喉嚨發出聲音所產生震動，按摩大腦底端，具有安撫情緒的功能。

3.冷卻呼吸（Cooling Breath）

- 選擇一個舒適的靜坐姿勢，閉上眼睛，放鬆整個身體。
- 將舌頭伸出嘴巴，儘可能的延伸，但不要感到負擔。
- 將舌頭捲曲，如同一個管子。吸氣，透過這個管子拉長呼吸。
- 將舌頭收回，閉上嘴巴，用鼻子吐氣。

➡功用：鎮定神經系統，減輕哮喘和反胃的症狀，同時可緩和飢餓和口渴的感覺。夏天非常有效。

4.腹式呼吸（Abdominal Breathing）

- 保持仰躺姿勢，或選擇一個舒適的坐姿。
- 閉上眼精，將注意力移至下腹部（可將雙手放在腹部肚臍的下方，感覺吸氣時，腹部向外膨脹，而呼氣時則向內縮進）。
- 觀察每一次吸氣時，氣息充滿整個腹部，感受腹部不斷的向外膨脹直到極限，而每一次呼氣時，感受腹部隨著氣息流出而不斷內縮。

・將注意力放在下腹部（或你的手）上，隨著呼吸的浪潮起伏著。

➡功用：抑制交感神經，消除緊張情緒，改善急躁脾氣，亦可激勵副交感神經，降低心跳、血壓，按摩內臟幫助消化。

※註：上述內容參考以下書籍：

1.*The complete idiot's guide to mindfulness* (pp.113-118).

2.*The Yoga Handbook: A Complete Step-By-Step* Guide.（中文譯本：《瑜伽慢慢來》）。

3.《瑜伽：氣功與冥想》。

(五)繫念出入息

❖ 活動說明

呼吸每日與我們同在，但多數人不會特別留意到呼吸，要專注在氣息的流動，亦不是一件容易的事。本活動主要藉由觀察鼻子、胸部及腹部三部分的氣息流動，增進與自我的連結。由於每個人的感官不同，對三部位氣息流動的感受亦有所不同，無論是否能覺察到呼吸的存在，皆隨著指導語將意念依序停駐在三個部位。此練習採參與者自然的呼吸方式，亦不試圖調整或控制呼吸。

❖ 活動程序

1.找一個舒適的姿勢坐定，直背式靠椅、舒適的地面、下背部放上靠墊或以小板凳作為支撐。如果是坐在椅子上，背部坐離椅背，讓脊椎獨立支撐，雙腿合攏且雙腳平放在地板上。如果坐在地板上，膝蓋最好能確實碰觸到地面，並調整靠墊或板凳高度，感覺舒適且能穩固托住後背。

2.讓背部保持放鬆、挺直且舒服的姿勢。將意識帶到身體感知，將注意力放在那些身體和地板或座椅接觸的地方，花一、兩分鐘的時間探查這些感知。

3.慢慢的，將意識帶到鼻子，觀察鼻息的進出，依原來的呼吸狀態，不需刻意調整呼吸的深淺長短，完全順其自然。

4.感知每一次吸氣及吐氣，當空氣經由鼻子進入身體，再由鼻子呼出，感知鼻子內外氣息進出的狀態，甚至更進一步留意吸氣與吐氣間的短暫空檔，以及下一次吸氣與吐氣間的間隙。

5.持續10分鐘後，慢慢的將意識延伸到胸口，覺知胸口一呼一吸間的感覺（同觀鼻息）。

6.持續10分鐘後，試著更加深每一次的呼吸，使氣息得以進到下腹部，將意識延伸到腹部，覺知下腹部一呼一吸間的感覺（同觀鼻息）。
7.當每一次思緒從呼吸部位游離時，只要和緩的將注意力拉回當下的體驗，重建注意力，持續的進行呼氣或吐氣。
8.心靈會重複不斷地從呼吸和身體的感覺漫遊，這是很正常且可預期的，只要不氣餒的，如此反反覆覆的對待每一次的分心。

※註：第一次練習，可依序將手放至鼻下、胸口及下腹部，有助於將注意力集中在手所碰觸的部位，只要注意力能轉移過來後，手就可以拿開，並繼續將注意力集中在關注部位。

※註：引自《憂鬱症的內觀認知治療》（頁152-153），Segal, Williams & Teasdale (2002/2007)。臺北：五南。

(六)靜坐練習

❖活動說明

讓參與者自行嘗試並找到一個對自己而言最舒適與平靜的坐姿，背部儘可能打直，不盡然要盤腿或以蓮花坐，一開始時，可引導學員觀注坐姿的各個部位，並感受身體的鬆緊狀態，維持一定的姿勢，但並非僵硬。指導語可緩慢並間隔的敘說，並可重複。

❖活動程序

1.找一個舒服、較少外在干擾、不會被打斷的角落，放一把舒服的椅子或坐墊，也可在茶几上擺一盆花或一枝蠟燭。
2.可坐在椅子上（雙腳踩地，儘可能不靠椅背）、盤坐在地上或跪坐在高墊上（如圖一）。將身體坐正，背部打直，保持清醒的頭腦，讓能量可以自由地流貫全身上下每一個細胞。
3.閉上眼精、將注意力放在呼吸上，呼吸無時無刻與你同在，只要將注意力放在呼吸，隨時回到呼吸，回到當下時刻，回到現在。
4.心靈無可避免地會四處漫遊晃盪，當注意到心靈已到別處漫遊晃盪時，不要跟隨亦不要陷入，請看看此時心靈去了哪裡？正在做些什麼？然後放下它，再度將注意力轉回到呼吸上。
5.如果開始感到厭煩、昏沈、無聊等，留意這些感覺產生的過程，對身體及思維產生什麼影響？然後重新將注意力拉回吸氣與吐氣，你亦可稍稍加重呼吸，感受重新專注於呼吸的感覺。

6.如果開始感覺到身體部位的緊繃或疼痛，例如背部、膝蓋、腳，試著更仔細的覺察疼痛產生的過程、精確的部分以及疼痛的方式。同樣的再一次將注意力拉回呼吸。

7.持續這個練習直到時間終止（初次練習約10～15分鐘，之後再慢慢延長）。

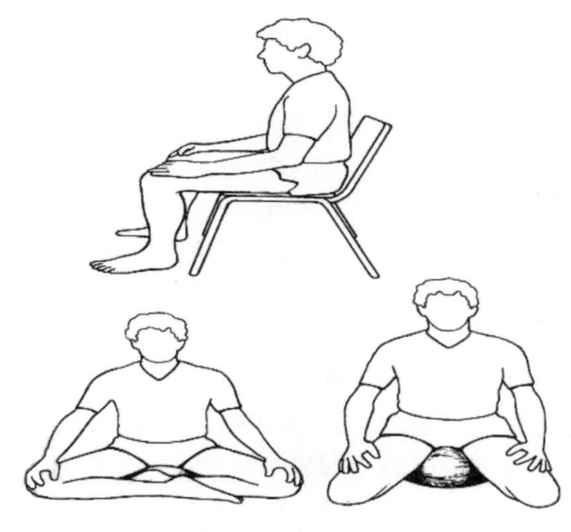

圖6-1　靜坐姿勢

(七)瑜伽練習～拜日式

❖ **活動說明**

拜日式是瑜伽體位法的經典代表，傳統上面向東方太陽升起的方向練習，但是練習時間並不限於清晨。拜日式的練習，除了表達對給予世界光明與能量的太陽致敬之外，練習者同時攝取太陽能量與生命能（prana）活化身心，不僅能強化身體，還能有如太陽般光明的心態及謙虛的態度面對一切。

拜日式是一連續的伸展動作，藉由一連串的前彎、後彎的組合，並配合呼吸，能有效運動到全身的主要肌肉群與關節，其不僅是暖身練習的一種，也可鍛鍊身體的柔軟度與肌耐力，同時提升呼吸品質，幫助我們集中意志與穩定情緒。瑜伽動作切忌比較與勉強，每個人只要儘可能探索自己的極限，並將注意力放在每個部分，觀注它。

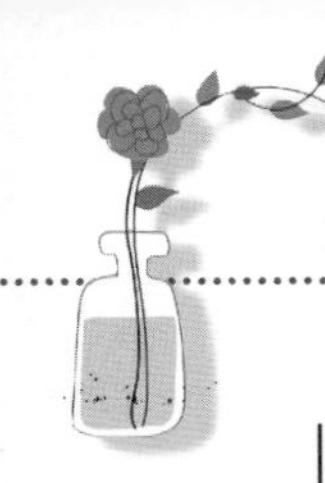

❖ 活動程序

1.站立，腳跟腳尖併攏，感受體重從雙腿一直下放到腳跟，想像自己如同一棵大樹穩穩站立著。

2.讓脊椎挺直，抬頭挺胸，下巴微微內縮，肩膀放鬆、微微往後，縮小腹，臀部夾緊。

3.吸氣、吐氣時，將雙手合掌置於胸前。

4.吸氣，雙手大拇指勾住，向前推出與肩同寬，眼看指尖。吐氣，雙手上舉，手臂夾耳朵，眼睛望向手指尖。深吸一口氣後止息，從腹部開始，感受脊椎一節一節往前推，雙腿膝蓋打直，上半身順著慢慢往後仰。意識集中在下腹部，臀部夾緊，肩膀放鬆，頭擺正，雙目專注於指尖。

5.吐氣，胸背挺直前彎，雙腿直立不彎曲，雙手夾緊耳朵隨著前彎緩緩往前放下，貼在雙腳兩側，腹部、胸部儘可能貼近大腿，頭部自然下垂、額頭觸膝；雙膝不要彎曲（儘可能讓雙膝打直，腹部、胸部若無法貼近大腿，兩手可放雙膝，甚至大腿）。

6.吸氣，右腳往後伸出，右膝蓋著地，右腳尖觸地。左腿成90度彎曲，腳底著地，左膝蓋不超過腳趾尖。雙手自然垂放在腰兩側，胸部上升挺直，然後吸一口氣止息後仰，眼睛看著上方。

7.接著左腿向後伸直，與右腿併攏，腳尖觸地，平衡懸空，雙手鬆而直，重心放在腹部，頭平放，臀部勿翹起或落下，整個身體成一直線，眼睛注視地板。

8.吐氣，雙膝著地跪下，雙手置於胸部兩側。手肘彎曲，胸部、下巴頂地，腹部懸空，臀部不要翹太高，手肘緊貼胸部兩側不貼地。肩頸腰背放輕鬆。

9.吸氣，身體順勢向前推出，腹部貼地，頭部、胸部慢慢抬起。眼睛向上看，手肘伸直，雙腿併攏，腳背貼地，全身放鬆。

10.吐氣，臀部慢慢舉起，四肢平貼地面，全身成三角形，頭部放鬆自然下垂，兩腳腳跟儘可能著地，膝蓋不彎曲，若無法著地，兩腳往前移。將臀部往上推，胸部往下壓，使背部儘可能成直線。

11.吸氣，右腳往前縮回原站立處，膝蓋彎曲成90度，腳底平貼地面，同樣地，右膝蓋不超過腳趾尖，左腳尖觸地，膝蓋跪下，雙手自然垂放在腰兩側，胸部上升挺直，吸一口氣止息後仰，眼睛看向上方。

12.吐氣，左腳縮回，呈前彎姿勢，雙手儘可能貼近地板，雙腳併攏挺直，額頭儘量接近雙膝，小腹與胸部緊貼大腿。

13.吸氣，雙手大拇指勾住，眼睛看著指尖，雙手伸直慢慢上舉，手臂夾耳朵，眼睛望向手指尖。深吸一口氣後止息後仰，臀部夾緊，肩膀放鬆，頭擺正，雙目專注於指尖。

14.吐氣，身體挺直還原，雙手合十在頭頂並慢慢放下置於胸前，然後慢慢垂下置於大腿部兩側。

※註：上述內容參考http://www.bodhiyoga.com.tw/knowledge2.html拜日式的故事。

(八)呼吸法體驗二

❖ 活動說明

胸式呼吸、腹式呼吸及胸腹式呼吸對照說明如下：

	胸式呼吸	腹式呼吸	胸腹式呼吸
技巧	一般人呼吸的方法。吸氣時，胸腔擴張，肚子自然內縮；呼氣時，胸腔內縮，氣體因肺臟壓縮而排出。	又稱橫隔膜呼吸法。吸氣時，橫隔膜收縮並下降，腹部因空氣進入而外擴，吐氣橫膈膜上升，肚子內縮。	吸氣時，將橫隔膜下推，使腹部鼓起，讓空氣先充滿腹部，然後再充滿胸部，雙肩可以微微上舉，儘量將胸部擴張到最大程度。呼氣時，先放鬆胸部，然後再放鬆腹部，橫隔膜放鬆，腹部內縮。
對身體的影響	呼吸次數較頻繁與短促、吸入的空氣量較少。	呼吸較深、較慢，吸入較多的氧氣，相對排出較多的二氧化碳。	腹式呼吸加上胸式呼吸，因此空氣的流動量更大。
功用	1.供應心臟所需的養分。 2.按摩心肺，達到開胸闊肺的功能。	1.放鬆身心。 2.增加腹壓，按摩內臟。 3.增進代謝，改善便祕。 4.使脈博、血壓穩定。	1.增加氧氣供應，淨化血液。 2.腹部、橫隔膜及胸腔皆獲得伸展。 3.增強活力與耐力。 4.增強肺活量。 5.氣色紅潤。

❖ 活動程序

1.找一個舒服的、較少外在干擾、不會被打斷的角落，仰躺在地板上，或是坐在坐墊，讓脊椎放鬆的完全伸直，肩膀自然地垂放。

2.閉上眼精，將注意力移至下腹部（或同時將雙手放在腹部肚臍的下方），感覺腹部在吸氣時向外膨脹，而呼氣時則向內縮進。
3.每一次吸氣時，氣息通過鼻腔、胸膛，並充滿整個腹部，感受腹部不斷的向外膨脹直到極限，而每一次呼氣時，氣息又由腹部慢慢經由胸膛、鼻腔而流洩出去，感受腹部隨著氣息流出而不斷內縮。將注意力放在腹部，觀察腹部隨著呼吸的浪潮起伏著。
4.持續十分鐘後，再次將氣由鼻腔充滿腹部，使腹部鼓起，之後讓空氣往上充滿胸部的下半，然後又充滿胸部的上半部，雙肩可以微微上舉，儘量將胸部擴張到最大程度，吸氣時讓雙肺吸到最大容量。呼氣時，按相反的方向呼氣，首先放鬆胸部，然後再放鬆腹部，橫隔膜放鬆，腹肌向內朝脊柱方向收縮，儘量將所有空氣排出雙肺。
5.同樣持續十分鐘後，將氣由鼻腔充滿腹部、胸部，之後充滿整個臉部，感受腹部、胸部及臉部同樣被氣充滿的感覺。呼氣時，則依序放鬆臉部、胸部及腹部，最後腹部內縮，將所有空氣排出體外。
6.當覺知聚集到某一個程度後，讓覺察擴展開來，除了注意呼吸外，也包含了身體整體的感覺，包括呼吸之後，任何停留在肩膀、脖子或雙腿的緊繃或感覺。

(九)身體掃描

❖ 活動說明

身體掃描主要幫助參與者覺察身體各部分的感受，藉由這個練習，可集中精神、增加注意力，亦與身體有更深一層的連結。在MBSR的課程規劃中，葡萄乾練習的下個階段即安排身體掃描，然在筆者的體驗中發現，對初學者而言，較難透過意念連結到身體的各部分，故先藉由拜日式的伸展，在動態過程激發對身體各部位的連結，再進行靜態的身體冥想。

身體掃描的目標是集中注意力，不是放鬆，是故練習過程須保持專注覺察，才能時時刻刻關注身體的感覺。然對初學者而言，進入睡眠狀態亦是常發生的過程，不要因此而覺得沮喪。

❖ 活動程序

1.找一個讓自己覺得溫暖安詳的地方，舒服地躺下，然後把背靠在地板或墊子上。眼睛輕鬆閉起來（記得這個練習過程，要帶著覺察，而非睡意，如果感覺睡意很濃，眼睛可保持微張）。

2.先利用幾分鐘的時間，讓呼吸起伏的頻率與身體的感覺一致。準備好後，把注意力集中到身體感受，特別是當身體躺在地板或墊子上時，背部所感受到的觸感或壓迫感，隨著每次吐氣，讓自己可以更放鬆更舒適，慢慢地沈到墊子裡。
3.當注意力輪流放到身體每個部分時，並不是每個部分都有感覺，也並非每次都會有感覺。只要讓注意力依序集中在身體的不同部分，並儘可能專注於那個部位的感受。
4.現在，先把注意力移到下腹部，覺察每次呼吸起伏帶來的感覺，利用幾分鐘仔細感受一下呼吸。
5.接著，將注意力往下移動至左腳趾，想像吸氣時，空氣由左腳趾進入，吐氣時，從每個腳趾頭釋放出來。現在，準備好深吸一口氣，同時想像吸氣時，空氣由鼻子進入肺部，然後進入腹部、左腿，然後進到每一根腳趾頭。吐氣時，氣從腳趾頭進入大腿，往上到小腹、胸口，然後再從鼻孔跑出去。
6.保持自由的呼吸，然後感受左腳趾的所有感受。你可把注意力依序放到每一根趾頭，並帶點好奇心去探索此刻出現的任何感覺，尤其可注意腳趾間互相碰觸的觸感。如果沒有任何感覺，就允許自己沒有感覺。
7.當你準備要將注意力由左腳趾移開時，可在腳趾進行更深、更有意識的呼吸，並在此稍做停留，想像注意力在此部位完全釋放後，再慢慢將注意力移至左腳底、腳後跟、腳背及腳踝，同樣的，持續保持專注呼吸，想像空氣在每個部分進出，以及感受你所經驗到的所有感覺，之後緩慢的，依序讓它進入左小腿，從小腿肚到脛骨，然後移到膝蓋、左大腿。
8.接下來我們探索到的身體其他部位的感覺，從右腳趾、右腳掌、小腿、膝蓋、大腿、骨盆，背部、腹部、胸口、手指，手掌、手臂、肩膀、脖子、頭、臉頰、耳朵、鼻子、眼睛，以及頭頂。儘可能同樣仔細地感受每個部位，同時，將注意力從某個部位移開時，試著配合呼吸的頻率，吸氣時，讓注意力進入身體，吐氣時釋放。
9.當察覺到壓力或身體某個部位有強烈的感覺時，輕鬆地吸氣，讓注意力進入那種感覺裡，然後試著在吐氣時一併釋放出來。
10.當你發現注意力離開了呼吸與身體時，這是絕對正常的，這是心理的正常反應。平靜地看待它，看看注意力跑到哪裡去了，然後輕鬆地把精神集中到原本要專注的身體部位。

11.如果發現自己睡著了、無法跟隨引導移動至身體某個部位，或感覺不到任何體驗等，接納當下的狀況，只是覺察它，並再次將注意力移到要專注的部位。

12.當用這個方法「掃描」整個身體之後，利用幾分鐘的時間留意全身的整體感覺，以及呼吸時那種空氣自由進出身體的感覺。

※註：引自《憂鬱症的內觀認知治療》（頁113-114），Segal, Williams, & Teasdale（2002/2007）。臺北：五南。

(十)行禪

❖ **活動說明**

我們每天都有無數次需要走路的機會，但愈是習以為常的動作，愈容易讓我們忽略與其的連結。行禪的重點在行走的本身，沒有目的地，沒有一定的行走路線或方式，順著自己的心念自由的行走。覺察腳與地面接觸的過程，覺察行走過程，身體重心如何轉移與切換，覺察呼吸與心念在這個過程的狀態等。行禪可以任何節奏進行，可以緩慢到如同走在鋼索般的小心謹慎，亦可健步如飛，但無論快慢，都與感覺同在。

❖ **活動程序**

1.找一個可走來走去，不必擔心別人是否會看到你的地方。可以在室內，也可以在室外。

2.保持頭部抬正，頸部放鬆，手臂自然垂放在身體兩側，張開眼睛以維持平衡，但不要注視任何特別的東西。自然地行走，維持最慢的舒適步伐，無須注意周遭的環境。

3.將注意力全部放在腳部與腿部，感覺雙腳接觸地面，以及身體的重量經由腳部傳送到地面的身體知覺。

4.試著將身體的重量轉移到右腿，留意當左腿「放空」以及右腿成為身體的支撐點時，兩腿及腳部的感覺變化。

5.保持身體的平衡，開始將左腿「放空」，並讓左腳跟一點一點慢慢離開地板，留意小腿肚肌肉的感覺，然後持續和緩的將左腳抬起，直到只剩腳趾接觸到地面。將左腳慢慢舉起完全離開地面，小心地向前跨出，感受腿和腳部在空氣中的移動，並和緩將腳跟踏在地板上。當身體的重量轉移到左側的腿部和腳部時，讓足部一點一點接觸地面，覺察左腿和左腳重量增加的感覺。

6.將身體所有的重量轉移到左腿，並開始放空右腿及讓右腳跟離開地面，同樣地，緩慢將右腳抬起並向前跨出，當右腳輕輕地放在地上時，把身體的重量再轉移到右腳，覺察雙腿、雙腳以及身體感覺改變的模式。
7.以這樣的方式來回行走，特別留意每一次腳和腳跟底部接觸地面時的感覺，以及當腿部往前擺動時，腿部肌肉的感覺，目光維持溫和地往前看。
8.一開始走路時，用比平時更為緩慢的步調，完整地覺察走路的感覺，一旦覺察可以舒服緩慢的行走時，也可改用比較快的速度來行走，快到像平常走路的速度，或超越平常走路的速度。如果感覺十分躁動，剛開始可走快一點，當感到平靜時，再很自然地放慢速度。

(十一)瑜伽體位：貓式、兔式、嬰兒式

❖ 活動說明

瑜伽與伸展操不同，它強調全身性的體位練習，一個動作常涉及多個部位與肌肉群，從起始動作到進入某種體位，是一連串的過程，而不是只靜止在某一種姿勢中。瑜伽也強調呼吸與脊椎伸展，所以它的伸展過程，常常需細微的觀察脊椎一節一節緩慢的延伸，同時呼吸也從未停止活動。切忌閉氣。

基本上瑜伽練習是一種個人體驗，重點在於幫助我們重新探索自己的身體，最終呈現的結果並不重要。瑜伽體位法的姿勢變化很多，可依需求調整，原則上，練習瑜伽強調左右與前後間的平衡，下述幾種體位法的安排僅供參考。

❖ 活動程序

➡ 貓式

1.動作說明

(1)呈跪坐姿勢，腳背貼地，臀部坐後腳跟。

(2)雙手往前伸直，頭部及上半身往前趴下，腹部貼大腿，額頭著地。

(3)手掌心貼地，雙膝不動，手臂慢慢將身體撐起，臀部抬高，背部成一直線，手臂與地面垂直，大腿與小腿亦成九十度，肩頸放鬆。

(4)吐氣時，腹部與臀部內縮，背部緩慢拱起，頭部與頸部自然下垂，眼睛看著腹部。

(5)吸氣時，腰、胸、肩、頸一節一節下壓，下巴抬起，臀部後翹，背部成一直線。

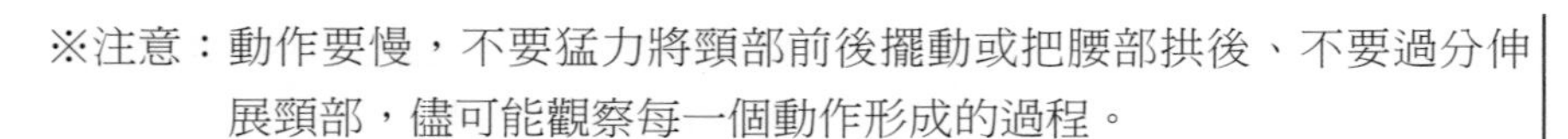

※注意：動作要慢，不要猛力將頸部前後擺動或把腰部拱後、不要過分伸展頸部，儘可能觀察每一個動作形成的過程。

2.功效

(1)強化呼吸道和脊椎功能。

(2)強化內臟機能。

(3)消除腹部皮下脂肪。

(4)緩和脖子、雙肩、背部及腰部因僵硬引起的痠痛。

(5)預防氣喘，調整自律神經，預防心神不寧。

(6)促進性腺、泌尿系統和排泄功能。

➡兔式

1.動作說明

(1)呈跪坐姿勢，腳背貼地，臀部坐後腳跟。

(2)雙手往前伸直，頭部及上半身往前趴下，腹部貼大腿，額頭著地。

(3)雙手移置頭部兩側，肩頸放鬆。

(4)吸氣，臀部緩慢離開後腳跟，頭部往前推，直到百匯頂地，大腿與地面成垂直（切記，此動作時放鬆肩頸，同時頭不要隨意轉動）。

(5)吐氣，臀部緩慢推回後腳跟，額頭貼地。

2.功效

(1)刺激頭頂的百會穴，預防便祕、掉髮，防止白髮再生。

(2)可牽引頸部，舒緩頸部骨刺引起的痠痛。

(3)促進臉部的血液循環，可使臉色光亮。

➡嬰兒式

1.動作說明

(1)呈跪坐姿勢，腳背貼地，臀部坐後腳跟。

(2)雙手往前伸直，頭部及上半身往前趴下，腹部貼大腿，額頭著地。

(3)雙手往後移至身體兩側，身體放鬆，臉側向左邊。

(4)臉側向右邊。

2.功效：屬於瑜伽放鬆姿勢，通常是在練習體位法最後或中間搭配練習，藉此放鬆身體，把氣調順，並讓刺激按摩過後的內臟、筋骨與肌肉得到休息，增加身體的免疫力。

(十二)大自然冥想

❖ 活動說明

透過不同的音樂，帶領進入不同的心靈境界。一般來說，選擇讓自己感到舒服、放鬆、愉快、自在的音樂（例如大海的濤聲、綠樹叢裡的鳥叫蟲鳴……），更能放鬆身心。音樂冥想進行時，沒有固定的動作或姿勢，只要覺得舒服自在就是很好的狀態。挑選含有引導語的音樂，更能適時釋放負面的情緒，隨著音樂的自然牽引，會發現自己輕鬆自在許多，即使聆聽過程從頭睡到尾，亦常常能在結尾時自然醒來，並感受到精神的飽滿。本課程使用的音樂為市售含有指導語的「大自然冥想」。

(十三)身體柔軟操

❖ 活動說明

藉由身體各部位先緊繃、後放鬆的反覆動作，增強對身體的覺知，並進而達到放鬆。無論緊繃或放鬆，儘可能停留在每個部分，感受它的變化，以及緊繃與放鬆間的不同，亦儘可能僅針對單一部分使力。練習的時候，維持正常的呼吸，不要因為緊繃而閉氣。選擇一個舒服的姿勢坐下，將關注的焦點放在呼吸，讓自己能回到當下，回到與身體的連結。

❖ 活動程序

1. 首先，雙眼直視前方，用力睜大你的眼睛，儘可能不要眨眼，用力，再用力，撐到你的極限，停留10秒，好，閉上眼睛。感受眼睛緊繃後的放鬆。
2. 接著，張大你的嘴巴，用力，再用力，張大你的極限，感受下巴的痠緊，停留10秒，放鬆，讓嘴巴周圍的肌肉都放鬆。
3. 雙手放在耳朵兩側，從耳朵後方將其往前壓，壓到整個耳朵貼向你的臉頰，再蓋緊一點，停留10秒，放鬆。
4. 將頭部儘可能往前傾，想像你的下巴貼近胸部，感受後頸椎的痠緊，靠近，再靠近胸部一點，停留10秒，放鬆，讓頭部回到原來的位置，放鬆。
5. 將頭部儘可能的後仰，眼睛直視天花板，再後仰一點，停留10秒，放鬆，把頭回到原來放鬆的位置。
6. 雙手平伸，與肩同寬，用力握緊拳頭，再握緊，再握緊一點，停留10秒後，放鬆，讓雙手自然下垂至身體兩側，完全的放鬆。

7.將雙手往上舉手臂貼耳朵，十根手指頭用力的往外撐開，感覺每個手指頭即將分裂，用力，再用力一點，停留10秒後，放鬆，讓雙手再自然下垂至身體兩側，完全的放鬆，感受手臂細胞放鬆後的跳動。
8.把肩膀向上拱起，儘可能貼近你的耳朵，抬高再抬高一點，想像肩膀不斷的向上尋找你耳朵，停留10秒後，放鬆，讓肩膀恢復原本的位置。
9.將胸部、腹部往前推，雙臂向後推，想像胸部與雙臂間往相反方向拉扯，用力，再用力一點，停留10秒後，放鬆，讓身體回到放鬆的位置。
10.將雙腿向前伸直，腿趾下壓，伸直，再伸直一點，想像雙腿不斷的往前延伸，停留10秒後，放鬆，讓腿部自然放下，回到原本舒服的位置。
11.同樣再把雙腿向前伸直，腿趾朝向身體翹起，用力的翹起，感覺後腿筋的拉扯，再用力一點，停留10秒，放下，讓腿部回到放鬆、舒服的位置。
12.把雙腿彎曲，膝蓋儘可能貼近身體，用力，再用力一點，停留10秒後，放鬆。
13.上述每個動作皆重複三次，動作與動作間儘可能維持10秒的間隔，專注感覺放鬆後身體的變化。
14.放鬆全身的肌肉，感受剛剛每個部分的變化，並釋放每個部分殘留的緊繃。

(十四)靜坐練習：內觀冥想

❖活動說明

本練習係參考烏巴慶內觀禪修的方式，其與身體掃描的概念類似，但其特別強調身體的感受，包括細胞細微的跳動，並藉由小範圍、大範圍的交替覺察，形成一股在身體間流串的能量。

❖活動程序

1.找一個舒服、較少外在干擾、不會被打斷的角落，放一把舒服的椅子或坐墊，也可在茶几上擺一盆花或一枝蠟燭。
2.可坐在椅子上（雙腳踩地，儘可能不靠椅背）、盤坐在地上或跪坐在高墊上。將身體坐正，背部打直，保持清醒的頭腦，讓能量可以自由地流貫全身上下每一個細胞。
3.閉上眼精、將注意力放在呼吸上，呼吸無時無刻與你同在，只要將注意力放在呼吸，隨時回到呼吸，回到當下時刻，回到現在。

4.試著將注意力集中於頭頂，感覺每一吋肌膚細微的振動，當覺察到任何感受即往下一個部分，全身上下由頭頂、額頭、臉頰、頸、肩膀、上臂、手肘、下臂、手掌、手指、前胸、上腹、腹部、下腹、上背、背部、下背，臀部、大腿、膝蓋、小腿、腳踝、腳掌及腳趾等依序移動，再由腳趾起反方向移動回頭頂。小範圍小範圍的移動，專注觀察每個小範圍的感受，若沒有任何感覺，則持續以平常心等待，直到感覺出現。

5.當全身由上至下，由下至大觀察一回後，再度將注意力由頭頂開始，這次採大範圍的掃描全身，並快速移動，同樣地依序頭頂、額頭、臉頰、頸、肩膀、上臂、手肘、下臂、手掌、手指、胸口、上腹、腹部、下腹、上背、背部、下背、臀部、大腿、膝蓋、小腿、腳踝、腳掌及腳趾，再由腳趾起反方向移動回頭頂。

6.如此小範圍移動、大範圍移動，交替覺察。

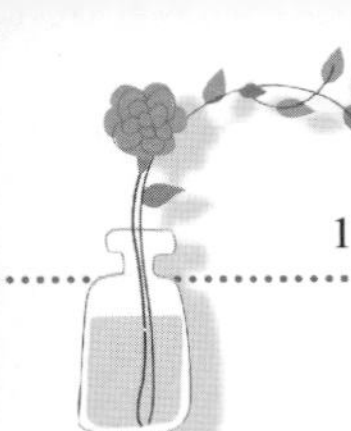

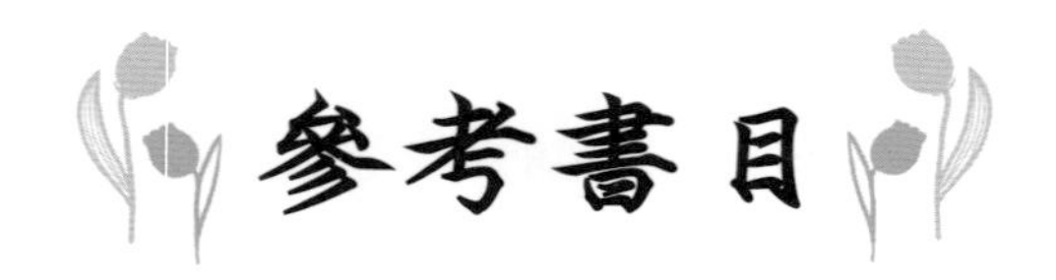

參考書目

◆中文部分

陳景圓（譯）（2006）。**巴坦加里的瑜珈經**（原作者：沙吉難陀）。臺北市：多識界。（原著出版年：1978）

柏忠言、張蕙蘭（2002）。**瑜伽：氣功與冥想**。臺北市：林鬱文化。

智中法師（2008）。**止觀禪修之現實應用**。取自http://happy-metta.blogspot.com/2008/09/blog-post_4789.html

曹麗蕙（2008）。**詠給・明就仁波切：快樂來自清明的心**。禪天下雜誌，74。取自http://www.zencosmos.com.tw/main/?action=list&subaction=getarticle&id=1920

陳玉芬（2007）。**哈達瑜伽**。臺北市：文經社。

邱顯峰（譯）（2008）。**哈達瑜伽經詳解：世界最完整的瑜伽修練祕笈**（原作者：斯瓦特瑪拉摩）。臺北：喜悅之路靜坐協會。（原著出版年：2008）

溫宗堃（2006）。**佛教禪修與身心醫學——正念修行的療癒力量**。普門學報，33，1-25。

懸鉤子（譯）（2009）。**心理遊戲：達賴喇嘛魅力掃哈佛**（原作者：John Cloud）。美國時代週刊，TIME Magazine: 2009/05/02，第十四世達賴喇嘛官方國際華文網站。取自http://www.dalailamaworld.com/

鄧光潔（譯）（2003）。**正念瑜伽：結合佛法與瑜伽的身心雙修**。（原作者：Frank. Jude. Boccio）臺北市：橡樹林文化。（原著出版年：2004）

雷淑雲（譯）（2008），**當下，繁花盛開**（原作者：Kabat-Zinn, J.）。臺北市：心靈工坊。（原著出版：2008）

王俐之（譯）（2005），**瑜珈慢慢來**（原作者：Noa Belling）。臺北市：臉譜文化。（原著出版年：2001）

唐子俊等（譯）（2007）**憂鬱症的內觀認知治療**。（原作者：Segal, Z. V., Williams, J. M. G. & Teasdale, J. D.）。臺北市：五南文化。（原著出版年：2002）

◆英文部分

Bowen, S., Witkiewitz, K., Dillworth, T. M. & Marlatt, G. A. (2007). The role of thought suppression in the relationship between mindfulness meditation and alcohol use. *Addictive Behaviors*, 32, 2324-2328.

Fields, R. (2009). Enhancing Recovery with Meditation and Mindfulness. *Counselor: The Magazine for Addiction Professionals*. 2009/04/01. http://www.counselormagazine.com/component/content/article/29-alternative/891-enhancing-recovery-with-meditation-and-mindfulness

Germer, C. K., Siegel, R. D. & Fulton, P. R. (Eds.) (2005). *Mindfulness and Psychotherapy*. New York: Guilford Press.

Hayes, S. C., Strosahl, K. D. & Wilson, K. G. (1999). *Acceptance and commitment therapy: An experiential approach to behavior change*. New York: Guilford Press.

Ihnen, A. & Flynn, C. (2008). *Mindfulness: A Contemplative Approach to Living in the Moment*. New York: ALPHA.

Kabat-Zinn, J. (1990). *Full Catastrophe Living: Using the Wisdom of your Body and Mind to Face Stress, Pain, and Illness*. New York: Dell Publishing.

Kabat-Zinn, J. (2003). Mindfulness-Based Interventions in Context: Past, Present, and Future. *Clinical Psychology: Science and Practice*, 10(2). 144-156.

Kabat-Zinn, J. (2003). Mindful Yoga. Share Guide The Holistic Health Magazine and Resource Directory. http://www.shareguide.com/Zinn.html

Kabat-Zinn, M. & Kabat-Zinn, J., (1994). *Everyday Blessings: The Inner Work of Mindful Parenting*. New York: Hyperion.

Linehan, M., Schmidt, H., Dimeff, L., Craft, J., Katner, J., & Comtois,

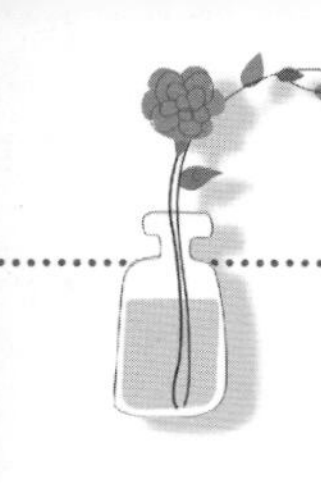

K. (1999). Dialectical behavior therapy for patients with borderline personality disorder and drug-dependence. *American Journal on Addiction*, 8, 279-292.

Teasdale, J. D. (1999). Metacognition, mindfulness, and the modification of mood disorder. *Clinical Psychology and Psychotherapy*, 6, 146-155.

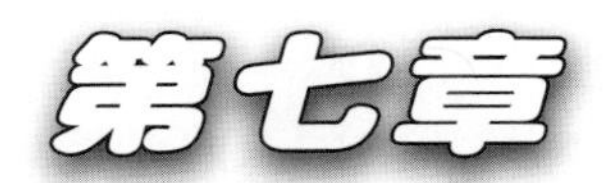

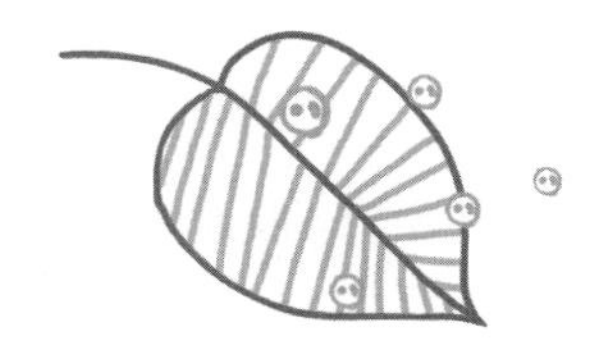

戲劇治療

何長珠、李映嫺

壹　理論介紹

一、戲劇治療

(一)戲劇治療的定義與源流

戲劇治療意即在戲劇當中加入療癒的意圖，透過戲劇歷程來促進改變並轉化個案的生命經驗，使自身的問題與生命經驗之間產生一種新的關係，並從中獲得新的覺察、宣洩抒解、問題解決以及功能改變（Jones, 1996）。在這層新的關係中，個體對自我與關係的覺察更形完整，其完整本身即帶來療癒，並協助修復與調適個人與社會之間的種種關係（Oatley, 1984; Irwin, 1979）。

戲劇治療系統化地利用演戲的歷程，促成心理成長與改變。其目的根源於心理治療，工具則源於劇場、戲劇性遊戲（dramatic play）、心理劇、角色扮演（role play）、戲劇性儀式（dramatic ritual）等五個源流的影響（Emunah, 1994），分述如下：

1.戲劇性遊戲

Landy（1986）形容戲劇遊戲是：「真實世界與想像世界間的一場辯證，……（在遊戲中）我們藉著想像去探索真實。」人們自小就在戲劇遊戲中玩耍並擁有雙重意識，並於此溝通、發現、成長與療癒，並同時因創造而獲得快樂與滿足。

2.劇場

劇場可視為戲劇性遊戲的延伸，戲劇中的角色與性格猶如實體面具，有保護和釋放的作用，個體藉著面具而有表達的機會，而表演是整理情緒與心靈的過程。

3.心理劇

心理劇與戲劇治療極為相似，然而不能、也不需要與心理劇劃清界線；心理劇常將焦點放在個人身上，戲劇治療更加重視整個團體的互動，而且不一定需要演出個體生命中的真實事件，更多時候是即興演出，並使用更多戲劇相關的技巧。

4.角色扮演

俄國戲劇大師史坦尼斯拉夫斯基（Constantin Stanislavski）認為，即興表演可使演員回想自己的生活經驗，找尋角色需要的類似情緒，即是同理的展現；此外，德國導演布萊希特（Bertolt Brecht）以疏離的第三者身分去處理角色的演出，是一種後設認知的理性視角，兩者角色觀點均影響戲劇治療，依當事人需要，幫助其增加同理的能力，或協助以理性態度看待自身的情緒經驗。

Moreno認為人能扮演不同面向的自己，也能透過角色互換來扮演他人，而人若能有所意識自己生活中的多重角色，並能彈性扮演，則能提高心靈的健康品質。

5.戲劇性儀式

在古老時代，戲劇是巫醫的宗教治療儀式，人們藉此來對抗恐懼、慶祝希望，並為生命重要事件的來臨安排準備與做出回應，以此增加自身的控制感與能力感，具象化的表達出個人的情緒、心靈、靈性、甚至與神聖大宇宙聯繫等象徵性的關係。戲劇性儀式是所有藝術形式的起源，並為個人的療癒轉化過程與中介狀態，提供包容的護持架構。

上述戲劇治療的五個源流，結合精神分析、行為主義、人本主義等三個心理治療學派的原則與價值，即為戲劇治療的整合性架構。

(二)戲劇治療的目標

雖然不同當事人與團體需要設定不同的治療目標才能充分回應其所面臨的問題處境，Emunah（1994）還是提出了四個一般性的戲劇治療目標：

1.表達與包容各種情緒

一般人日常生活中對於表達強烈情緒多有所恐懼，因為大家害怕強烈的情緒失去控制，無法承擔這樣的後果。然而戲劇本身的雙重現實條件，將當事人與現實後果之間拉開了實際距離，有了這層保護，當事人能在戲劇場域中嘗試表達並充分探索現實生活中不被允許的強烈情緒，同時受到戲劇環境的護持，而增加對恐懼的掌控感。在團體中，有些人長期受到強烈情緒的控制，此時戲劇治療師需要協助其從中拉出一個理性視角，有些人對情緒的表達與宣洩發生困難，也需要戲劇治療師協助與自身的情緒感受連結。

2.發展自身的「觀察我（observing self）」

「觀察我」即是對自我與外界關係一個後設的瞭解。我們在生活中容易被自我所以為的情緒感受所主宰，而觀察我是一個更超然的視野，像是導演可以看到整個劇場空間的全景，這個視角可以看到所有關係連結中的不同選擇，也可以看到個體的過去、現在與未來。

3.拓展角色目錄（role repertoire）

人們在日常生活中角色通常都是被鎖定的，每一個人都被他人的期望與角色的既定模式所束縛，因此其反應與互動模式也是固著的。然而在戲劇治療的空間裡，團體成員之間可以試驗各種不同的身分，練習新的互動，拓展各種不同的角色，也拓展同一個角色的多重層次，人生經驗因此變得更開放有彈性，以此整合自我，並在團體其他成員的見證與支持下，修改並拓展自我形象，開始珍重自己。

4.發展社交技巧

人生活在關係的世界理，許多人生命中的問題正是在關係中受苦。團體戲劇治療是社會複雜人際關係的縮影，它作為一項探索的工具提供人際互動的各種試驗。團體中的成員之間能為發展社交技巧時遭遇的困難提供支持與見證，注入希望感，並發現人與人關係之間的普同性，減低個體內心的疏離感受。

Landy（1998）提及治療的目標正是透過戲劇治療而產生認知、思考、感覺、說話、行動、關係、角色取替、角色扮演、價值等等的諸多改變，而治療師訂定治療目標必須選定適合的理論基礎，因為目標的陳述與達成目標所使用的技巧是互相依存的，並按照當事人的特質而訂定。他認為許多情緒困擾與發展障礙的當事人並沒有足夠的角色資料庫，可以增加自己多重角色的彈性與充分演出單一角色的能力。為了增加角色資料庫的選擇性，擺脫強迫性的情緒、認知與行為反應。他提醒當事人可以朝兩個方向邁進：首先，必須提升與人與社會互動的彈性；其次，必須視自己為較複雜而不僵化的個體。

(三)戲劇治療的五個階段

戲劇治療的五個階段，受五個源流影響，並植基於長期並有固定成員的團體，約需要經歷至少二十個單元，亦可使用於短期治療與開放性團體。五個階段分別為戲劇性遊戲、情景演出、角色扮演、演出高峰與戲劇性儀式，說明如下（Emunah, 1994）：

第一階段：戲劇性遊戲

第一階段的重點是透過戲劇遊戲的形式，引發個體的自發性並減低其焦慮，使團體能自然地進入想像世界裡，為進入戲劇治療模式前暖身並做準備。

戲劇遊戲設計必須是安全、好玩的，符合團體成員的年齡階段並且允許失敗，使他們在遊戲的過程中能自然地憶起童年的遊戲時光，藉由肢體留意欣賞其他成員，發展對團體的認同，讓成員明白在團體裡並不必急著批評、解說或下診斷，因此暖身的戲劇遊戲除了引發個體自發性，同時兼具社交功能；而在初始階段，越具結構性的活動，越能降低團體成員的焦慮感受。

第二階段：情景演出

第二階段的重點在於藉助劇本或即興表演發展角色，拓展角色的可能性。此概念與技術源自於劇場技巧與工作模式，參與者在此階段扮演不同角色，這是一種新經驗的開啟，在戲劇形式的保護下有距離的開始展開自我揭露，扮演便成為參與者的一種解放行為。當事人開始連結戲劇與現實生活時，這是一個指標性的經驗，代表當事人進入了戲劇與治療同時發聲的時刻，並以此表達了對團體的信任。於此同時，參與者身為演員也同時是觀眾，藉由演出而觀看聯想自己的生活經驗與感受。當事人在演出完後可自行決定是否與團體成員回顧過程與分享所有的演出情景。

前兩個階段是以保護掩飾的戲劇形式來協助當事人自我揭露，當成員對團體有了信任，即能降低掩護的需求，在第二階段尾聲，便容易開啟揭露更私密的個人生命經驗。

第三階段：角色扮演

第三階段的工作重點即是從前一階段的幻想性情節進入到真實生活中，呈現當事人自身的真實生活、關係、困境與衝突，並找尋探索新的解決方法，此概念源自於戲劇作為真實世界的排練場。

當事人藉由戲劇提供距離化的形式，重演自己的實際生活，協助其演出自己、觀看自己而提升覺察，因此對自我的生命經驗有更深刻的看法，從而跳離生命腳本的重複模式。當事人在此階段的尾聲，可以感受到自己除了是生命劇本中的演員，也同時是導演、編劇、觀眾與劇評，並體驗到希望參與想要改變的感覺。

除了扮演觀看自己，也協助當事人扮演生命中的重要他人，當事人能體驗、明白重要他人行為的動機與反應時，亦將有助於自我概念與身分的認同。

第四階段：演出高峰

於此階段，當事人的自我揭露會逐漸從日常生活的具體困擾移轉至生命議題，其連結潛意識的觸發的素材可以是零碎的記憶剪影、聯想、夢境、家族情感、兒時創傷等等。此階段的概念源於心理劇，也使用較多的心理劇技巧，並將焦點置於團體中的個人身上。然而戲劇治療與心理劇不同的地方在於，戲劇治療經過層層鋪陳始進入高峰，不若心理劇直接進入核心場景，因此其呈現擁有多面、細膩又深刻的細節，而當事

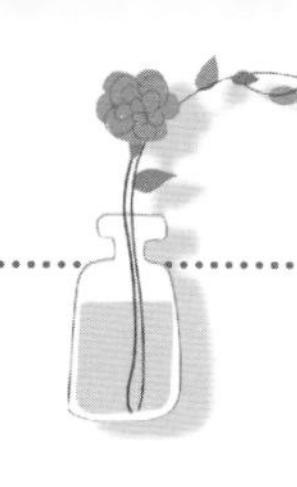

人因為自白、分享、深化情緒體驗與洞察，於是產生宣洩淨化的作用，藉著戲劇的傳遞形式，能將更細微複雜的訊息更有力且深刻的傳遞給觀看的每一個人，使得無論演出者或觀眾，皆能「同理」─此一重要的治療元素，運行於整個場域空間。而當事人更可透過戲劇「外化」問題，心理負擔減輕，整個過程如同一場療癒的儀式。

第五階段：戲劇性儀式

此階段的工作重點在於消化整合之前的經驗，並將經驗所帶來的具體改變與內在細微轉化帶入現實生活中。這是一個將痛苦轉化與完結的歷程，團體成員之間可經由回顧歷程、互相回饋、表達哀傷與喜悅，感受治療過程中的意義與效果。

(四)戲劇治療的治療性因子——九個核心過程

Jones（1996）提出戲劇治療九個核心過程的治療因子，分別為：戲劇化的投射、治療性的表演過程、戲劇治療中的同理與距離、擬人化與模仿、觀眾互動與見證、化身─戲劇化的身體、遊戲、生活與戲劇之關聯、轉變。分述如下：

1.戲劇化的投射

所謂戲劇化的投射，意指將自我的不同層面投射到角色與戲劇內容中，使當事人的內在衝突變得具體可見，於此不僅提供探索個人議題的素材，也提供新的機會以嘗試對同一狀況表達不同反應的可能性。

2.治療性的表演過程

從標定個人議題開始，參與者利用預演以尋找合適的自我表達方式、演出、直到演出後的卸除角色，整個演出本身即具有療效性，而創作的過程即能帶來認知的改變，此外，參與者在演出過程中可能同時歷經演員、導演或觀眾等多重角色轉換，豐厚其角色資料庫，增加角色轉換的彈性，提升心理健康的品質。

3.戲劇治療中的同理與距離（Empathy and Distance）

情緒的深度投入與抽離猶如對立的兩極，然而在戲劇治療中同等重要，參與者需要練習在兩者之間移動的能力，才能擁有更深的同理與情緒承受力，以及掌握角色的精確度。面對情緒太過投入，或保持距離無法同理他人的當事人，都可以利用角色互換技術來使參與者達到情緒與認知平衡，依當事人的需要而設計。

4.擬人化（personification）與模仿（impersonation）

擬人化是藉由物體描繪部分自我，或藉此展現一種感覺、議題或人格等等。Brecht說模仿是示範另一個人物角色；Landy（1994）認為模仿是一種能力，是「去形成一種人格特質」的能力，依憑揣摩不同人物角色而形成。參與者藉著擬人化與模仿，往往可將自己想帶到治療中處理的議題展現出來。

5.觀眾互動與見證

Peter Brook（1988）認為「觀眾」給予劇場最根本的意義，在觀眾與演出者的核心邂逅中，可以達到高峰經驗，「這是一種會面，一種動力的關係。」Brook如是說。見證是一個演出者被他人支持與瞭解的過程，見證的行動是觀眾可以意識到他人或自己對於某一議題有個人性的洞見或啟發，是團體參與場內的交互作用。見證對演出者與觀眾而言是重要的行動，對自己與他人同等重要。

6.化身（Embodiment）一戲劇化的身體

身體表達是所有文化共同的溝通語言；化身正是透過身體的臉部表情、肢體動作、聲音、手勢等來表達想像力、角色、概念與關係。個人議題牽涉身體經驗，而戲劇治療中的化身，即是參與者透過場景重現以身體面對個人議題的資料，而在戲劇的偽裝形式中受到保護，以此擺脫平常持有的身分、規定、關係互動模式，從中探索新的契機與可能，身體經驗也將隨之改變，而將此改變帶入日常生活中。

7.遊戲

遊戲在戲劇治療中是一種表達的連續形式；遊戲空間具有特殊規定與存在形式，通常與團體的自發性與創造性相關。戲劇治療利用遊戲的發展概念，協助參與者發展戲劇或遊戲技巧，以拓展個人的表達範圍；而遊戲過程也同時涉及參與者其認知、情緒與人際關係的發展轉變，例如利用合作性質的遊戲來協助孤獨或疏離的參與者與他人合作，來達成

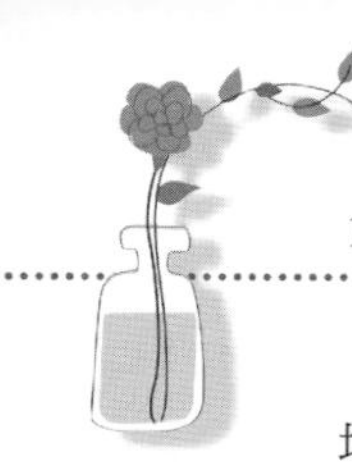

增加與人接觸機會的目的。

8.生活與戲劇之關聯

許多人比喻治療中的戲劇狀態正如Winnicott的「過渡空間」（transitioned space）；意指發生在主觀與客觀世界之間的領域（Winnicott, 1974）。戲劇治療空間與日常生活有關，但非日常生活中的一部分，Solomon（1950）認為戲劇治療空間必須移出於現實之外，潛意識動機才能從中獲得滿足，而不會在日常生活中增加焦慮與災害。

9.轉變（transformation）

「日常生活經驗與存在方式都被帶入理解及處理經驗之戲劇方式的接觸中。生活經驗可借由這個異於往常的戲劇現實來轉變。（頁132）」生活事件在戲劇治療中採用重現的即興特質，在治療過程中可加以實驗與改變，由此以當事人為中心所延伸的各種關係，也會發生轉變性的體驗。

(五)戲劇治療投射技術——Landy談面具與角色

Robert J. Landy在1995年來臺舉辦的工作坊中，談論面具與角色的關係，筆者覺得很珍貴，摘錄其口述記錄（pp.29-38）供讀者參考（張曉華，1995）：

Landy年輕時曾經對面具產生興趣，他為自己製作面具，開始拍攝自己一系列的肖像，接著他讓自己的面具戴在其他親人的臉上並加以攝影，當這些成千成百的照片沖洗出來時，他發現自己變形了。他終於明白：「我不只是個人，人可以藉由扮演另一人的角色而瞭解自己是誰。」

人們一開始藉由面具喚起角色，並在面具中解決問題與處理角色，然後拿下面具去除角色，而其實戴面具的人扮演的往往不是個人而是集體的角色，此角色具有很高的普遍性。這些角色多半表現為過度憤怒、過度哀傷、太過無力或是過度疏離，而治療師的工作並不是協助當事人去除角色，而是幫助他們發現這些角色的另一面，將角色的不同兩個面間找到平衡點。

面具同時代表一種管道——藉由對人事物本質的掩蓋，以便呈現其存在更深層的意義。面具或木偶本身是有生命的，他們是我們自己的影像，但又具有神祇般的共通特質，因為他們直指人心的共通之處，也是人類超然存在的部分投影，為個人完美的存在努力，也為內心深層的恐懼戰鬥；同時面具也是形成距離的一種獨特方式，這正是劇場美學中所謂的「距離理論」，它說明戲劇治療如何達成感覺與想法兩者間的平衡。「面具使用」是投射技巧的一種，用來把一個人性格中的一部分與其他部分分開；面具的使用與角色扮演，可以讓我們將自己面臨的困境看得更清楚。

例如Landy曾經談到如何使用投射物件（面具或布偶）來進行個人／家族治療：他曾經要求當事人用自己的臉型，做出「父親」、「母親」、「自己」、「手足」四個面具以組成一個家庭，並要求當事人依不同角色來裝飾面具，同時將會談室的簡單傢俱建構成為自己成長時所居住的房子，並將面具安插其中，進行面具間的對話，由案主透過扮演不同角色，說出演出感受，讓當事人在家庭成員間進行連結，並說出自己與他們的共同處，最後卸下面具做為終結。

或是亦可請家庭成員選擇各種具代表性的布偶合演一齣劇，藉此掌握成員間的互動模式與問題，治療的目標是促使成員能與其他人的觀點進行交流，並找到更適當的方法，生活在自己和諧的家庭角色中。

總結來說，面具或戲劇似乎都是藉著掩蓋個人以便顯露全體（集體特徵），其特質是一種矛盾，作為真實現實與想像現實之間的調停者——「遮蓋是為了彰顯」。面具連結古代宗教習俗與現代心理治療，因而能與人類共存、歷久而不衰。

二、心理劇

關於心理劇的理論介紹、定義、國內外歷史發展、組成要素、核心概念、階段與形式、以及與其他藝術形式的關係，於本書第十二章有詳盡的整理，在此不加贅述，只針對宣洩、自發性、創造力、心電感應、心理劇導演分析流程、重要技巧加以說明，做為補充：

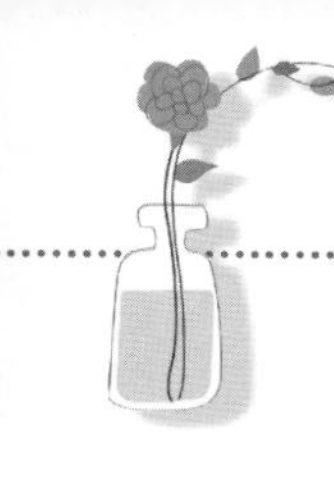

(一)宣洩

宣洩的起源，可追溯至亞里斯多德時代，他相信古希臘悲劇的作用是能誘發觀戲觀眾心中類似的情緒，而達到心靈宣洩淨化的效果。宣洩此主題隨著心理治療的發展各有其表述與爭論，然而其中對「宣洩」的共通瞭解在於，宣洩被看待為清空當事人精神上的病態心理內容，情緒表達有向外排出的意義；此一假設植基於認為人的心智結構是一個動態平衡的狀態，倘若情緒毒素持續累積沒有得到排解淨化，將形成內在的緊張與壓力，影響心理功能，因此必須透過宣洩回復到心智平衡的狀態。此一觀點將宣洩視為降低人與人緊張關係的安全閥門。在重視宣洩其治療性功能的同時，另一部分的學者宣稱，宣洩只會強化或維持當事人的問題行為。這是關於宣洩此一主題持續不斷的爭論重點。

有部分折衷的聲音在這些爭論的聲音中出現：Nichols & Efran（1985）認為宣洩可以被視為「完成被限制或中斷的自我表達」，意指表達原本是自發性的，不應受阻的，因此宣洩被視為一種療癒性的回復。Yalom（1975）則認為倘若當事人是受侷限的個體，會從情緒與經驗的表達中受益，然而具有衝動控制問題與情緒不穩之人，則可以從理性結構與情緒控制中得到好處。此外，人們從治療團體的宣洩中得到益處，大多關涉表達之後所得到的回應，如果表達憤怒所得到的回應是他人的報復，那麼這個宣洩經驗將只有更深的挫敗。

Moreno擴大宣洩的原始字源意義，從亞里斯多德對悲劇的淨化觀點中延伸出心理劇的兩階段歷程：1.釋放與緩解，此即宣洩。2.整合及秩序，此即修通。Zerka Moreno（1965）則強調「限制必須緊跟在表達之後」（Kellermann,1992）。

這就是Blantner（2000）接續所要論述的重點了。多年來對宣洩的爭論之後，Blantner（2000）認為宣洩其治療功能常被誤解，他把宣洩視為通往整合的踏門磚。因為「所謂的治療功能並不來自強烈情緒的表達與揭露，而是來自於心靈中各個分離破碎的部分又得以再度復合（the reunification of parts of the psyche that had been separated）（頁138）」。情緒表達只是內在整合過程的反映，宣洩的潛在動力意義是個體經歷衝突而產生分離的痛苦，在經過調整轉化後，心智又重新整合恢復平衡，此時的宣洩便是一種解放的情緒，深刻的放鬆。

Moreno利用嬰兒出生的哭泣來比喻宣洩的深刻釋放：如果認同人類出生的創傷經驗，那麼嬰兒出生的哭泣，都是在生產時通過產道的強大奮力過程之後所產生的深刻放鬆，此時所有的擔心受怕都與成功混雜成複雜的感受。

Blantner（2000）繼續論述宣洩的四種層次，包含：消散式宣洩—擴張自我概念；整合式的宣洩—所有感受想法可以共容共存；包容式宣洩—自己犯了重大錯誤，發現他人可以包容；再度與靈性結合的宣洩—發現自己歸屬於大圖像中，並有種在世界上被建構完成的感受。

Moreno說：「每種消散式的宣洩必定有一種整合式的宣洩伴隨而來」，意味著覺察自我情緒是不夠的，需要瞭解宣洩背後必然有個原因與意義。宣洩的意義內涵不再只是強烈情緒的釋放，而是朝向昇華的必經之路。依憑治療師的敏銳與能力，宣洩有可能成為一種更為整合及宏觀的治療方式。情緒宣洩常被忽視或濫用，多因為其潛在動力不被全然接受，以及隨之而來的整合不被看見與瞭解的緣故。

(二)自發性（Blantner, 2000）

在心理劇中，暖身最重要的作用在於引導團體成員進入自發性的狀態，並準備在「好玩」的情境中即興發揮、進入創造的階段，當參與者進入自發性狀態，他們生理精力充沛，人際互動狀態也是開放且投入的。

自發性的拉丁字源意義為——自我流動。Moreno（1953）擴展其意義：「自發性是在此時此地運作，它促使一個人能合宜地面對一個新的情境，或是對舊情境做出新的反應。」自發性是要幫助人們面對不可預知的變化，其能力和技巧是跟隨著發展的直覺，並與理性部分的心智重新整合而來。

在心理劇的人際場中，自發性鼓勵自我開放並投入關係，倘若他人有所回應，兩人間的心電感應就會增加，心電感應正是發生於當下人際間的自發性，人們能感覺到流動、較有生命力，這是最好的創作準備狀態，也是一個漸進參與的過程。

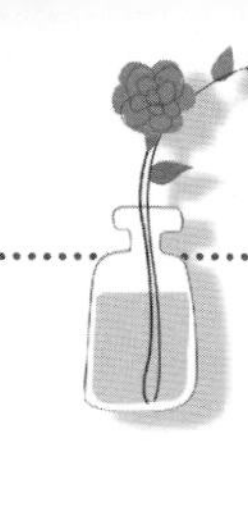

(三)創造力

心理劇與其相關的方法可以培養團體及個人的創造力，其在心理劇運作下關於創造力的思考有下面七項（Blantner, 2000）：

1. 創造力的重要價值在於，改變過時的因應問題方式。許多人及群體的問題在於僵化無效的問題因應行為，人們採用傳統方式（Moreno稱為文化遺產，cultural conserve）應對大多是基於逃避處理的傾向。
2. 促進創造力的有效方式是增加自發性。
3. 自發性需要勇氣及自由來即興發揮，在遊戲情境中呈現。
4. 自發性與創造力因肢體活動、想像力及團體互動的活化而被增強。
5. 即興劇是一種文化媒介。戲劇不只是娛樂，戲劇經過修飾後可用於團體與個人的心理治療工作。
6. 社會計量的方法是設計來表現團體自發性的反應，目的是為了能在社會各領域中激發更多創造力。
7. 戲劇用語在修飾後使用，更能成為促進創造性改變的實用語言。

(四)心電感應

Moreno（1951）使用「tele」來說明心電感應，字源意思為「遠距」，意指人們從遙遠的地方互通心意。他說這是「人與人之間的化學作用，是我們對別人真實知覺的基本因素。」（Kellermann, 1992）

在心理劇的治療團體裡，團體成員之間產生相吸與相斥的複雜人際互動現象。在此簡單的區辨情感轉移現象與心電感應的差別：情感轉移牽涉每個成員過去與人相處的經驗，而心電感應則是以理解對方真正特質為主的互動（Blatner, 2000）。

同理是心電感應的必要成份，治療師的同理能力（在心理劇中或許也是團體參與者彼此之間角色交互的能力）是大部分心理療法中最必要的治療成分。Frank（1961）說明導演與參與者間思想同步，幾乎可以知道對方心裡的感受與思考，他以「精神感應」（telepathy）來形容心電感應中的可能成分（Kellermann, 1992）。

(五)心理劇的技巧

心理劇的技巧使用目的在於引發團體成員與主角的自發性，擴大主角的覺知能力。心理劇技巧的發展非常豐富，在此將實務上較常使用的技巧說明如下（吳就君、陳珠璋，1983）：

1.空椅技巧（empty chair）

導演請主角和一張空椅對話溝通，空椅代表主角心中某個所抗拒的人、物或自己，目的在於擴大主角對問題的瞭解，感受辨識與情緒宣洩。

2.鏡子技巧（Mirror technique）

其目的在於擴展主角對自己言語動作的覺知，讓主角知道舊行為因為其功能不彰而需要以新的行為來取代。當主角因心中阻抗無法演出，導演通常由邀請另一成員作為主角替身，刻意誇大模仿主角的言行特徵來演出，提升主角的自我覺察。此一技巧可能激發主角上臺更正輔角，或繼續原來的演出。

3.角色互換（role reversal）

使主角演出另一人的角色，主角透過對方的立場來看事情，獲致新的認知與感受，這個方式將可喚起主角投射的情感，或是促使主角對他人角色有更深的同理理解。

4.盲人走路技巧（Blind walk）

又稱為信任走路（trust walk）。一人蒙上眼睛，由另一人帶領通往目的地，中途可能需要經過各種障礙，需要兩人的默契與信任來共同完成。

5.未來投射法（future projection technique）

當主角對未來過分擔憂時，導演可引導主角想像幾年後的未來可能是什麼樣情景，將主角所有的憂慮引導投射出來，一一檢視澄清，目的在於解除主角不必要的焦慮。

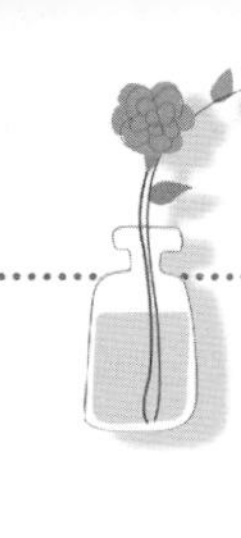

6.神奇商店（magic shop）

以一位團體成員做為商店老闆，對大家說明神奇商店內的商品是各種人類想要的美好特質，所有成員可以來店購買，但不以金錢為交易，以每個人自身的不良特質作為交易條件，透過顧客與老闆討價還價的過程，來澄清成員的需求與核心價值，獲得良好特質的同時，也需要拋棄舊有不良特質，直到完成交易為止。導演依據此活動作為暖身技巧，在觀察多位成員完成特質交易之後選出主角，進一步探索主角交易過程中所呈現訊息與問題。

7.束繩技巧（rope binding）

利用繩索束縛主角的身體，來象徵主角心裡的痛苦與壓力，促使主角聯想實際的壓迫經驗，最後鼓勵主角從層層束縛中掙脫出來，象徵其有能力解決問題擺脫壓力，迎向新人生。

8.雕塑技巧（sculpture）

由一成員將另一人雕塑成某種姿勢，以象徵成員心中某種特殊意義（例如蜷身或蹲立的姿勢表達害怕的感覺），並利用被雕塑者所在位置的空間遠近，來象徵人與人之間的心理距離。

9.轉背技巧（turn-your-back technique）

當主角對於演出特定情景感到困窘的時候，導演允許主角背向團體演出，減低主角對團體表達的壓力，等到主角感到舒適時，再邀請其轉身面對團體繼續演出。

10.部分雙重角色（divided double）

以兩個角色扮演主角情感世界或真實世界中同時出現的對立兩極心境，例如：「愛」與「恨」，或是主角的多重角色，例如：「母親」與「學生」。

11.死亡景（death scene）與再生景（rebith scene）

導演引導主角假想自身或重要他人的死亡，以探看主角與他人之間的情感關係，藉此澄清某些情感上的問題。最後將死亡景轉向再生景，讓主角從死亡的壓迫中解脫出來，重新回到現實。

12.天堂審判景（judgement scene）

藉由假想在天堂接受神對自身的審判，以檢視主角的生活意義，觀眾群可擔任陪審團參與此景，天神的角色也不一定要表現嚴厲的姿態，可以溫善可親。

三、心靈劇

(一)何謂心靈劇

在本節所指稱的「心靈劇」，特指海寧格之家族排列系統（Family Systemic Constellation），以及何長珠（2009）發展的「臺灣家族系統排列—心理與心靈治療的本土模式」。後者梳理海寧格家族系統排列之理論基礎及背景脈絡，建立包納臺灣「祖先—嬰靈與因果觀」及「心理劇與心靈治療」的本土操作模式，將處理對象放大，由「個人之重要他人」走向「全家之重要他人（包括死人與祖先）」，以處理家族與個人身心靈的困境與問題。

何長珠家族心靈排列與海寧格家族系統排列，兩者之間主要特徵差異在於以下三點：

1.家族心靈排列進行前會讓當事人先繪製「自我畫像」、「家庭動力圖」

作為瞭解及準備當事人進入工作的暖身活動，並對即將進行之工作提供「描述性資料」（Machover, 1949）。

2.家族心靈排列過程中加入心理劇概念

何長珠（2005）認為，家族排列和心理劇兩者都是「行動演出」，探討「家庭關係」或「關係連結的破壞」等議題；兩者都有「鏡映技術」，也都重視成員的「自發性」與「創造力」。此外，運用心理劇之作法亦可補足海寧格家族排列所不強調的「情緒宣洩」，其目的在藉著重現因創傷而引發的情緒殘渣，來催化與修通整合的過程。

3.於家族心靈排列之後進行分享活動

在排列結束後，何長珠會進行家庭動力過程之分享與解說，讓扮

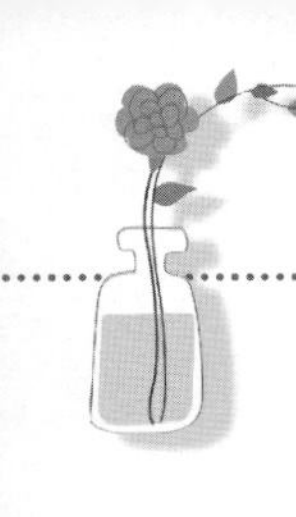

演的成員分享其心情、感受，並回饋給當事人其原先無法覺知的完形視框。

(二)家族排列系統的發展與特徵

家族系統排列（Family Systemic Constellation）是德國海寧格（Bert Hellinger）依自身所受非洲祖靈觀念之影響、領悟開發出來的一種靈魂工作之方法，以團體心理治療模式來進行（2001）。周鼎文在海寧格的協助之下，亦於2002年在臺灣成立海寧格機構，以協助個人與團體相關問題之處理。

海寧格認為家庭運作力量會影響家庭的每一個成員；當家庭發生負面事件，包括家庭失和、身心疾病、傷害自殺、意外犯罪等，甚至悲劇的一再發生並延續至下一代，常常都是因為牴觸了這個力量而導致。在尋索這些家庭系統性的世代傳遞模式時，Boszormenyi-Nagy提供我們一條線索，他認為家庭內沒有被解決的不公平將被後代藉由一種「欠債和還債」（transgenerational tribunal）（Franke, 2003）的方式求取平衡並且世代傳遞。因此家族系統排列的功能之一，即在重現家族背後的動力狀況，藉以重新調整被擾亂的家族系統，讓活人或死人之靈魂均得以恢復平靜；唯有此時，情結才不會繼續傳遞給無辜的下一代（Hellinger, Weber & Beaumont, 1993）。

海寧格認為家庭成員每人都有其位置，家庭的運轉也有其確定的規律。家族系統排列的功能是在協助我們辨認家族背後的動力狀況，透過治療師介入調整被擾亂的家族系統可解決家庭問題。目前在各個領域的工作和研究中，仍持續被發現與探討。

1.海寧格家族系統排列的特徵

海寧格的家族系統排列雖整合「家庭治療」、南非祖魯人對祖靈的敬重、Moreno的（1945）心理劇、Satir的（1987）家庭雕塑、米爾頓的催眠和Boszormenyi-Nagy and Spark等人所提出的（1973）對原生父母親「看不見的忠誠」等概念，但其排列方式卻又有別於傳統的心理治療（Cohen, 2006），其最特別之處在於：

(1)過程中幾乎不講話而純粹依直覺移動位置。

(2)排列的主要目的是體認並釋放由前世代所傳承之家庭負面投射經

驗（如分產不公或過分承擔責任等），而非進行一般心理治療所做的語言探索。

海寧格的家族系統排列融入家族脈絡、靈魂與靈性，翁淳儀（2009）整理繪製家族海寧格家族系統理論架構如下圖所示，分為「文化薰陶」及「理論思維」兩部分。

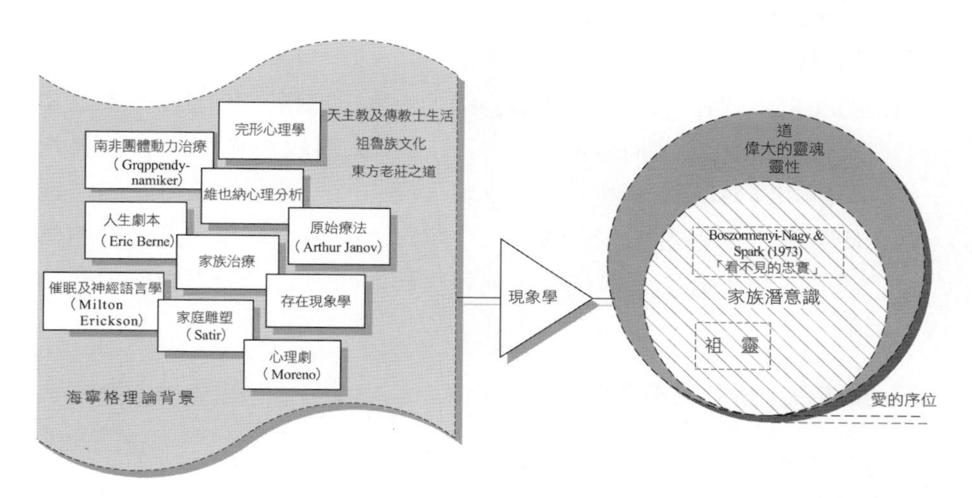

◎圖7-1　海寧格家族系統理論之背景架構及理論基礎（翁淳儀繪製，2007/10/8）

「文化薰陶」方面：海寧格從小受到天主教文化薰陶，過著虔誠的教義生活，而16年南非祖魯族的傳教生活，則使他以現象學的態度拓展視野，洞見西方社會少見的「祖靈」觀念；現象學的薰陶，更使其注意力面對內在，找到巨大寂靜以及更大的整體（totality）。因此他極端推崇老子哲學「無為而無不為」的治療者立場。

「理論思維」方面：Boszormenyi-Nagys「家族脈絡」理論所謂的「看不見的忠實」說明人在潛意識裡，對於平衡、價值和權利的規範，約束著個體進入家庭架構內的角色。這也就是海寧格以「家族潛意識」為家族系統排列的治療架構之來源。

2.何長珠家族心靈排列之特徵

何長珠模式除了採取前述海寧格的基本理念，但在實務上有三點重

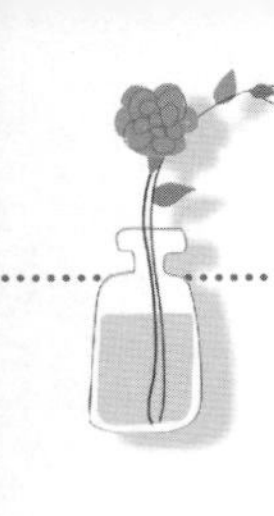

要區別與延伸：

(1)納入心理劇的模式，把家族中的重要他人均納入排列範圍而不是只排當事人，因此使得問題對家中每個人的影響得以突顯出來，所以排列進行後的治療效果也將延伸到所有家族成員身上。

(2)在排列處理過程中納入「祖先或家庭共業」與「個人個業」之觀點，使問題之診斷與處理，能更具焦點（因為海寧格的家族排列只處理前者，而後者尚未處理）。

(3)處理之原則在「真相之揭露」與「公平之取得」，因此並不強調「偉大的道」等抽象觀點，而將工作重點放在和解內容之談判（例如同為嬰靈問題，有的會要求設排位，有的只需母親的接納便可）。「祖先」、「業」、「嬰靈」的概念彰顯中國文化與信仰之內涵，這是海寧格家族排列或其他西方心理治療中所欠缺的部分。

(三)家族系統排列的重要概念

1.家族靈魂（Family Soul）、家族潛意識（Family consciousness）

海寧格在南非祖魯族擔任傳教士16年間，發現祖魯人深信對祖先不敬會招致不幸，因此，當家庭成員遭遇不幸，會被祖魯人視為是祖靈憤怒、懲罰（Lawson, 1985），而諸如「孤魂野鬼」這些曾被排斥的靈魂若能尋回應有的位置，就會安息，從而把能量轉化成為正面的力量，帶來治療力量和好事。這種祖靈的制裁力量撼動海寧格，更重要的是，靈魂不滅的觀念，把家族視為一體，不因死亡而分別兩者的立場，成為家族系統排列中「家庭潛意識」的基礎。

家族中存在著系統式的動力（又稱為「家庭良知」），家庭內的成員有同等的權利去參與、被接受或被認可，否則就會引發下一代的干擾來得到補償。所謂家族的成員即是自己、父母、祖父母、父母的兄弟姊妹，以及任何與家庭成員有關係的人物，例如父母的婚前關係、殺父仇人等。

2.愛的序位

即家族靈魂的規則。海寧格洞察家庭系統內有一定的秩序存在，不可逾越；若違反之，會使家庭系統失衡而引發糾葛。家庭內愛的序位之原則是「父母優於孩子」、「父親優於母親」、「先來優於後到的孩子」；家庭間的秩序則是「新家庭系統優於舊家庭系統」。

3.偉大靈魂（Great Soul）、道（Dao）與祖先或「業」之力量

海寧格認為所謂「偉大靈魂」或「道」能調解二元對立並整合之，在家庭裡結合生者及死者，讓糾葛的家族靈魂得以和解，恢復家族潛意識原有的秩序。體會過與偉大靈魂碰觸的當事人會在剎那間知道，自己與那超越的力量得到和諧一致時的殊勝經驗。但在何長珠的作法中發現，主要是要藉者向祖先或「業」懺悔——和解之歷程，來得到這種解脫之釋放感。

4.「業」的力量

此為何長珠「家族心靈排列」本土模式中的重要概念。依據荷西・史蒂文斯（1999）的看法，業乃宇宙因果之法則；任何經驗只要具有足夠的基本強度都會記錄下來，並且製造出必然與之相對之事來平衡其強度（或者說亦可視為是物理學上作用力與反作用力間的一種現象）。人格（包括情結與靈魂）通常被認為是業力情境下的犧牲品。但人的靈性精神體，在計畫償還業力時（通常在投生前），其實是無所畏懼的，因為心裡知道這是自己該學的功課。

業的蒞臨通常沒有預警，當人陷入業境時，往往會有一種身不由己的感覺，無法保持理性或跳脫此一情境，而當業完結時，隨即會有一種自由與解放的感受，人將變得更為中立。而業完結之意義即在於，對同一問題已能恢復或保持中立，因此才可以朝下一項新的功課繼續前進。換言之，業的發生是用來修改每個人人格印記中的偏頗之處，若當事人不願或不能承認時，業將累積更大的強度，一世復一世地重複出現，直到最後當事人學到接納與寬恕之功課為止。

(四)家族排列的超個人觀點

許多人對家族排列系統的獨特現象產生質疑，這些疑惑包含：「這些代表（角色）怎麼能夠知道當事人不在場家人的感覺呢？」、「代表們為什麼會感受到很強烈的物理的、身體的力量？」、「為什麼在家族系統排列時解決了某一些事情的話，家庭的真實成員也會被影響而改變？」

這些問題的提出，說明此療法的觀點已不在傳統心理治療領域，而是從「心理治療」踏進了靈魂和靈性的經驗場。西方的實務工作者以榮格的「集體潛意識」或「細胞記憶」稱之（Leopold Zondi, Gottesman & Hansen, 2005），認為家族系統排列是一個藉由身體（細胞）記憶之處理而產生改變的心理學形式。也有人以Rupert Sheldrake的「場域理論」為根基（Sheldrake, 1995；Laszlo, 2004），認為同樣的事件只要重複發生幾次，事件就會產生共鳴，形成「型態形成場」，其傳播會超越時空限制，瞬間影響其他場域，因此稱家族系統排列為「場域的智慧」（Albrecht, 2005）。周鼎文（2007；2008）則以「集體潛意識」並結合「細胞記憶」的論點來解釋。海寧格（1999/2002）在實務工作中得到證明：「這裡似乎有種能量場的存在，任何人一踏入了家族排列的能量場中，都可以連結到他們所代表的人的感覺和感知。」而何長珠則認為，人們一旦進入家族系統排列的磁場氣罩中，其氣場即已含載當事人累世之重要訊息，因此無須「超越時空」，而是人本身即置身其中。

(五)海寧格在家庭動力上之洞見

家族治療代表諮商或心理治療史上的轉捩點（Capuzzi & Gross, 2003/2006），有別於之前側重於個人認知、情緒或行為層面之改變；家族治療師著重的是整個家庭系統之改變。海寧格則延續家族治療的原則，提出對家庭動力的新看法，包含家族潛意識（靈魂）與家族良知、真相與被排除的人（陰影）、序位與逾越、施予受平衡，何長珠（2009）則提出第五點—臺灣常見的家排動力，以下分述說明：

1.家族潛意識（家族靈魂）與家族良知

海寧格發現孩子會在家庭潛意識的作用下認同某個人，承接某人的命運，以作為自己的人生劇本；由此可見，沒有解決的問題，會在下一代一再的重複，而家族潛意識的力量則讓人牽連糾葛其中，難以掙脫。此外，家庭內還有集體良知的議題，意指家庭成員會不自覺的承接家庭糾葛，以顯示對家庭的忠誠（海寧格，1998/2001）。周鼎文（2008）也發現，有許多臺灣女性受制於女性集體良知，重複過去經濟貧困時成為家庭「犧牲者」、遭受不公平對待的女性前輩的命運。海寧格稱此為「盲目的愛」。

2.真相與被排除的人（陰影）

Boszormeny-Nagy & Ulrich（1981）的「看不見的忠誠」，照出家庭中隱形的認同議題，認同者常常是被排除在家庭之外的人，也是家庭中被隱藏住的秘密，或榮格所謂之陰影（Svagito, 2006）。當人可以把原本認同的那些祖先放在自己面前時，表示已能知覺到對方，此時若能在意識層面帶著愛及尊敬的意志看著他們，那麼潛意識裡的認同就會消失。何長珠則認為，此即是東西方家族排列面對祖靈最大差異之處，西方重個人，認為「那是你的事」；東方重家族，因此更進一步對家族靈魂提出「我能為你做什麼」才是解決之道。

3.序位與逾越

海寧格說，秩序是早已被排定了的，愛只可以在秩序的範圍內成長。因此「孩子是不能取代他父母的，任何時候，這個孩子要顯得比父母大的時候，那是註定會失敗的，這也是中國人的律則。」同樣的，老大較老二有優先性；夫妻關係優先於親子關係。他又說，所有家庭悲劇都有一樣的排列方式，那就是年幼的人基於「盲目的愛」而「越俎代庖」，逾越了年長人的責任（1998/2001, 1999/2002, 2001/2004, 2003, 2006）。

Svagito（2006）歸納愛的序位，下了這個美妙的註解：如果真的想維持平衡，就必須在給我們生命的人面前做個小孩，在我們選擇一起進入伴侶關係的人面前做個大人，在自己的孩子面前做個父母。

4.施與受平衡

如同作用力與反作用力，施與受的平衡法則提醒我們，人不論做什麼事都會有後果。我們既影響周遭發生的事，也受周遭發生的事所影響（Hellinger, 1998/2001, 1999/2002, 2001/2004, 2003, 2006; Svagito, 2006）。生命有平衡律則，「如果你傷害了某人，某種程度上也傷害了自己。每個人都要，也永遠會要，為自己的所作所為負起完全的責任。」

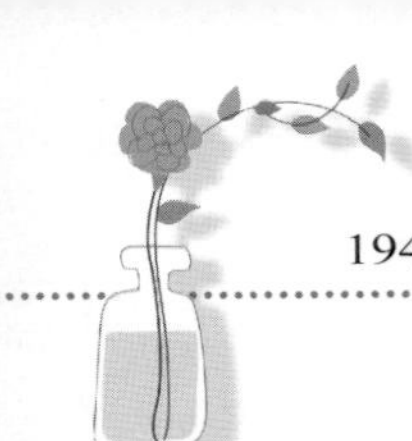

5.臺灣常見的家排動力

何長珠（2007）歸納排列時常見的動力如下：

(1)否認事實真相：如續弦或後妻往往拒絕承認自己是第二位，以及墮胎後的母親對自己和家人隱埋事實（特別如果是在婚前或婚外情中的墮胎）等。

(2)給太多、要太少／給太少、要太多：很多家庭都會出現這類現象，像是無怨無悔、或一邊埋怨一邊處理家事的妻子或母親等。事實上，海寧格在臺灣的家族排列實例中，可以看到有一定比例的個案問題是屬於此一類型之前者，而與其相處的對象則處於相反狀態。

(3)排除某人應有之位置：在中國民俗中，從小被「送養」之孩子（常是養女）通常不受原生家族之認可，因此在宗祠系統上是被除名的；其他如成年前或兒童期意外死亡者亦復如是。在孤獨無依的情況下，實務中常可發現他們會藉著影響後代某位親戚來得到歸屬。在這種情況下，承載者往往會受到不利的影響，例如生病、家庭不和諧或事業不順利等等。

(4)失去先來後到次序的家庭，則可能出現不平的怒氣或詛咒，如已逝世的前妻咒詛後妻子女的運途不順等等。

(5)有能力或有貢獻者不被承認，則有可能導致家庭氣氛之表面和平卻內在緊張之局面。

最後，周鼎文（2006；2008）也從實務工作中發現，臺灣常見的家庭動力有：新生代從婚姻與生育中退縮、明顯的女性集體良知、表達負面情緒的困難、男人常受到原生家庭的牽連糾葛，影響對現在家庭的照料；這或者都是臺灣歷史背景所形塑之氛圍。另外對負面情緒的「壓抑」則與儒家文化傳統「家和萬事興」、「男兒有淚不輕彈」的家庭規則有關；此外，大陸移民來臺等新住民問題，也常見於臺灣家庭系統排列中。

貳　實務活動

實務部分之設計，將以大學生常見的六個主題：一、人際困擾；二、親子關係；三、自我概念；四、學習挫折；五、兩性關係；六、生涯抉擇，做為十八週課程之主要內容；同時並依三種模式所處理問題內容由淺至深之發展邏輯；以社會劇、心理劇、心靈劇為經，六個主題為緯，六週循環一個相關主題，期能深化處理每一主題的意識層面、心理層面與心靈層面。

<table>
<tr><td>社會劇</td><td>❖ 主題一：人際困擾（同性）
子目標：
1.提升成員覺察自己面對同儕溝通發生阻礙時的習慣方式。
2.幫助成員分清「肯定的」、「非肯定的」與「攻擊的」溝通之間的差別，並有主動選擇自己行為方式的機會。
3.鼓勵成員在團體之外使用正向溝通技巧（何長珠，2010）。
暖身活動：
集體朗誦／接力角色
1.集體朗誦：選擇現成劇本的其中一個段落，邀請成員以聲音來扮演劇中角色。
2.接力角色：設定一個特定情境，邀請成員分組選出代表，一組代表演出「傷心生氣」，一組代表演出「造謠中傷」，採即興演出，當成員代表表演卡住時，可以隨時伸手要求換人做演出的接力，抱持即興演出一氣呵成。
3.活動目的在於讓成員熟悉戲劇的習式，對後續的「演出」減少恐懼感。
主活動：
情境舉例：「我感到傷心生氣，因為班上有幾個較好的朋友，表面上總是和我無話不談，同進同出，但是這些朋友，竟然背著我共同在背後造謠中傷，甚至在BBS上張貼傷害A成員的文章。」</td></tr>
<tr><td>社會劇</td><td>❖ 主題二：父母溝通
子目標：
1.協助成員瞭解自己的家庭結構與家庭動力。
2.體會父母的童年，認識父母的「內在小孩」，改變成員心中所內化的父</td></tr>
</table>

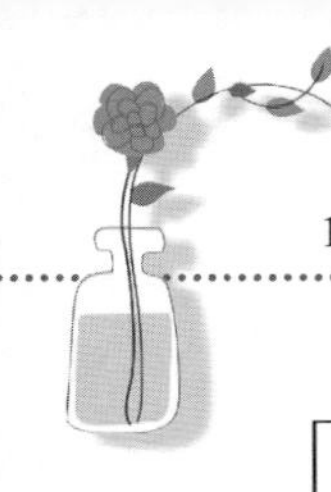

社會劇	母角色（王行，2002）。 暖身活動：家庭樹 1.家庭樹：圖紙上畫出一棵樹，讓成員以他們自己喜歡的方式，將家庭成員安置在樹的各個位置上，並表現出家庭成員的姿勢、面向、狀態，由此看出家庭動力。 主活動： 依家庭樹畫出來的結果類型作分類，教師解釋家庭樹的意義，成員填寫工作單。
社會劇	**❖ 主題三：自我概念** 子目標： 1.協助成員透過量表瞭解自己自我概念各向度上的優勢與劣勢。 2.協助成員設定目標，以幫助自己改善自我意念。（何長珠，2010） 暖身活動：填寫田納西自我概念量表／生活圈子 1.填寫田納西自我概念量表，並解釋量表意涵。 2.生活圈子：每個成員拿到活動單，在活動單的中央寫上自己的姓名與年齡，四周的六個空格分別為生理自我、道德倫理自我、心理自我、家庭、社會自我、學業與工作，簡略寫下自己在此六個生活向度上所認識的自己，並列舉生活事件。 主活動： 每位成員的自我概念有不同的優勢向度，邀請不同優勢向度的成員上舞臺，由其他成員對其提問：優勢之處為何？所帶來的困擾為何？等各種問題。
社會劇	**❖ 主題四：學習挫折與因應** 子目標： 1.給予成員機會討論他們遇到學習挫折的感覺，並提供他們處理這些感覺的技巧（何長珠，2010）。 暖身活動： 1.將成員分為三組，分別是：A書讀不好（缺乏自信）；B不喜歡讀書（缺乏學習動機與興趣）；C不會讀書（缺乏學習方法與技巧）。 主活動： 情境舉例：「成員A向父母要錢繳學費，但父母所收到的成績單顯示成員A的成績很差，因此父母與成員A發生爭執。」配合上述三種組別，發展出不同的劇本演出。

社會劇	❖ **主題五：兩性關係（交往的困難）** 子目標： 1.協助成員思考如何增加自己的吸引力。 2.協助成員澄清自己與他人對親密關係的看法。 暖身活動： 放在黑板上寫出兩性交往的幾種情況：A.交不到男／女友；B.不知如何拒絕／要求；C.一廂情願。邀請成員票選出他們最想瞭解的情況主題，每個主題邀請成員分享相關故事。 主活動： 討論聽到的故事，演出故事。
社會劇	❖ **主題六：生涯選擇（五年後的我）** 子目標： 1.協助成員瞭解重要他人的職業對自己正面或負面的影響。 2.協助成員自我探索，瞭解個人興趣、能力、特質，並以興趣為基礎，選擇目前可進行的發展目標。 暖身活動： 1.每組訪談一位畢業1-5年的學長姐，內容包括學長姐一天的作息、職業、薪水、煩惱、困境等等生活等細節，各是什麼樣的狀況？如果學長姐再回到大學時代，對於大學時代的自己會有什麼調整？我會做出何種新改變？ 2.要求錄影，並在課堂上播放5分鐘影片。 主活動 觀看影片，並在觀影後全班討論。
心理劇	❖ **主題七：人際困擾（分組）** 子目標： 1.協助成員覺察個人在團體內所扮演的角色與感受。 2.協助成員覺察在團體內所扮演的角色，與個人在家庭中的出生序、手足之間的關係。 暖身活動：團體中的角色 1.在團體裡，別人通常顯露出什麼樣的特質，扮演什麼角色？自己又是什麼角色？跟自己的成長經驗的關係為何？以「成員卡通」類型，讓學生做出分類。

心理劇	主活動：公平議題與人性之討論 情境舉例：「因為課堂報告的需要而分組，一起工作的過程中，一直有不愉快的經驗，我的組員分配的工作總是無法如期完成，而且做出來的東西也不能用，連帶拖累其他組員，已經跟他溝通了，他反而生氣乾脆完全不做事。身為統籌的我，只好接手他的工作，把洞補起來，才能通過這次的報告。」憑什麼他可以享有同組一樣的成績？難道能力好的人永遠就得補別人的缺失嗎？
心理劇	**❖主題八：手足競爭** 子目標： 1.瞭解自己在家庭中的「生存法則」（贏得被愛的方式）。 2.瞭解「出生序」與「先天氣質」對於成員在家庭中所扮演角色的影響。 3.轉化舊有行為規則，提升自我價值感（王行，2002）。 暖身活動： 配合主題二的活動單，於家庭樹之下，畫家庭排列圖。兩圖並置進行思考，教師解釋圖形的意義。 主活動： 將成員分成三組，分別為：手足情仇、手足情長、手足形同陌路。演出與討論。
心理劇	**❖主題九：自我概念（攻擊者、拯救者、受害者）** 子目標： 1.協助成員發現對自己的感覺，並瞭解這些看法源自何處。 2.協助成員設定目標，以幫助自己改善自我意念。 暖身活動： 面具：在一張空白面具上作畫，畫出面對人群時的自己，並加以命名。 主活動： 將所有成員的面具排列出來，讓組別挑選至少三個有感覺的面具，演出「攻擊者」—「受害者」—「拯救者」三種角色，演出後討論三種角色所形成的情境與動力。
心理劇	**❖主題十：學習挫折（面對權威）** 子目標： 1.協助成員瞭解過去學習挫折影響成員現在面對權威的態度。 2.協助成員澄清辨別權威者與自己的責任。 暖身活動：說故事的人

心理劇	戴上面具的人，說一段有關國中、國小時跟老師發生衝突的故事。 主活動： 情境舉例「雖然身體虛弱，體育課許多活動無法參加，正是因為不想和別人有所不同，所以有時候我會勉強自己跟上大家，而且從來不請假。有一次肚子非常疼痛，痛到無法參加課前的跑步暖身，此時只好告知體育老師，這是她第一天上課，也是我第一次請假，她以我不尊重她為理由，要求我把那段路『走』完。」我感到受傷無奈，沒有很大的怒氣，卻再也不想跟她接觸了。
心理劇	❖ **主題十一：兩性關係（劈腿）** 子目標： 1.協助成員澄清自己與他人對親密關係的看法。 2.協助成員覺察自己和他人，對於親密關係中安全感的需求。 暖身活動：焦點人物 焦點人物： 角色接受成員的質問，回答出在他的生活方式、所遇到的困難、他的需要、他所面對的挑戰等問題。 主活動： 情境舉例：「我知道我的男友同時擁有另一個情人，他甚至跟我在一起的時候，還會打電話給對方調情，我知道他對我不好，他很自私，我也知道他正在傷害我，可是我就是離不開他。」
心理劇	❖ **主題十二：生涯選擇（生涯追尋）** 子目標： 1.協助成員瞭解自己各個階段的終極神話。 2.協助成員覺察過去的生活經驗所帶給自己的正向力量，幫助成員面對未來。 暖身活動：畫圖／請你聽我說 1.畫圖：畫出走過一段怎麼樣的路才能到達目的地？沿路發生什麼事？有哪些恐懼？如何解決一個困難？ 2.請你聽我說：主角正面臨人生的重要關頭，處於作決定、進退兩難的處境。主角在排在兩行的同學中走過，兩旁的成員提出看法與意見，展示他人如何看待角色的置身處境。

心理劇	主活動： 以Coleader生涯追尋故事為例（在不同領域追尋自我認同），將故事分成五個段落，全體成員也分成五組，作為Coleader演出時的背景，協助Coleader演出。小組成員需要熟悉Coleader各階段的故事大綱。Coleader以舞蹈的形式演出，動作表達貫串每一個階段的終極神話。
心靈劇	**✧主題十三：小團體排列（人際）** 子目標： 1.協助成員瞭解人際困擾與親子關係、自我概念、家庭排序之間的關聯。 2.協助成員瞭解人際關係與個人情結、陰影與大系統之間的關係。 暖身活動：擴大漣漪／生命中的一天 1.擴大漣漪：定鏡，每個角色發出一個聲音（語言或非語言），並且由一個定鏡逐漸演變成另一個定鏡，學員可以決定這個演變過程中，時刻所蘊含的意義。 2.生命中的一天：追溯想像該角色過去24小時經歷什麼事，而發展到現在這個時刻，分幾個場面演繹出來。 主活動： 觀看影片後進行討論。心靈劇的主活動，除了觀看影片進行討論之外，亦可根據成員的狀態進行彈性調整，做團體、家庭等各種問題的小型活動排列。
心靈劇	**✧主題十四：親子關係** 子目標： 1.瞭解父母的內在小孩，以及父母在原生家庭、整個家族系統中的位置與處境。 2.協助成員瞭解成員的家庭、父母的原生家庭與整個家族之間的關聯與動力運作。 暖身活動：角色互換 角色互換：當一人所扮演角色演不下去時，兩人互換角色演，將對話進行下去，參與者可以在同一件事情上經驗兩種角度。 主活動： 觀看影片後進行討論。

心靈劇	❖**主題十五：自我概念** 子目標： 1.協助成員瞭解自我概念的形成源自於家庭親子關係，並後續影響成員的人際關係、學習挫折、兩性關係與生涯選擇。 2.協助成員設定目標，提升自我價值感。 暖身活動：目擊證人 目擊證人：聲稱敘述客觀事實的獨白，其實是角色的帶有情緒成分的主觀憶述。 主活動： 觀看影片後進行討論。
心靈劇	❖**主題十六：學習挫折** 子目標： 1.協助成員澄清辨別權威者與自己的責任。 2.給予成員機會討論他們遇到學習挫折的感覺，並協助成員瞭解學習挫折源自何處。 暖身活動：定鏡與時間線 定鏡與時間線 小組創造一個定鏡置於時間線的中間，時間線的前後各自其他成員，以某種動作姿勢表現出其他事件對中央定鏡的衝擊影響，以及未來的選擇。活動亦可變形發展，由定鏡與時間線發展劇情與對白，在演出時可暫停、慢速播放或重播。 主活動： 觀看影片後進行討論。
心靈劇	❖**主題十七：兩性關係（選擇男女朋友、墮胎、同性戀）** 子目標： 1.協助成員瞭解兩性關係與家族系統、父母原生家庭之間的關係，以及家族系統對自己的影響。 2.協助成員瞭解自己對於關係選擇的價值與需求。 暖身活動：溫馨大時代 溫馨大時代：成員準備兩場戲，一場私人的故事（於前景，或是內圈）、一場時代背景故事（於後景，或是外圈）。兩場戲同時上演，可分兩次演出，第一次只有內圈人有對白與聲音，第二次只有外圈有對白演出。目的在於將私人故事放到更大的環境背景來檢視。

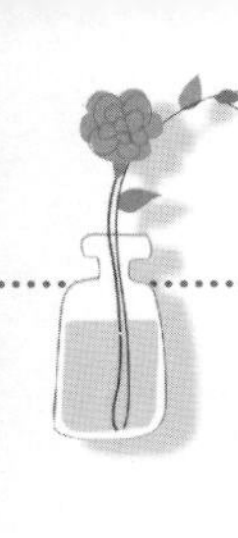

心靈劇	主活動： 觀看影片後進行討論。
心靈劇	❖ **主題十八：生涯選擇（前途排列）** 子目標： 1.回顧整體課程內容，協助成員整理自己的成長與改變。 2.協助成員覺察過去的生活經驗所帶給自己的正向力量，幫助成員面對未來。 暖身活動：文化戲劇串燒／牆上有耳 1.文化戲劇串燒：將之前成員所記得的重要戲劇片段，整合演出，作為課程回顧。 2.在舞臺中間創作一個定鏡，其他人排成四堵人牆，扮演牆壁的學員發出曾在劇中出現過的對白、聲音，讓整個空間發出迴旋重置的效果，讓成員回想起在課程中曾經發生的重要事件。 主活動： 觀看影片後進行討論。

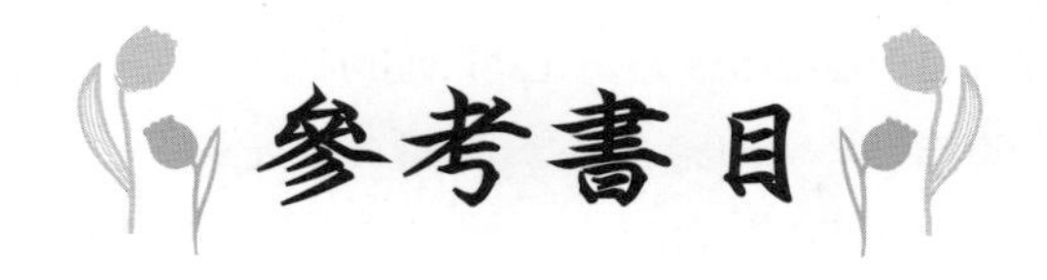

◆中文部分

王行（2002）。**家族歷史與心理治療——家庭重塑實務篇**。臺北：心理。

何長珠、翁淳儀（2009）。**家族系統排列——心理與心靈治療的本土模式**。論文發表於第一界地區性國際學術研討會，臺灣。

何長珠（1997）。**心理團體的理論與實際**。臺北：五南。（原著出版於2003）

陳珠璋、吳就君（1983）。**從演劇到領悟——心理演劇方法之實際運用**。臺北：張老師。

張曉華主編（1996）。**戲劇治療創作研習營：濟公問「症」**。臺北：中華戲劇學會。

游明麟（2006）。**心理劇對情緒失落成人轉化學習之研究**。未出版之博士論文，國立臺灣師範大學社會教育學系，臺北。

趙如錦（2000）。**心理劇發展歷程之研究——以三齣心理劇的過程研究為例**。未出版之碩士論文，國立臺灣師範大學教育心理與輔導研究所，臺北。

Blatner, A.（1998/2002）。**心靈的演出**（吳嘉琪等譯）。臺北：學富。

Blatner, A.（2004）。**心理劇導論**（張貴傑、孫丕琳、陳靜美、陳俊光、林慈玥、曾立芳、梁淑娟、吳月霞、林瑞華等譯）臺北：心理。（原著出版於2000）

Hellinger, B. & Gabriele, T. H.（1999/2002）。**家庭系統排列學之一切如是**（凌永康譯）。香港：一學堂。

Hellinger, B.（2001/2004）。**愛的序位**（霍寶蓮譯）。臺北：商周。

Hellinger, B.（2003）。**家族排列之道——海寧格大師2002年督導課實錄**（周鼎文主編）。臺北：海寧格管理顧問。

Hellinger, B.（1998/2001）。**家族星座治療**（周鼎文譯）。臺北：張老師。

Karp, M., Holmes, P. & Tauvon, K. B.（1998/2002）。**心理劇入門手冊**

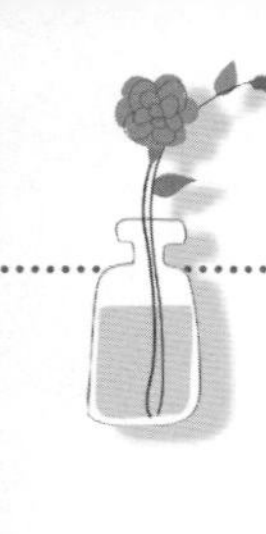

（陳鏡如譯）。臺北：心理。

Kellermann, P. F.（1992/2008）。**心理劇的核心——心理劇的治療層面**（歐吉桐、韓青蓉、陳信昭譯）。臺北：心理。

Landy, R. J.（1998）。**戲劇治療——概念；理論與實務**（李百麟、吳士宏、吳芝儀、曾蕙瑜譯）。臺北：心理。（原著出版於1994）

Minuchin, M. & Nichols, M. P.（1992/2000）。**回家**（劉瓊瑛、黃漢耀、魯宓、馬英譯）。臺北：張老師文化。

Minuchin, M. & Wai-Yung, L.（1996/2003）。**學習家族治療**（劉瓊瑛、黃漢耀譯）。臺北：心靈工坊文化。

Morganett, R. S.（1990/2010）。**青少年團體諮商——生活技巧方案**（張子正等譯）。南京：江蘇。

Neelands, J. & Goode, T.（2005）。**建構戲劇——戲劇教學策略70式**（舒志義、李慧心譯）。臺北：成長文教基金會。

Jones, P.（2002）。**戲劇治療**（洪素珍、楊大和、徐繼忠、郭玟伶譯）。臺北：五南。（原著出版於1996）

Emunah, R.（2006）。**從換幕到真實——戲劇治療的歷程、技巧與演出**（陳凌軒譯）。臺北：張老師。（原著出版於1994）

Satir, V.（1989/2006）。**聯合家族治療**（吳就君譯）。臺北：張老師。

Satir, V. M.（1980/1983）。**家庭如何塑造人**（吳就君譯）。臺北：時報文化。

Satir, V., Bamnen, J., Gerber, J., & Gomori, M.（1991/1996）。**薩提爾的家族治療模式**（林沈明瑩、陳登義、楊蓓譯）。臺北：張老師。

◆英文部分

Cohen, D. B. (2006). Family constellations: an innovative Systemic phenomenological group process from Germany. The family journal: counseling and therapy for couples and families, 14(3), 1-8.

Hellinger, B. (2006). *No Waves Without the Ocean*. Heidelberg: Carl-Auer-systeme.

Homeyer, L. & Defrance, E. (2005). Play therapy in C.A.Malchiodi (Ed.), *Expressive Therapies*. (PP.141-162). New York: Guilford Press.

Lawson, E. Thomas (1984). *Religions of Africa: Traditions in Transformation*. San Francisco: Haper & Row.

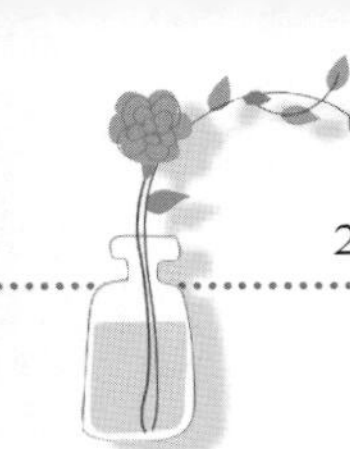

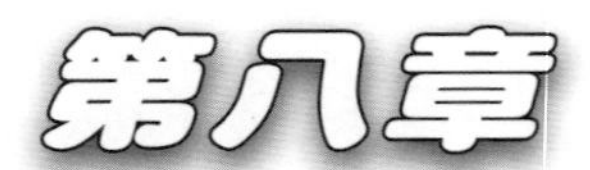

沙遊治療

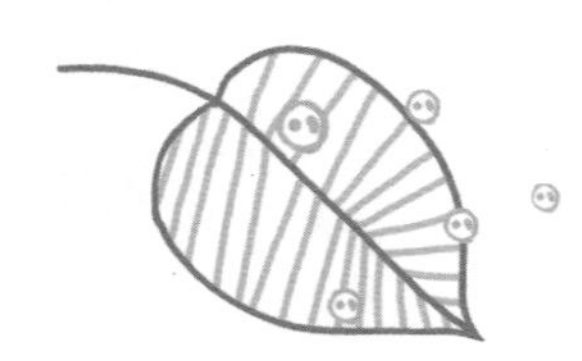

何長珠、廖珩安

壹 理論介紹

一、定義

沙遊治療（Sandplay Therapy），簡稱沙遊，是一種不需使用語言即能進行的深度心理治療，創始者為Dora Kalff，採用心理學家榮格（Jung）的觀點作為沙遊的理論基礎。

沙遊因其具備非語言性、觸覺性、核心視覺、多向度、不需技巧、無威脅性等多種特性（Donelan, J.A., 1999；Hunter, L.B., 1995；吳珍梅，2003），特別適用於兒童的心理治療工作，因當創傷發生在童年期時，以語言來說明事件的發生以及痛苦，對孩童而言，有時是很困難的，而Hunter說：「沙遊是活躍而看得見的語言。」（Hunter, 1995）孩童藉著沙遊的過程，不需言語，即能活化潛意識的天生療癒力量，退化到過去經驗後帶出療癒和整合，使孩童於沙遊中發現內在力量，將此成功經驗應用於其他方面（Hunter, 1995），從受害者轉變成創造者。而Dora Kalff則認為健康的自我是孩童最重要的發展任務，有困擾的孩童，往往是經歷了依附的創傷致使自我功能損傷，在沙遊中，孩童有機會可以療傷，且可以藉著幻想的表達發展自我控制的能力（何長珠，2002）。

沙遊，可為診斷工具，亦可為治療方法。各心理治療學派對於沙遊有其不同的看法：行為治療學派將沙遊視為診斷工具，用來診斷其起點行為及適應不良的症狀；精神分析學派認為沙遊可用來發現潛意識中的衝突；榮格學派認為，沙遊可用來檢視個體化的過程；完形學派認為，沙遊用來分析背景及形象，且透過一些規則來解除其對立之狀況；個人中心學派認為，可藉沙遊營造出接納之氣氛，使孩童能達到自我調適及自我實現；而家庭諮商員則認為，沙遊利用沙子，使孩童藉其表現出家庭系統之邊界、結構及功能障礙之部分（何長珠，2002）。

二、沙遊的歷史發展

1. 1911年，H.G.Wells寫了一本名為"*Floor Games*"的書，內容敘述兒子們藉由以小兵為媒介的地板遊戲，解決了手足之間與家庭成員之間的問題。
2. 1929年，英國小兒科醫師Margaret Lowenfeld在倫敦兒童心理機構中設立沙盤，並準備水和塑造的器具，還有裝在箱中的玩具，把玩具和沙子遊戲一起運用，創始了「世界技法」（World Technique），又稱做「世界遊戲」（Worldplay），此乃沙遊的前身。
3. 1950年代，榮格學派分析師Dora Kalff跟著Lowenfeld學習，她融合了「世界技法」、榮格理論、藏傳佛教之東方哲學思想，以及Neumann的理論，發展出「沙遊」（Sandplay）。Kalff的榮格學派沙遊已成為當今沙遊的主要取向。
4. 1980年代早期，De Domenico運用不同形狀、尺寸的沙盤對正常學齡兒童進行現象學的研究，她稱之為「沙盤－世界遊戲」（Sandtray-Worldplay）。De Domenico已經發展出適用於個人，同時也適用於聯合沙遊會談的格式。

三、主要內容

沙遊空間

(一)沙遊室

沙遊治療並非在任何空間都能進行，需要有一個與外界隔絕、有保護性的獨立隱蔽空間，使個案能在沙遊治療進行時完全的放心。沙遊室內另應附有可擺放小物件的玩具櫃以及沙盤（見圖8-1）。

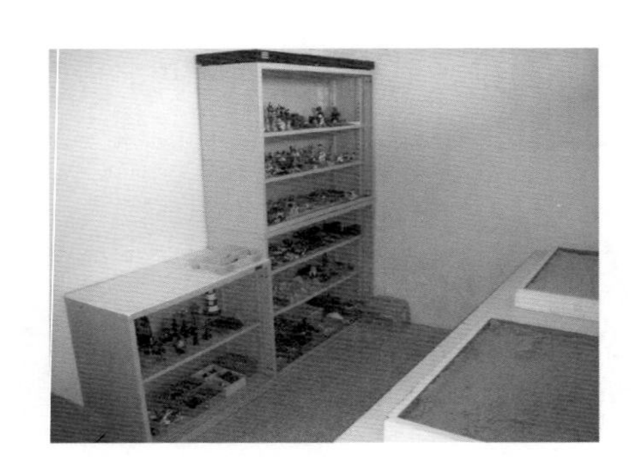

◎圖8-1　沙遊室相片

(二)沙盤

Kalff使用尺寸為57×72×7公分的無蓋木製沙盤。Kalff認為沙盤內側應漆上藍色，可代表天空與河海；而沙盤中所裝的沙子，可當成泥土，代表大地。乾沙盤、濕沙盤可各準備一份，以便使用者選擇。

(三)小物件

小物件可讓個案不需特殊技巧即可出創造複雜多變的沙圖件品，小物件的種類與內容並無標準化規定，以個案需要來考量即可，不同的小物件應分門別類擺放於櫃中，數量不一定要多，但類別必須齊全。在此建議小物件分類可以約略分為人物、動物、植物、礦物、建築、交通、家庭、特殊、其他等九類。

沙遊治療進行步驟

(一)確立治療時程及目標

在沙遊治療進行前，應與個案先確立治療時程及目標，如短期治療，可設定進行十次沙遊歷程，每週一次，每次30～40分鐘。

(二)介紹沙遊

在個案進行沙遊前，先介紹沙遊進行的過程。指導語範例如下：

「歡迎你來到這間沙遊室，它是等會兒沙遊進行的40分鐘內專屬於你的地方，為了不要讓別人打擾，我會將門關起來，但在過程中，你如果想要離開這間沙遊室，隨時可以離開。

這裡有兩個沙盤和一櫃子的小物件，請你在乾沙盤和濕沙盤中選擇一個你想要使用的沙盤；如果你選的是濕沙盤，旁邊水桶中有水，是你可以加到沙中的。請你按照自己的意思在沙中建造世界，做出任何場景、圖像，或是創造任何的故事，想到什麼就做什麼。如果你需要表示河、海或是池塘，將沙子撥開你就會找到，而旁邊的藍色則可以代表藍天；這裡的小物件是經過分類擺放的，你可以選擇對你有吸引力或正向的小物件，也可以選擇一些你所討厭或是負向的物件，或者都不用，不管你做什麼，都沒有對與錯。

假如你找不到想要的東西，可以問我，我可以告訴你在哪裡可以找到；在你做沙圖的時候，除非你需要我的幫助，否則我會保持沈默；而在你完成沙圖後，請告訴我你完成了，我會將你最後完成的沙圖拍起來，也將你的沙圖故事記錄下來。如果你準備好了，就可以開始。」

(三)創造沙圖

在個案創造沙圖的過程中，治療師應在旁陪伴，選擇一個不會妨礙個案創造沙圖，又可以看清楚個案創作過程的位置坐著，觀察記錄，且在個案創作的過程中保持緘默。

(四)敘說沙圖故事

在個案完成沙圖後，邀請個案就其所創作的沙圖敘說沙圖故事。

由治療師自己去解釋沙圖的象徵是件危險的事，不建議治療師就個案的沙圖與個案討論其象徵意義或意向。

(五)記錄沙圖

最後，用相機將沙圖拍攝下來，製作沙遊記錄表（見「貳、實例介紹」表8-2）。沙圖是個案創造出來的世界，在個案離開沙遊室前，應保留這個世界，讓個案可以將之完整的放在心中，待個案離開沙遊室之後，才拆除沙圖。

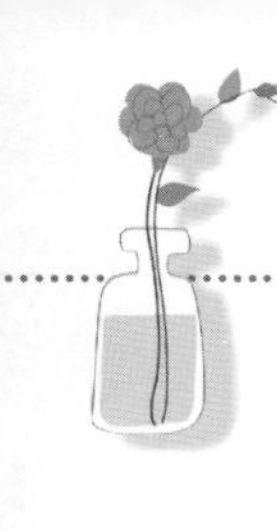

治療師角色

治療師與個案之間的關係是治療的關鍵，治療者主要的角色是一個觀察者，要營造一種自由且被保護的環境，它如同是一個心理性的子宮，提供個案自由且受保護的治療氣氛；治療師並且要給予全然的接納與無條件積極關懷，使個案通過向內投射，激發個體化在沙遊中出現。在玩沙時，治療師應儘量不設定規則，將口語反應減至最低，且不在沙遊作品中做立即的解釋與辨識沙遊作品的真實意義，以維持能量的流動與治療關係的建立，並促進治療的效果。

沙遊限制

Hunter, L. B.（1995）認為沙遊因其無威脅性的特性，適用於兒童做深度的心理工作，但有些學者則認為，沙遊很適合孩童的心理治療工作，但有其條件限制，如Dallett即認為重度情緒障礙的個案不適合做沙遊治療，因其無法對真實世界與想像中的世界做明確區分；而Vinturella與James發現，不適用於情緒極端困擾的孩子；Boik & Goodwin也認為，對沙遊強烈抗拒、嚴重情緒困擾、較年幼的兒童，以及在治療工作中隨時會發生危險需要時時注意者，都不適合進行沙遊治療（陳碧玲、陳信昭譯，2001）。

沙圖主題評估

沙圖的主題乃為一種意象，能呈現或投射出個人的問題與需求，顯現出治療的進展與心靈的狀況。Zinni認為經歷情緒壓力的孩童，其沙圖作品的確會不同於其他無特殊情緒壓力的孩童（Zinni, 1997）。何長珠認為（何長珠，2002），隨著年齡的增加，有些特定的現具和主題會出現，例如所有年齡層都會用到人（除以動物或叢林等當作人外）；5歲以前吃的主題非常普遍；5歲以後常用到農場景象；5～8歲間對交通工具有強烈興趣；7歲開始一致會用到樹。Mitchell（2002）指出沙圖的主題可依受創期與療癒期而有不同的呈現，見表8-1。

◎表8-1　沙遊治療過程之主題呈現

受創期主題呈現		
主題	說明	舉例
1.混亂	無計畫、秩序，無條理，安排沒有結構性。	將物件直接丟入沙盤中；忽略界限；物件雖小心的放置，但卻雜亂無章。
2.空白	使用物件有所保留，沒有生氣，缺乏能量與好奇心。	一棵死樹擺放在一個幾近空白的沙盤一角。
3.分裂	個別物件或是群集單獨呈現或被圍困、關在籠中。	大象的群集由下至上直線擺放，將孩童與母親區隔開來。
4.受威脅	威脅或害怕出現，對於過往傷痛經驗無力解決。	攻擊型猛獸圍繞著沒自我保護力量的孩子。
5.受創	物件出現傷害或是被傷害的過程。	纏著繃帶的男人躺在擔架上；牛仔被放在恐龍的口中。
6.疏忽	物件被隔離，遠離任何可能的支持。	一個小嬰孩被放在過高的椅子上，但他的媽媽卻在隔壁房裡睡覺。
7.隱藏	物件被埋或藏在視線看不見的地方。	房子後方藏了一把槍；樹底下埋了一個女巫。
8.傾倒	物件傾斜或是倒下。	一個站立的懷孕婦人被面向地面的倒放。
9.圍困	阻礙新的成長。	一艘小船駛入新的池水中，但卻被軍隊給圍困著。
療癒期主題呈現		
主題	說明	舉例
1.旅程	沿著一個路徑或是繞著一個中心移動。	馬沿著軌跡走；土人划著獨木舟沿溪而行。
2.架橋	使物件連結，或連接兩側。	在地面與高樹之間放置梯子；在天使或惡魔之間放置橋梁。
3.能量	明顯呈現強烈的熱情與生命力。	作物生長；使用機械完成一項任務；飛機由跑道起飛。
4.深入	更深入程度的發現。	製造空地；挖掘寶藏；鑿井；探勘湖泊。
5.生育	出現新的發展。	嬰孩誕生；花開；鳥蛋孵化。
6.滋養	提供生長或是發展需要的支持或協助。	母親餵養孩子；家庭成員相互支持；護士照料病人；食物的出現。

療癒期主題呈現		
7.心靈	宗教或是心靈的象徵物出現。	超自然生物；令人崇敬的神聖物件；佛像俯看一對新婚夫婦。
8.重新建構	沙或物件做了新的改變。	沙被移動去堆成一座陸橋或是一個類似月球的表面；用路邊撿來的樹枝自己造房子。
9.中心	結合對立，使物件有均衡美的放置在沙盤中央。	男人與女人結婚；沙盤中出現「曼陀羅」。
10.整體性	整個沙盤涵蓋了組織性的意念，以整體性質來表達。	動物園的一天；球賽；抽象的結構統整了整個沙盤。

四、沙遊過程中之潛意識流動五型態

榮格高度的重視潛意識，他相信潛意識中蘊藏許多能量可以進行個體的轉換（Bonds, 1995），他曾說，潛意識與意識間所產生的衝突只能靠象徵來解決，潛意識藉由象徵的呈現帶到意識層面，心理的療癒即產生，而沙遊之所以能夠療癒人的心靈，亦即是藉此功能。

在沙遊過程中，潛意識一旦浮現，個案彷彿進入了另一個空間——沙世界，如同著了迷般。在這著了迷的瞬間，我們可以感覺到個案身上有一股能量流過（或許是眼神改變，或許是出現一抹笑容，或許是臉上閃過亮光），似乎是「潛意識上了身」，因為沙圖創造完成之後的訪談裡（處在意識狀態中），個案常對於自己為何使用某種小物件或為何如此擺設說不出所以然，一旦潛意識能量上了身，原型的象徵可能隨之出現，心理的療癒即順應而生。而在沙遊過程中，潛意識如何與何時呈現是相當重要的，而整個沙遊進行的過程亦可視之為潛意識流露的過程。

創造沙圖的過程中，潛意識流動過程約略可分為由易至難（快至慢）的五種型態（廖珩安，2007）：

和諧型

此類個案在創造沙圖的過程與沙圖的結果呈現，是較和諧平順的，因其意識與潛意識層面原本即是和諧且能量流動順暢的，所以潛意識要浮現沒有困難。

取代型

此類個案，可能會在一開始很快的選用一些小物件，而後會將之拿起，更換其他的小物件，經歷一、兩次或數次的更換過程，感覺上乃是潛意識層面慢慢的浮現，取代原本意識層面的過程。

轉折型

此類個案一開始創造沙圖的過程內容與和諧型無異，但會在其後出現轉折，沙圖中可能出現較多負面議題內容，可能是潛意識開始流露，過往的創傷或情結在此時展露出來。

衝突型

此類個案會用較長時間撥弄沙，而後才開始創造沙圖，似是待潛意識層面與意識層面的衝突解決，潛意識層浮現，才能在沙上將之表現出來。

禁錮型

此類個案如同當機般的在沙遊室中無法動彈，無法創造任何沙圖，明顯的顯現內心產生極大的衝突，可能是意識層面的防衛強烈到使潛意識無法突破浮現出來，或是無法承受面對自己壓抑已久而即將浮現的潛意識層。

五、沙遊治療相關研究

國內沙遊治療相關研究

(一)關於兒童行為問題之沙遊研究

林明清（2002）在其「一位注意力缺陷過動症兒童的沙戲治療程分析研究」中，以一位國小二年級的注意力缺陷過動症兒童為研究對象，進行十六次的沙遊治療，以探討注意力缺陷過動症兒童如何運用語

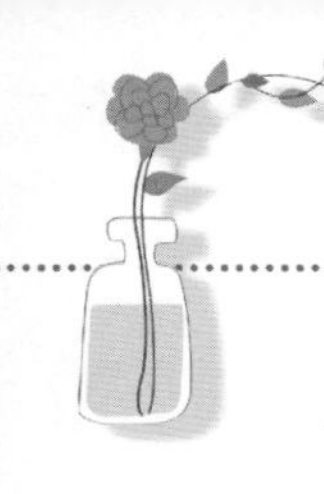

言、非語言的行為與治療者互動，如何使用沙和小物件來表達內在經驗，以及沙戲作品與問題行為的改變。研究結果發現，個案的注意力不集中、過動、衝動等問題行為的確有改善。個案以不同的場景表達出他與家庭、手足及同學的關係，且呈現他對愛與隸屬、控制、成就感、外在鼓勵及宣洩衝動的需求。個案使用之小物件大多具有強大的能量，包括象徵原始本能衝動的野生動力、象徵機械能量的汽車，以及象徵正向男性力量的攻擊性武器。由個案在空間布置的變化象徵可見：沙遊經驗能協助當事人之潛意識問題浮現到意識層面、內在進入外在世界，以及內在世界與外在世界的衝突。而在治療過程中，個案由口語表達能力之欠缺，有可能轉變為沈默對抗或甚而對治療者出現粗俗話語以及攻擊的舉動。

施玉麗（2003）之「行為疾患兒童之沙遊治療歷程分析研究」，此研究之研究對象則有三位，包括兩位具品行疾患的國小六年級兒童與一位具對立性反抗疾患的國小五年級兒童，進行二十四次沙遊治療，以探討行為疾患兒童的沙遊歷程。研究結果顯示，三位受試兒童的行為問題在治療結束時均得到改善，但在追蹤期時，有一位退回到治療中期的水準。在沙圖主題分析方面，沙圖呈現較多正向主題內容，即使出現負向主題內容，兒童亦能運用內在能力（創造力）來協助自己；而在階段發展方面，沙圖藉戰鬥階段整合達到本我和諧發展，但未達到新自我的發展。在個體化分析方面，兒童未能完成個體化目標，但因個人經驗、特質不同，而各自發展具特象的個體化內容。

周惠君（2004）於其「一位選擇性緘默症兒童在沙遊治療之改變歷程研究」中，以一位國小三年級的選擇性緘默症兒童為研究對象，進行二十次的沙遊治療，探討其改變之歷程。研究結果顯示，此個案在母子互動、與人交往、同儕關係、外在的知覺都有正向轉變的跡象，言語表達的行為也增加了；而在沙遊治療的發展階段，則由探索、宣洩、自我滋養到意識和潛意識的流通，而沙遊程中始終未取用人偶，也顯示其緘默造成與人相處上的問題。

游春如（2005）在其「一位退縮與人際孤立女童沙遊歷程與成效之研究」中，以一位國小三年級女童為研究對象，進行二十次的沙遊治療，探討其自我關係與人際關係的轉變，瞭解其人際關係發展效果，並且探討個案的沙遊發展階段與表現特徵，而研究結果顯示：在人際關係方面，個案之人際孤立現象獲得改善；沙遊呈現出四個發展階段——弱小自我階段、對抗自我階段、壯大的自我階段及獨立的自我階段；而在沙遊表現特徵方面，有沙與水的大量使用、物件使用數少、呈現驚嚇和躲藏的意象、隱藏物件的呈現及食物滋養成長需求。

(二)關於受創經驗兒童之沙遊研究

陳慧鴻（1999）在其「沙箱治療對受虐兒童生活適應之影響歷程研究」中，以一位國小六年級男生為研究對象，進行為期兩個月，十一次的沙箱治療，探究其與治療者的互動、使用沙及玩具的內在經驗，以及沙箱治療前後生活適應的改變。研究結果發現，個案的確增加了對治療師的信任感，內在經驗的轉變顯示人格的成長與統整，而生活適應情形亦有進步的趨勢。

陳淑珍（2002）在其「一位受虐兒童在沙戲治療歷程之分析研究」中，以一位國小二年級受虐女童為研究對象，進行十六次共22個沙戲作品的沙遊治療，探討受虐兒童在沙戲歷程中所呈現的沙戲特徵，作品階段與故事內容、主題的發展，及個案的改變。研究結果顯示，個案利用沙與水，創造多種想像和內在需求，也藉小物件的擺放、組合、拆解，表現內在經驗及受虐兒童的遊戲主題特徵。個案在歷程中利用修復議題暗示母親形象之修復，未直接呈現出創傷事件經驗，但呈現恐懼不安與不信任感，且傾向以攻擊防禦來達到自我保護。沙圖作品由初期的混亂、衝突階段，到中期的分裂統整階段，進而到後期的再生的意義與分離焦慮階段。故事主題與內容則以攻擊呈現內在需求及家庭議題居多。

紀彩鳳（2004）在其「一位性侵害兒童在沙遊治療中的改變歷程」研究中，以一位被性侵的女童為研究對象，進行三十一次的沙遊治療歷程，研究者由其沙圖中找到三大主題脈絡進行分析，以瞭解個案在沙遊歷程中的改變。研究結果顯示：個案呈現出由創傷走到復原的歷程，歷程中經歷了滋養、產生動能、有秩序、轉化、覺察力增加、互動越來越自然等。

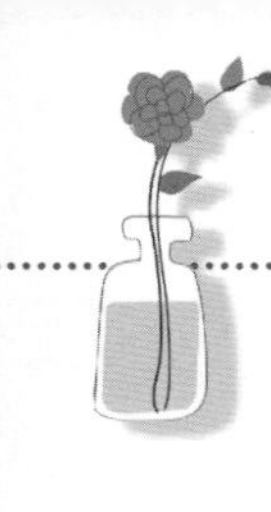

(三)關於身體障礙兒童之沙遊研究

梁健行（2004）在其「聽覺障礙兒童在沙遊治療中的沙遊特徵與自我改變歷程之研究」中，以一位二年級的聽覺障礙兒童為研究對象，進行十次的沙遊治療，探討其沙遊特徵與自我改變歷程。研究結果顯示，聽障學生的沙遊作品完成時間短、小物件使用數量及種類較少、多用濕沙、重複使用交通工具、人與柵欄，發展階段先戰鬥，而後動植物，適應團體階段則穿插在其中與最後。故事與作品內容，由外在、分隔、對立、模糊、戰爭、弱勢，趨向於內在、整體、適應、創造、和睦、強大。遊戲型態為靜態沙遊，由下而上點線面逐步充實，且以戰爭開始，經過區別障礙破壞，再趨於創造歡樂。此個案的自我在沙遊空間位置呈現V字形往返，未固定於哪一個特定區域。而改變歷程方面，個案的自我由初期的對抗、模糊、弱勢，進入中期的覺察、管制、聯繫，再轉為轉折期的探索、衝撞、徹回，進入後期的釋放、理解與調節。

(四)關於父母離異兒童之沙遊研究

鄭夙寧（2002）在其「父母離異兒童在沙戲治療中改變歷程之個案研究」中，以一位二年級的父母離異兒童為研究對象，進行十六次沙遊治療，以探討父母離異兒童在沙遊歷程中的故事主題、故事內容、自我概念、壓力、情緒與生活適應的改變。其研究結果顯示，個案的沙圖故事主題與內容由衝突趨向平靜，個案的內在經驗有所改變，統合我有所成長，且個案也能適度的釋放自己的情緒，且慢慢瞭解如何處理壓力，生活適應已有良性的改變。

(五)成人沙遊研究

吳珍梅（2003）在何長珠指導下，完成的「國小女教師工作與家庭之研究：從沙圖作品象徵意涵與女性主義觀點來分析」的博士論文研究中，針對18位國小女教師之一次主題沙圖與訪談進行質性研究，以沙圖作品象徵意涵與女性主義觀點來分析國小女教師的工作與家庭，其結果發現：沙圖創作可以協助提供受訪女教師反省以及回顧自己的過往經驗，增進對自己的瞭解，亦可提供問題解決的管道，並且帶來快樂與滿意，及協助訪談的循序漸進。在沙圖作品的象徵意涵方面，研究發現女教師會以「方形保護」的家庭世界與「圓形開放」的工作世界來呈現家庭與工作經驗的差異，以「橋梁道路」的擺設來連結統合家庭與學校的路徑，顯示女教師生涯中的家庭與工作並行發展與同等重要，並非以犧牲工作來成就家庭的單一規劃；而「橋梁道路」亦有超越傳統女性意象的意圖，帶出職業婦女的新原型。在自我主體意識方面，受訪女教師則以「松樹」的教育深耕與「向日葵」的神奇力量來顯示女性的自我意識主體，意圖轉化女教師傳統順從的角色，抗拒本身半專業的生涯地位，重新建構自己所詮釋的教師角色與功能。

陳瑀婕（2006）在其「適應不良到性別認同——一名役男的沙遊治療歷程研究」中，針對一位服役期間嚴重適應不良的成年男性，進行十三次，每次50分鐘的沙遊治療，以探討成年男性在沙遊治療中的改變歷程。其結果發現，研究對象經過沙遊治療後，展現出陽性能量與肯定自我價值的訊息。且沙圖之主題由壓抑、負向性的「暗示創傷」進展到「朝向療癒」，而代表自我的物件演變亦由死亡到充滿能量與活力，皆透露出朝向復原的訊息。

蘇芸仙（2007）在其「大學生運用沙盤表達自尊故事之敘事研究」中，透過立意取樣，邀請三位大學生，接受十二次的個別諮商，以沙盤來表達自尊故事。透過敘事研究的整體—內容以及整體—形式分析其自尊故事內容，且進行跨個案的綜合分析討論。其研究發現：研究參與者的自尊故事內容包含人際關係、自我探索與生涯發展；研究參與者自尊故事的重要主題包括：(1)我在意他們的對我的評價；(2)我希望自己是重要的；(3)我要的是尊重；(4)我要堅持到底；(5)我珍惜自己的特質。且研究參與者的自尊故事發展走向皆傳達著浪漫劇所具有的力爭上游並努力堅持之精神。

(六)橫斷式之一次沙圖研究

廖珩安（2007）在何長珠指導下所做的「憂鬱傾向國小六年級兒童第一次沙遊之沙圖特徵與憂鬱改變效果之初探研究」中，以40名兒童為施測對象，進行一次沙遊的研究，研究結果發現高憂鬱傾向國小六年級兒童第一次沙遊之沙圖與沙遊過程之特徵有：沙圖中小物件之人物種類數較多；沙圖中使用嬰兒、老師與學生、乳牛等小物件；沙圖呈現

「圍困」、「滋養」主題，或使用小物件但仍將沙圖的大部分呈現出「空白」，又或沙圖中出現嬰孩（「生育」）但又伴隨有死亡、疏忽隔離等負面意象；沙圖故事出現「死亡」、「對比」、「溫馨家庭」、「學校生活」、「悲傷沮喪」、「逃離」等議題；代表自己之小物件多放於沙圖左方；在沙遊過程中，有哭泣、焦慮不安、興奮急躁等特殊情緒反應；在沙遊過程中，幾乎不碰觸沙子或避免碰觸沙子；創造沙圖之潛意識流露過程，則呈現「轉折型」、「衝突型」、「禁錮型」等類型；且發現第一次沙遊對於高憂鬱傾向兒童的憂鬱狀態改善，有相當成效。

國外沙遊治療相關研究

在美加碩博論文方面，近十年研究方向大致分為三個方向：(1)為對沙遊治療師所做之問卷或訪談研究；(2)以一次沙遊方式，進行橫斷式研究；(3)以縱貫式研究方式，走短期沙遊歷程，觀察個案之變化。

(一)針對治療師之研究

許多的研究針對沙遊治療師進行問卷或訪談，如Shuell, M. E.（1996）亦針對治療師進行問卷調查，發現大部分的沙遊治療師認為沙遊有其本身的功能，不需配合口語治療，但許多治療師亦會搭配口語工作來進行治療。治療師認為闡明或知覺瞭解在沙遊中是次要的。移情是治療師期待在創造的沙景中所看到的。ISST的會員都依循 Dora Kalff 的不介入觀點在從事沙遊。

Turner, B. A.（1998）針對14位自願接受SIA訓練的沙遊治療師進行質量並重的研究，比較前後測兩個沙圖，且以半結構式訪談來分析SIA訓練的效用。多數受試者認為，SIA是有效的分析工具，適合新治療師使用，且適合象徵過程的量化。

Donelan, J. A.（1999）針對ISST（International Society of Sandplay）成員所進行之問卷調查研究，ISST成員表示，沙遊在心理治療過程的確有其獨特的貢獻，可配合口語治療及夢工作以增益效果。大部分的ISST成員不認為以口語詢問沙遊意象有其意義，他們認為個案的議題會在沙中呈現。且他們皆同意也敬重沙遊的獨特性——核心視野

（core visual）、非語言的（nonverbal）與感覺的（sensate）。

Cameron, S. L.（2002）針對11名治療師做質性訪談，受訪談的治療師一致認為，辨識沙圖的本我沙盤沒有公式或訣竅，最可靠的方式是去感受、辨別一種「明顯的神聖能量」之出現。

(二)橫斷式之一次沙圖研究

在以沙遊為評估診斷工具方面，Shaia, A. J.（1991）以49位男性受試者進行一次沙圖研究（其中16位有童年性侵經驗），並以（WTBSA）分析所蒐集到的資料，結果發現，有童年性侵經驗者，在沙遊治療過程中少觸及沙子，且會以小物件在沙盤中圍出圓圈。

Berman, B.（1993）針對55個受試者進行第一次沙遊的研究（其中30位實驗組為亂倫受害婦女，25位為對照組），研究結果，在兩組的沙圖並無統計上的顯著區辨性，但有些特別的發現，控制組（即無亂倫受害經驗者）沙圖中多有女巫出現；而實驗組（即有亂倫受害經驗者）沙圖中多有蛇與恐龍出現。

Bonds, M. S.（1995）針對30位舊金山海灣區低社經社區之少數民族青少年做第一次沙圖及訪談分析的研究，研究結果顯示：女孩使用較多的動物，男孩則侵略性較高；拉丁美洲人比非裔美人使用較多動物；人物選擇並無種族上的差別。

Sternberg, A.（1995）以沙遊治療作為投射評估工具，為病童做精神評估。研究者以41位5～12歲的受試者為研究對象，其中30位是男孩，11位是女孩，分別施以一次沙遊、羅夏墨漬測驗以及CBCL（The Achenbach Child Behavior Checklist）。此研究的結果，沙遊與其他兩種測驗少有相關，但在性別分組上有相關；大部分孩童的排列時間不超過25分鐘，且沒有例外的都希望排後照下的相片能成為沙遊的禮物。

Burke, V. J.（1996）針對30位情緒穩定且適應良好的7～11歲學童，進行一次沙遊的沙盤特徵研究。研究結果發現，在性別方面，攻擊傾向與兩性關聯在男孩方面居多，而家庭關係議題上女孩居多，有顯著的差異。宗教與心靈主題常見於年長的女孩；男孩比女孩使用更多的交通工具，以展現更大的流動性；打鬥與逆境主題在男女皆相當普遍，但男生較女生常見。年紀較大的孩子較會將小物件與水連結在一起，控制操縱沙；較年幼的孩子則會用較多的小物件，亦較會因外來因素而分心。死亡的特徵藉由士兵被殺或是老奶奶病死等呈現；幻想主題被認為是高度情緒創造力的指標；而如果沒有使用任何植物之沙盤，則值得進一步評估。47%的孩童會操控沙子以製作出水的形態，年紀愈大的孩童，愈會呈現出湖、溪等景象，因其已具抽象概念。

Zinni（1997）針對大都會地區孩童做研究，以26名男女各半有性侵、身體或情緒暴力經驗的10～11歲孩童為實驗組，26名男女各半無此經驗的同齡孩童為控制組，進行沙遊，以期瞭解兩組孩童的沙遊作品不同之處。所得結果，三個不同變項——內容、主題與取向（approach）皆有所不同。其中，實驗組中，低能力、高問題孩童的持久度較困難，玩沙過程較退化，且沙圖較無結構性。

Howell, R. L.（1999）針對60個5～12歲喪親及非喪親兒童，進行喪親經驗及認知能力對危險及死亡關切度的影響研究，研究結果發現，無論是否具喪親經驗，危險與死亡皆是一般孩童的重要主題。女孩對危險及死亡的關切度，在口語上的表達多於男孩；男孩則是將之在沙盤上的呈現多於女孩。對危險及死亡的關切，年齡的預測力大於認知能力，6～8.9歲的孩童關切度高。

Dale & Wagner（2003）針對25名9～12歲的歐美孩童（男12名，女13名）進行沙遊研究，且對受試者進行SCMC（Self Confrontation Method for Children）修訂的施測，針對沙遊與SCMC兩者進行相關的檢測，發現SCMC中的八項指標中，七項有內在一致性，且S：自我增強（self-enhancement）、O：外在環境因素（contact and union with other）、P：正向愉悅情感（positive/pleasant feelings）、N：負向不愉悅情感（negative/unpleasant feelings），四項指標中的S指標與O指標，均達到適當的效度。

(三)縱貫式歷程研究

而在以沙遊做縱貫式歷程研究方面，Hunter, L. B.（1995）針對25個7～12歲的情緒困擾兒童，進行每人十次、長達4個月的沙遊治療。結果顯示，其中8位受試者（4個來自舊城區，2個為非裔美籍，2個來自西班牙家庭）都走「英雄旅程」的歷程，最後將「壞」融入一個強大力量，成為自我的意象。

綜上所述可以得知，以沙遊為研究工具的論文，近十幾年來在國內外似乎不是那麼的多見，都約略在十篇左右，而國內外之間較不同的是：國內多以縱貫式歷程研究為主，國外則以橫斷式研究為多；特別的是，國外的沙遊研究近幾年另有以沙遊治療師為研究對象的研究產出，這是國內沙遊研究尚未出現的，或許與國內無正式的沙遊治療師養成機構，沙遊治療師資格難以取得有較大的關係，這個區塊則有待相關機構再努力。

貳　實例介紹

一、個案W

沙遊治療的進行與心靈能量的轉化時程有長有短，個案W就是耗時較長才走到個體化的一個例子。

此一個案為女性，33歲，未婚。年幼時曾被陌生人騙至空屋，遭受性猥褻，此事二十多年來一直埋藏心中未曾跟他人提及，再加上從小即渴求父母的關愛，與其母之間有強烈的不安全依附關係。

在接受了十次的個別諮商後，出現自殺意念，開始接受本文作者以沙遊治療為主軸進行的心理諮商。

個案在九個多月中進行了三十二次沙遊治療，整個療癒的過程約走出三個不同的階段，每個階段的時程大致為三個月，以下就各個時期各選一張沙圖加以說明：

混亂期

在個案的前三個月沙遊，走的是混亂期的歷程。沙圖主題內容包含了毀滅、混亂、受創、圍困、對立等資料呈現。個案在這段沙遊的時期裡，將自己心裡的混亂表達出來，如表8-2，這是個案的第一幅沙圖，雖說命名為「毀滅」，但充分描繪出其矛盾與渴望救贖之心態。

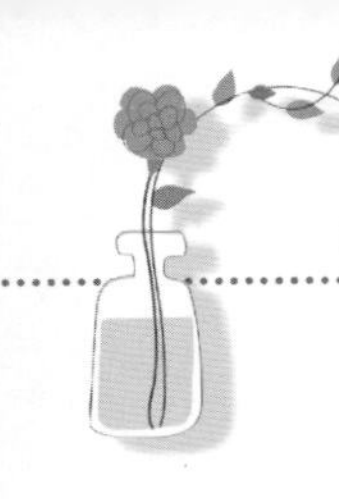

告別期

在個案沙遊的第三至六個月，走的是告別期的歷程，沙圖主題內容包含了哀傷、告別、潛伏、轉化前期（徬徨、不安）等資料呈現。個案的心靈能量已提升，開始告別過去，表8-3的沙圖命名為「葬禮」，但這不是死亡，是一個能量流動的狀態，一個個過往的往事都沈澱下來，正向的部分慢慢挹注負向，將負向的部分改變成燦爛的春花。

轉化期

在個案沙遊的第6～9個月，走的是轉化期的歷程，沙圖主題內容包含了能量、前進、支持等資料呈現。表8-4是個案告別幼時性創傷經驗的沙圖，由此看出個案已有相當的能量支持自己走向療癒。個案在創造這個沙圖時，是以「動態沙盤」的型式進行，也就是先創造出一個沙圖（過往的傷害經驗），然後以自身已提升的能量，去改變沙圖，最後呈現出來的沙圖改變了過往創傷經驗。

在三十二次沙遊結束後，個案回顧這九個多月的沙遊歷程，認為雖然療程走至轉化期，內在已具有較多正向能量讓她走向療癒，但因為此一能量尚且薄弱，一旦遇到生活挫折時，周圍環境的支持力如果不足，則會有明顯退縮往回走的現象。由此可以看出，外界穩定的支持力量對此期的個案來說還是相當重要。但也因為已經走至轉化期，退縮程度不至於太大，整個進程還是會呈鋸齒狀向上移動，只是可能因此而延長轉化期之時程。

以下將各時期的代表沙圖呈現出來。

表8-2　個案W沙圖記錄表——混亂期

<table>
<tr><th colspan="2">圖示</th></tr>
<tr><td colspan="2">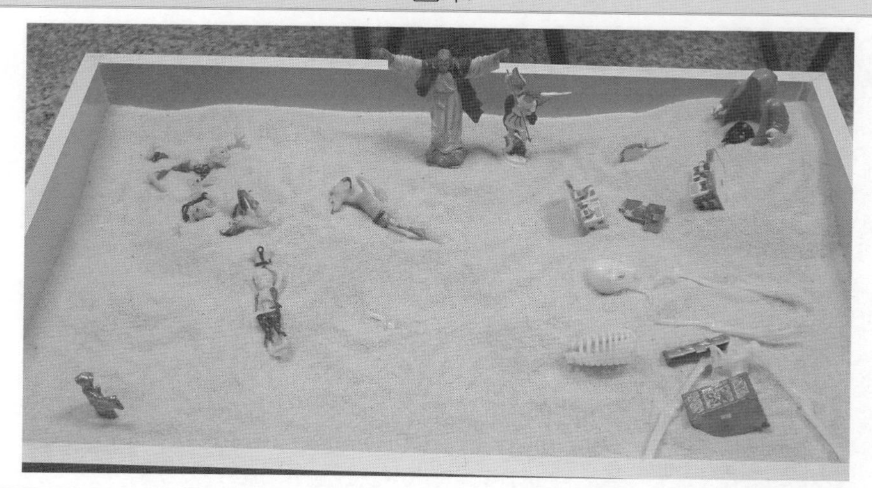</td></tr>
<tr><td>排列順序</td><td>右上，掩埋（棺材型寶藏箱）→右下（寶藏箱）→左（死神）→上中（上帝）→上中（天使）→右上（透明人斗篷）→左上，掩埋（棺材）→右上（崩裂的房屋）→左上（四個死屍）→右下（骷髏頭）→左下（死神，移動位置）→右上（面具）。</td></tr>
<tr><td>小物件</td><td>寶藏箱、棺材、死神、上帝、天使、死屍、透明人斗篷、面具、骷髏頭、崩裂的房屋。</td></tr>
<tr><td>命名/故事</td><td>❖命名：毀滅
➦故事
大地哀鴻遍野，四處可見毀滅的景象，「死神控制了一切」，嘲笑著一旁僅能做壁上觀的上帝與天使。</td></tr>
<tr><td>做完後感想</td><td>・死亡似乎仍舊籠罩在我的四周，隨手所畫，隨手所擺，都是死亡的畫面……。如果棺材中裝的是我，如果上帝是諮商師，如果天使是幫助我的好友，那麼死神是誰……？
・治療師要我以現在較有力氣、較有能力的情況去排一幅圖，結果顯現出，「我還是那樣的自憐，需要治療師的悲憫及救贖」。強烈渴望治療師擁有無比神力的投射性需求，在這個沙圖裡表露無遺。</td></tr>
</table>

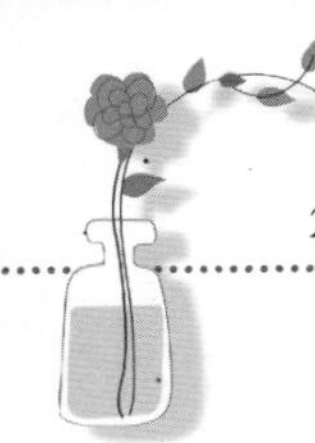

表8-3　個案W沙圖記錄表——告別期

圖示	
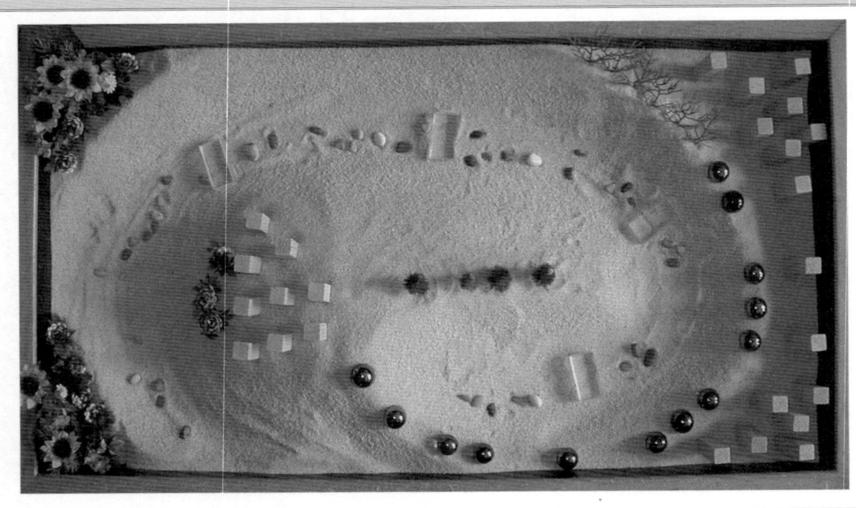	
排列順序	左上（花）→左下（花）→右上（樹）→中（彈珠）→中（積木）→中左（花）→中（透明積木）→中（彩色碎石）→右（積木）→中（杉樹）。
小物件	向日葵、紫花、樹、彈珠、積木、透明積木、彩色石頭。
命名／故事	❖**命名：葬禮** ➦故事 　葬禮隆重而尊貴的舉行著，唯美得令人喜愛。
做完後感想	❖**死亡，也可以很美** 　圖中出現的漩渦式圖形是以順時鐘方式由外而內流動，這是我一直以來會在沙圖或繪畫中出現的圖形，漩渦的終點是樹木，有「死亡→埋葬→重生」的意味存在。

表8-4　個案W沙圖記錄表——轉化期

<table>
<tr><th colspan="2">圖示</th></tr>
<tr><td colspan="2">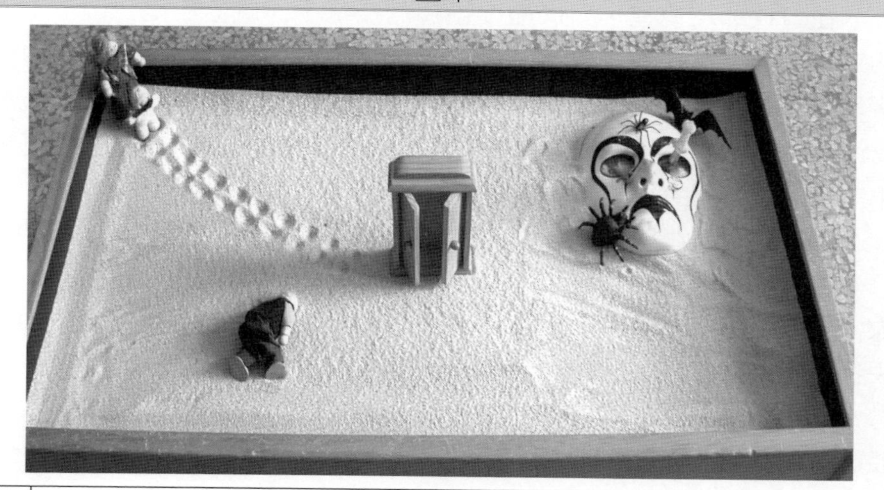</td></tr>
<tr><td>排列順序</td><td>中（衣櫃）→左下（老人）→左上（小女孩）→右上（面具、刀、蜘蛛、壁虎、蝙蝠）→左中至左上（腳印）→左上（大女孩）。</td></tr>
<tr><td>小物件</td><td>衣櫃、老人、小女孩、面具、蜘蛛、壁虎、蝙蝠、大女孩。</td></tr>
<tr><td>命名／故事</td><td>❖命名：潘朵拉的盒子
➡故事
　　好久好久以前，有一個小女孩受到老人的性傷害，躲在黑暗的衣櫃裡不敢出來。
　　二十幾年過去了，老人老了，老人死了，小女孩還是躲著不敢出來。
　　突然，一個溫暖的聲音出現：「勇敢一點，出來外面，壞人死了，不會傷害你了，不要怕。」原來，是長大後的小女孩來找她了。
　　門開了，小女孩跟長大後的自己一起離開那個充滿黑暗與恐懼的衣櫃。她們站在遠方，一起看著過去的一切……。</td></tr>
<tr><td>做完後感想</td><td>・因為懷疑自己在處理學生的問題上有個人的投射，出現反移情作用，於是這次針對這個問題去排圖，結果排出了這個動態沙盤。
・感覺上動態沙盤對於處理某些特定的議題比起靜態沙盤效果更好，因為能夠將情境重演，並且改變結局。</td></tr>
</table>

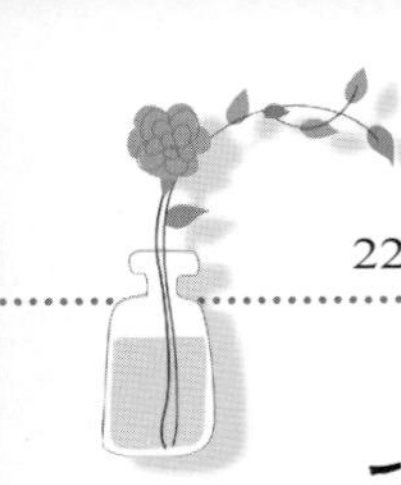

二、個案H

在學校的環境裡，對於需要輔導的孩童，沙遊治療是一個很不錯的選擇，孩子除了有喜愛沙、貼近沙的天性外，輔導老師僅只是讓個案創造他的沙世界，不需其他更多的諮商技巧，就能讓孩子的內在能量有所改變，走向個體化的旅程。個案H就是一個例子，在十次沙遊歷程中，個案的沙圖由一開始的攻擊對立走至呈現出內心之需求（友誼、家庭），可看出內在心靈能量的流動與轉變。

個案H，男性，11歲，獨子，父親甚少在家，媽媽工作忙，平時回家都已六、七點，個案衣著較為髒亂，生活自理能力差，在校常會情緒失控，且有自傷傾向；課業學習受挫或不順心時會躺賴在地上哭鬧，有時會衝出教室，或在課堂上大聲叫喊，與同儕間關係差，不太能融入團體的生活。

以下，介紹此一位資深輔導老師陪同進行的此一兒童個案的一至十次沙遊歷程（表8-5，黃繡慈，2004）。

表8-5　個案H沙遊歷程

	命名／故事／感想	註記
第一次沙遊	✧命名：人獸大戰 ➡故事 西村的軍隊和東村的動物因為合不來，所以打起來了，雙方死傷慘重，最後剩下最厲害的飛碟和蛇互戰，但最終也都死了。 ➡感想 這個故事告訴我們，要和平相處，要不然會兩敗俱傷。	・個案擺設物品相當快速，放入每一樣東西都相互攻擊（打仗），打仗時動作不快也不大，且沒有發出聲音，最終將所有的物品全部都埋入沙中，代表都已陣亡。 ・謹慎且有節制的玩著攻擊遊戲（對破壞力有所控制）。

第二次沙遊	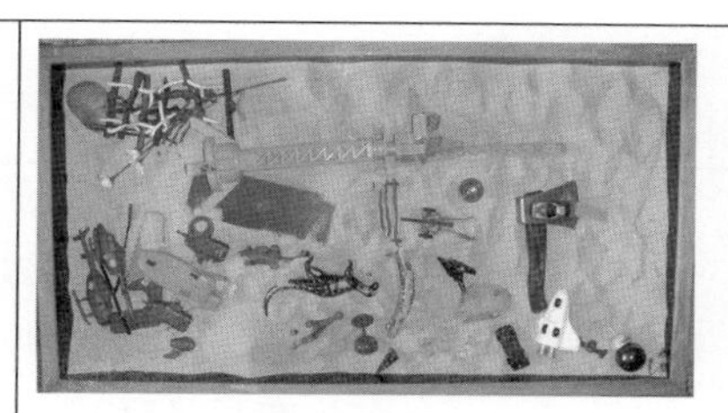 ❖命名：最後一戰 ➡故事 人民的老祖宗為了重要的信件而爭吵，他們世世代代的吵下去，最後開戰了。直升機開打，有一方很厲害，對方似乎不是對手。另一方也死傷不少，但還有存活的。 有一個人造了祕密基地，用沒有用的東西攻擊敵人，雖然是沒有用的東西，但還是贏了。後來，一方找來軍隊，另一方也找來三隻怪獸。最後，全部都死翹翹了，只剩一輛車活著，它躲在地下，讓人看不到，所以它能活下來。 ➡感想 沒有特別的感想，打仗可以發洩情緒，發洩完後很舒服。	・還是以無聲且慢動作方式進行戰爭，喜歡翻轉後埋住的動作。 ・「一個人造了祕密基地，最後贏了」、「最後有一輛車生存下來，因為它躲在地下」：武力攻擊之外的不同，已有改變產生。 ・兩次都有「躲在地下」的資料，且躲在地下的是較強勢可以獲勝或是保命的，跟個案喜歡躺到地上或哭鬧不去面對問題，或許有關聯性。
第三次沙遊	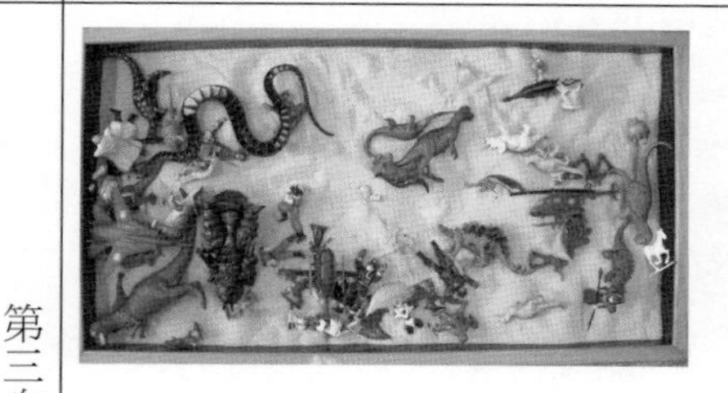 ❖命名：第一次的比賽 ➡故事 他們參加格鬥比賽，剛開始要打而已。 希望自己是右方中間的皮卡丘，他是護衛，保護後方的魔王。中間有裁判，刀則是保護裁判的。	・這次做完沙圖後即去玩沙袋，還是以刀攻擊，但玩了一會兒後放棄，回頭來玩沙盤上的玩具。打仗，依舊不出聲，拆解一些人物。 ・這三次的沙，第一個都是先將物件埋到土中，可能是自我保護或防衛的表現。 ・希望自己是能夠保護別人的皮卡丘，有潛意識的轉化出現。

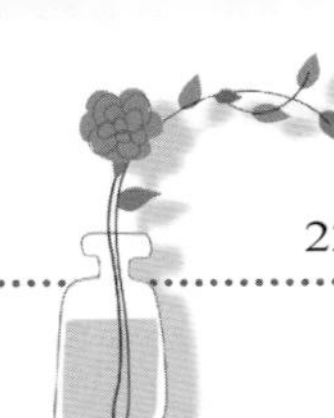

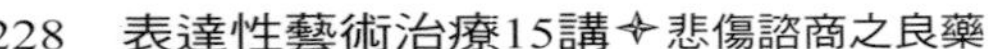

<table>
<tr><td></td><td>➡感想
最後自己這一方會獲勝。</td><td></td></tr>
<tr><td>第四次沙遊</td><td>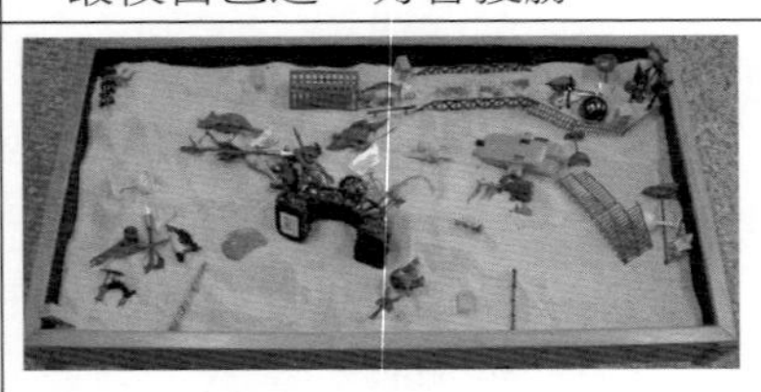
❖命名：未來的戰爭
➡故事
有一個地方原本很好，可是，有一天，兩方的統治者起爭執，兩個人就打起架來了。
這個戰爭最特別的地方在於：太空戰艦，它很強；神奇的珠子，摸一摸就會有神出現；豬，可以潛進沙裡面，慢慢前進突襲別人；直升機，可以從空中攻擊別人。
戰爭到了最後，有人建造了一個祕密基地，穿山甲是裡面主要的隊員，祕密基地的前方放了一個障礙牌，別人進不來，有了障礙牌，裡面就變成透明的，所以敵人傷不了它。戰爭最後是做祕密基地的人獲得勝利。
➡感想
沒有。</td><td>・第四次的沙圖中出現了橋，橋跨越中央的隔線，有潛意識和意識之間溝通、交流的意味存在。
・最後呈現的畫面，出現類似第二次沙遊的圖，個案築了一個祕密基地，裡面變成隱形，敵人就傷不了它。一個可能性是個案藉此保護自己；另一個可能則是，個案因無法面對現實的衝突，選擇躲到一個以為別人看不見或較虛幻的地方。
・所以，給予個案現實感是頗重要的一件事。但個案在面對現實之際，可能需要更多的保護（安全感），這是要小心注意的。</td></tr>
<tr><td></td><td>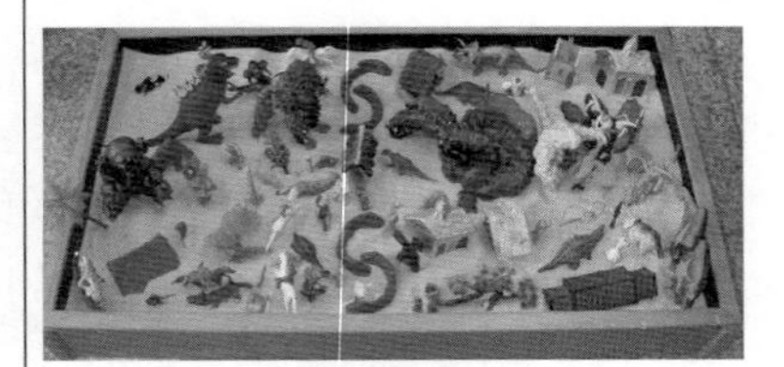
❖命名：和平的村
➡故事
原本，他們在打架，可是最後一個人</td><td>・先有「家」的呈現（房子、樹），橋又再度出現，潛意識的東西往意識流動；但，之後沙圖又出現戰鬥場面（對立，雙方勢均力敵），且沙盤整體相當複雜（混亂）。
・很特別的地方在於沙圖內</td></tr>
</table>

第五次沙遊	快死的時候，他說如果能讓他復活，他要把村子變成一個和平的村。當他哭的時候，眼淚變成了一個個的人，所以大家都和平的在村子裡生活。 ➦**感想** 好厲害，眼淚會變成人。	容尚有戰鬥人物在（兇猛野獸、怪物、士兵等），但個案卻說他們沒有在打仗，這是個和平的村。 ・第一次出現卡通人的角色。 ・意識與潛意識有所衝突。
第六次沙遊	❖**命名：一起玩遊戲** ➦**故事** 有四個人很無聊，其中有一人拿到遊戲跟他們一起玩，最旁邊的兩位贏了。 ➦**感想** 還滿好玩的，如果我是那四個人其中一個的話，我會是小浣熊（有小狗、兔子、小丑、小浣熊等四個娃娃）。	・沒有戰爭場面，以遊戲之競爭來取代。 ・是一個轉折點。
第七次沙遊	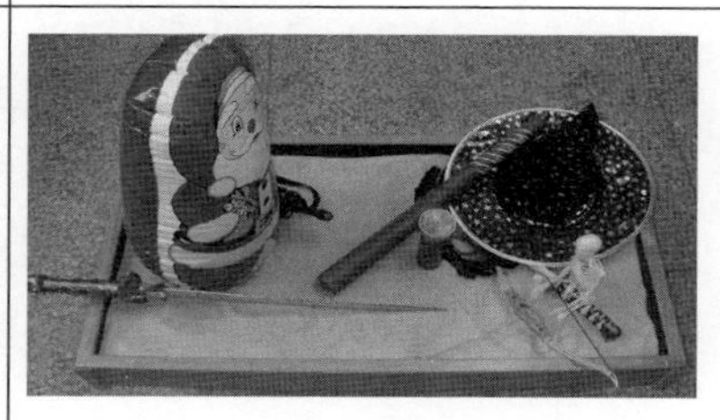 ❖**命名：三個人的戰鬥** ➦**故事** 不倒翁、骷髏、巫師帽，他們三個人的祖先，因有一次把一個很重要的東西弄丟了，託付的人罵他們，他們就世世代代的吵起來，即將世界末日時，他們就戰最後一次。 ➦**感想** 做完沙圖的感覺很好玩。 這個故事告訴我們，一旦祖先爭吵，世世代代就爭吵。	・個案今天的情況很躁，以刀、劍、骷髏來排沙，而後玩攻擊遊戲，個案覺得他是沒有人關心的，連治療師也不關心他。 ・今天擴大沙盤範圍，排到地上，玩丟彈珠遊戲，將所排列的東西以彈珠全部打倒，重新排好，又打。 ・個案：「好大聲哦！」個案將之重排，又打。此時將力量放小（個案想要發洩不能參加校外參觀的情緒，但又會試著掌控力量，不要失控）。 ・治療師：「你今天看來情緒不太好，想不想談談？」

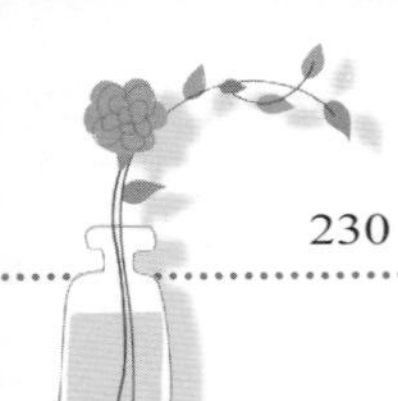

<table>
<tr><td></td><td></td><td>・個案未回答，但原本在收彈珠，卻開始不斷的拿四顆大彈珠相互撞擊，最後仍不願說出，但將地上雜亂之物都收拾乾淨後離去。</td></tr>
<tr><td>第八次沙遊</td><td>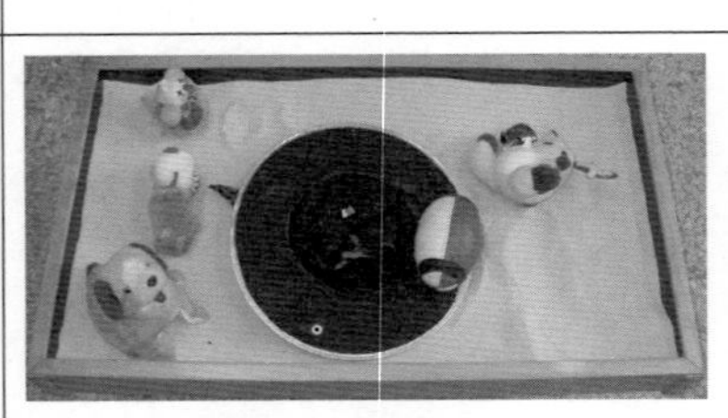
❖命名：雷丘變魔術
➡故事
雷丘很會表演魔術，今天是第一次表演從帽中拿出東西來，成功的變出了球，之後，他就參加魔術社團，跟別人一起變魔術。今天是一場比賽，下邊右兩位是評審，左邊兩位是觀眾。骷髏頭是雷丘的手套，到晚上會發光，他原本的法力沒那麼好，是借助此物才可變出東西的。
➡感想
凡事不能自己來，一定要靠同伴或東西才能完成事情。
如果裡面有我，我是雷丘。</td><td>・這個沙圖排列僅花了三分鐘的時間。
・排完圖後，個案在地板上以樂高玩具排出了一些消防隊員，正駕車準備要去救難。
・感覺走向人際關係議題，對於同伴以及與他人一起完成事情有需求。
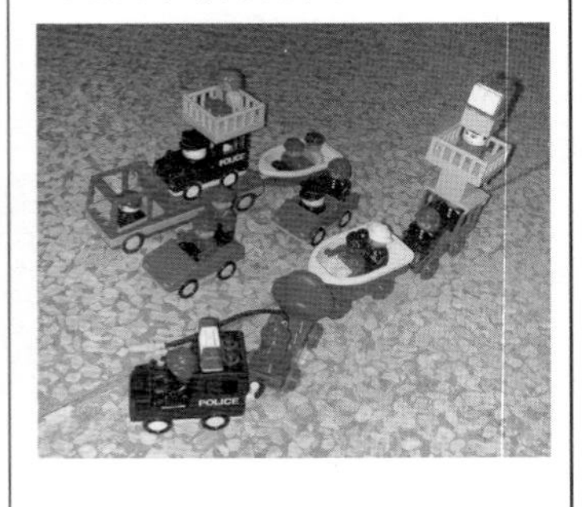
</td></tr>
<tr><td></td><td>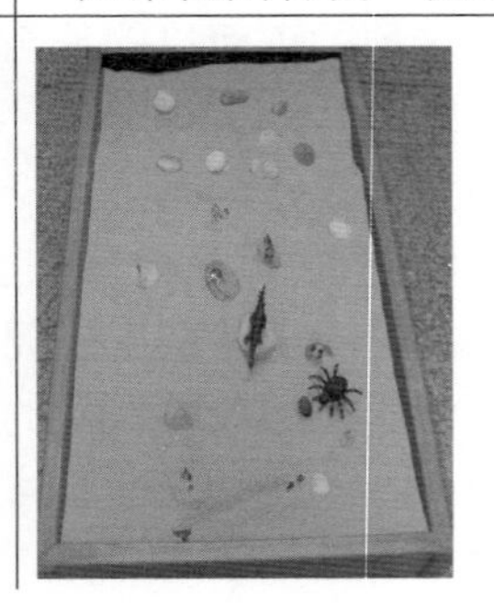</td><td>・擺放時間三分四十秒。感覺個案有較躁動的傾向。
・切入與同伴之間的關係，個案表示，很想有人一起玩，但卻沒有；很想有，但是有點難，需要一些方法，自己會想辦法。</td></tr>
</table>

<table>
<tr>
<td>第九次沙遊</td>
<td>❖命名：人與鬼
➡故事
他們在玩一個遊戲，這個遊戲有一個人當鬼（公雞），其他人站在石頭上，鬼要守一樣東西（下方農具），還有兩位扮演抓鬼的人（蜘蛛和恐龍）。
➡感想
因為有靈感，所以擺放得很快。做完覺得很好玩，因為裡面有很多人。如果我在裡面，我是蜘蛛，因為我想抓鬼，但旁邊的人（同伴）會抓蜘蛛，被抓到就死了。</td>
<td>・個案渴望與朋友有良好的互動，但可能是之前的經驗令他不能鼓起勇氣去做。個案在遊戲室裡的遊戲，也是獨自一人玩，包括棋賽或是打架。
・個案在班級中會以耍賴哭鬧方式處理事情，今天花了超過預計的輔導時間打好汽球的結，並將汽球做造型，完成一件作品。對個案來說，這是個很好的經驗，個案自己證明了他有能力依自己的方式，完成一件作品（解決一件事情）。允許個案將作品帶走，希望個案能將此一經驗類化到平日的生活當中。
・應建議班級教師在個案較為躁動的時期，避免讓個案參與令個案更加躁動的活動，改以較為靜態的活動，且應加強個案的現實感。</td>
</tr>
<tr>
<td></td>
<td>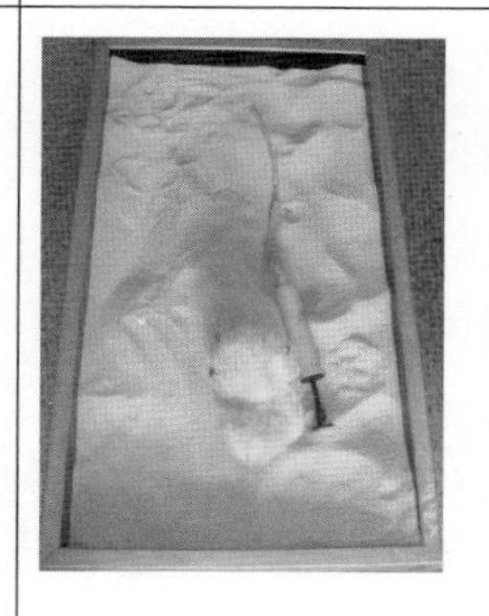</td>
<td>・擺放時間一分多鐘。個案第三次以甚為快速的速度擺放沙圖。
・個案因為考試成績不好，心情不好。以角色扮演的方式（玩具狗強強，七歲），跟治療師對談，敘述他的心事。內容說到強強成績不好時，會受到媽</td>
</tr>
</table>

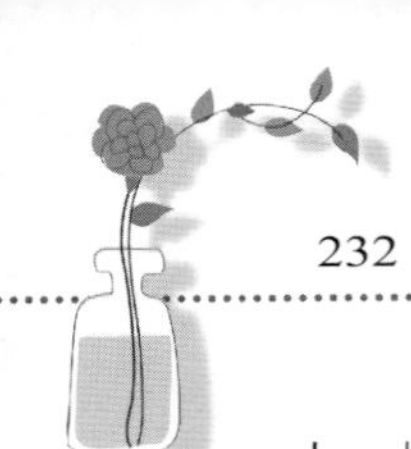

<table>
<tr>
<td>第十次沙遊</td>
<td>❖命名：強強
➡故事
有一個人在打汽球，這個人心情不好，因為考試成績不好，打汽球能讓他快樂一點。
➡感想
感覺滿好玩的。
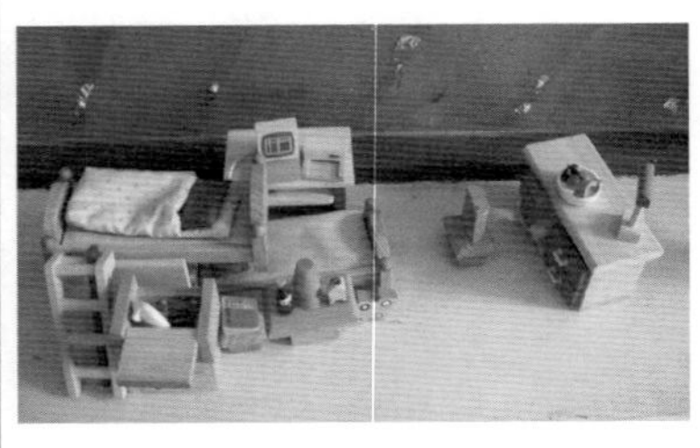
❖命名：我的家
➡感想
這是未來的家，希望以後能住在這個家裡面。</td>
<td>媽的責罵，所以打汽球來使自己心情好。強強是獨子，常覺得孤單，很想要有朋友，但沒有人關心他，也不需要別人關心，他不想交朋友，因為有很多壞朋友。而後，個案又在櫃子上排了一個名為「我的家」的圖。
・個案想與外界互動的情況連續幾週都有出現，感覺個案需與外界多加互動，以增強現實感。本週出現家的圖，有對家庭溫暖的需求。
・個案的沙遊歷程由一開始的攻擊對立走至現在呈現出內心之需求（友誼、家庭），可看出個案心靈能量的流動與轉變。</td>
</tr>
</table>

個案H在前五次的沙遊中，呈現的多半是攻擊、戰鬥與毀滅，很典型的呈現混亂期沙圖，在第六次以後，混亂的沙圖場面已不復見，使用的小物件也較為溫和，且沒有不斷打仗的場面，能量很明顯的由個案外表上看起來的混亂，開始往內心的需求流去。

第八至十次的沙圖有一個特別之處，個案在很快速的創造完沙圖之後，都會慢慢的、有耐心的再創造出另一個作品，第八次排了一群消防隊員一起去救難（與同儕關係良好的一起參與任務）；第九次打好汽球的結（受挫時不再放棄，而是不斷的堅持努力，最終達成目的）；第十次排了一個家（表現出對溫暖的家的渴求）。有時，孩童在進行沙遊時，一開始呈現出來的東西或許只是較為意識層面的議題，而在之後進行的，才是潛意識層面所表露出來的內心渴求與希冀。

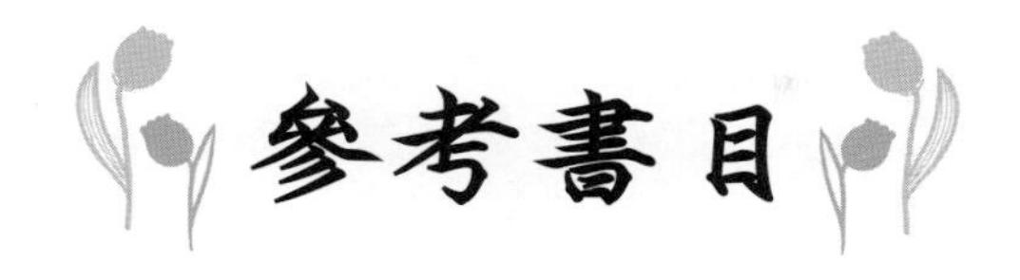

◆中文部分

何長珠（2002）。**遊戲治療——國小輔導實務**。臺北市：五南文化。

吳珍梅（2003）。國小女教師工作與家庭之研究：從沙圖作品象徵意涵與女性主義觀點來分析。**未出版之碩士論文**。國立彰化師範大學輔導與諮商系，彰化縣。

周惠君（2004）。一位選擇性緘默症兒童在沙遊治療之改變歷程研究。**未出版之碩士論文**。國立臺南大學教育學系輔導教學碩士班，臺南市。

林明清（2002）。一位注意力缺陷過動症兒童的沙戲治療程分析研究。**未出版之碩士論文**。國立臺南師範學院教師在職進修輔導教學碩士學位班，臺南市。

施玉麗（2003）。行為疾患兒童之沙遊治療歷程分析研究。**未出版之碩士論文**。國立彰化師範大學諮商與輔導研究所，彰化縣。

紀彩鳳（2004）。一位性侵害兒童在沙遊治療中的改變歷程。**未出版之碩士論文**。國立臺北大學社會工作研究所，臺北市。

梁健行（2004）。聽覺障礙兒童在沙遊治療中的沙遊特徵與自我改變歷程之研究。**未出版之碩士論文**。國立臺南大學教育學系研究所，臺南市。

陳淑珍（2002）。一位受虐兒童在沙戲治療歷程之分析研究。**未出版之碩士論文**。國立臺南師範學院初等教育學系輔導教學碩士班，臺南市。

陳碧玲、陳信昭（譯）（2001）。**沙遊治療：不同取向心理治療師的逐步學習手冊**（原作者：Boik, B. L. & Goodwin, E. A.）。臺北市：心理出版。（原著出版年：2000）

陳慧鴻（1999）。沙箱治療對受虐兒童生活適應之影響歷程研究。**未出版之碩士論文**。國立臺南師範學院國民教育研究所，臺南市。

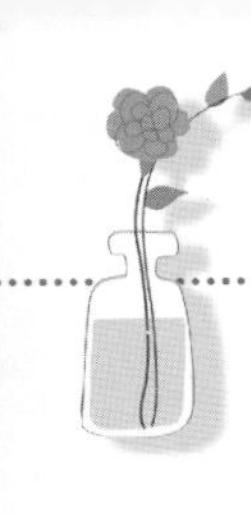

曾仁美、朱惠英、高慧芬（譯）（2005）。**沙遊——非語言的心靈療法**（原作者：Bradway, K. & McCoard, B.）。臺北市：五南文化。（原著出版年：1997）

游春茹（2005）。一位退縮與人際孤立女童沙遊歷程與成效之研究。**未出版之碩士論文**。國立屏東師範學院教育心理與輔導學系，屏東市。

廖珩安（2007）。憂鬱傾向國小六年級兒童第一次沙遊之沙圖特徵與憂鬱改變效果之初探研究。**未出版之碩士論文**。南華大學生死學研究所，嘉義縣。

鄭夙寧（2002）。父母離異兒童在沙戲治療中改變歷程之個案研究。**未出版之碩士論文**。國立臺南師範學院初等教育學系輔導教學碩士班，臺南市。

蘇芸仙（2007）。大學生運用沙盤表達自尊故事之敘事研究。**未出版之碩士論文**。國立嘉義大學諮商與輔導學系研究所，嘉義市。

◆英文部分

Berman, B. (1993). *Symbols in the sand: An exploration of the initial sandworlds of female incest survivors*. Unpublished doctoral dissertation, California Institute of Integral Studies, California.

Bonds, M. S. (1995). *Sandplay with inner-city Latino and African-American adolescents*. Unpublished master's thesis, California School of Professional Psychology-Berkely/Alameda, California.

Burke, V. J. (1996). *Sandplay characteristics of schoolchildren by gender, ages seven through eleven*. Unpublished master's thesis, University of Alaska Anchorage, Alaska.

Cameron, S. L. (2002). *Recognizing the appearance of the Self in sandplay therapy*. Unpublished doctoral dissertation, Alliant International University, San Francisco Bay, California.

Dale, M. A. & Wagner, W. G. (2003). Sandplay: An investigation into a child's meaning system via the self confrontation method for children. *Journal of Constructivist psychology, 16*, 17-36.

Donelan, J. A. (1999). *What makes sandplay unique? Sandplay therapists` views on how sandplay relates to verbal techniques and the beneficial effects of using these modalities concurrently*. Unpublished doctoral dissertation, California School of Professional Psychology-Berkely/ Alameda, California.

Howell, R. L. (1999). *Children's concerns about danger and death: The influence of cognitive ability and bereavement*. Unpublished doctoral dissertation, California School of Professional Psychology-Berkely/ Alameda, California.

Hunter, L. B. (1995). *Emotinally disturbed children express strengths in the language of sandplay*. Unpublished doctoral dissertation, The Union Institute, Ohio.

Mitchell, R. R. (2002). Bridge to a New Millennium. In N. Baum & B. Weinberg(Eds.), *In the hands of creation: Sandplay images of birth and rebirth*. Boston: Sigo press.

Shaia, A. J. (1991). *Images in the sand: The initial sandworlds of men molested as children*. Unpublished doctoral dissertation, California Institute of Integral Studies, California.

Shuell, M. E. (1996). *The theory of Sandplay in practice: The corespondence of Sandplay therapists' thinking to the written theory of Sandplay*. Unpublished doctoral dissertation, California School of Professional Psychology-Berkely/Alameda, California.

Sternberg, A. (1995). *Psychhological assessment of the child patient using Sandplay.* Unpublished doctoral dissertation, Adelphi University, The Institute of Advanced Psychological Studies, New York.

Turner, B. A. (1998). *An evaluation of the effectiveness of training in subjective immersion analysis as an analytic tool in Jungian sandplay therapy*. Unpublished doctoral dissertation, California Institute of Integral Studies, California.

Zinni, V. R. (1997). Differntial aspects of sandplay with 10-and 11-year-old children. *Child Abuse Negl, 21*(7), 657-668.

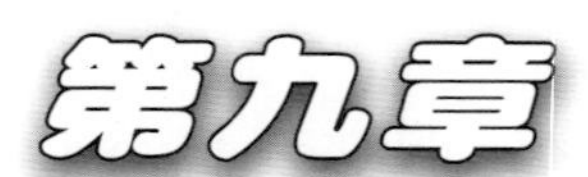

第九章 折衷式遊戲治療之理論與實務

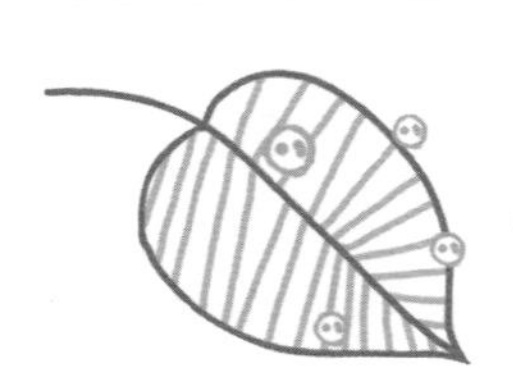

何長珠

壹 理論介紹

前言——重要性與歷史淵源

2009/08/08的莫拉克風災，不但造成臺灣中南部地區千餘人的流離失所，其傷害更不斷延續而產生許多人的實質與心理問題。事情發生以來，全國都投入這種創傷經驗的震盪和救助之中。國小兒童之心理復建工作部分，更受到各方關切。可預期的是在緊急救助及安置告一段落後，外援相繼撤出災區，心理重建的根本工作仍有賴當地人力的訓練與投注，因此藉由訓練國小教師兒童輔導之相關專業，以協助國小兒童之心理復健，實乃刻不容緩之工作；雖然如此，Casto, Valerie Challon（2004）對269所美國小學所做的調查發現，整體反應同意遊戲治療介入之效用是正向的（符合兒童發展之特質且具有支持性）；Berkowitz, Dovid（2005）針對美國134所學校心理工作者之專業調查研究中卻發現，有40%的作者採用遊戲治療作為介入模式，但卻未成接受適當之訓練；而Holbrook Ebrahim, Christine（2008）之研究發現，有79%左右的使用率和超過半數工作者未成接受適當訓練之事實；因此呼籲以工作坊之方式來充實其專業技巧，並希望增加行政單位部分之支持；臺灣的情況亦復如此，不過其所定義之專業是諮商訓練之專業（心理師），還不是遊戲治療之專業（王麗斐、田秀蘭、林幸臺、林美珠、王文秀，2005）。

其實遊戲治療作為兒童心理輔導中常用的一種方式，在國外已有一段很長的歷史。Lowenfeld（1939）、Moustakas（1966）等遊戲治療先鋒亦均同意：遊戲不但是兒童表達和溝通之工具，也是對內在問題與衝突進行處理時之最好媒介。許多國外研究亦都強調其特殊的功效（Bratton & Ray, 2000; Berkowitz, Dovid , 2005）。

雖然遊戲治療的濫觴始於佛洛伊德治療小漢司的案例，長久以來，遊戲治療的理論取向，正如諮商理論的發展，也可以分為兒童中心學派（Landreth, 1990）、榮格學派（Jung, 1968; Kalff, 1980）、心理動力學派（Winnicott, 1965; Neumann, 1973）以及關係學派（Gardner, 1971）、完形學派（Oaklander, 1978）等系統。不過，經由遊戲治療和玩具、故事來宣洩、淨化，以及重整內在人格結構部分之基本理念，則並無二致，不同之處只在於重點之強調而已。譬如說，對心理分析學派之兒童治療工作者而言，他們認為兒童的問題與依附創傷有關；因此治療之目的，在藉由遊戲治療之放鬆，並經由治療師之「解說」，以促成其頓悟。而兒童中心學派的立場，不管是Axline（1967）或是Clegg（1984），都堅信孩子內在有自我成長的力量，大人（治療師）所能提供的只是一種安全、保護與信任之環境，使兒童於其間，能自由地做自己，並恢復其自發性與自主性。

而作者累積三十多年來的實務工作經驗後，也確認：不論對象或問題型態為何，唯有包含全人的認知、感受、行為，以及合併意識、潛意識的心理處遇之策略，方屬完整之處遇模式，其基本定義為：

(1)改變是一種向上成長的良性循環過程。

(2)完整的心理治療應包含認知、情感與行為三部分之互動。

(3)促成改變的因素包括：關係的建立；宣洩、淨化；領悟。

所謂的「折衷式遊戲治療」，其發展基礎亦出自於此一信念。

本章之內容主要便在介紹此一模式之內涵；並以2000年國科會專題研究之結果，提出對教師及兒童使用此一模式後之實例說明，希望能對980808莫拉克風災後之國小輔導實務有所幫助。

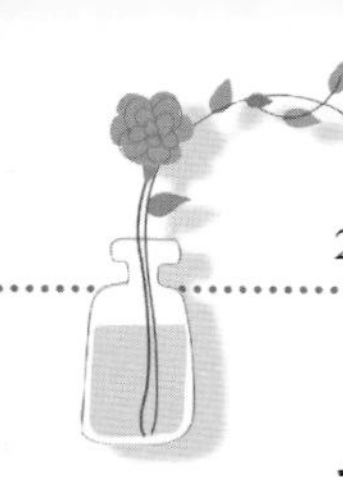

一、遊戲治療與兒童心理治療

Welch（1994）在兒童心理治療的「好時機」（good moment）之研究中，曾蒐集了三個不同時代（1985、1987、1990）的後設分析研究資料（N=1162），並比較其實務與研究取向（Kazdin, Siegal, & Bass, 1990；引自Welch, 1994, p.8）。結果發現：在實務界，認為遊戲治療有效之比率，與採心理動力或認知理論的效果差不多，都是50%左右；且認為折衷方式有效的則最多，占79%左右。但在研究取向的部分，仍以行為治療和認知治療有效的最多（50%、22%），遊戲則只占4.5%；不過，最近另一份後設分析（Rogers-Nicastro, Jennifer, 2006）之研究結果則發現：並無足夠強烈的證據顯示遊戲治療之介入一定優於傳統的兒童治療模式；而且認知一行為治療之效果也未必優於遊戲治療。因此，我們可以假設：更多的研究，恐怕是才是解決目前爭論最適當的因應方式。

至於遊戲治療本身的效果究竟如何，在兒童心理治療方面可以處理的是什麼問題呢？試由國外及國內之研究，一窺其特色。

國外部分之研究

國外部分，可以Bratton和Ray（2000, p.49）的研究作為代表。他們調查自1942年以來至2000年為止的遊戲治療論文82篇，並將其中研究數目超過八篇者列為一項，而呈現如下之摘要表（表9-1）：

◎表9-1　遊戲治療研究項目分類表（1942～2000）

項目	分類	說明
1	社會性適應不良	十四篇中有十二篇顯示某種改變。
2	行為失調（攻擊或反抗）	八篇均顯示攻擊之減少及表達力之增加。
3	學校行為	八篇中有六篇顯示行為紛擾之減少，一篇顯示社會成熟之增加，一篇顯示智力商數（IQ）之增加。
4	情緒性適應不良	九篇研究中有兩篇增加閱讀能力，一篇增加IQ，四篇增加人格適應，兩篇顯示少量的成功。

項目	分類	說明
5	焦慮／恐懼	九篇中有七篇顯示焦慮之減除。
6	自我概念	九篇中有八篇顯示顯著之增進，而九篇中亦有三篇顯示控制組有顯著之減除。
7	智商	十篇中有三篇顯示智商之增加，三篇顯示有關因素之增加，四篇顯示無顯著改變。
8	心智（mentally）上之挑戰	八篇均顯示某些領域之增進。
9	生理／學習上的障礙	八篇均顯示某些領域之增進。

從分類項目可知，遊戲治療與兒童輔導及諮商或治療之工作，實有高度之重複性。

國內部分之研究

在國內有關兒童遊戲治療效果方面，本文亦將過去十年所蒐集得到之重要研究性論文，依時間順序摘列如表9-2：

◎表9-2　國內遊戲治療之研究摘述（2009～1999）

編號	年代	作者	研究主題	結果發現
1	2009	何長珠 呂坤政	折衷式團體遊戲治療對受虐兒改變效果之研究	・本研究以埔里大地震後社會局通報的11名受虐兒為對象進行一學期三種折衷式團體遊戲治療。 ・研究結果發現，疏忽兒在團體的主要特徵是「社交退縮」，要多做的是「連結」、「示範」與「社會性智能刺激與學習環境」之提供；身虐兒則必須注意到治療技巧中的「設限」；對性虐兒而言，處理策略的主要依據應依「事件發生到介入時間的距離」而有所不同。結果顯示，折衷式團體遊戲治療模式之效用性。 ・對未來研究的建議，研究者認為： (1)在團體組合上應加入成員氣質適配度之考量。 (2)發展更有系統性的遊戲治療策略。

編號	年代	作者	研究主題	結果發現
				(3)研發更多遊戲治療可運用的媒材與玩具。 (4)建議在受虐兒遊戲治療處理上，考慮成立專職輔導治療機構之可能性。
2	2007	蔡毅樺	目睹婚姻暴力兒童手足遊戲治療主題及互動行為之探究	‧兄妹倆（8歲及7歲），進行16次手足遊戲治療。發現如下： (1)遊戲主題有各自質與量的變化。 (2)「情緒反應與表現」及「權力控制議題」均有正向之改變。 (3)手足遊戲治療提供兒童安全與支持。 (4)出現高的權力控制反應，有正面意義。 (5)情緒呈現「過度承擔父母情緒」或「將自我與外界隔絕」的兩極化反應。 (6)中期階段反應的暴力攻擊行為次數最多。 (7)具有向同性親長學習認同之傾向。 (8)外在資源的連結與獲得為其人身安全的重要來源等。
3	2007	黃梅芳	兒童遊戲治療新手的困與破	以質性研究的方式訪問四位分別來自諮商心理、社會工作、臨床心理及精神醫學之新手。結果發現，原先的專業訓練背景對於學習遊戲治療有助益，也有妨礙。實務困境包括個案照顧系統的阻礙、治療環境的問題、如何回應的技巧、溝通與合作、學習遊戲治療的困難等。而其因應方式則有自修、參加工作坊、督導及自我調適等，綜觀兒童遊戲治療新手的困境與突破，正是一個不斷地自我覺察與專業成長的歷程。
4	2006	楊筑甯	遊戲治療師對性受虐兒童之創傷處遇研究	針對8位遊戲治療師以半結構式訪談法進行訪談。結果如下：(1)因為經驗與訓練之差異，遊戲治療師對性受虐與創傷的觀點不完全一致；(2)不強調主動介入處遇創傷。創傷處遇的觀點亦傾向非指導性的態度；(3)創傷處遇之模式是廣泛與彈性的，除了個別遊戲治療，亦強調納入照顧者與周遭系統；(4)強調治療

編號	年代	作者	研究主題	結果發現
				關係是最重要的；(5)現實因素與治療師因素亦影響遊戲治療師對性受虐兒童的創傷處遇。
5	2006	徐永博	遊戲治療概念之感覺統合治療對發展性協調障礙兒童的動作能力表現之研究	選取發展性協調障礙兒童11名，感覺統合異常兒童15名接受感覺統合治療。結論是：融合感覺統合治療及遊戲治療對發展性協調障礙兒童有具體的治療效果，可改善發展性協調障礙兒童的動作協調能力，尤其是粗大動作能力、運動覺的處理能力。
6	2005	何美雪 高淑貞 洪慧涓	親子遊戲治療訓練對國小認輔教師遊戲治療知能影響之訓練探究	・本研究旨在瞭解以Landreth所設計的十週親子遊戲治療訓練課程，對國小認輔教師學習兒童中心遊戲治療之輔導知能、和兒童互動模式的訓練效果。研究對象是某國小7位認輔教師參與團體訓練和七位未參與團體的國小教師。且參與成員每週以30分鐘時間認輔一位學童，在團體外進行七週的師生遊戲治療單元。訓練效果是以研究者自編「師生遊戲治療單元口語反應編碼分類表」和「遊戲治療態度－認知－技巧量表」（PTAKSS）蒐集資料，進行以質為主量為輔的資料分析。研究主要發現如下： 1.教師在遊戲治療的認知、態度與技巧三個層面的整體學習效果有差異：(1)兒童中心遊戲治療基本技巧的學習，有知行合一的正向影響；(2)「技巧」、「認知」有正向的提升，但「態度」的提升較有限；(3)技巧的學習有程度之分，部分在團體前沒有的「擴展意義」、「情感反映」、「提供自由」有效反應，在團體後的反應頻率也較少。 2.對教師與兒童互動模式之影響：參與成員在團體後的「批評」與「命令」口語反應大幅減少，且由團體前的「指導」角色轉變以「陪伴」、「支持」為主。

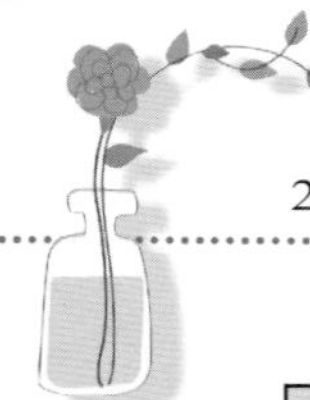

編號	年代	作者	研究主題	結果發現
7	2005	蔡文傑	建立數位遊戲本體導向知識庫應用於認知復健	本研究之目的在以本體論為基礎，建構一個「數位遊戲治療知識本體」，用以分析現有的數位遊戲，再將分析後具有治療意義的遊戲元件知識實例儲存在該本體之中。並以職能治療認知訓練項目為例，評估此本體知識庫應用在臨床，提供治療師選擇個案適用之遊戲元件建議的可行性。結果發現：數位遊戲知識本體則能提供治療師一個完整的遊戲內容與遊戲互動模式的概念，作為遊戲活動分析時的參考。但仍需要更多領域專家在知識本體的深度與專業知識共通的描述法上繼續努力，以符合臨床的需求並便於普及。
8	2005	高淑貞	因何而為？——遊戲治療師之治療態度探究	為理解遊戲治療態度更細緻內涵，研究者訪談7位資深遊戲治療師蒐集更進一步的資料，透過質性分析方法，歸納出遊戲治療態度的四個主要內涵為遊戲治療師的兒童觀、遊戲治療關係、遊戲治療理念與專業的認同與承諾。資深遊戲治療師是擁有愈來愈開闊包容的兒童觀、治療理念會愈來愈明確清楚、能在與兒童及重要成人的關係中課取合作以建構有效的治療關係，而且能做專業承諾，願意以遊戲治療師自期。在研究討論的觀點基礎下，本研究提出對初學者、訓練者與未來研究的建議。
9	2005	曾仁美 高淑貞	親子遊戲治療之發展與研究綜探	在親子遊戲治療訓練中治療者示範基本的合作、問題解決方法、積極互動，並提供家庭成員一個機會在遊戲單元中練習這些方法，在遊戲中可提供兒童具體溝通的媒介做問題解決，而受訓練者透過團體中的討論、示範、分享及回饋，自尊及自我效能亦獲得提升，所以親子遊戲治療是一種融合遊戲治療、家族治療、個別治療、團體治療、父母介入等多種介入向度的模式。其理論基礎以遊戲治療的理論概念為主，其目前最重要的流派是以兒童中心學派

編號	年代	作者	研究主題	結果發現
				遊戲治療為基礎的親子遊戲治療。本文針對近四十年親子遊戲治療的相關研究進行文獻探討，並從研究對象、進行模式、研究目的、研究方法及研究結果進一步比較親子遊戲治療研究的發展脈絡，本文並提出未來發展的相關建議，以供有興趣的學者、實務工作者及父母參考。
10	2004	林淑娟	遊戲團體對被拒絕兒童輔導成效之研究	對兩位小學二年級被拒絕兒童的輔導效果。遊戲團體共有6位成員，進行每週兩次、每次40分鐘，共計十二次之遊戲治療。結果發現：遊戲團體對兩位被拒絕目標兒童的同儕關係及行為特質有立即及持續性的輔導效果。
11	2003	何長珠 吳珍梅	折衷式遊戲治療模式對國小認輔教師訓練效果之研究	・本研究的目的在於發展一折衷式遊戲治療的訓練模式，並探討其對20名國小認輔教師之訓練效果。本訓練模式係包括三部分： (1)教學講述部分有不同理論學派的介紹，含人本、精神分析及認知一行為學派，並含括與理論相關的技巧，如解釋、澄清、跟隨式反映、設限、同理與重新建構等； (2)遊戲媒材使用部分，含投射性繪畫、沙遊、布偶遊戲、說故事及放鬆體驗； (3)督導回饋部分，請每位受訓者需至少輔導一位兒童個案，每週須就個案輔導情形及問題進行討論。本研究以為期十二週，每週三小時，共計三十六小時的上課及督導的方式展開訓練。 ・研究結果顯示： (1)受過訓練之遊戲諮商師在遊戲治療智能量表上之實務得分有上升，在理論得分則無改變； (2)在遊戲治療模擬情境測驗上則有明顯上升，受訓前後之差異為（4→21分）。進一步檢核該能力指標，發現有一半以上的受訓者能達到所有指標的一半。

編號	年代	作者	研究主題	結果發現
12	2001	林美珠	親子游戲治療訓練之個案研究：一位母親之改變歷程	本研究採取個案研究的方式，探討一位母親在參與親子遊戲治療督導及訓練方案的歷程。結果發現： (1)親子遊戲治療的督導及訓練方案，使母親變得更寬容、接納及同理孩子，也促進孩子口語表達的能力，進而增進親子間的關係。 (2)親子遊戲治療的督導及訓練方案不但訓練母親成為她自己孩子的遊戲治療代理者，而且增進對自己人格特質的瞭解，並能應用至生活及其他子女身上。 (3)督導的現場示範是有效的親子遊戲治療技巧訓練的一種方式。
13	2001	蔡麗芳	小五男童失母一年	以兒童中心學派之精神為主。參酌加入結構及引導技巧，協助個案走過哀傷治療之歷程，共進行十二次（其中十次為沙戲），並自作品命名與故事敘述中，嘗試追尋個案改變歷程之曲線為螺旋式之循環，而非直線式之成長。因此個案情況雖已得到改善，但悲傷之處理猶待繼續完成。
14	1999	蔡雅貞	兒童性虐待類型、家庭系統與兒童心理問題之分析——以臺南家扶中心4位性虐待兒童為例	透過畫人測驗、家庭動力畫及團體治療的實施與觀察，針對4位性虐待兒童所呈現的心理問題、家庭動力、外顯問題等，再參考個案基本資料，以現象學的觀點、多元測定的方法進行質化研究。結果發現： (1)性虐待類型之亂倫個案在自我防衛方面以壓抑、合理化、昇華等較多樣式的防衛機轉平衡內心的衝突； (2)兒童的家庭系統與其所呈現的心理問題間具高度的一致性； (3)本研究之團體遊戲治療方案對兒童羞恥感、恐懼、罪惡感、情感疏離有改善；在情緒的表達上已較能表達憤怒、拒絕，在對抗力量上有增強現象。

編號	年代	作者	研究主題	結果發現
15	1999	陳慧鴻	小六受虐男童	研究者以參與觀察（包括探測性發問與澄清之方式），對個案進行11次（兩個月）的沙箱治療歷程（每次1小時），並以「國小兒童生活適應表」進行前後測，結果發現百分等級由40改進為60。另外表情與情緒適應也有進步之現象。
16	1999	鍾鳳嬌	6位6～8歲心理困擾兒童	進行15次兒童中心為主的遊戲治療，並以錄影文字轉騰，研究個案在語言、行為玩具上之改變行為。
17	1999	魏渭堂	6位有明顯親子困擾、6位無明顯困擾之幼稚園家長混合組成	參加十個單元、20個小時的親子遊戲治療工作坊，結果發現對親子關係、親職壓力、子女社會能力、親子遊戲互動行為部分，均有正向之影響。
18	1999	黃慧涵	3位5、7、8歲之身體受虐兒	分別經歷二十二、十三與十五次不等的遊戲治療行為，發現三人有不同的治療進展及行為型態，並觀察後發現受虐兒的兩種主要人際型態（攻擊、退縮），以及改變曲線會出現循環式進展。

由此可見，一般來說，不論中外，遊戲治療的效果大多被認為是有效的。

其中國外220篇（1999～2009，此處從略）文獻題目中占比率最大的仍是兒童中心學派之應用（Holbrook Ebrahim, Christine, 2008），其次是完形模式之運用（Constantinou, Melany. 2007）；另外一項特徵是新模式之開發與運用，如沙遊及創傷性遊戲特徵量表之研發等（Myers, Charles Edwin 2008）；相對來說臺灣這十年的遊戲治療，也有類似的現象，如何長珠／呂坤政、楊筑甯、蔡毅樺、蔡雅貞、陳慧鴻、黃慧涵等對受虐兒之研究有六篇；曾仁美／高淑貞、林美珠／林美珠、魏渭堂等之親子遊戲治療五篇、以及何美雪／高淑貞／洪慧涓的遊戲治療態度

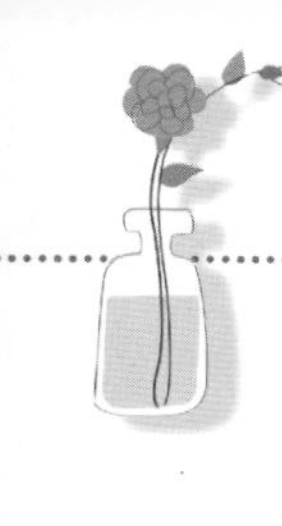

「認知—技巧量表」（PTAKSS）之編制（2005），與何長珠／吳珍梅（2000）的「遊戲治療模擬情境測驗的測量行為與指標」、蔡文傑數位遊戲本體導向知識庫等，都展現遊戲治療的一般性特徵（特殊問題兒童）、系統化努力（量表及模式之編制）及新潮流開發（數位）之趨勢。

而國內外最相似的部分，則首當推遊戲治療被多數實務工作者（國小老師）所採用（Swanepoel, Peggy, 2008），但卻普遍缺乏訓練與有被行政單位所認可之妾身未分明之現象（吳芝儀，2008），可見在專業發展之認可度上，還有一段長路要奮鬥。

二、兒童的適應——遊戲特徵與治療階段

根據Moustakas（1953）的研究顯示，適應良好與適應不良兒童的遊戲，會在下列四個方面顯現不同。

(一)口語方面

適應良好兒童的話較多，能自然討論周遭的事。適應不良兒童在前幾個單元時可能完全沈默或有困難，與治療者對話或在第一單元中會一連串的發問問題。

(二)反應方面

適應良好的兒童會隨機且自發地遊玩，用多種方式來試探在治療關係中，他們的責任與限制為何。適應不良兒童最初的反應往往則是小心而謹慎的，他們希望被清楚告知什麼可以做，什麼不能做。

(三)使用玩具之範圍

適應良好兒童會先看一下整個遊戲室設施，同時選用多種玩具器材。適應不良兒童則只用某幾樣玩具，並傾向於只在一個角落玩。

(四)處理挫折方面

當被干擾或觸怒時，適應良好的兒童會用具體的方式呈現出他們的問題，清楚的表達攻擊行為，且能接受表達後之後果。適應不良的兒童則傾向於採用水彩、黏土、沙及水，抽象地表露他們的感覺，表達也較

嚴肅緊張，他們通常較具攻擊性，想破壞玩具，甚至攻擊治療者。

Perry（1988）並進一步設計出一個遊戲行為觀察表，來區分兒童的適應與不適應的遊戲行為，共有十三項觀察之向度。題目如下：

1.遊戲系列的完整度、互動及怪異行為內容之出現程度。

2.結構遊戲以納入治療師之程度。

3.拒絕治療師介入之程度。

4.情緒狀態（從快樂到不快樂之程度）。

5.對治療師不適應攻擊之程度。

6.在現實與幻想遊戲間來去的程度。

7.在遊戲中，花在「角色」與「東西」（things）上之比例。

8.幻想性故事中，情節（scene）變化程度之多少。

9.幻想性故事中，與不同「角色」（role）認同之程度。

10.作為衝動表達行為之頻率。

11.遊戲中斷之頻率。

12.身體小／大部分顯現僵硬、緊張之程度。

13.有關於自己、感受或困擾的負面性談話之程度。

另一方面，Fall（1997）對於治療階段行為特徵的探討分為幾階段：

1. 連結階段：允許兒童接觸玩具、遊戲室設施及治療師。
2. 安全階段：與玩具或治療師互動，有較明確的情緒表露。
3. 不安全階段：情緒及行為失控的遊戲，例如：對治療師投射失望或暴力感受等。
4. 解決階段：對不安全狀態能建立新的因應方式等。

由此可見，遊戲治療之研究者傾向於將治療階段分成三至四階段，每階段均包括情緒表達、遊戲性質、遊戲主題等內涵。本文為便於資料評析，亦採四階段的過程分析來說明其特色（如表9-3）。

◎表9-3　遊戲治療過程四階段及其特色

階段	一	二	三	四
遊戲性質	・探索性 ・非特定	・關係性 ・戲劇性 ・幻想性	・角色扮演 ・幻想 ・現實性	・創造性 ・現實性
情緒狀態	・焦慮 ・好奇	・信任 ・衝突	・釋放 ・平衡	・自信 ・快樂、滿足
主題	・熟識環境及治療師	・移情 ・控制	・淨化 ・重新建構 ・滋潤、情感撫慰	・自立、自我突破 ・自發自動
與治療師互動	・少接觸 ・有距離的	・接近 ・試探 ・依賴性行為	・信任 ・依附 ・建立關係	・友伴 ・同事
口語行為	・簡單 ・簡短 ・事實資訊	・與治療主題有關	・重複與主題有關的故事	・清晰 ・自我指導

三、遊戲治療之設備與訓練

就技術部分而言，遊戲治療最有別於一般心理治療之處，在於其對於媒材（或稱技巧）之運用。首先，遊戲治療之實施，必須仰賴某些硬體設備之完成；這些硬體設備，最理想的是遊戲室之設備，可參見何長珠所著《遊戲治療——國小輔導實務》（何長珠，1998/2003，p.73）；或至少有一個角落乃至於一個可移動的玩具箱之配置（同書，p.72）。其次則是所謂媒材之準備和放置。一般最常見的媒材，包括如下幾大類：

1. 布偶：主要是布偶、動物造型；尺寸大小不一；不要太新或太舊。
2. 娃娃屋（塑膠製，兩層樓，半剖面）及相關家族、家具用品，另外，各種烹飪食器與食材，也是不可或缺的。
3. 繪畫類：紙張部分以A4、B4白紙為主，也可包括壁報紙大小及其他質材的紙。顏料部分，彩色筆、水彩、蠟筆、廣告顏料，均適合。相關文具（尺、刀、剪、膠水）及裝備（防水圍兜），亦應納入。

4. 積木：至少包括原木及彩色各一組（木質為佳）及相關物品，如交通警察、草坪、雲梯車等，亦屬必需。
5. 水與黏土：水指的是一個室內洗手臺及相關配備（桶、杓、手巾）；黏土可包括彩色及原色兩種，亦須包括刀、板子、模型等使用工具。
6. 各類棋戲及說故事遊戲之設計：如大富翁、感受卡等。
7. 沙遊：指的是標準規格（28.5×19.5×3英吋）之沙盤及相應配置的100～300件小物品（亦可再細分為人物、動物、植物、建築、神話、自然、交通工具等七類）。

至於遊戲治療師之訓練部分，在Landreth所著的《關係之藝術》（高淑貞譯，1994）一書中，曾列舉一些課程內容，如：兒童發展、兒童問題診斷、兒童病理學以及遊戲治療課程之修習與實習督導等，期望能使一位遊戲治療師表現出「理性、務實、持續、自在、無條件接納，但同時又能設定實際、中立和必須之限制」的立場。Bradley和 Boyd（1989）以及Bratton、Landreth和Homeyer（1993）則建議對遊戲治療之第一堂課，應以「對話」（diadactic）之方式，教導對方如何做出有效的同理和接納，以及催化入門諮商員的專業水準。

其次，就遊戲治療師的學經歷背景來看：Phillips與Landreth（1995）對909位遊戲治療師做了一個全面性的調查訪問，發現對美國的遊戲治療師而言，其典型之特徵為：女性，30～50歲的諮商師或治療師，具有碩士文憑，多半經由工作坊之方式受到遊戲治療之訓練，工作經驗在十年以內，理論取向以折衷式或兒童中心式為最多；臺灣部分雖然沒有相關之研究，不過，大體而言應該相差不會太遠。

貳　實務活動

折衷式遊戲治療之模式

本書作者依據二十年來所進行的遊戲治療之教學與推廣經驗，逐漸統整出一個折衷整合的模式。其主要構念是依據一個8週（24小時）的時間表來進行。其中理論部分之內容為：最初的一至三次，屬關係建立階段，採用以正向關係之表達與經歷為主的兒童中心學派之跟隨、複述與同理反映等技巧；四至六次屬工作階段，個案會通過發洩、移情（正或負）等心理歷程，來處理內在化了的人際問題；六至八次已接近結束，可用認知學派的說故事或短焦的賦能等技巧，來學習新的解決問題之觀點或做法（Rush, 1980）；實務部分則為個案遊戲治療之課堂團體督導與回饋。本次資料來源為埔里地區九二一地震後之20位認輔老師（分實驗及控制兩組）與10位其所認輔之個案。

◎表9-4　折衷式遊戲治療模式（何長珠，民90/98）

次數	階段	改變機制（治療任務）	學派	技巧		參考閱讀資料
1	初	・減低焦慮、給予安全感	各派	・場面架構		・何長珠（2005）：折衷式遊戲治療，五南。
2		・經歷不一樣的成人經驗 ・增加自信心及探索性	兒童中心	・跟隨反應 ・確認權力 ・同理反應	・設限	・Landreth著，高淑貞譯（1994）：遊戲治療—建立關係的藝術，桂冠。
3		・對治療師產生正向態度 ・自由玩耍及表達			・角色扮演 ・同理技巧	・O'Connor & Braverman著，何長珠譯（1998）：遊戲治療理論與實務，五南。
4	中	・宣洩（負向情緒—有特定他人） ・移情（對治療師的正向關係）	心理分析／動力	・澄清 ・發問 ・解說 ・立即性	・投射性繪畫測驗之經歷與討論（依附、自我概念） ・個案概念化之解說	・Burns著，梁漢華、黃燦瑛譯（2000）：心理投射技巧分析，揚智。
5		・宣洩（負向情緒之繼續表達） ・移情（正向情緒之逐漸增加）			・沙箱治療之經歷 ・宣洩與轉化之關係	・何長珠（1998/2003）：遊戲治療——國小輔導實務，五南。

次數	階段	改變機制（治療任務）	學派	技巧		參考閱讀資料
6	中	・宣洩（負向勢力逐漸減弱、正向力量逐漸抬頭，自主性增加）			・催眠與夢之經歷與解析 ・投射與象徵	・Jung著，龔卓軍譯（1999）：人及其象徵，立緒。
7	末	・重建（能量重新平衡、精力導向建設性之力量）	認知學派	・導引 ・教導 ・建議	・布偶、娃娃屋、說故事之演練 ・阿德勒與艾力克森說故事之比較	・Rowshan著，陳柏蒼譯（1999）：童話許願戒，人本自然。 ・Schaefer & Cangelosi著，何長珠譯（2001/2008）：遊戲治療技巧，心理。
8	末	・分離與結束 ・遷移轉換遊戲室內之學習到家庭和學校去	短期模式	・正向經驗之肯定 ・潛能暗示	・分享歷程、作品與觀察到之改變 ・瞭解並接受成長是循環模式（螺旋形進展）之事實	・Wolberg著（1980），成蒂、林方皓譯（1996）：短期心理治療，心理。

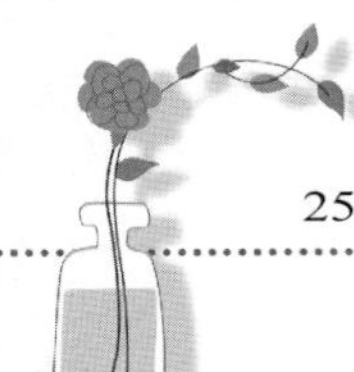

一、折衷遊戲治療實施設計

折衷式遊戲治療課程設計

本研究者之理念

1.從做中學是最為有效的學習觀點。
2.改變是螺旋形循環產生的，可以八次為一週期之方式發生。
3.真正的處理是「全人」的焦點（認知—感受—行為）。
4.治療之改變，必然包括關係建立、宣洩、淨化與頓悟等三項內容。

課程

八次理論課（每次一小時）
1.兒童中心學派之理論與技巧。
2.心理動力學派／榮格之理論與技巧。
3.認知學派之理論與技巧。
4.完形學派之理論與技巧。
5.家族親子學派之理論與技巧。

八次實務課（包括體驗及做個案之督導）（每次兩小時）
1.兒童中心等學派錄影帶之觀看與角色扮演。
2.投射性繪畫測驗之體驗與解說。
3.沙箱治療之體驗與解說。
4.布偶說故事之體驗與討論。
5.放鬆與催眠之體驗。

◎圖9-1　折衷式遊戲治療之理論與實施架構圖

	研究對象	前測	處理	後測
A	××國小認輔老師（遊戲治療師）	遊戲治療輔導智能量表（何長珠，孫尤利，1997）	・折衷式遊戲 ・治療課程 ・理論・實務・督導（每週一次3小時，共進行八次24小時）	(1)教師領導類型量表。 (2)遊戲治療智能量表。 (3)遊戲治療模擬情境測驗（何長珠、吳珍梅，2000）。
B	××災後兒童個案	(1)生命意義量表。 (2)兒童遊戲治療過程紀錄表。	個別遊戲治療（每週一次1小時，最少進行八次）	(1)生命意義量表。 (2)輔導個案追蹤報告表。

遊戲治療模擬情境測驗的測量行為與指標（吳珍梅、何長珠編，2000）

依據折衷式遊戲治療訓練模式的理論與實務基礎，得知折衷式遊戲治療包括三個主要兒童治療理論派別（兒童中心、心理分析／動力與認知學派），故本模擬情境的問題三、問題四與問題八分別評估諮商員這三個理論架構的基本概念，問題六則進一步瞭解諮商員在這三個理論的實際應用情況；在遊戲治療的階段上，本模擬情境的問題一、問題五與問題九分別評估諮商員的階段初期之關係建立、階段中期之諮商改變與結案的判斷依據；最後的問題二則是評估諮商員對遊戲媒材功能與兒童心理適應能力指標的瞭解程度。表9-5會詳細說明每一個模擬情境、待答問題以及所要測量的行為能力指標。

◎表9-5　遊戲治療模擬情境測驗測量行為與指標

題號	模擬情境	待答問題	測量行為與能力指標
N.1	錄影帶中的個案是父母離異半年，一個月前被父親送至育幼院，在育幼院中顯得安靜而沈默，很少提及自己的父母。在第一次進入遊戲室，個案一直逃避面對攝影機，對於諮商員的問話，也多不搭理。	如果你是諮商員，會如何處理案主面對攝影機的不安？	何長珠（1998）描述第一次會談中，諮商員需要做的有場面構成、介紹遊戲室的使用方式及攝影機設備，並處理案主可能出現的沈默、緊張與不安；具體而言，諮商員需要做到遊戲治療技巧與行為能力包括： ・1-1 同理案主的不安 ・1-2 尊重接納案主的沈默與意願 ・1-3 引發正式的談話與介紹 ・1-4 解釋治療室情境與攝影機設備 ・1-5 提供建議與邀請遊戲
N.2	錄影帶中的個案在沈默了15分鐘後，開始操弄座位旁的一些玩偶。	在這裡，你看到遊戲媒材的功能為何？	Landreth（1994）認為遊戲提供一個解決衝突及溝通情感的管道，玩具在此過程中扮演不可或缺的地位。Ginott（1961a）指出，玩具媒材的功能有五種，經過訓練後的諮商員需能評估出這五項功能：

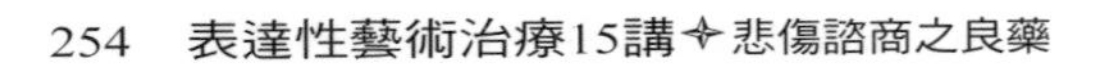

題號	模擬情境	待答問題	測量行為與能力指標
			・2-1 幫助治療關係的建立 ・2-2 能引發並鼓勵情緒的表達 ・2-3 幫助發展自我覺察力 ・2-4 提供能做現實感測試的機會 ・2-5 提供昇華作用的機會
N.3	同上一個情境。	如果你是諮商員，看到個案在玩玩偶，你會怎麼做「跟隨式的反應」，來和個案建立關係？	Landreth（1994, p137）界定跟隨式的反應係指當兒童把感覺表達出來，得到諮商員的鼓勵與接納後，他們感到較少的緊張，於是願意更進一步表露他們的想法及感覺。何長珠（民87，p.114）也認為學校老師對個案會有較多介入式的引導，學習跟隨式反應，可協助個案放鬆，進入其內心世界。根據上述兩位學者的看法，跟隨式反應要表現出的能力有： ・3-1 不批評、不誇張讚美與過度解釋 ・3-2 描述其可能的想法與感受 ・3-3 反應其表現的行為與動作 ・3-4 表達對其遊戲方式的尊重
N.4	錄影帶中的諮商員在和個案玩大野狼和三隻小豬的故事，諮商員在旁講述故事時，有意圖地把其中部分的情節說錯了。	請你判斷這種做法是否是引發諮商互動的好方法？如果你贊成，請說明為什麼？如果不贊成，你會怎麼做？	Gardner（1999，何長珠譯，2001, p.302）指出，「相互說故事」是作為與兒童個案溝通的技巧，可以傳達一些重要價值觀，並使兒童得到有意義的頓悟。在此折衷式遊戲治療模式中把說故事界定為與個案溝通、引發互動以及重新建構其自我概念，故諮商員提供學習需要評估說故事技巧的意義與目的： ・4-1 引發諮商互動的方法 ・4-2 提供新的隱喻與學習 ・4-3 重建其自我概念

題號	模擬情境	待答問題	測量行為與能力指標
N.5	從第一次到這一次（第五次諮商）個案有明顯的變化。	你看到個案的變化包括哪些？	何長珠（1995）整理遊戲治療文獻後，歸納出五個向度作為分析個案治療改變的依據，本研究模擬情境未提供完整的故事內容，故將其第五個向度「遊戲故事情境」修正為「自我開放」。具體而言，此模擬情境需評估諮商員能否檢核出個案在遊戲治療歷程中的改變依據： ・5-1 注意臉部表情之變化 ・5-2 觀察口語互動之增加 ・5-3 判斷情緒表達之改善 ・5-4 評估身體距離之接近 ・5-5 指出自我開放之呈現
N.6	同上一個情境。	你覺得諮商員要做了什麼，才會導致個案有這樣的變化？	根據折衷式遊戲治療模式的理論與實務，本模式主要在統整兒童中心、心理分析／動力與認知學派（見第三章），故此一模擬情境需評估諮商員能否表現出此三個主要學派的治療策略與技巧： ・6-1 表現兒童中心學派的同理、建立關係與設限等技巧 ・6-2 表現心理分析／動力學派的個案概念化、澄清、宣洩等技巧 ・6-3 表現認知學派的導引、建議與教導等技巧
N.7	錄影帶中的個案很投入地在玩娃娃屋，當他在排積木房子時，拆了又蓋、蓋了又拆，堅持要排出自己心中的樣子。	如果你是諮商員，根據個案此時玩遊戲的方式，你會如何判斷個案的心理適應能力？	葉貞屏（1998）以Withee的遊戲活動量表的十六大類遊戲活動，分析6名小學生的遊戲行為；結果發現戲劇式和角色扮演式遊戲（表達自己對自己、家人、同學、別人或一些環境的態度）通常會出現在遊戲治療的中後期，個案已經從探索、不明確的遊戲方式轉變為對環境的信任，於是可以表現出自己心中的想法和對他人的態度。此題的模擬情境即為一戲劇式和角色扮演式遊戲，從個案堅持

題號	模擬情境	待答問題	測量行為與能力指標
			排出心中想要的房子樣子，諮商員需診斷出個案此階段的心理適應能力，作為個案概念化的資料之一，故學習的能力指標為： ・7-1 觀察出個案對環境的信任 ・7-2 瞭解個案在表達心中想法與感受 ・7-2 診斷出個案在創作中重建自己
N.8	錄影帶中個案很專注地在作畫，他用黏土、撕貼方式做出兩個小女孩，內容是描述她自己和表姊去有噴水池的花園玩，玩得很快樂，玩到天黑都不想回家。	如果你是諮商員，如何解讀這幅畫所傳達出來的和治療意義有關的特徵？	范瓊芳（1995）指出，兒童經由繪畫，可以直接把種種關係與內心狀態，藉由象徵語言呈現在繪畫作品上，讓人觀之，可立刻經驗到整體的意念與情感狀態。在此折衷式遊戲治療模式中，把投射性繪畫的學習經驗，作為診斷個案在作品中所呈現出有關心理分析／動力學派中依附關係與自我概念的瞭解，所以諮商員的能力指標為： ・8-1 指出作品中呈現的依附關係意涵 ・8-2 評估作品中出現的自我概念資料 ・8-3 運用投射性繪畫的基本概念解釋作品
N.9	錄影帶中的個案是921受災的小四兒童，由於家中大樓被毀，於是轉介來做沙遊治療。在第一、二次遊戲中，諮商員發現個案沒有明顯的沈默、抗拒，能四處走動，玩沙時表情自然，並在第三次諮商中，出現重複三次雲梯車救災行	請問你認為諮商員之所以結案的判斷依據是什麼？	Bower和Lambert（1980）認為，「適應」是一個人能從各種可替代的行為中做選擇的自由程度，「不適應」是個人行為被限制、無彈性、被拘束的一種狀態，所以正常兒童的遊戲行為是表現出自我充足及自我重要的價值感。據此，此模擬情境需要諮商員判斷出正常適應的遊戲行為，作為結案的依據： ・9-1 能和周遭直接互動，符合現實感 ・9-2 表現自由自主、能做決定的行為 ・9-3 有組織性、獨特性使用各種玩具 ・9-4 能專注地創作與處理問題

題號	模擬情境	待答問題	測量行為與能力指標
	動，於是諮商原判斷這個個案，應該沒有很大的問題，可以結案。		

二、結果評估

認輔老師（遊戲治療師）在訓練後所學得的折衷式遊戲治療的行為能力

結果得知，受過遊戲治療訓練的國小認輔教師有如下之正向改變：

◎表9-6　受訓後增加之能力指標

1	在第一題的五項能力指標中，以「1-4 解釋治療室情境與攝影機設備」的學習效果最佳；其次，諮商員也學會和案主直接面對面討論攝影機所造成的不安，並解釋攝影機的功能以及鼓勵案主操作攝影機，甚至可以一起觀看攝影內容。
2	訓練的確能協助遊戲治療師瞭解玩具的治療功能，以及學習如何使用玩具來建立關係與鼓勵案主表達情緒。
3	接受訓練的遊戲治療師在做跟隨式反應時，傾向複述個案的行為、動作，在進一步描述同理個案的感受部分，仍需要進一步的學習。
4	受訓後的遊戲治療師已學習到說故事技巧能引發諮商互動，其次才是提供新的隱喻以及重建個案的自我概念。
5	經過訓練後，大部分遊戲治療師均能指出個案在「臉部表情」、「口語互動」、「身體距離」上的改變，而且與訓練前的差異很大。
6	受過訓練的遊戲治療師均會使用「6-1 個人中心學派的同理、建立關係與設限技巧」，但很少會使用「6-2 心理分析／動力學派的個案概念化、澄清、宣洩等技巧」以及「6-3 認知學派的導引、建議與教導等技巧」，未來可以進一步做實務上的演練，讓老師善用這一方面的技巧。
7	訓練課程有助於諮商員個案概念化，能對個案的遊戲行為與個案所要表達的想法有更多動力性的瞭解。

8	受訓後的遊戲治療師均能學習投射性繪畫所提供的個人資料，作為診斷個案依附關係與自我概念的依據；關於遊戲媒材（如繪畫作品）所扮演的診斷功能，諮商員提到在訓練前會認為諮商員只能在遊戲過程中做陪伴與跟隨，而無法發揮診斷的角色。經過此模式訓練後，才進一步瞭解遊戲治療學派的不同，是會影響諮商員的角色。兒童中心學派只做同理與跟隨，而心理分析／動力學派較為主動積極瞭解遊戲行為或創作作品中的象徵意涵。這也是有9名諮商員提到自己在訓練前只會稱讚作品是「漂亮」的，但卻很難聯想到作品與個案心理資料的關聯。
9	自我療癒的經驗，促發諮商員對個案有更多的信心與支持。
10	改變較大的9名遊戲治療師，其習得的行為能力在訓練前後達十四項次的改變；改變較不明顯的3名亦有將近十項次的改變。

總計有十五項能力指標是達到一半以上人次的學習效果，占全部三十五項能力指標的43%；在未接受訓練前，沒有一項能力指標是有一半以上人次的遊戲治療師已具備的能力。換言之，遊戲治療師是經由此模式訓練之後，才學習這些遊戲治療的基本能力的。

兒童個案遊戲行為特徵與行為改變之關聯性

在遊戲治療歷程中的行為特徵，以遊戲性質、故事主題及治療關係三方面可分別描述如下：

◎表9-7　遊戲性質

個案編號	遊戲性質
1	由探索性進入幻想性、創造性及重複性。
2	由初期的衝突性、現實性、幻想性、照顧性、創造性更迭出現至最後。
3	由幻想性至衝突性、現實性更迭出現，最後以現實性的遊戲結束。
4	探索性、發洩性的活動開始，續以創造性、衝突、重複性更迭出現，至衝突性及現實性結束。
5	由初期的創造性至後期兩次的現實性遊戲類型，其變化不大。
6	由典型的探索性而創造性、現實性交互出現。
7	以衝突性的攻擊打鬥、追求控制為主要內容。

個案編號	遊戲性質
8	從衝突性開始，也以衝突性遊戲貫穿全程，從不分勝負、擊潰到有完整及正向的，並且重新建構或整合結局。
9	由探索環境至幻想性、衝突性而至創造性遊戲。

在個案出現的遊戲性質方面可歸類為七大類：探索性遊戲、幻想性、衝突性、宣洩性、現實性、撫慰性及創造性。大多數案主表現出治療過程的一般性特徵，即為開始時的探索性及幻想性，隨之是衝突及宣洩性遊戲，最後是現實性、撫慰性及創造性遊戲。Meyers & Charles Edwin（2008）創傷性遊戲量表之內涵亦與此相關——即在中階段時，會出現緊張性遊戲、重複性遊戲、遊戲中斷、逃避遊戲或出現負面情緒。

◎表9-8　故事主題

編號	1	2	3	4	5	6	7	8	9
主題	・家庭	・衝突	・人際關係	・家庭的人際關係 ・撫慰與衝突	・「性」問題 ・家庭生活	・內在情緒混亂的孤獨及衝突	・追求控制 ・打鬥 ・衝突	・競爭 ・攻擊 ・爭戰	・保護愛與自由 ・攻擊

由上述可見，個案在遊戲中呈現的主題多與「家庭」、「人際」與「衝突」有關，且與受輔問題及個人生活狀況十分接近，此結果與Phillips和Landreth（1991, 1995）的調查研究相若。而研究者也發現，遊戲主題也幾乎是個案生活的描述，投射出個案內在的狀態或顯示其內在之需要。此點與相關研究顯示在第三階段易出現個人或家庭資料的情形符合（Hendrick, 1971; Withee, 1975）。

◎表9-9　治療關係（含身體接觸、互動及自我揭露程度）

個案編號	身體接觸	互動情形	自我揭露程度
1	從第三次開始	邀請治療師進入遊戲中	家庭生活
2	從第二次開始	可以接受或拒絕治療師的建議	只有在第四、六次不予以自我揭露
3	從第三次開始	將治療師置入遊戲情境	持續地躊躇不安
4	從第二次開始	互動越來越好	家庭生活
5	從第二次開始	互動很順暢	第七次開始直至第八次，伴隨著緊張感
6	從第四階段開始	輕鬆地保持互動	家庭狀況
7	第一次即開始	開始時，保持社交性的禮節；在最後一次治療中，會要求治療師給予幫助	只有在第四次治療中，揭露一些
8	第五次才開始放鬆	很輕鬆且愉快地與治療師進行互動	家庭問題
9	過程中大都保持距離	雖然信任，但仍保持安靜	從第五次治療開始一直到過程結束

由上述個案輔導後的追蹤報告、遊戲性質、故事主題與治療關係等資料，研究者將可評估案主在遊戲治療階段的達成情形如表9-10：

◎表9-10　九位個案遊戲階段達成情形

階段	個案編號									
	1	2	3	4	5	6	7	8	9	總計
1										0
2	✓						✓			2
3		✓		✓	✓	✓				4
4			✓					✓	✓	3

由上表可見個案在遊戲階段普遍達到第三階段為多。個案8、9甚至出現第四階段的行為特徵。

由上訴資料可發現，治療過程中的行為特徵及呈現的治療階段與治療後的行為改善情形，呈現正向方向的改變，意即在治療階段的改變與治療效果有正向關聯。此發現與其他研究之結果相同（何長珠，1995；孫幸慈、陳信昭，1998；林美珠，1998；葉貞屏，1998）。

三、結論與建議

遊戲治療師之訓練效果

表9-7之九題模擬情境中，總計有十五項能力指標是達到一半以上人次的學習效果，占全部三十五項能力指標的43%；而在未接受訓練前，沒有一項能力指標是有一半以上人次的諮商員已具備的基本能力。換言之，認輔老師經由此模式訓練之後，可學習到遊戲治療的基本能力。

受輔個案之輔導效果

1. 個案在遊戲治療過程的進展方面，本研究個案多半呈正向改變的趨勢（9位中有7位）。此情形可由以下各點來確認：(1)遊戲的性質，由探索、衝突走到幻想、創造及現實考量；(2)情緒改變，由焦慮混亂而輕鬆、自在及信任；(3)故事的主題，由打鬥、挫敗到合作及自發創造為多；(4)與治療師的互動，由試探、距離到親近與友伴的情形。
2. 本研究個案整體而言，每位個案的主要問題在治療過程均有正向改善情形，且大部分（9位中有7位，近八成）在後續追蹤的行為改善情形皆呈正向。不過四個月後的追蹤情形顯示：在治療過程中能表現第三階段或第三階段以上的行為特色者，在治療後行為改善程度愈佳。
3. 依上述結論而言，本折衷式遊戲治療模式對於案主可能可以達到某程度（近80%）的效果。

關於認輔老師（兒童遊戲治療師）訓練的建議

統整課程結束後的回饋以及三個月後的電話追蹤訪談等資料，發現受訓者均能肯定此模式對個人專業發展與自我覺察之提升。未來實有必要繼續以國小認輔老師（遊戲治療師）或心理師為對象，提供遊戲治療

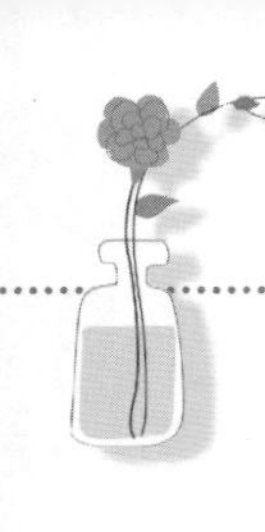

訓練，以建立國小兒童輔導的專業機制。

關於兒童遊戲治療實務之建議

1. 由本研究發現，折衷式遊戲治療模式對本研究對象有近乎八成的效果，對於小學兒童遊戲治療的模式具有相當高的實用性，值得繼續推展，以提升教師輔導專業知能及輔導效果。而在本模式的訓練方面，除原模式的訓練內容外，應特別重視教師對個案問題的概念化與個案心理動力的瞭解與介入，並建立明確的治療目標以評估及追蹤。
2. 本研究的結果發現，由遊戲過程的發展狀況，如：遊戲性質、故事主題、治療關係等，可推論遊戲階段的達成情形，並可推測個案問題改善程度，此發現有助於提供學校單位彈性採取有效的介入策略，以發揮整體而積極的輔導功效。

四、實施本模式之注意事項

本作者建議實施本模式之注意事項如下：

1. 至少需修習「諮商理論與技術」之相關課程一學期（最好能有兒童發展心理學及兒童輔導之知識）。
2. 學校能有可實施「遊戲治療」之適當場所與基本玩具設備。
3. 負責老師須有以傳統口語治療協助兒童個案成功之經驗。
4. 進行遊戲治療之成功有賴於系統網絡（家長—導師—學校—專業）之溝通能力。
5. 最好能有小團體共同學習與被督導遊戲治療之機會與經驗。

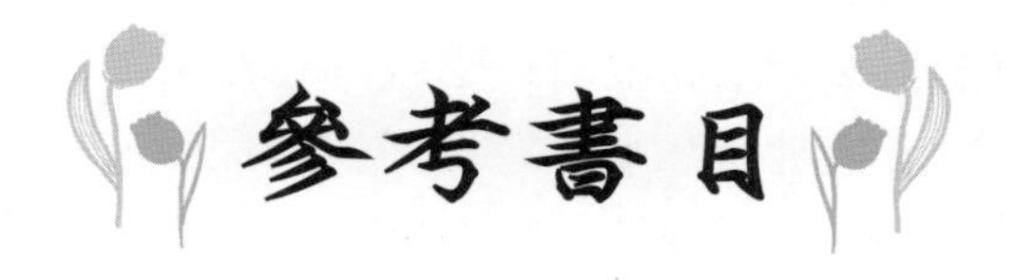

◆中文部分

王麗斐、田秀蘭、林幸台、林美珠、王文秀（2005）。臺灣小學輔導工作的發展與專業內涵之實施。**基礎教育學報，14**(1)，83-95，香港：中文大學。

何長珠（1995）。應用遊戲治療於受虐兒的三個實例研究。**彰師大輔導學報，18**，1-37。

何長珠（1998）。**遊戲治療——國小輔導實務**。臺北市：五南文化。

何長珠、吳珍梅（2003）。折衷式遊戲治療模式對國小認輔教師訓練效果之研究。**彰化師大輔導學報，24**，1-34。

何長珠、葉淑萍（2005）。**折衷式遊戲治療之理論與實務**。臺北市：五南文化。

吳芝儀（2008）。學生輔導法的研擬與影響。**輔導季刊，44**(3)。

林美珠（1998）。遊戲治療對改進國小父母離異兒童自我概念、情緒困擾之研究。**未出版之碩士論文**。花蓮師院國民教育研究所，花蓮市。

林淑娟（2004）。遊戲團體對被拒絕兒童輔導成效之研究。**未出版之碩士論文**。國立臺北師範學院教育心理與輔導研究所，臺北市。

范瓊芳（1995）。**幼兒繪畫分析與輔導**。臺北市：心理出版。

孫幸慈、陳信昭（1998）。兒童諮商個案報告：一位分離焦慮兒童的遊戲治療。諮商輔導文粹。**高雄師大輔研所，3**，119-128。

黃慧涵（1999）。身體受虐兒童遊戲治療中的遊戲行為之分析研究。**未出版之博士論文**。國立彰化師範大學輔導研究所，彰化縣。

陳慧鴻（1999）。沙箱治療對受虐兒童生活適應之影響歷程研究。**未出版之碩士論文**。國立臺南師範學院國民教育研究所，臺南市。

曾仁美、高淑貞（2005）。親子遊戲治療之發展與研究綜探。**中華輔導學報，17**。

葉貞屏（1998）。兒童中心式遊戲治療中兒童問題行為改善歷程研究。**未出版之碩士論文**。國立臺灣大學教育心理與輔導學系，臺北市。

蔡雅貞（1999）兒童性虐待類型、家庭系統與兒童心理問題之分析——以臺南家扶中心四位性虐待兒童為例。**未出版之碩士論文**。國立高雄醫學大學行為科學研究所，高雄市。

蔡麗芳（2001）喪親兒童諮商中悲傷經驗改變歷程之研究。**未出版之博士論文**。國立彰化師範大學輔導與諮商系研究所，彰化縣。

鍾鳳嬌（1999）。幼兒社會化歷程中社會能力之探討。國家科學委員會研究彙刊：人文及社會科學，**未出版**。

魏渭堂（1999）。親子遊戲治療團體方案設計與效果之分析研究。**未出版之博士論文**。國立彰化師範大學輔導學系所，彰化縣。

陳柏蒼（譯）（1999）童話許願戒（原作者：A. Rowshan）。臺北市：人本自然文化。

高淑貞（譯）（1994）。遊戲治療——建立關係的藝術（原作者：A. Landreth）。臺北市：桂冠。

龔卓軍（譯）（1999）。人及其象徵（原作者：C. G. Jung）。臺北市：立緒。

成蒂、林方皓（譯）（1996）。短期心理治療（原作者：L. R. Wolberg）。臺北市：心理。

何長珠（譯）（1998）。遊戲治療理論與實務（原作者：O'Connor & Braverman）。臺北市：五南文化。

梁漢華、黃燦瑛（譯）（2000）。心理投射技巧分析（原作者：R. C. Burns）。臺北市：揚智文化。

◆英文部分

Axline, V. (1967). Dibs in Search of Self: in search of self. NY: Ballantine Books.

Berkowitz, Dovid. (2005). Perceived efficacy of play therapy as a treatment modality in schools. *Proquest Dissertations And Theses*. New Jersey: Fairleigh Dickinson University.

Bratton, S. C. & Ray, Dee. (2000). What the research shows about play therapy. International of Play Therapy, 9(1),47-88.

Bratton, S. C., Landreth, G. & Homeyer, L. (1993). An intensive three day play therapy supervision/training model. *International Journal of Play Therapy.*

Constantinou, Melany. (2007). The effect of Gestalt play therapy on feelings of anxiety experienced by the hospitalized oncology child. *Proquest Dissertations And Theses*. South Africa: University of South Africa (South Africa).

Bradley, L. J. & Boyd, J. D. (1989). *Counseling supervision: Principles, process, and practice*. Muncie, IN: Accelerated Development.

Casto, Valerie Challon. (2004). Perceptions and use of play interventions by public elementary school counselors: An exploratory study. *Proquest Dissertations And Theses*. Texas: Texas A&M University.

Fall, M. (1997). From stages to categories: A study of children's play in play therapy sessions. *International Journal of Play Therapy*, 6(1), 1-21.

Gardner, R. (1971). *Therapeutic communication with children: The mutual storytelling technique*. Northvale, NJ: Jason Aronson Inc.

Hendrick, S. (1971). *A descriptive analysis of the process of clientcentered play therapy*. North Texas State University.

Holbrook Ebrahim, Christine. (2008). The use, beliefs, perceived barriers, and the methods of delivery of play therapy by elementary school counselors. *Proquest Dissertations And Theses 2008*. Louisiana: University of New Orleans.

Jung, C. G. (1968). *Archetype and the collective unconscious*. Princeton: Princeton University Press.

Kalff, D. (1980). *Sandplay a psychotherapeutic approach to the psyche* (W. Ackerman, Trans.). Santa Monica, CA: Sigo Press.

Kazdin, A. E., Bass, D., Ayers, W. A. & Rodgers, A. (1990). Empirical and clinical focus of child and adolescent psychotherapy research. *Journal of Consulting and Clinical Psychology*, 58, 729-740.

Landreth, G. (1990). A child-centered view of children. *Association for Play*

Therapy Newsletter, 9(3), 4-6.

Lowenfeld, M. (1939). The world pictures of children: A method of recording and studying them. *British Journal of Medical Psychology*. 8, 65-101.

Moustakas, C. E. (1953). *Children in play therapy*. New York: Mcgraw-Hill.

Moustakas, C. E. (1966). *Existential child therapy: The child's discovery of himself*. New York: Basic Book.

Myers, Charles Edwin. (2008). Development of the Trauma Play Scale: Comparison of children manifesting a history of interpersonal trauma with a normative sample. *Proquest Dissertations And Theses* United States——Texas: University of North Texas.

Neumann, E. (1973). *The child*. New York: G. P. Putnam's Sons.

Oaklander, V. (1978). *Windows to our children: A Gestalt approach to children and adolescent*. Moab, UT: Real People Press (New York: The Gestalt Journal Press, 1992).

Perry, L. H. (1988). Play therapy behavior of maladjusted and adjusted children. (Doctoral Dissertation, Uni. Of North Texas, 1988). *Dissertation Abstracts International*, 49, 2937A.

Phillips, R. D. & Landreth, G. L. (1995). Play therapists on play therapy (Part I): A report of methods, demographics, and professional practices. *International Journal of Play Therapy*, 4(1), 1-26.

Phillips, R. D. & Landreth, G. L. (1995). Play therapists on play therapy (Part II): Clinical issues in play therapy. *International Journal of Play Therapy*, (6)2, 1-24.

Rogers-Nicastro, Jennifer. (2006). A meta-analytic review of play therapy outcomes and the role of age: Implications for school psychologist. *Proquest Disserations And Theses*. New York: St. John's University.

Swanepoel, Peggy. (2008). A study to explore the practicability of play therapy as a support system to primary schools in order to offer the child an optimal learning opportunity. *Proquest Dissertations And Theses* South Africa: University of South Africa (South Africa).

Welch, C. M. (1994). Exploring psychologists' reflections on "good moments" in child psychotherapy. *Dissertation Abstracts International: Section B: the Sciences & Engineering*. Vol. 55(4-B).

Winnicott, D. W. (1965). *The maturational process and the facilitating environment: Studies in the theory of emotional development*. Lodon: Hogarth Press.

Withee, K. (1975). A descriptive analysis of the process of play therapy. *Dissertation Abstracts International*, B36(12).

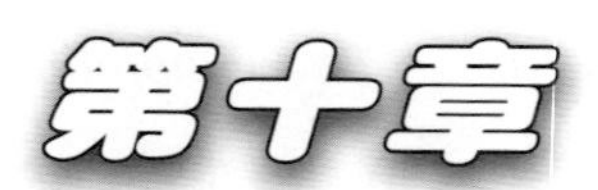

第十章 家族心靈排列治療理論與實務

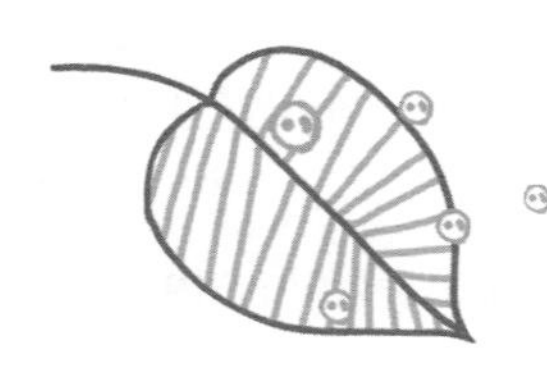

何長珠、朱貞惠

壹 理論介紹

一、前言

家族系統排列（Family Systemic Constellation）為德國海寧格（Bert Hellinger）於年輕時經歷戰爭、經天主教團淨化身心及靈魂後，在非洲祖魯族擔任神父，回德國後進修精神分析及多項心理療法後發展出來之一種心靈工作方法（Soul Work）。海寧格家族系統排列在國際上獲得高度肯定，他的數十本著作，於全世界已有百種翻譯本。在世界約有三十個以上國家的助人者在學習與運用，國內周鼎文亦於2002年在臺灣成立海寧格機構（Hellinger, 2009）。

本文之寫作主要以何長珠10年間帶領過的家族系統排列團體約500人次之經驗為主體，梳理海寧格家族系統排列之理論基礎及背景脈絡，並加入中國千年民俗信仰中之祖先崇拜觀點，及心理劇中家人互動對話表達及宣洩之做法，以期建立本土的操作模式——為求討論時有所區分，特簡稱為「何氏家族心靈排列」（實際做法見下段說明）。

此外，在效果探討部分，自YALOM團體療效因子之角度，由13位參與一學期排列（48小時）的團體成員中，選取五位志願者為訪談對象，蒐整其於排列後之敘事文稿為文本，經整體形式與類別內容分析後

（何長珠、翁淳儀，2009），發現：(1)家族系統排列之主要團體療效因子為：家庭情境重現、情緒宣洩、人際學習與自我瞭解等四項；(2)家族系統排列可在極短時間內（通常一次是3小時），達到一般心理治療團體需長期運做，才可到達之療效（表達、宣洩及重新架構），顯示家族系統排列是一個更具效益的團體治療模式；(3)家庭系統排列能呈現一般心理治療無法顯示的的家庭動力，包含：父母上一代的影響及干擾、母子（父女）及手足之間過於親近的隔代認同與投射問題、超越世代間看不見的忠誠（認同）網絡之脈絡（直接與間接）等議題，顯現其在超意識部分處理之特殊貢獻。另外本文也將採用朱貞惠（2010）的觀點，自家族治療的理論與技巧來探討家族排列系統之理論與實務。

二、名詞釋義

家族系統排列（Family Systemic Constellations）

此法是德國的心理學家海寧格依自身所學所悟而創造之一種家族性的團體治療模式；他認為家庭成員如同宇宙星座般每人都有一個位置，家庭的運轉也有其確定的規律。家族系統排列的功能是在協助我們辨認家族背後的動力狀況，透過治療師介入調整被擾亂的家族系統，讓靈魂和解，便可因而解決家庭問題。

家族潛意識（Family Consciousness）與「公平」（因果）

家族中存在著一種系統式的動力（又稱為家庭良知），使每個成員均有同等的權利被接受或被認可，否則就會引發下一代的干擾來得到補償。所謂家族成員包括自己、父母、祖父母、父母的兄弟姊妹，以及任何與家庭成員有關係的人物，例如母親的前任伴侶或殺父仇人等。

偉大靈魂（Great Soul）亦即是道（Dao）或靈性

海寧格認為它能調解二元對立並整合之，在家庭裡結合生者及死者，讓糾葛的家族靈魂得以和解，恢復家族潛意識原有的秩序。凡是體會這種靈魂碰觸之感的當事人，都會在剎那間知道，自己與那超越的力量和諧一致時的殊勝經驗。

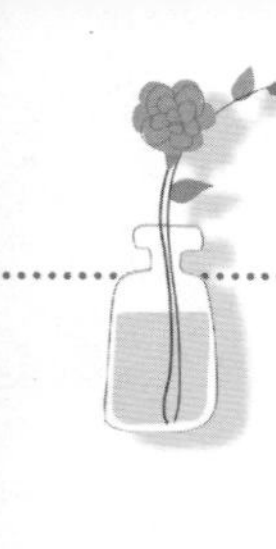

愛的序位（Order of Love）

即家族靈魂的秩序、規則。海寧格觀察每個家庭系統內都有一定的秩序存在，不可逾越；若違反之，會使家庭系統失衡而引發糾葛。家庭內愛的序位之原則是「父母優於孩子」、「父親優於母親」、「先來優於後到的孩子」；家庭間的秩序則是「新家庭系統優於舊系統」。

三、文獻探討

本節將自「家族排列的特徵與發展」、「海寧格家族系統排列的理論基礎」、「家族系統排列在臺灣之發展──何長珠模式」、「家族潛意識及靈性」、「儀式與宗教的神聖時／空間」及「超越個人的意識與無為」方向，進行相關文獻之探討與分析。

家族排列的特徵與發展

海寧格發展出來的家族系統排列，整合有「家庭治療」（Moreno, Satir, Boszormenyi-Nagy）、南非祖魯人對祖靈的敬重，並以現象學（Brentano, Husserl, Heidegger）的角度來關注排列時的現象，另外也納入包括莫雷諾（1945）的心理劇、Satir的（1987）家庭雕塑、米爾頓的催眠和Boszormenyi-Nagy and Spark等人所提出的（1973）對原生父母親「看不見的忠實」[1]等觀念與做法。而排列方式最特別之處（Cohen, 2006），則在於：(1)代表在過程中主要依扮演角色時之直覺感受，來作為個人移動位置或簡短說話之依據；(2)排列的主要目的是確認並釋放由前世代所傳承之家庭系統制度中的負面投射（通常與不公有關）經驗，而非進行一般心理治療所做的語言探索或過程敘述。

凡是家族排列的工作者都同意，人不僅是受到「家庭因素」的影響，更受到「家族」這個更大系統的糾葛；又由於其運作不是在「意

---

[1] Boszormenyi-Nagy（1973）的家庭脈絡理論，顯示每個家庭有無形的鎖鏈，為了顯示自己是此家族的一分子或表現對家族的忠誠，代與代之間均有相似的態度、行為模式和價值觀，如果出現了不同的態度、行為模式和價值觀時，就會被視為家族中的異類或偏差者；另外家族也認為依個人行為的形成，事實上可以追溯到前三代的家族影響力及隱藏在內的「家族忠誠」。

識層面」而更深入「潛意識」範圍，因此，解決之道不僅是改變當事人的認知或宣洩情緒，更重要的是：要透過比家族潛意識更高、更整全的靈性力量來涵納，這也就是海寧格所謂的「道」之律則（或何長珠所謂的「業力與因果」），方能撥正糾結的家族動力，使家族的秩序恢復平衡。

到目前為止，「家族系統排列」在精神科醫生（Mahr, 1998; Walsh, 2005a, 2005b; Weber, 1993）、心理學家（Neuhauser, 2001; Franke, 2003; Madelung, 2001; Franke-Grixkaxh, 2003; Nells, 2004; Ulsamer, 2005; Svagito, 2006; Breuer, 2008）、生物學家（Maturana & Poerksen, 2004; Sheldrake, Hellinger, Schuetzenberger, 1999）、組織諮詢顧問（Simon, 2004; Brick & Horn, 2005）的工作與研究中，仍持續被發現和探討。儘管如此，此法在美國家庭治療學系統中，仍非主流。

Cohen（2006）認為可能原因之一，是因為家族系統採用的立場與美國DSM_IV_TR（精神疾病診斷手冊）對心理或精神問題採疾病觀的客觀及量化研究之立場相違背；另一個可能的原因，是美國心理治療醫療機構對合格執業規定的嚴格要求，使得這種治療的方式，難以被承認或認可。而這種「假科學」（要求數據及證照，相對否認質性資料與直覺能力）的現象，即使在普遍具有祖先崇拜的中國人所在之臺灣，其情況亦然；儘管大部分的人口有卜卦問神、逢凶化吉的儀式行為與心態（婚喪看日子與房地看風水），但在表面或學術研究上就硬是不能提也不能承認的文化共識，此種犬儒之心態，可說古今中外並無不同。

海寧格家族系統排列的理論基礎

二十世紀末興起的後現代思潮在知識論上已放棄對本質和共通性的追尋，取而代之的是對多變性和多元性的興趣，主張以不同觀點，探求「意義的產生」。此種運動對心理治療及家庭治療學派亦發生很多衝擊，如敘事療法、整合式夫妻治療、後設架構模式、整合式問題中心治療等，都屬於一種整合模式之「新近發展學派」（Michael & Richard, 1998）。

何長珠（2007）曾在諮商理論課程的總結中說道，每一個學派都可視為是大象的一部分，所以都不完整；要學完各種學派，並不斷深入，最後才有可能成為一隻大象。這種螺旋式深入之觀點，與海寧格的家族系統排列跨越目前家庭治療之疆界，進而在既有架構上融入家族脈絡、靈魂與靈性之做法，可說都是後現代現象學的一種具體實踐。翁淳儀（2008）因此試圖繪製下圖，以說明海寧格家族系統理論之背景架構及理論基礎，並分為「文化薰陶」及「理論思維」兩部分來討論。

「文化薰陶」方面：海寧格從小受到天主教文化薰陶，在16年南非祖魯族的傳教生活，更開展其具有西方理性思維框架中少見的「祖靈」觀念與對家庭和長輩的尊重。而後來的現象學薰陶，更使他面對內在，發現了巨大寂靜以及更大的整體。他認為此點與東方「禪坐」所強調心靈力量的覺察和掌握是不約而同的真理。因此他尊崇並實踐老子的「無為」之道，治療過程中，以「簡─靜」為美。

「理論思維」方面：回到德國後，接觸到Arthur Janov的「原始療法」，發現到當事人的感覺可能是在不自覺中承擔了別人的感覺[2]，這

---

[2] 海寧格將情緒分為主要感覺、次要感覺、超越的感覺、承受別人的感覺。「主要感覺」（primary feeling），它的特性是即刻的，首先，眼睛是睜開的；第二，沒有其他外在的人牽涉在裡面；第三，很快地就進入重點，允許行動發生，比如說他知道該怎麼做，清楚的行動會產生出來，這種感覺往往是朝向實際行動，去解決一些事。「次要感覺」（secondary feeling），替代了原始感覺，他會尋找藉口阻止實際行動，會把人們的注意力拉到他／她身上，就好像對人們說「請幫幫忙！」但同時也會顯示他／她不想要被幫助。這種感覺只有在閉上眼睛的時候才會有，因為他們所感覺到的是想像畫面裡的自己，或者有時候是記憶裡。為了要有那種感覺，你必須閉上眼睛，一旦你睜開眼睛就無法凝聚那種感覺。他提醒治療師絕對不要去處理當事人的次要感覺，因為當事人會用藉口代替真正的行動，不自覺的掉入防衛機轉而來的次要感覺。「如果有人讓自己陷入軟弱，那就叫抗拒，你絕對不要跟著進入，不要急著去諮商這樣的事，因為你會強化他們負面的、戲劇性的感覺，治療師必須要夠強壯才可以去面對而不被動搖」，否則，反而會增強他的防衛機轉，沒有真正處理到問題，也沒有讓當事人承擔起自己的責任來。「超越感覺」（meta-feeling），超越一般的感覺，當下帶著愛，但沒有任何情緒，這種感覺純粹的力量，是每個治療師需要的，如勇氣、智慧。「承受別人的感覺」（the feeling taking over from somebody else），在排列中常常可以看見，人有些感覺，並不是他們自己的，是從別人那裡接收過來的。「但常常彼此間不認識，是一種無意識的關係，所以海寧格相信有一股力量在運作。」治療師絕不允許這種感覺被表達，而是要幫

觸發海寧格發展「系統的」治療方式；後來，學習Eric Berne「交流分析」學派的「人生劇本分析」[3]，更瞭解到：「人們沒察覺到影響著我們的生命藍圖，其實可以追溯至很遙遠的體驗，那並不是直接受父母的影響而來的。」[4]從此之後，他確定要採取「系統架構」，處理個人及命運的種種問題。

此外，海寧格亦整併Satir（1987）的「家庭雕塑」技巧、莫雷諾心理劇的元素，並以靜寂的移動來取代聲音和動力，達成治療目標乃在揭示家庭系統中隱然存在的衝突。而米爾頓的催眠、完形治療和神經語言學（NLP）則使海寧格善用「隱喻」[5]，能在治療時避開當事人防衛機制，直接對潛意識說話（Eva & Barbara, 2004）。

家族系統排列在臺灣之發展——何長珠模式之例

由於海寧格對排列的方法和技術上，沒有強烈的控制權（Cohen, 2006），因此實務工作者會自行發展而形成不同的家族系統排列風格。雖然大家一致尊敬海寧格為這個系統的創始人，但在很多重要的介入或技術中，不一定要完全依循著他的程序。這其中許多的工作者都是具有標準證照資格的心理助人工作者，整合及修改海寧格的基礎貢獻，修正

助他們從那裡抽離出來，讓那些感覺回歸該屬於的地方。

[3] Berne認為每個人都生活在特定的模式裡，經由探索使自己感動的文學作品（神話、小說和電影），可以發現這個模式。架構生命藍圖的人生劇本早在5歲之前，就已悄然潛藏於生命中，可以追溯至幼年時期父母灌輸給我們的訊息，原因乃小孩子為了要獲得父母歡心，情願套到這角色劇本中。

[4] 以德國民間故事（侏儒怪）（Rumpelstiltskin）為例，便可看到故事中父親拋棄女兒，而母親又不在；根據這份資料我們可以繼續追尋下去，在她的家庭中是否有個孩子曾經被拋棄，或許她在自己幼年也曾經被拋棄。實情或許會呈現出來，他有被拋棄的感覺，甚至肯定她一輩子都要背負這種感受，亦要做出相應的行為。

[5] Kurtz及Ketcham（2007），對於未知和難以表達的實體和狀態，藉由人們所熟知的事物而得到最好的理解，就是隱喻。隱喻、意象和故事是可以帶進經驗裡的媒介，提供一種視野，幫助我們對看不見的事物找到它的樣貌，容許我們在情境中理解「真實」，觸摸到人性靈魂。海寧格認為，透過隱喻，人會創造一個新的圖像，可以將一幅新的、更好的畫面放進心靈裡帶著愛，使他得到和平與安詳。

成為適合個人風格的技術（Cohen, 2006）。在臺灣也出現這種現象，除了周鼎文2002年成立海寧格機構之外，也出現一些親自向海寧格學習過後重新與其原本既有的心理及宗教背景整合之工作者，何長珠即屬其一。何教授從事諮商教學及實務工作三十餘年，是國內諮商、遊戲治療及團體諮商的資深工作者，除依多年經驗推展團體諮商、理情治療、折衷式遊戲治療模式外，同時並修習佛法及靜坐有將近15年之經驗，退休後在南華大學開設「表達性藝術治療」、「靈性治療」，繼續統合學習與實務經驗，而整合出所謂的「何式家族心靈排列」。其與海寧格做法不同之處，可區分為如下幾項：

(一)排列前之資料蒐集

由於熟悉表達性藝術治療，何長珠在排列前會讓當事人先繪製「自我畫像」、「家庭動力圖」，作為瞭解及準備當事人進入工作的暖身活動，並對即將進行之工作提供「描述性資料」（Machover, 1949）。據研究，「自我畫像」依繪畫圖形所代表的象徵，得以瞭解當事人的內在心理狀況，甚至可用以界定某種人格之特徵（Groth-Marnat, 2004）；而「家庭動力圖」之描繪，則可探討更多的家庭動力（Burn & Kaufman, 1972），例如家中角色與排行間之關係、是否出現逾越狀態（小孩做大人之事或大人失能）等有意義的資料。

(二)過程中加入心理劇情緒表達及宣洩之容許

排列過程中，何長珠會加入心理劇分量，以增團體治療之成效。何長珠（2005）認為，家族排列和心理劇兩者都是「行動演出」，探討「家庭關係」或「關係連結的破壞」等議題；兩者都有「鏡映技術」，會回到當事人創傷點或是關係中斷的發生點，修通、整合；也都是重視團體成員的「自發性」與「創造力」的「團體治療」。雖然海寧格的家族系統排列也融入了心理劇，但在處理對象範圍上，海寧格著眼於與個人直系血親或抽象問題（海寧格有時會找代表扮演祕密、疾病、死神、恐懼等）的互動；何長珠則增加當事人與其現存社會環境的互動，排列時會傾向於將相關的家庭成員都排出來，以瞭解家庭問題所引發的互動糾結型態之過程；透過排列，將可清晰看出家庭中之動力、聯盟、次團體、投射、代罪羔羊等現象的運作。此外，運用心理劇之做法（獨白）

亦可補足海寧格家族排列所不強調的情緒宣洩（容許哭泣、懺抖、敵意、後悔之表達），其目的在藉著重現因創傷而引發的情緒殘渣，以催化修通整合的過程。

(三)排列後之感受分享以擴充認知架構與得到歸屬

另一個不同是，排列結束後，何長珠會進行家庭動力過程之分享與解說，讓扮演的成員分享其心情、感受，並回饋給當事人其原先所不知道之感受。從團體治療的立場出發，這些做法可協助當事人看清楚「盲目我」[6]，並獲得團體成員「正向的人際支持」，更活化其支持與改變系統。而實際做法上由於透過個人及家庭祕密之公開，團體往往因此更快得以建構強烈的互信與互賴連結（凝聚力），從而形成對當事人極有意義的靈性成長經驗——逐漸由各人不同的故事中體會到存在的共同之脈絡，那就是：人中有我、我中有人的宇宙一體性（universality）；這也就是為什麼她要定名為「家族心靈排列」的原因之一，因為所有人的問題，在最根源之處都是相同的，那就是「自我保存」的需要以及因之而引發的自私自利與傷人保己之潛意識企圖；反過來說，也就形成了每個人都需要「被愛護」、「被公平對待」和「被承認」之做人不二之需求；而家排翻來覆去演出的不同故事與相同原則，更幫助學習者深刻瞭解每個人（包括你一我）的需求都是一樣的，而且一個作用力一定會帶來一個反作用力（物理的原則，也就是公平）。之後，人對自己所犯之錯誤和所遭受的挫折，才會真心道歉與接受吧；而這，也就是宇宙更始以來的最終真理，愛與寬恕及接納，不是嗎？

(四)本土化和解方式之成形

何氏家族心靈排列的另一個特色是本土化和解方式之出現與發展。其來源是非常有趣的，有著說不清楚的文化脈絡之差異；也就是東西方的道歉與和解基本上在概念上和實踐上都是有所不同的。簡單來說，西方是個人主義，注重疆界；因此說：我把屬於你的困擾還給你，是可行

---

[6] 周哈里窗將我分為公開我（你知、我知）、祕密我（你不知、我知）、盲目我（你知、我不知）、未知我（你不知、我不知）。

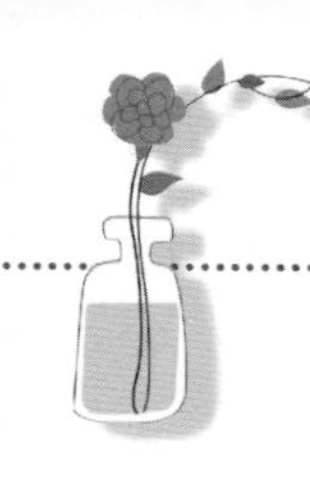

的！但對東方家族主義的思考來說，哪有可以切割清楚的事呢？因此必須以另外一種方式來處理；也就是中國人幾千年來所依循的「禮與義」（胡秋原，2010），而這部分就使得祖先崇拜（保佑與懲罰，李亦園，1985）、業力因果（前世業今生果）與功利主義（做好事保平安）之價值觀（董芳苑，1991），自然而然登堂入室了。因此可以說：要做中國人的家族排列而不納入中國人幾千年潛移默化的信仰思考，是幾乎不可能的立場，這也就是為什麼每個文化的創新都必須立基於舊有基礎上的緣故。

海寧格的看法雖也承認「孤魂野鬼」以讓子孫遭致厄運、生病、不幸等騷擾方式來取得注意（Hellinger, 2002），並在2006年將系統排列工作法的稱謂，由「靈魂的移動」（movement of soul）修正為「靈性的移動」（movement of the spirit），以符合人類關係網絡之成長由小我（靈魂）而大我（靈性）的發展方向。但在實際施作時，卻幾乎完全不提這件事，反而是一直強調「偉大的道」，做的只有鞠躬或道歉，置中國人的祖靈或民間信仰於一旁，出現一種可做不可講的矛盾，使人覺得非常困惑。

與海寧格相比，何長珠的家族系統排列，在開始時，是增加「自我畫像」、「家庭動力圖」的前置作業（在訓練團體中，還加上對家庭圖問題診斷情境之練習與說明）；過程中，結合心理劇並放大處理範圍由個人之重要他人而走向全家之重要他人（包括死人與祖先）；並於結束後，增加團體之分享和解說（最後還會加上當事人自我心理狀況前後改變之10點評鑑）。而其主要特色，便在於承認中國人幾千年潛意識思考中的價值觀——祖先、因果與業力；何長珠的看法，這部分之資料可統合稱之為「中國人的集體潛意識靈魂」；而家族心靈排列之所以有效的依據，則應是宇宙「最後的道」——一種包容萬有、沒有對錯的接納、中立與「無意識」（自性—涅盤）之存在；它雖然可以藉由治療師之立場與反應而顯現，但在實踐上，仍必須走一個由集體潛意識靈魂之和解（與余德慧乩童功能之觀點類似，2006）往集體潛意識靈性發展的過程，才能達到更完整的和解。

因此在和解過程中，答應將於事後進行「設排位」或「念經超渡」等做法（以亡者及其家族之信仰與需求為主要依歸，不是非做不可也不是一定不可以做），都是中國式和解中的適當作法。

總結來說：從靈魂之和解到靈性之成長是一條非常漫長的旅程，保持「開放的心」應該是每個人（你和我），都要常存於心的一個真理。

家族潛意識（祖靈）及靈性

雖然英國人類學家斯賓塞（1876）在《社會原理》書中即表示祖靈崇拜是各種宗教的根，與一切宗教的起源。海寧格也曾於2002年，說過這樣的話：

> 事實上，所有的孩子都屬於某個特定的家族系統，每個人都承載著歷代祖先的靈魂。而「孤魂野鬼」之存在，則是因為其被拒絕回到家族的序位之中，於是他們不斷敲門，並讓子孫以遭致厄運、生病、不幸等騷擾方式來取得注意。

但靈魂與靈性之關係，則長久以來都不是一個說得清楚之事；以下，僅就相關資料，試加探索。

(一)祖魯族的祖靈

海寧格在南非祖魯族擔任傳教士16年，「我欲度人，反被人度」。祖魯人認為人死時，他的影子會脫離屍體，幻化為祖靈，並在埋葬死者一年之後會舉行出土儀式，把靈魂帶回屋內（Hellinger, 2002）。此外祖魯人也深信，對祖先不敬會招致不幸，因此，當家庭成員遭遇不幸，會被祖魯人視為是祖靈憤怒、懲罰。祖靈的責罰，被視為個人對家庭的支持及失職的一種表示（Lawson, 1984）。

或者可以說，這種把家族視為一體，不因死亡而分別兩者的靈魂不滅之觀念，應該是後來海寧格家族系統排列中，「家庭潛意識」的基礎。

(二)中國的祖靈觀

中國民族當然也都信仰祖靈[7]。根據張光直（2002）的研究，龍山

[7] 根據《中國原始宗教百科全書》一書，祖先崇拜的中國民族包含：漢族；貴州、湖

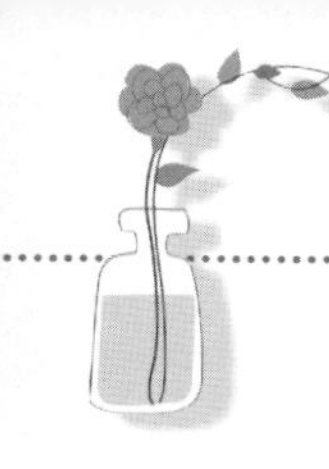

時期已有祖先崇拜，而且具有親屬繁殖、祈求福祉及親屬的團結性等家庭組織之文化特質。後來孔子有感於社會秩序必須重建，發展出把祖先崇拜轉變成報恩先祖具有倫理意義的孝道；並把原始的天神觀念，轉化成為天命觀（天道），讓人可透過實踐與超越，而達天人合一之境（胡秋原，2010）。

此種道德規範隨著歷史長河的演化不曾消逝，至今家族仍是中國社會的樞紐，而祖先崇拜的儀式和思想也都保留下來。中國人常說的「不孝有三，無後為大」（《孟子‧離婁篇》，郭于華，1994），更可體現個體生命在祖先崇拜、孝敬父母和生養後代中而得到不朽，惟有消融其中，才能與之生生不息。

余光弘（1985）便曾描述，死亡對中國人而言，儼然是一個活人變成祖先的過程。李亦園也承認（1985）：乩童解釋致病的原因，大多發現是由於祖靈的懲罰作祟。

這是否因為，在家庭系統中，祖靈崇敬是為不確定的生命本質找到一種立基處，萬物背後的存在，是超越生死的；與巨大的生命存在本質相比，個人的生命其實很短暫、很渺小呢？

余德慧（2006）曾引用Ira Progoff（1983）的概念說：

> 每個人的意識是一口井，而潛意識是地下水流，每個人必須深入井底才能發現與其他井相通的地下水流。就人類整體來說，這地下水流的潛意識相當於「大地母親的子宮」；就個人的生命來說，這是將自己與他人締結的幽冥界。此處的締結是屬於「靈魂之交」（encountering in the soul），也就是一種與超越自我的

南、四川、雲南、廣西、湖南的苗族；廣西、雲南、廣東、湖南的壯族；貴州、南州的布依族；吉林地區的朝鮮族；侗族、土家族、哈尼族、黎族、畲族；臺灣原住民；么佬族；布朗族；毛南族；圪佬族；阿昌族；裕固族；基諾族等。在中國哈尼族認為蛇是人類的祖先；每年七月間除舉行「那梭列」祭蛇驅病一事外，祭祖時也對其進行祭祀。日常生活生活中，人們遇到蛇，就須念一聲「各走各的路、一個不得妨礙一個」，以示互不侵犯，互不相害。如有蛇跑到家中，則認為他來向人續親情、討吃喝，就要擺設香案、獻上酒茶飯和各種食品，跪拜磕頭直到蛇離去。

主體大我（靈性）的締結之道。

就此而論，靈魂[8]可以被視為是屬於個人或家庭或國族的，因此有其特殊經驗的酸甜苦辣之記憶；靈性則屬於承載各種千變萬化生命內容的存在本體，具有普遍性（沒有對錯是非的價值判斷）和向光性（基本上是容納接受的愛的狀態）。大多數人的生命都只是一場追求靈魂渴望滿足的旅程；生命中的光明與黑暗也在這種追逐中，映現變造出不同的因果，而形成每個人、每個家或每個家族不同的潛意識紀錄；唯有機緣巧合，才能使個人一家庭一家族得以在某個特定的時間與空間中，遇到靈魂調整及靈性成長之機緣。就像一道閃電，穿越時空距離，重新調整狀況，於是才能圓滿原先的破裂或扭曲，而回歸更完整、更清靜的無意識宇宙——此即所謂的靈性成長歷程。

儀式、宗教與神聖空／時間

以科學的立場，通靈、巫術因其神祕色彩，常被等同於迷信；但在每個社會中，大多數的民眾仍需要巫術來協助其對有限存在的無限願望之滿足，中國的道教或稱名間信仰，也因這個緣故或功能而歷久不衰。鄭志明（2006）認為，「巫文化」由於連結了人神交感的宇宙觀系統，本身帶有著神聖不可知的先驗體系，所以可以滿足人們強體去病與保健安神的生存需求。余德慧（2006）從事臺灣本土巫宗教的田野調查研究時，也曾親眼目睹乩童堂口人來人往的熱鬧——舉凡生病、憂苦、破產、失業、外遇等生活上之不如意與不順遂。大多數的人，到了最後窮途末路時，似乎都會以此為依歸，以求消災解厄，轉變心靈。

本節將自Eliade之宗教現象學來探討宗教三層次，就其所提出之神聖空間、神聖時間來探究家族系統排列時的「祖先」場域，並以超越個人的意識狀態，來探討其中的種種現象。

Eliade（2001）提出，時間與空間具有兩種存在模式，「神聖與世

---

8 祖先之靈，在西周多稱為「神」，但春秋似乎普遍地稱為「鬼」，我們所說的「魂魄」是較晚的術語，早先似乎只有「魄」的觀念。子產明白的說，胎兒一成形就有魄，魄與形體沒有先後之分，但魂卻是由魄而生的東西，亦曰陽魂。

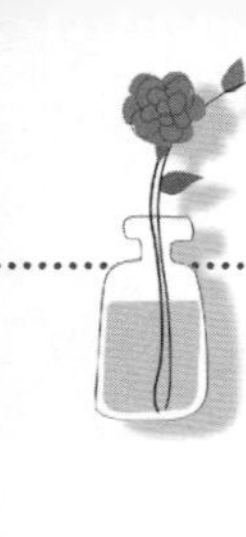

俗」。宗教人中，也有少數的人（經由天賦或修行），經驗到空間中存在著斷裂點或突破點（breaks），或透過儀式、亦可跨過「門檻」，由凡俗空間進入神聖空間。這種在凡俗空間不同性質中形成的突破，創造了一個特殊的「中心」，處於世界中心的人，方得與另一世界（上天或入地）共融交往，而產生靈魂及靈性上的不同經驗。

> Cohen（2006）說：一旦家族排列的工作開始，扮演者很容易立即進入由扮演角色所投射出的感覺（來自於祖先或亡靈領域者），並因而能夠瞭解和現在問題間的系統連接，這是怎麼做到的呢？

排列進行前，所有參與者會先圍坐成一個四方形或圓圈的空間，而範圍內的空間，就是進行系統排列的「神聖場域」之形塑。

當事人簡單說明，令其困擾求助的問題及家庭中的關鍵事件之後（避免說故事）[9]，接著可依直覺或自願（何長珠做法，因為發現結果並無差別）選定當事人相關家人之各個代表（包括當事人也可找代表），並依其直覺，於此「神聖場域」之空間中，選擇適當的面向方向站立，不用說話。

然後，代表們在治療者的引領下，閉眼、做三次自然的深呼吸、放空自己，允許深層能量來引領。而此時，歷代相關之家族成員之感受，遂得以顛覆時空限制，重現某個糾葛、不安之動力，而引發現場代表移動，尋找更合適站立位置之行動。有時還會伴以強烈的身體經驗，如難過、害怕、發冷熱、討厭、不安、站不住等感覺。治療師再於此時進行必要的介入，引領相關家族進行懺悔—承認—道歉或和解，以回歸愛的序位，解決當事人及其家庭與家族的長期困擾。

對參與過家族系統排列的人來說，「神聖空間的構成」、「處在神聖空間」，到「重返世俗」，乃是一系列真實而不可思議的心靈（靈魂）旅程之宗教體驗。

---

[9] 進行家族系統排列前會先填寫的紀錄表，瞭解當事人和父母間的10件事情，包括瞭解家庭是否有成員或手足間的早么、死亡，關於父母的以前的伴侶關係，被拒絕或者驅逐的家庭成員，墮胎、死產、祕密、戰爭等事件，詳如附錄B。

超越個人的意識與無為

家族系統排列和其他家族治療一樣關注家庭系統的議題，也運用系統觀和整體觀來解決當事人或家庭的糾葛。但家族系統卻有些獨特的現象，包含：

> 這些代表怎麼能夠體會到當事人不在場家人的感覺呢？
>
> 代表們為什麼會感受到很強烈的身體與心理上的力量（如晃動、憤怒、站不住等）？
>
> 為什麼在家族系統排列時解決了某些事情的話，家庭的真實成員也會被影響而從此改變？

這些問題的提出，說明此療法已從「心理治療」踏進了靈魂和靈性的領域，引導人走向超意識療癒的世界。這是一個正在發展、以往只屬於極少數人（修行、神通、巫術）才能體會的知覺世界之範疇。

關於家族系統運作的形態和動力，西方家族排列的實務工作者會以榮格的「集體潛意識」或「細胞記憶」[10]稱之（Leopold Zondi, Gottesman & Hansen, 2005），認為家族系統排列是一個藉由身體（細胞）記憶之處理而產生改變的能量形式。海寧格則自諾貝爾得獎者Gerd Binnignji所著《出自虛無》一書所提出之「空間演化理論」[11]來闡明。

「生命就像一個金字塔，塔尖就是進步；塔底深層則只有空間、沒有時間，過去和未來都一樣。人若能與這種深層能量聯繫上，事物的隱藏秩序就會浮現。」這種說法假定有一個深層結構的意識，且在個人塵世的生前死後，仍有某種本質永遠存在。

George S. Lair（1996）亦認為，每個人的內在，都有某種超越個人的本質存在。換言之，當人存在於意識時，是靈魂的存在，有著對錯好

---

[10] 該派學者認為這個潛意識的知識本質是貫穿一代又一代的實相（公平與歸屬原則），它不同於一般以為的心理學系統，但卻是來自於更深層的存在系統的遺傳學或所謂的「細胞的意識」。

[11] Gerd Binnig的空間演化理論：在物質和心靈進化之前，一定有空間的演化。空間會對稱地排列，又會自我重複，如同樹葉的形狀會跟從一棵樹的形狀一樣。雖然每片樹葉都不同，但都是以同一形式出現的。

壞之分別心；但當人能存在於超意識時，則會出現天人合一、超越世俗的靈性狀態。所謂的「成佛」、「成聖」或「偉大的道」，亦無非是不同思考架構的人，對同一現象的不同描述而已！

Ken Wilber（1993/1998）亦認為，超個人經驗往往暗示著巨大無邊的非物質次元是存在的；而原先被我們視為真實生命現象的物質世界，現在看來應該只是多重意識狀態中的一種罷了。榮格因此認為，「無為」才是打開意識大門的鑰匙（申荷永，2004）。

在這些假設之下，同樣的，家族排列之治療師也特別強調做法及態度的「無為」，即使排列時會有能量的引導，強調的仍是「讓靈魂照其意願去移動」，不做價值判斷，如此才能有機會和解原本對立的兩者。

這種以「道」消解二元對立，以「生命整體」消解角色對立的立場，使家族系統排列的和解，提供的是一種超越之徑，讓人有機會掙脫世俗枷鎖；正如意義治療的法蘭克所持，「態度選擇的自由」。這不但理論上如此，方法上如此，態度上更應如此。

從家族治療之觀點來探究家族系統排列之理論與實務

Goldenberg & Goldenberg（1999）指出：家族治療的理論中，如經驗學派、策略學派、結構取向等，大部分都受到家庭系統理論的影響，強調家庭治療工作的理論基礎是「系統理論」或「家庭系統理論」。Minuchin曾指出家庭系統運作的六大特徵分別是：(1)家庭是組織化的整體，系統內部的因素彼此依存；(2)系統運作模式是循環而非線性的；(3)系統有衡定（homeostasis）的特性；(4)演化和改變只有在開放系統中才能發生；(5)複雜的系統是由副系統所組成的；(6)副系統間彼此相隔，彼此間的互動由隱藏的規則來決定（利翠珊，1999）。這與家族排列採用「系統架構」處理在複雜狀況下的個人或命運問題之理論概念相符，故此處將加以說明。

Bertold Ulsamer（2005）提醒，治療師在進行家族系統排列時，有三大要素掌握排列成功與否，分別為「序位、真實及能量」（order, reality and energy），三者皆是排列時不可或缺的要素。家族系統排列始終都立基於連結、秩序、得到與付出的平衡，這些基本的大原則（Kutschera & Brugger, 2010）。綜觀海寧格對家庭動力之洞見，包括

(1)家族潛意識（家族靈魂）與家族良知；(2)真相與被排除的人（陰影）；(3)序位與逾越；(4)施與受平衡；(5)道（偉大的靈魂）二歸於一，以下分別介紹之。

(一)家族潛意識（家族靈魂）與家族良知

阿德勒的領航故事、Bern的人生劇本，都說明小時候學會某種生命風格作為往後生命的基調。海寧格從觀察代表的行為中發現，真正家庭成員的命運與已故多年的親人仍具有連結（Hellinger, 2009）。他更進一步發現，孩子會在家庭潛意識的作用下認同家族中之祖先，承接其情緒及命運作為自己的人生劇本。另外，海寧格也發現尚未被處理完畢的情緒或問題，往往會一再的重複出現於下一代，直到完全解決為止。這樣的現象如果從幾個家族治療的概念來解釋，則代表：(1)病態連鎖，意指在家庭成員間具有多種形式的功能不良，故在關係上的維持具有相互關聯影響性；(2)內射，當事人過去與父母之一未解決之關係議題，將烙印在其心靈層面，持續衝擊當事人之身心發展及家庭互動，影響到配偶或孩子間的關係；(3)家庭投射過程，父母在原生家庭中的未分化完全之自我，會投射到家中自我分化程度最低的孩子（往往也是最忠誠）；(4)多世代傳遞過程，嚴重失能現象往往來自家庭情緒系統延續數代運作的結果。更具體的說，每個人的特性都會受到家庭系統特性之影響。而在投射歷程中介入較深的孩子，往往會透過各種策略，如搬到外縣市生活等方式來抗拒融合，以逃離原生家庭未解決的情緒束縛。

這樣的問題在何長珠的家族系統排列的做法，是將至少三代以上的家庭狀態畫成圖表、並做出紀錄與資料整理，製成家族圖。其目的主要在瞭解多世代的關係型態和跨世代的影響力是如何在影響核心家庭的運作。其假設為：一個重複的結，必須要回到源頭處理，才能真正消解問題。

在家庭潛意識裡，「看不見的忠誠」受系統中成員的影響，但此所指的成員並非單單是家族中的成員，而是指任何與家庭成員有關係的人物，例如被父母墮胎的孩子或是家中早夭的手足，甚至連對父母生命造成重大影響之人物，例如之前有過親密關係的伴侶、仇人等，皆應該讓他們在家族之中有個位置（意指需要公開承認事實）。這主要因為家庭有「集體良知」之緣故——集體良知著重於系統的完整，無人可被系統排除、遺忘，當系統中有此情況產生時，集體良知便會於家庭中挑選另一位成員來代替被排除的成員，以使系統回復完整狀態（Hellinger, 2009）。

而從家族治療的概念來解釋，這個角色就是所謂的「代罪羔羊」，意指家庭未處理完畢之問題，往往透過該某一成員的特殊病徵之引發新焦點，來得到平衡。總而言之，無論是「心理動力論」取向的Nathan Ackerman（1950）所提出之「代罪羔羊」[12]（Scapegoat）、「Bowen」取向的Murry Bowen（1978）提出的「三人互動系統」[13]、或是「結構」取向的Minuchin（1967）提出的「迂迴聯盟」[14]，都不約而同地指向家庭功能不良、懸而未決的衝突會讓家庭成員陷入病態連鎖中。

(二)真相與被排除的人（陰影）

「被排除」、「祕密」在本質上屬於破壞性的期望，在家庭整體平衡的本質驅力下，當事人在靈魂深處會以更積極、更隱而不顯的方式對某個家人表示忠誠。Boszormeny-Nagy & Ulrich（1981）稱此為「看不見的忠誠」，亦部分等同於榮格所謂之陰影（Seagito, 2006）。

Rolly May（1969）提到意志、知覺是有意向性的，當人能夠知覺到對方，並把被認同者出現在認同者面前，再透過意識層面帶著愛及尊敬的意志看著被認同者，那麼原先之認同即會從潛意識裡消失。而家庭

[12] 家庭成員中的「代罪羔羊」會替整個家庭承擔一切問題，卻最容易被批評、責難、懲罰或輕視，往往因而容易導致內心之衝突與不平衡。例如夫妻不和，家庭就可能出現一個問題兒童，夫妻忙著處理孩子的行為，就用不著面對婚姻危機。

[13] 三人互動系統：一般外在環境平穩時，雙人關係的運作即可保持穩定，但一旦面臨壓力時，為舒緩壓力，低自我分化者會將第三者拉進關係中形成三角關係，暫時轉移雙人關係的緊繃情緒（或指兩人之間的穩定系統，因第三者介入產生焦慮狀態）；倘若此三人關係仍不能維持平靜時，為避免焦慮增加，將會有第四人涉入，形成連鎖的三角關係（interlocking triangles），直到扯入一堆人。

[14] 迂迴聯盟（detouring coalititions）：當家中的兩人彼此之間有衝突，卻藉著把焦點集中在第三人身上，來逃避原來衝突所帶來之壓力與緊張；最常發生在父—母—子的三者關係中。雖然表面上此系統維持住平衡，卻是一種不良的權力關係模式。

帳冊之觀點（Goldenberg & Goldenberg, 1999）則可協助瞭解每個人在家庭關係中投注了多少、是否有公平的平衡？通常，都須經由調整始可獲得平衡。

(三)序位與逾越

因為萬事萬物在系統中均有其優先順序，海寧格認為即使愛也有其優先秩序，它只能夠在被排定的秩序範圍內成長，當關係倒轉時，則會出現問題。他並認為：所有的家庭悲劇都具有顛倒的排列方式，那就是年幼者逾越並承擔了年長者的責任（1998/2001, 1999/2002, 2001/2004, 2003, 2006）。因為小孩，或是在心裡還是小孩的人，以為自己能夠去幫助比自己更高層級的人，這種顛倒自己與父母配偶手足之間，長幼或先後次序之事實，正是系統失衡、家族未竟事物複演之表徵。

(四)施與受平衡

家庭倫理（Family ethics）是家庭長久以來透過保有公平性及規則化之人際互動模式。家庭規則（Family rule）則促使家庭成員於日常生活中，藉著某些規則重複進行行為的互動，使其家庭達到平衡狀態。Boszormenyi-Nagy認為，家庭內關係的組織是非常極端的複雜（Boszormenyi-Nagy & Spark, 1973），家庭圖裡重複發生的事件，即是在別人身上獲得利益後，會以另一個人的損失作為平衡。且獲得利益之人為加害者，其補償的對象並非其本人而是他的後代。後代被家庭的靈魂召喚，在不知覺的狀況下做出補償之行為（Hellinger, 2009），如自殺的議題。

將家族系統排列中所運用之家族治療理論概念與技巧，歸納如表10-1，家族系統排列無論是排列前中後都脫離不了家族治療理論概念與技巧，在排列前最常運用之學派，為心理動力學派、Bowen取向學派。就筆者參與工作坊之經驗，於排列前分析家族圖的主要目的包括：(1)先找出家族中之主要代罪羔羊及瞭解其自我分化狀態，例如家族中的某位成員有長期酗酒的習慣，其可能是家族系統中之主要代罪羔羊，而這位成員的情緒易受家庭成員影響；(2)評估主要代罪羔羊可能投射認同之對象，例如家族中的某位成員的焦慮來源有可能是受早逝自殺的姑婆影響，但這只是尋找其可能投射認同之對象，需經由排列後才能確認；(3)瞭解家族中之病態連鎖現象、家庭投射過程及核心家庭情緒，例如：在家族中至少三代以上皆有一位家族成員自殺，表示可能家族中之主要情緒未被處理，而導致於後代中不斷出現；(4)瞭解家庭帳冊是否有達到公平或平衡之狀態，例如：在早期易有嬰兒早夭，但早夭的嬰兒易被當事人及其後代所忽略，然而嬰靈也是需要被家族看見及承認，唯有在承認之後才能達到所謂的公平。

在排列中所運用之學派為經驗／人本學派、結構學派、溝通／策略學派、米蘭／系統學派、行為／認知取向學派及後現代學派。排列中主要之處理包括三個部分：第一個部分，改變其家庭結構。經由治療師改變其家庭結構，使原本混亂的系統回到應有的次序，例如：女兒可能在不自覺的狀況下代替了母親的角色，擔起母親應有的責任。而此時治療師會要求女兒與母親交換位置，使母親回到父親的身邊，並透過語言，讓女兒知道媽媽是大的，而自己是小的。第二部分，為家族中不公平之事件尋求解決之道，例如長輩財產分配不公，導致手足關係分裂。此時透過重新分配財產或手足之間的和解來處理此不公之事件。第三部分，促使成員增加其自我覺察和產生新的觀點，例如：成員希望父母不要離婚，才能維持家庭圓滿之假象，但殊不知是成員自己對於父母之依附關係過於緊密，未完全自我分化，而導致有所期待。

在排列後的分享，其目的有二：目的一，持續增加當事人之自我覺察及產生新的觀點，透過扮演之成員分享，促使當事人從中發覺於排列過程中未曾注意過的部分。目的二，扮演之成員分享其自身經驗，可使當事人獲得情緒上之支持。

◎表10-1　家族系統排列中所運用之家族治療理論概念、技巧

學派	家庭問題產生的重要概念	治療技術
心理動力	‧病態連鎖 ‧代罪羔羊 ‧內射 ‧投射認同 ‧家庭帳冊 ‧家庭倫理	對個人行為及口語的潛意識意義加以解釋，並說明其對家庭功能運作的影響。

學派	家庭問題產生的重要概念	治療技術
經驗／人本	・象徵性因素代表家庭的內在世界，並對外在世界的現實賦予意義 ・當下的自我覺察 ・自我價值	・家庭雕塑 ・家庭重塑
Bowen取向	・自我分化 ・家庭三角關係 ・核心家庭情緒 ・家庭投射過程 ・情緒截斷 ・多世代的傳遞歷程 ・手足位置	・教導分化 ・個別化的概念 ・增進對目前家庭關係的覺察 ・家族圖
結構	・家庭次系統 ・家庭規則 ・界線 ・同盟、權力和聯盟 ・糾結與疏離	・重新架構 ・整合次系統 ・創造彈性的界線
溝通／策略	・重新框視 ・家庭隱喻	・尋找具破壞性的互動模式 ・重新標示 ・指令的運用 ・矛盾介入 ・假裝技術
米蘭／系統	・假設形成 ・中立	・正向解讀 ・家庭儀式 ・重新框架 ・循環詢問
行為／認知取向	・行為分析 ・認知重建	・後效契約
後現代	・沒有固定的真實，只有對現實的多元觀點，及對意義的建構	・外化壓抑的問題 ・語言改變

※朱貞惠整理，2010年6月9日。

在本土何氏家族心靈排列中，我們不難發現何長珠受其諮商背景影響，在海寧格家族系統排列之架構上又融合更多家族治療之相關學派理論概念和技巧，這樣的做法，也使何氏家族心靈排列更具有融合及創新之調適性風格。

貳 實務活動

在瞭解家族系統排列之理論背景後，以下實務部分將分為三個部分進行說明。第一個部分，將說明排列之流程及需注意之事項，如排列前的事前準備、排列中的安排及可能出現之現象與注意事項、排列後的分享及注意事項。

第二部分為何氏家族心靈排列紀錄表之空白表格，可協助讀者瞭解，在進行家族系統排列之前需填寫基本背景資料之項目及內容為何。第三部分，為使讀者更瞭解家族系統排列之流程，因此將以第一作者之家族心靈排列工作坊之學員為範例，在徵得該學員同意之後匿名刊登其排列紀錄表，以協助讀者有更具體的瞭解。

範例之當事人為第一次進行家族系統排列，目前就讀某國立大學之研究所，國中畢業後便長期在外地求學未曾返家長期居住，與家人關係疏離，鮮少聯絡與互動。當初主要求助原因為容易過度焦慮、緊張、缺乏自信及具有強迫性思考與行為。在排列前因填寫背景資料表之緣故，使當事人開始逐漸瞭解自己的家族，也增加和家人的互動機會。在排列中也才瞭解自己的焦慮來源、受到父方及母方之長輩影響。在排列之後，從填寫之改善狀況說明中可瞭解當事人已能從新的角度看待自己的家族和家人，使當事人採用一種新的心態與家人間互動，這使當事人與手足之間的關係更為親密，也使當事人的焦慮指數從原本的9/10下降至7/10（一次排列之效果）。

◎表10-2　家族排列實務

注意事項	
人數、時間、次數、效果	・每次10～20人 ・1～3小時 ・所需次數依問題困難程度而定，通常以做完三次最好（分別處理父方、母方及個人的問題）；但大多數人只做完一次後，便能達到明顯的改善效果 ・同一人的排列時間間隔，最好相隔至少一個月。
事前準備	1.基本做法之瞭解與繳費。 2.基本背景資料之填答： (1)包括家庭圖之詳細填答。 (2)改善程度與資料的完整度有最大相關：①誠實，是最好的策略。②透過戶籍謄本之查詢可確認家人之陳述是否屬實，並可得到意料之外的重要資料：如家中是否有早夭之長輩。 (3)紀錄表如附錄B（請見P.295）。 3.簽署保密承諾。
排列注意事項	❖排列前 ➦做法 1.簡單介紹排列特色（心靈移動）。 2.介紹個人（治療師）之背景與風格。 3.說明該次之進行方式。 4.請大家安靜閉眼一會（靜坐放空，有必要時可先做全體之調氣）。 5.根據黑板上所畫出之家庭圖資料，決定進行排列之次序（如第一場先排現況；第二場做主要問題之處理；第三場再連結到第一場成為整合排列等）。 6.以自願或邀請方式，排出代表（得其同意）。 ➦注意事項 1.如家族成員有到現場，可由家族成員扮演其自身角色，其效果最佳。 2.建議大家有「誠實說出感受」和「可拒絕扮演」之權力。

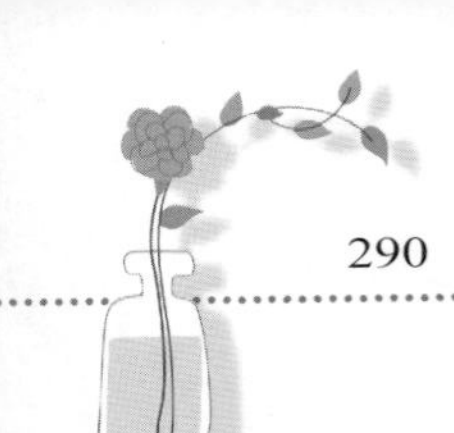

排列注意事項	❖排列中 ➡做法 1.第二場排列最為重要，治療師要在「內在」「感覺」目前之排列是否適合，有無任何「內在畫面」？因此治療者本身的靜心覺察能力是非常必要的條件。 2.移動時，觀察並接納一切（持續接能量）。當主要代表的位置一改變時，就要詢問其感覺。 (1)排列時：有感覺時要先舉手。 (2)排列中 ・不必要（無感覺）的代表可以先出列。 ・有人不勝任時可選人替代。 ・當事人以在外觀看為原則，只在最後整合畫面時再納入。 ・當事人覺得夠了（或畫面無法再移動時），便是結束的時候。 (3)排列結束時 ・每個人往旁邊跨一步，走出代表客廳之方塊，便代表離開角色。 ・如果感覺情緒困擾： (a)可想像內心有個神祕的圓圈，一進入圓中，便沒有任何事情可進來（「空的中心」）。 (b)或向想像的家庭成員鞠躬去角，以離開其角色。 3.排列中的安排 (1)短休息可包括「走動」、「吃點小東西」，但不建議「打電話」或「聽音樂」。 (2)長休息包括一小時的「健走」或「跳奧修靜心舞蹈」等活動。 ➡排列中可能出現之現象 1.當憤怒指向父母時 (1)對不同性別的父母，這樣的憤怒常是自相同性別的父母處所接受的，所以解決之道是面對同性別父母鞠躬並說：「我尊重你和你的憤怒，你是大的，我是小的。我將它留給你。」 (2)對同性別之父母，則可以說「我和你一樣憤怒。我只是個孩子！」

2.夫妻之間的理想關係是「並肩」而立，並且尊重對方個人身上所「承擔」的事（不要抓來變成自己的事，可以說「我只是你的太太，再沒有別的了」）。

3.男女之間的憤怒，往往因為其背後帶有一長串受苦的男人／女人，所以讓當事人轉過身來面對，就可以產生「改變」。

4.父／女、母／子間具有致命的吸引力及因此可能引發的能量不平衡，是很多家庭困擾的來源；所以要儘量幫助他們瞭解和有所區分。

5.排列時，「死亡」的身體信號是「想離開」、「眼睛看向上遠方」、「盯住地板」或「躺下」。

6.死者站著是因為和活人有事要解決，躺在地板上，則代表讓生者接受事實（安息）。

7.死者常緊緊跟隨某人（通常是媽媽），此時可讓死者躺在其懷中，而其他人便得自由了。

8.疾病之可能致因（Bertold, 2005）

(1)憂鬱症：父／母之死亡（早逝）。

(2)精神病：與家中長輩間加害者與受害者間的衝突太大，所造成之牽連。

(3)同性戀：認同異性的長輩。

(4)肌肉退化：暴力的壓抑。

(5)遺傳性皮膚過敏：父母一方的前任伴侶未得到尊敬。

(6)飲食性失調（暴食或厭食）：與父母雙方的不和諧有關。

➦**注意事項**

1.對排列中不能完美解決的情況，接受它！因為問題的解決，常需要好幾次的處理；靈魂之調整也往往有著多重的糾結，不是一次可以結束的。

2.當進行狀況過於激烈，有危險發生之可能時（如昏倒），介入問對方是否能勝任，如果答案是否定的，則立刻指示對方：「現在離開這個角色！」

3.準備醫療訓練的電話協助／基本急救護理之學習，以便介入有需要幫忙的代表（身體靠近對方或手放在對方背上）。

4.當代表陷入情緒爆發中無法控制時，要求對方「打開眼睛，看著我的眼睛」，以帶領回到現實情境；或大聲要求對方停止情緒。

排列注意事項	5.真相呈現之用字，越具體越好（如「你為了自己的利益殺了孩子」）。 6.複雜的前代關係，會使排列變得非常糾葛和困擾，此時應將父母的責任歸還父母，和孩子沒關係（如母親之姑姑早夭，但卻不找母親，反而一直來找當事人托夢等）。 ❖排列後 ➦做法 排列結束後，先安靜或小休息一會，然後坐成圓圈並依次邀請參與者，分享當時之主觀感受。 ➦注意事項 1.讓參與者有治療者的電話，以備不時之需。 2.確定成員在離去前已完全「去角」成功。 3.接受成員之回饋，以修正做法。 4.使團體瞭解即使是無力沈悶或困惑之排列狀況，都可能正是該家族目前的實際狀況。 5.晚上回去後，可洗頭洗澡（水是最好的淨化劑），並使用柑橘類（檸檬、橘子皮）產品，協助恢復清新狀態。

※何長珠，2010; Bertold, 2005

二、華人家族心靈排列紀錄表（何長珠）

(一)基本資料

姓名		性別		E-mail	
年齡		教育程度		聯絡電話	住家： 手機：
生日		婚姻狀態	□未婚　□離婚 □已婚　□同居	是否同意提供研究	□是，簽名________ □否
日期	基本資料填寫日期： 排列日期： 排列過程填寫日期：				
欲處理之問題，請具體寫三項					

(二)背景資料——以當事人（欲處理之人員）家族為主

（請以○×回答於題號之前，○代表有符合該項目，並附上完整必要說明；×代表不符合該項目。其背景資料所指至少家族三代以上，含父方及母方資料。請注意有意或無意遺忘之重要資料，例如：婚前墮胎或祖父外遇生子等。）

1.（　）家中是否有人早逝、早夭？
2.（　）年幼時，雙親是否有人過世？
3.（　）是否有家人被送走，或有私生子，或是領養的，或是過繼？
4.（　）父母或本人是否之前有與他人訂婚、結婚、婚前劈腿或婚後外遇？
5.（　）流產、墮胎？
6.（　）家庭祕密或忌諱（如成員被排除在外、遺產分配不均等）？
7.（　）犯罪事件（如殺害、被殺、傷害行為等）？
8.（　）家族中是否有重大疾病、行動障礙，或成癮習慣（如毒癮、酗酒、賭博等）？
9.（　）發瘋（精神分裂）、自殺、暴力或精神官能症（憂鬱症）？
10.（　）其他重要經歷？

(三)家庭圖（至少包含父方及母方三代以上之稱謂、年齡、重要資料）

(四)排列過程

重點	文字說明	排列圖示

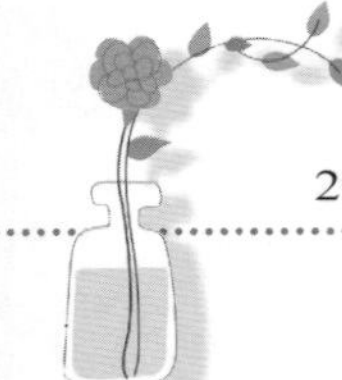

(五)回饋

(六)老師重點說明

(七)改善狀況說明

<table>
<tr><th>序號</th><th>排列時間</th><th>姓名</th><th>現職</th><th>電話／手機</th><th>電子信箱</th></tr>
<tr><td>1.</td><td></td><td></td><td></td><td></td><td></td></tr>
<tr><td colspan="3">問題說明</td><td>標題／問題特徵或主要介入</td><td colspan="2">重要片段／時間註明</td></tr>
<tr><td colspan="3"></td><td></td><td colspan="2"></td></tr>
<tr><td colspan="3">後續收穫之補充
（1～3個月內）</td><td>改善／前一後一追蹤評估（十評等）</td><td colspan="2">備註（其他相關資料）</td></tr>
<tr><td colspan="3"></td><td></td><td colspan="2"></td></tr>
</table>

三、家族心靈排列實例——焦慮性個案家庭圖與完整排列過程說明

(一)基本資料

姓名	蔡××	性別	女	E-mail	111111@yahoo.com.tw
年齡	28	教育程度	大學	聯絡電話	住家：05-27××××× 手機：0911××××××
生日	71.5.××	婚姻狀態	■未婚　□離婚 □已婚　□同居	是否同意提供研究	■是，簽名蔡×× □否
日期	基本資料填寫日期：99.1.26 排列日期：99.3.26 排列過程填寫日期：99.3.28				
欲處理之問題，請具體寫三項	1.常易過度焦慮、緊張、感到壓力。 2.缺乏自信，覺得自己不聰明。 3.難以專心卻又要求完美，而產生強迫思考及行為。				

(二)附錄B：背景資料——以當事人（欲處理之人員）家族為主

（請以○×回答於題號之前，○代表有符合該項目，並附上完整必要說明；×代表不符合該項目。其背景資料所指至少家族三代以上，含父方及母方資料。請注意有意或無意遺忘之重要資料，例如：婚前墮胎或祖父外遇生子等。）

1.（○）家中是否有人早逝、早夭？

父系——曾祖母在生祖父之前有一個孩子早夭（死亡日與我出生日同天）。

2.（×）年幼時，雙親是否有人過世？

3.（○）是否有家人被送走，或有私生子，或是領養的，或是過繼？

父系——有領養一個女兒當童養媳。

4.（×）父母或本人是否之前有與他人訂婚、結婚、婚前劈腿或婚後外遇？

5.（×）流產、墮胎？

6.（○）家庭祕密或忌諱（如成員被排除在外、遺產分配不均等）？

父系——五叔得到較多遺產。

曾祖父有兩任太太，第二任太太即曾祖母，第一個孩子早夭。

曾祖母之婚姻中，第一段婚姻姓蔡，沒有圓房，但有拿對方財產。

7.（×）犯罪事件（如殺害、被殺、傷害行為等）？

8.（○）家族中是否有重大疾病、行動障礙，或成癮習慣（如毒癮、酗酒、賭博等）？

父系——祖父巴金森氏症。

母系——母親及小阿姨髖關節開刀。

小弟——酗酒。

9.（○）發瘋（精神分裂）、自殺、暴力或精神官能症（憂鬱症）？

父系——三嬸憂鬱症。

10.（○）其他重要經歷？

父系——祖母較偏心五叔且得到較多遺產；小姑離婚。

(三)家庭圖

至少包含父方及母方三代以上之稱謂、年齡、重要資料。

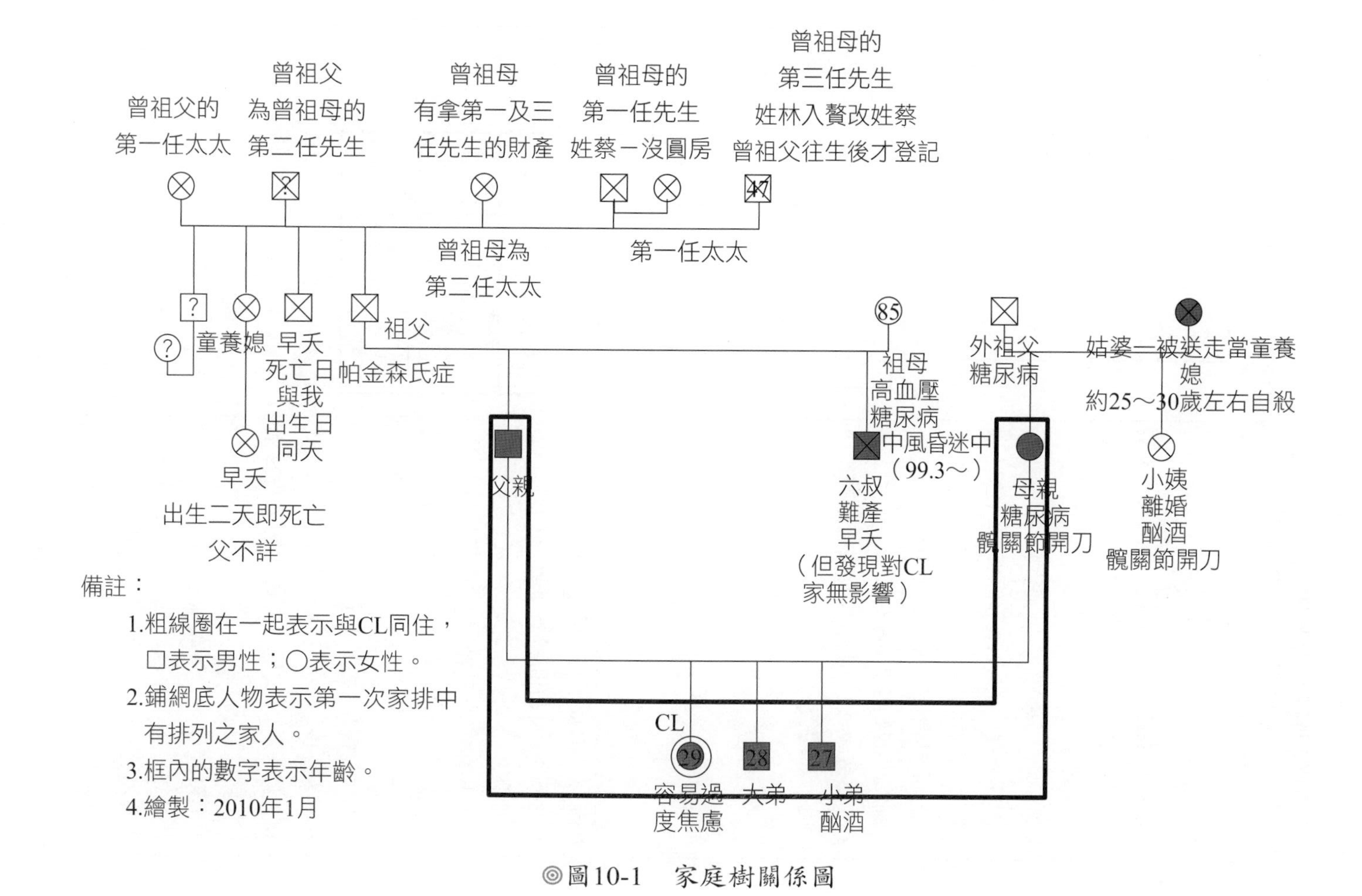
曾祖父的
第一任太太
曾祖父
為曾祖母的
第二任先生
曾祖母
有拿第一及三
任先生的財產
曾祖母的
第一任先生
姓蔡－沒圓房
曾祖母的
第三任先生
姓林入贅改姓蔡
曾祖父往生後才登記
47
曾祖母為
第二任太太
第一任太太
?
?
童養媳
早夭
死亡日
與我
出生日
同天
祖父
帕金森氏症
早夭
出生二天即死亡
父不詳
85
祖母
高血壓
糖尿病
中風昏迷中
（99.3～）
六叔
難產
早夭
（但發現對CL
家無影響）
外祖父
糖尿病
姑婆－被送走當童養
媳
約25～30歲左右自殺
小姨
離婚
酗酒
髖關節開刀
父親
母親
糖尿病
髖關節開刀
CL
29
28
27
容易過
度焦慮
大弟
小弟
酗酒
備註：
1.粗線圈在一起表示與CL同住，
□表示男性；○表示女性。
2.鋪網底人物表示第一次家排中
有排列之家人。
3.框內的數字表示年齡。
4.繪製：2010年1月

◎圖10-1　家庭樹關係圖

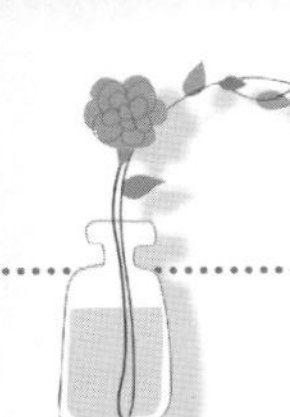

(四)排列過程（□代表男性，○代表女性）

文字說明	排列圖示
❖**圖一：未開始前之排列** ・排列者：老師（何長珠） ・角色代表編號：1.父親　2.母親　3.蔡××（CL）　4.大弟　5.小弟　6.姑婆　7.六叔 ・老師：「請五位閉上眼睛，做三次自然呼吸後，進入你所代表的角色，放掉你原本的感覺，到你有感覺的時候，睜開眼睛，開始移動或說話。」	3 4 5 1 2 圖一
❖**圖二：開始移動過程** ・大弟替身4號往出口移動最後站在出口處，看地板。	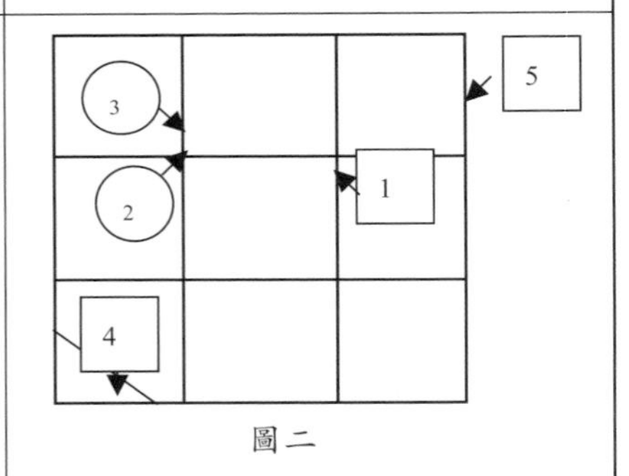 圖二
❖**圖三：六叔替身（7號）加入** ・老師：「現在請7號，就是CL的六叔進來。」 【小弟替身5號轉向】 ・老師：「其他人對六叔進來有沒有關係？」 【六叔替身7號蹲下】 ・小弟替身：「不太喜歡！」 ・老師：「你只是不喜歡，但是你沒有移動位置嗎？」 ・小弟替身：「有轉角度。」 ・老師：「只是轉一個角度，但是他沒有影響你很多？」小弟替身：「對！沒有！」	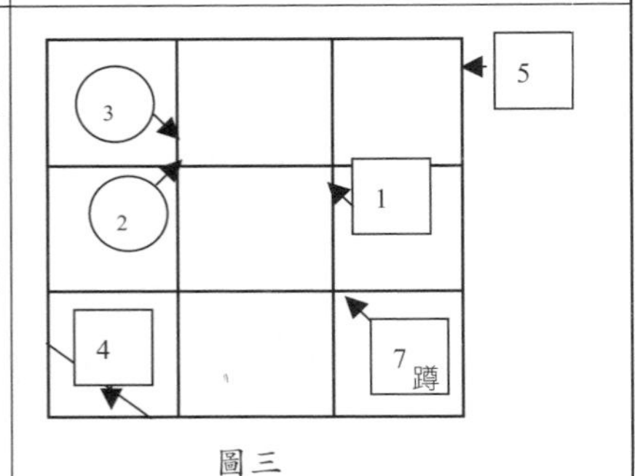 圖三

・老師：「那六叔你可以離開嗎？就鞠個躬，下去就好。」 【六叔替身7號鞠躬下場】	
❖**圖四：姑婆替身（6號）加入** ・老師：「6號姑婆進來一下。祢是被送走當童養媳的。是母親那個部分之祖先。」 ・老師：「請問蔡××替身，她進來會讓你更不安嗎？」 ・蔡××替身：「很焦慮。姑婆替身進來之後，我就整個快要站不穩了！」 【蔡××替身3號逆時鐘旋轉，幅度變大，一直在搖】 ・老師：「所以你覺得你的焦慮和她有很大的關係。」 ・老師：「那媽媽替身請你去扶著她（蔡××替身），從心裡面送出愛，並說：這是我的事，你不需要承擔。」 【母親替身2號走向蔡××替身3號後，一手按在蔡××替身3號的胸口，一手按在背後】 ・母親替身：「這是我的事，你不需要承擔。」 ・老師：「媽媽替身請你放下手來，去跟你的女性長輩和解。」 【母親替身2號放下手，走向姑婆替身6號背後三步之處】	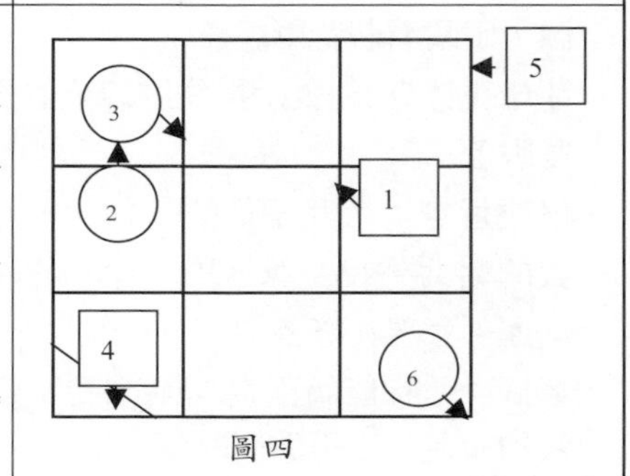 圖四

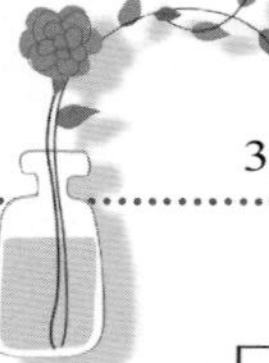

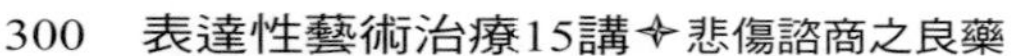

❖**圖五：媽媽替身與姑婆替身和解**

- 老師：「現在要講一句最重要的話：我尊重你的命運。要一個字一個字講，眼睛看著背影說。」
  【母親替身2號雙手按住胸口，並張開雙眼】
- 母親替身：「我是你的外甥女，你是我的姑姑。我—尊—重—你—的—命—運。我現在好害怕。」
- 老師：「祢能講出這句話來嗎？這是我的命運，不干你們的事。」
  【姑婆替身6號搖頭】
- 老師：「祢可以對她們提點要求，如果你需要她們幫你做什麼事」
- 姑婆替身：「再後退一點！」
  【母親替身2號後退一步】
- 老師：「祢不需要要求她們為你做什麼事嗎？」
- 姑婆替身：「菩薩來誦經！」
- 姑婆替身：「想請她（母親替身）去女兒那邊，在女兒後面支持。」
- 老師：「蔡××你要不要進去站在旁邊，體會一下現在的感受是什麼？」
  【蔡××進入站在蔡××替身3號左方，肩並肩站】
- 蔡××替身：「剛剛焦慮很高，現在適中，但沒有到很放鬆那種程度。」
- 母親替身：「老師，可是我會怕她。」
- 老師：「因為你跟姑姑更近一代，所以唸經的事情，要你做會更好。」

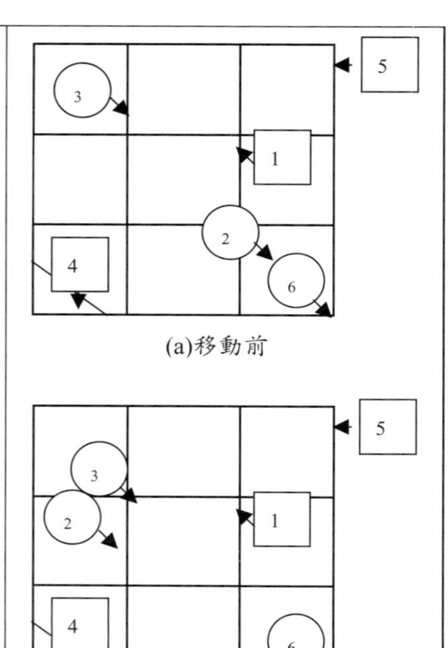

圖五

- 老師：「謝謝祢（姑婆替身），你可以鞠躬下去。蔡××你也可以下去。」
  【姑婆替身6號鞠躬下場；蔡××下場】

❖圖六：母親替身因老師介入而練習違背自己原本的感覺去做和解之動作及話語

- 老師：「媽媽替身試試看，違背你主要的感覺，很努力的走向你先生的旁邊，為了孩子，看會變怎麼樣？走到你可以走的範圍。」
  【母親替身2號走向蔡××替身3號及父親替身1號的身邊並拉起手來，三個人圍成一個圓並手拉手】
- 老師：「假設他們三個可以合，你們兩個男的哩？」【大弟替身4號走向小弟替身5號背後，並抱住小弟替身5號】
- 老師：「爸爸替身，你是一家之主，這樣好嗎？」
- 父親替身：「會擔心。」
  【三人形成一排走向大弟替身4號及小弟替身5號；母親替身2號手放在大弟替身4號的背後】
- 老師：「這樣好嗎？」
  【母親替身2號抱住蔡××替身3號，之後全家人抱在一起】——向心圓代表和解成功之意（【如圖(b)移動後】）。
- 老師：「如果你們覺得這樣的情感溫暖夠了就可以鬆開手。這是你們家今後可以達到的新狀況。」

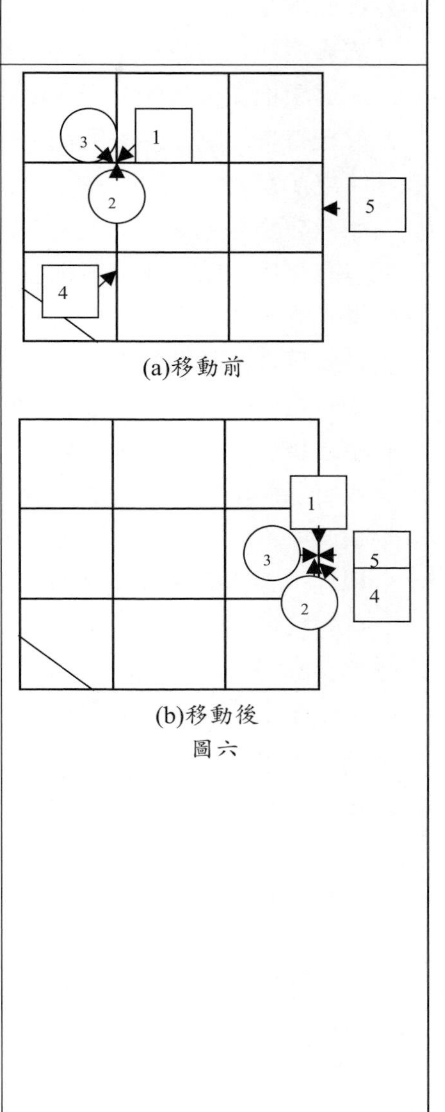

(a)移動前

(b)移動後

圖六

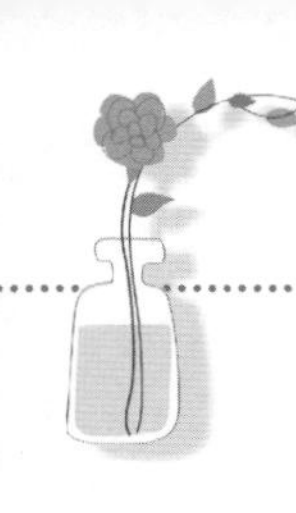

(五)回饋分享

1 大弟替身：剛開始的壓力程度自評是10/10（很壓迫），我不想看後面這整個家。後來看到弟弟了，他牽動我整個的存在——我很想去靠近他，當我抱著弟弟肩膀時，是壓迫感最低的時候。但當整個家庭還抱在一起的時候，壓力感又上升到4/10。

2. 父親替身：剛才站著腳痠，想蹲下來或躺下來，但是感覺那樣不行（老師解釋：爸爸心裡面很累，但還撐在那裡）。整個家分東離西，想要整合又不知道怎麼做，愣在那裡。我對太太的感覺是，她沒有尊重到我。到最後抱在一起的時候有想要哭泣的感覺，女兒替身先哭，我就不哭了。心裡是對大兒子比較在意。

3. 姑婆替身：請媽媽後退之後，姑婆的感覺慢慢變得比較慈祥了，慢慢就覺得OK，只要他們為我誦經，我就可以放下了。

4. 小弟替身：一開始進來焦慮很高，很想離開這個家庭。後來老師讓我可以換位置之後我想離開，但哥哥看著我的感覺變成非常難過，眼淚掉不出來在打轉。最後雖然圍個圓圈，可是我的感覺還不是很親近，心裡面有很多憤怒不滿，可是可以為哥哥留在這個家，對哥哥的感覺比較強。

5. 蔡××（CL）替身：一張開眼睛很明顯感覺身體在晃，姑婆進來後焦慮增加到10/10。媽媽替身在我身邊就平靜，我們兩個看著姑婆，才覺得祂是慈祥的祖先，但心中會沒原因的「悶」。爸爸走向我時，我對家的感覺很無奈。全家抱在一起時，很感動的哭了出來，因為這就是我長期以來想要的感覺，現在壓力感是3/10。剛才小弟替身出去的時候，不想要他離開這個家，覺得CL好像很愛家人，家不團結，則是她焦慮的真正原點。

6. 媽媽替身：沒多久就開始胸悶，姑婆進來時我好怕。對先生的感覺不覺得是先生，對孩子則完全都沒感覺。最重要的是，老師要我違反自己的意願去做一些動作時，反而我變心安了。全家走過來時，覺得對兒子他們兩個雖沒什麼感覺，可是我覺得我就心安了。一開始的感覺是焦慮10/10，之後結束的感覺是2/10。

(六)老師重點說明

1. 一個人「站」表示功能還可以；「坐」代表無力感（可能已經得憂鬱症），在家裡做不了什麼事；「躺」下來則代表全家都要來養他了（或想死／已死之可能）。
2. 我們都會複演自己的家庭氣氛，CL的爸爸與兄弟間因財產分配不公而氣氛不佳。爸爸也很符合我們一般人對男性的看法，不管心裡面有多少煩惱，但表面上看起來都只是呆在那裡，實際上這個家庭氣氛仍延續到現在蔡××家。
3. 介入的原則：之前的做法是排姑婆的父母出來跟她和解，但這樣會歹戲拖棚拉不完，所以今天我就做「她跟下一代的切割」，就變成這不關你們的事。這就是在系統的書裡面所說的第二種介入法，也就是「鬼魂也需要被教育」。鬼魂會習慣「我不怨你，我怨誰」，所以我的介入是很清楚的讓她知道，其實這不關他們的事。
4. 我們只能跟隨現象，但我們不能控制現象，排列的過程即是家庭情境如實呈現的現象。
5. 宣洩的效果去除以後，家庭的潛在動力才會再度回到實相，這就是為什麼下一個議題要相隔一個月才能再做處理的緣故，動力是在潛意識中進行的。
6. 我們每一個人都帶著自己靈魂中不愉快的業力在行為，所以很多事好像都只能那樣，人生是無奈的或宿命的；其實真相是膠結的關係，未經介入處理之結果。
7. 新技巧：叫媽媽替身違背自己的意願，去做一些她覺得應該對的事情，意圖就是在打破原來的業力。
8. 去角的方法：喊對方的名字，然後說出不舒服的症狀，然後說把這個還給對方。例如：蔡××，我把不屬於我的心痛還給你，並觀想不舒服的負能量都從腳底，徹底排除。
9. 逆時鐘轉的代表意義：能量磁場從潛意識走到意識的方向；所以當代表被死去的人上身時，往往會出現倒退走圓圈的現象。

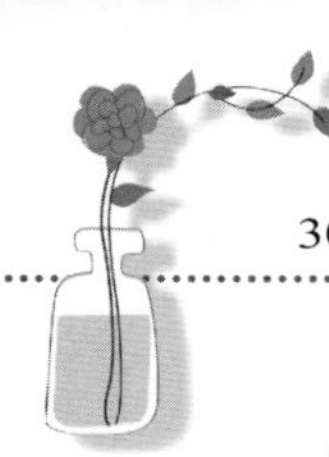

(七)改善狀況說明

<table>
<tr><th>序號</th><th>排列時間</th><th>姓名</th><th>現職</th><th>電話／手機</th><th>電子信箱</th></tr>
<tr><td>1</td><td>99.3.26</td><td>蔡××</td><td>學生</td><td>0911XXXXXX</td><td>111111@yahoo.com.tw</td></tr>
<tr><td colspan="3">問題說明</td><td>標題／問題特徵或主要介入</td><td colspan="2">重要片段／時間註明</td></tr>
<tr><td colspan="3">(1)常易過度焦慮、緊張、感到壓力。
(2)缺乏自信，覺得自己不聰明。
(3)難以專心卻又要求完美，而產生強迫思考及行為。</td><td>媽媽替身與姑婆替身和解</td><td colspan="2">(1)六叔替身（7號）加入。
(2)姑婆替身（6號）加入。
(3)媽媽替身與姑婆替身和解。
(4)小弟的移動對家庭的影響。
(5)母親替身因老師介入而違背原本的感覺。</td></tr>
<tr><td colspan="3">後續收穫之補充（1～3個月內）</td><td>改善／前一後一追蹤評估（十評等）</td><td colspan="2">備註（其他相關資料）</td></tr>
<tr><td colspan="3">(1)與手足之間的互動增加。之前鮮少與手足們聊天或互動，但現在互動次數增加，且互動狀況良好（問問題時弟弟比較會回答我的問題）。
(2)比較會體諒父母的心情，因為父母兩個人都是在苦撐過生活，他們自己也是很辛苦。</td><td>當事人焦慮狀況從原本的9/10降低至7/10</td><td colspan="2">(1)在做完家排後幾週比較能與父親同坐在客廳，感覺到的壓力指數有從原本的10/10降至8/10，但約一個月後又回升至9/10。
(2)家排後的兩個月查出我父方，及五個月後查出母方家族更多的不為人知的重要資料，如長輩早夭及雙姓祖先、家族祕密等開始一一浮現。
(3)母親小時候因為受基督教影響而不相信家族中的長輩會影響後代，但現在開始會想要去處理家族長輩之問題，如唸經或參加法會。</td></tr>
</table>

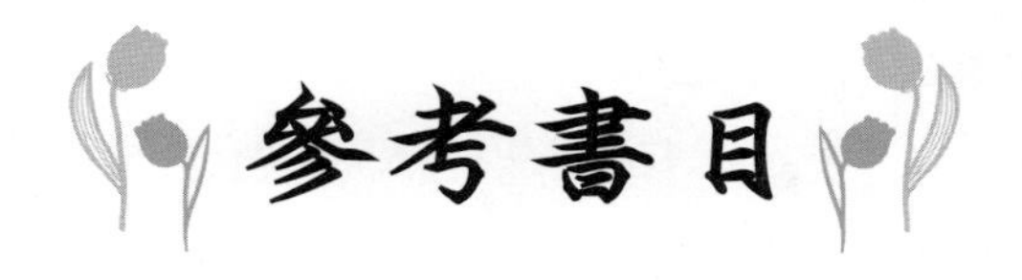

參考書目

◆中文部分

申荷永（2004）。**心理分析入門**。臺北市：心靈工坊文化。

印群（譯）（2002）。**古代中國考古學**（原作者：張光直）。大陸：遼寧教育出版社（原著出版年：1963）。

朱貞惠（2010）。從家族治療的觀點來探討家族系統排列之內涵——以何氏家族心靈排列為例。**未出版之碩士論文**。嘉義大學輔導與諮商研究所，嘉義市。

余光弘（1985）。A. Van Gennep生命儀禮理論的重新評價。**中央研究院民族研究所集刊，60**，229-257。

何長珠、翁淳儀（2009）。家族系統排列團體之心理效果初探。論文發表於國際心理治療研究學會臺灣分會成立暨第一屆地區性國際學術研討會，南投市。

余德慧（2006）。**臺灣巫宗教的心靈療遇**。臺北市：心靈工坊文化。

利翠珊（1999）。家庭心理學的系統觀點與研究。**應用心理研究，2**，21-40。

李亦園（1985）。中國家族與其儀式：若干觀念的探討。**中央研究院民族學研究所集刊，59**，47-61。

周鼎文（譯）（2001）。**家族星座治療**（原作者：Hellinger, B.）。臺北市：張老師文化。（原著出版年：1998）

周鼎文（譯）（2001）。**家族星座治療**（原作者Hellinger, B., Weber, G. & Beaumont, H）。臺北市：張老師。（原著出版年：1998）

周鼎文（主編）（2003）。**家族排列之道——海寧格大師2002年督導課實錄**（原作者：Hellinger, B.）。臺北市：海寧格管理顧問。

周鼎文（譯）（2005）。**家族系統排列實務入門**（原作者：Bertold, U.）。臺北市：海寧格管理顧問。

林群華、黃翎展（譯）（2008）。**家族系統排列治療精華：愛的根源回**

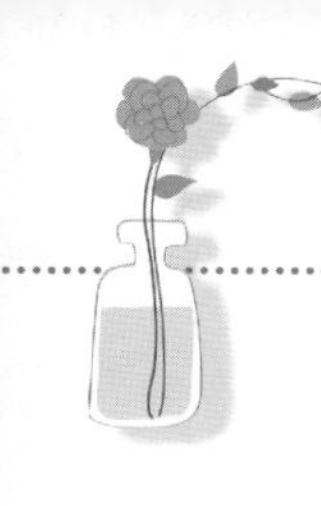

溯找回個人生命力量（原作者Svagito, R., L.）。臺北市：生命潛能文化。（原著出版年：2006）

胡茵夢、劉清彥（譯）（1998）。恩寵與勇氣（原作者：Ken Wilber）。臺北市：張老師文化。（原著出版年：1993）

胡秋原（2010）。**古代中國文化與中國知識份子**。臺北市：中華書局。

翁淳儀（2008）。臺灣家族系統排列團體之心理效果初探。**未出版之碩士論文**，南華大學生死學研究所，嘉義縣。

翁樹澍、王大維（譯）（1999）。**家族治療——理論與技術**（原作者：Goldenberg, I., & Goldenberg, H.)。臺北市：揚智文化。（原著出版年：1996）

凌永康（譯）（2002）。**家庭系統排列學之一切如是**（原作者：Hellinger, B. & Gabriele, T. H）。香港：一學堂。（原著出版年：1999）

張本聖、洪志美（譯）（2004）。**心理衡鑑大全**（原作者：Groth-Marnat, G.）。臺北市：雙葉書郎。（原著出版年：2000）

張曉餘（譯）（2010）。**家族排列釋放疾病業力**（原作者：Kutschera, I. & Brugger, C.）。臺北市：生命潛能文化。

郭于華（1994）。**死的困惑與生的執著**。臺北市：洪葉文化。

楊素娥.（譯）（2001）。**聖與俗：宗教的本質**（原作者：Eliade, M）。臺北市：桂冠圖書。（原著出版年：1959）

董芳苑（1991）。**原始宗教**。臺北市：久大文化。

蔡昌雄（譯）（2007）。**臨終諮商的藝術**（原作者：George S. L.）。臺北市：心靈工坊文化。（原著出版年：1996）

霍寶蓮（譯）（2009）。**心靈活泉——海寧格系統排列原理與發展全書**。臺北市：海寧格管理顧問有限公司（Hellinger, B.）。

霍寶蓮（譯）（2004）。**愛的序位**（原作者：Hellinger, B.）。臺北市：商周文化。（原著出版年：2001）

鄭志明（2006）。**道教生死學**。臺北市：文津出版。

◆英文部分

Broszomenyi-Nagy, I. & Spark, G. M. (1973). *Invisible loyalties: Reciprocity in intergenerational family therapy*. Hagerstown, MD: Harper & Row.

Cohen, D. B. (2006). Family constellations: an innovative Systemic phenomenological group process from Germany. *The family journal: counseling and therapy for couples and families*, 14 (3), 1-8.

Eva, M. & Barbara, I. (2004). *Entering inner images*. Heidelberg: Carl-Auer-systeme.

Hellinger, B. (2006). *No Waves Without the Ocean* .Heidelberg: Carl-Auer-systeme.

K.P. Horn & R. Brick (2005) Invisible dynamics——systemic constellations in organizations and business.

Lawson, E. Thomas (1984). *Religions of Africa: Traditions in Transformation*. San Francisco: Haper & Row.

Machover, K.(1949). *Personality projection in the drawing of a humam figure*. Springfield, IL: Charles C. Thomas.

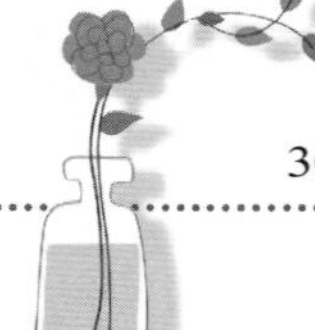

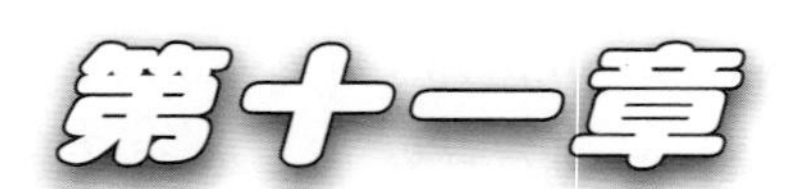

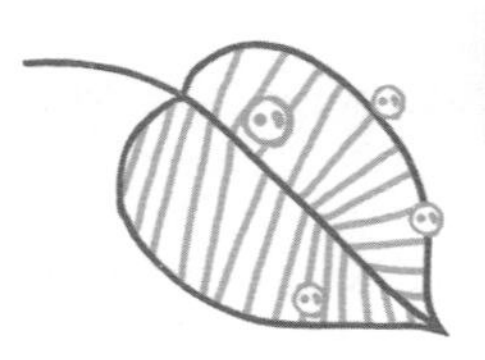

第十一章 靈性治療之理論與實務

何長珠

壹　理論介紹

一、定義與重要

靈性（spirituality）源自拉丁字「spiritus」，意義是「breath, make alive」，表示活著或是生命的必要組成，可以表現於探索生命的意義與目的、超越有形的生物體限制、與自我／他人及自然的連結、表現愛／公平正義與熱誠的價值體系（Mueller, Plevak, & Rummans, 2001）。

相關論述與研究也指出：靈性是每個人存在的核心，是激發生命意義與超越自我的內在能量，藉由內在的修練（靜心）而得以與他人、環境及宇宙產生和諧相處之關係，使個體常處於祥和的喜悅之中，並因此催化自我實現、達到人存在的最高境界（趙可式，1988；楊克平，1998；賴維淑，2002）。本章作者對靈性的統合性定義如下：

靈性，通常被視為是一個虛擬的實體，雖然每個人都生而具有，但只有經過修練或內在寧靜時才能體驗。是連結個人與萬有（Griffith & Elliott Griffith, 2002）的一種超越性的經驗（和諧—寧靜與完整感）、價值（超越個人—天人合一）與實踐（禱告、冥想—素食—環保）。它可以是與信仰有關或無關的，也帶有家庭和文化的經驗傳承。到目前為止仍常與宗教（如美國人60%是基督教信仰）及臨終的議題有關，但實際上應該有更寬廣的個人性意義（Elkins, 1990）。

王秋絨（2009, pp.136-139）在其最近發表的〈老人靈性智能發展策略〉一文中，曾嘗試對靈性有關之智能，從心裡—哲學的觀點加以解說。在心理學上說明二十世紀佛洛伊德、馬斯洛、契克沈米哈宜（M. Csiksaentmihalyi），說明多元智能主張的靈性智能。於其中，馬斯洛（1969 a, pp.1-9, 57-65）超個人主義自我實現者的十四項特質，例如：「高峰寧靜經驗之重視、藝術等非語言溝通之運用、統合知覺而有犧牲的意志力、超越矛盾追求真理、較能建立親密感情、對人生美好事物之感受力強、接納多方價值觀、超越社會一般人的價值觀、對神聖之事務有尊重、對自然及宇宙健全性能關照、能統合個人之理性與靈性，並認為這是人類皆具有之潛能」等，一般說來最常被引用來描述靈性者的生活與存在狀態。而存在巨巢及馬斯洛Z理論所提出的動機階層論，融合了心理學與哲學之論，對人類作為一種價值存有，在其生命活動中除了短絀動機的滿足，更存有價值的追求，似乎較能周延地說明靈性智能的範疇之包含性及動態性。而同一篇文章中所引用的契克沈米哈宜（Csikdzentmihalyi, 1990, p.49）的神馳觀，則可被視為是調整印度瑜伽、道家與禪宗觀點後的一種內心自由自在、能平衡焦慮與挑戰的自主狀態。他也提出8種成分，包括「專心一志—明確目標—立即回饋—破除我執—對時間有飛逝感」等項目。另外，左哈（D. Zonhar）、馬歇爾（I. Marshall）等則總和心理、哲學與神學之觀點，將人的智力以智性（IQ—連續性之思考）、感性（EQ—聯想性之思考）及靈性（SQ—超越性之思考）來代表；並說明：SQ是一種40赫茲的神經振幅，能將人類流動的經驗收到一個更寬廣的意義和價值架構中，予以瞭解和因應。因此具有和諧、超我特性之靈性智能便成為統合自我與萬物的動態自我，意義和價值之源頭（邱莞慧譯，2001，頁91，131-172；引自王秋絨，2009，頁145-146）。左哈和馬歇爾並根據神經心理學γ波的基礎及東方哲學，對靈性智能加以描繪成可以將自我與萬物統合的動態自我形成，成為「意義」和「價值」的源頭，而形成所謂的自我蓮花型（如圖11-1所示），在此圖中他們試圖說明IQ、EQ、SQ在自我、本我，經由初級、次級和三級的認知方法，「相繼相生」的動態互動關係，SQ則是互動之中最高層及智能，需要與IQ、EQ結合，才能動態開展（邱

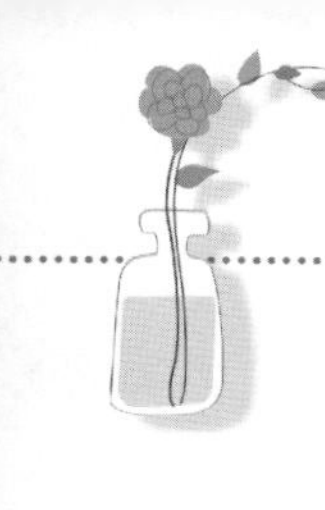

莞慧譯，2001，頁133-172）。

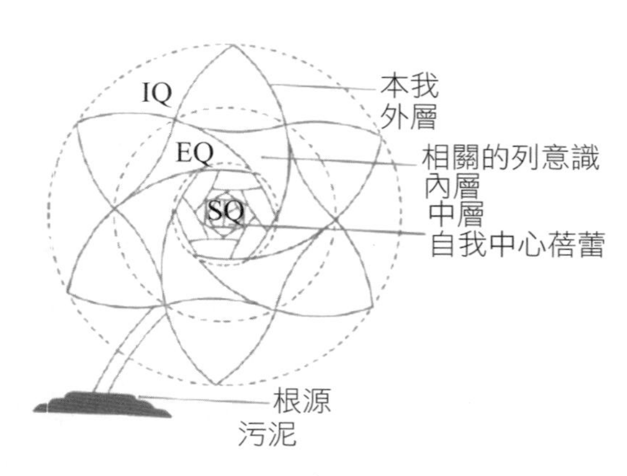

◎圖11-1　自我蓮花的基本型

由上述資料可知靈性智能的共同元素包括：人文智能、關懷、愛、社會責任、宇宙議題、超能經驗、自我專注與反省生命意義的塑造，因此有可能與生命的成熟度有關。

實徵研究發現，靈性健康較佳者往往有較佳的整體健康結果，而且與罹病率、死亡率、身體疾病、憂鬱症、壓力、焦慮、自殺、生活品質、安適或幸福感（well-being）、物質濫用、疾病調適等變項都有關（Mueller, Plevak, & Rummans, 2001）。不過到目前為止，與靈性有關的研究較多都出現於醫護文獻中，重症或臨終病人往往對靈性的需求更為強烈（釋惠敏，1997；陳珍德、程小蘋，2002；余德慧、石世明，2001；趙可式、蔡綵容、陳麗娟及陳淑卿，2002；楊克平，1998；賴維淑，2002；胡文郁、釋惠敏、姚建安、邱泰源、陳慶餘，1999；蕭思美，2004）。只有少數幾個相關研究發現國中小教師面臨到的工作壓力與無力感，會影響到其幸福感受、身心與靈性健康（江欣霓，2002；張美玲，2007）。

沃爾曼（R. Wolman）依據靈性經驗的七大因素，主張靈性智能包括以下七個要素：

1 神話：得分高者表示對至高或神性存在著強烈的意識或關聯性，通常在經歷「自然」、「藝術」之力量及美的時候較明顯。

2 注意力：得分高者表示會定期安排時間進行沈思、冥想、自我反省，同時特別重現身心放鬆、與他人分享。

3 智性：得分高者會用心閱讀探討上帝或超自然力量存在的合理性、生命的意義與目的、生命經驗、從靈魂的真實性和不朽等問題。

4 群體感：得分高者顯示他們常參與討論靈性的團體。

5 創傷：得分高者顯示個人自己或曾目睹他人遭到身體、情緒的痛苦和折磨，而具有較高的「危機導向靈性」的重大刺激。

6 超感知現象：得分高者表示愈常從事超越一般心智活動，如感覺逝去親人的存在，具有瀕死、靈魂出竅的經驗，相信有靈魂存在等。

7 童年靈性：得分高者表示常在童年隨著長輩參加或閱讀有關靈性經驗或活動。

綜合上述各家之說法，可以瞭解人類群體中之個人若具有靈性及超我能力，尤其對藝術具有天分與興趣，願意對人類社會貢獻與行動，那麼不論其教育程度的高低，對自己人生意義和生活經驗均能加以省思者，便可視為具有靈性智慧者。

二、情緒（結）——靈魂與靈性

一般說來，大多數人所能直接體認到的，往往是與靈魂有關的情緒經驗，例如：痛不欲生、漠不相關、愛屋及烏、人同此心等；這些詞彙在文化—家庭及時代的影響下，形成為個人與團體彼此之間瞭解和溝通時的心理色板，也是吾人每天心中無時不存在的一種情緒溫度計。

但事實上，作為人類，我們也都會經歷到「理性不受感受支配」的現象，而往往造成「想做卻做不到」和「不想做卻改不了」的行為結果；從心理學的角度來解釋，這可能是來自個人外在經驗（成功或失敗，順利或挫折）和內在動機（如自我觀念—人生理想等）之影響；而對榮格等分析心理學立場的工作者來說，則可能稱之為是一種「情結」糾纏發展的結果。西方的心理學多半從「今生此世」來解釋可能的原因，但東方的佛道教信仰則將此一現象之解釋，擴增到「前世今生」而形成所謂的因果觀或「業」之輪迴。

當思考的立場如此定位時，情結便與靈魂畫上等號，吾人也才會明白何以會出現「靈魂伴侶」或「天雷勾動地火」、「前世冤家」之類的強烈不能控制的人際關係，與造成很多人一生內心或外在世界中所上演不斷的種種愛恨情仇之源頭。

而也唯有當事人能自其個人一生特殊的（靈魂）歷練中走出時，情結才有可能得到淨化，並再度回到更包容接納的靈魂狀態：那時的靈魂狀態也才能與靈性（自性—空—無條件的愛—光）相提並論。

總結可說：每個人都有特殊印記的靈魂（業），影響其一生外表所顯現的價值與喜惡；而人生一場的主要目的，應該便是在這種靈魂演出的過程中得到體悟、使靈性最後得以恢復生命初始（第一次開始而非這一世的出生）原有的光輝！

三、靈魂／靈性的內涵

靈魂與靈性，常被一般人所混用，如罵人時我們可能會說：「你的靈魂被狗吃啦！」這時的靈魂其實指的是靈性或良知；也有時候我們會說：「靈魂伴侶！」這時的語意內涵是彼此情投意合的一種關係——雖然不是天天在一起，卻分享相似的人生觀。但實際上這兩個名詞之間到底是相似還是相異，則不容易找到清楚的說明。

靈魂的英文是「soul」，靈性的英文是「spirituality」。前者在韋氏大字典上的定義是：個人非物質性的一種基本要素，與靈魂或精神性之存在有關，也是人存在的全有狀態；後者之定義則為：一種超自然、非實體的與個人能量或生命力有關之狀態，也常與神性或超自然力相連結，但這樣的解說其實還是無法讓人明白。

因此本章作者也試著以自己的體會來加以解說：靈魂，可以看做是一種「尚未處理完畢的業」，所以常帶有較強烈的情緒色彩（正向或負向的）；如果用心理學名詞來瞭解，則類似或等同於榮格所說的「情結」：一種與個人重要情緒經驗（不一定只限於今生，且包含個人及集體潛意識）有關的糾結，所以它往往形成為一個人的生命神話（如名利富貴等），而且通常沒辦法用理性來處理或控制。

而靈性呢？則指的是每個人生而具有、最初（出生時）和最後（死亡時或修道成功時）的「光」（一切萬有的開始與結束）。它基本上是真、善、美兼具的一種精神狀態，也可以看做是「已通過考驗的業」。據作者之瞭解，在東西方的系統中，其等級仍有所差別：就西方之系統而論，祂與基督或天主教聖母與天主的位階相同，代表的是一種無所不在的接納與神能之存在方式；但在東方系統的佛道教觀點中，則最高的位階並非無所不在的接納與神能而已、而是更超越的「自性、本體、光／混沌」。換言之，前者之系統強調正向與光明；後者之系統則除了這個以外，還更跨越價值判斷的範疇，走向「不思善、不思惡」的終極中立狀態。

綜觀而言，每個人生而皆具有靈魂及靈性。前者是各人今生今世的特殊使命或挑戰，有時雖讓人難以承受（如破產、失去親人、屢戰屢敗等），事實上，似乎是願意面對痛苦、通過挑戰、超越自己原有價值觀的人，才有機會成就這一世往靈性之路更邁進一步的光輝！因此我們可以說：靈魂與靈性好比是人生意義的必要條件，只不過靈性是其本體，靈魂則是其在每一世輪迴中所出現的表象而已。

當作者以SOUL代表靈魂、SPIRITUAL代表靈性進行學術網路（Pro-Quest及CETD等）的搜尋時，有點驚訝的發現：在每個文化或國族中，這兩個名詞目前似乎仍有不同的位置。例如美、加兩國只找到四篇博士論文（1999～2009），而且其屬性被歸類為「另類療法」（complementary or alternated therapy）；臺灣的文獻則幾乎清一色的偏向醫療與癌症定義中的靈性超脫，鮮少使用靈魂這個名詞；而大陸222篇的文獻中更只有4篇是碩士論文，其他都是藝術文學系統中的用語，並且大多數情況下找到的都只是靈性定義下的資料，因此更凸顯此部分研究之稀少與重要。也因此本章作者最後仍只能依據書籍中之分類，來進行介紹與說明。

以下先進行關於靈魂內涵的解釋，此處將介紹兩種分類，供為參考：

荷西・史帝文斯（1999）的五種靈魂之層次

荷西・史帝文斯認為每個靈魂年齡可分為七個級次，每一級次至少需要一生的時間去經歷，通常是多於一生的；而且每一世中的每一個人雖然有其較多屬於的某種靈之狀態，但同時又會依生命發展之過程而帶

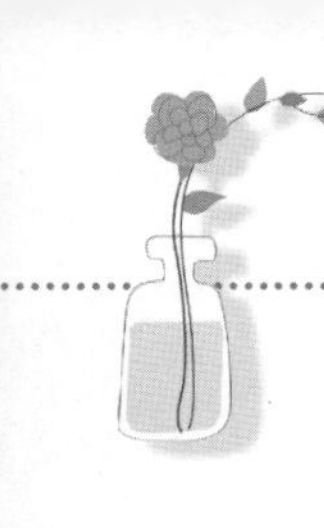

有其他各種相應階段之靈魂特質。下面是五種主要分類之說明：

(一)嬰兒靈

對這個階段的人們而言，療癒是指「存活」，其生活特質傾向於迷信，對於悲傷的情緒抒發或是因損失而造成的痛苦，其通常反應是訴諸報復。作為治療者時，較高層次的嬰兒靈可能會成為巫師，在較複雜的社會中則擔任特殊型式之治療師，如乩童或算命師、通靈人等。

(二)幼兒靈

對於所有自己在生命中遇到之失衡狀況，往往會追求外在形式之治療，如藥物／心理治療等之協助；看待專業的態度則如同其他事情，一切價值觀都是既正規又傳統的（重視資格與學歷）。

(三)青年靈

因處於人生之早期或後期而有所不同，早期較像幼兒靈，把失衡歸罪於外在因素，並尋求外在之治療；到晚期才會歸因於內在因素，尋求言語治療或採取一些社會性對策，如用喝酒／增加社交技巧之學習等方式來因應。身為治療者時，傾向於把人和症狀分開看待，比較會注重於個人治療者角色所帶來的權威價值之講求（追求社會認可、介意外在之評價）。

(四)成熟靈

易尋求個人精神與感情上的指引，會追求非尋常或非傳統的療癒方式（如民俗療法或藝術治療等）。身為治療者，易與當事人保持「人性」的情感聯繫，在治療時顯得熱心和認真，真誠的對待病人，並願為病人的權益而戰。

(五)老年靈

對生命或治療具有更為實際之價值觀，秉持接受和只醫治可醫治部分之原則；能察覺人類困擾內在失衡之本質，會從根源下手而非只求表面症狀之醫治；並且更有能力判斷問題的來源是出自於於「他業」或「自業」，比較可能往大自然（包含動物、植物）尋求協助，或使用非傳統的協助方式（靜心）。著重於教導當事人自我療癒而不要依賴他人，很難定出收費標準，常有自己的一套規矩。

肯恩威爾伯（2000）的十個階層

肯恩威爾伯（2000）的觀點，則強調人類的身、心、靈並非互不相容的——肉體的欲望、心智的理念與靈魂的了悟都是宇宙神性的完美展現，也是一種大圓滿的莊嚴情態。整個宇宙法界其實都只是「一味」，不論它是展現在肉體、心智或靈魂上；萬物來自於「一味」，亦歸返「一味」——存在於其中的，就只是當下這一刻的故事而已。而人從其中得到覺醒的旅程，便是修行（修心）（p.30）。

他又提出一個大存有巢觀念，認為人生包括十個階層，而每一個階層在發展的過程中都包含了較低的階層（pp.183-185）：

1. **感官與生理本能階段**：這是屬於物質和肉體的次元。
2. **情緒慾力階段**：生物的本能衝動、感覺、認知、情緒；生命力、慾力、氣、生物能。
3. **奇想階段（Magic）**：代表早期的心智運作形式，還無法將主體和客體清楚區分，其特徵是自我中心、相信萬物皆有靈、認為人類（自己）是宇宙的中心。
4. **神話階段（Mythic）**：心智發展的中間階段，這時自我神奇的魔力開始轉成對神的崇拜；如果自我無法神奇地轉變這個世界，至少神辦得到（因此開始神的追求）。
5. **理性階段（Rational）**：心智開始有能力清楚地進行區分，也開始去除神話信仰，而採用證據與理解來滿足自己的需要（在此階段容易成為無神論）。
6. **統觀邏輯階段（Vision-logic）**：是心智在粗鈍次元（意識）的最高運作方式；展現一種統籌和整合的認知力（比較能平衡理性和情感之衝突）。
7. **通靈階段（Psychic）**：心智在這個階段開始進入「超個人」或屬靈次元，開始能有感應或預知力（逐漸離開對理性意識之依賴、納入直覺與內觀，逐漸得「定」）。
8. **精微光明階段（Subtle）**：這個次元是「神」（以佛教的說法是菩薩）的居所，平等心及慈悲性能普遍展現於日常生活之中（因靜心

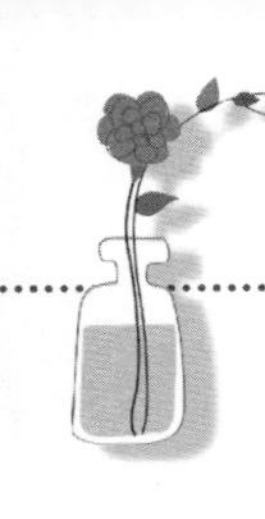

與戒行而最後得到「開悟」的經驗）。

9. **自性階段**（Causal）：又稱為本體自我（Self）、涅盤、空寂或渾沌。假設上是人類所能達成之最高階層，慈悲與智慧雙運無礙；亦即是各類宗教信仰中之神能階段（佛、基督、聖母、阿拉等）。
10. **不二階段**（Nondual）：這是所有階段的最高目標，也是永遠存在於當下的背景場域。這是真空和妙有的合一、神性與現象世界的合一、涅槃及輪迴的合一；又稱為「一味」。

依作者之看法：以上兩種分類之差別在於前者所描述的是個人在今生所出現的主要個性或人格屬性（也可視為是自業或今生靈魂之一種特徵）；後者則可視為是所有個人在靈性成長上皆必須攀爬之階梯，而且個人在這個大存有巢中之位置，既受到生命發展階段之影響，更受到個別差異（習性、人格等）之影響；但對一般的成人（20～40歲）來說，應該大部分人是屬於第五和第六的階段；祇有持續進行心性修行者（不管其信仰宗教之類型或名稱），才能逐漸往上爬升，走向第七、第八和第九階段。同時，合理的假設是：越上面之等級，所能達到人類之比率便越為減少。

因此，此處所謂的「靈性」，一般來說，指的應是七、八、九三階段之內涵與表現，至於十則已是「十五的月亮」，圓滿無缺了，也因此是累世修無數劫後之結果，因此，「雖是終點，卻無終點」。

四、靈性之評量內涵

Howden（1992）曾發展出一個「靈性評估量表」（Spirituality Assessment Scale, SAS），將靈性健康建構出四個層面，如下：

1. **生命的目的和意義**（purpose and meaning in life）。
2. **內心的應變力**（Innerness or Inner Resources）：在處理生活不確定事物時，內心的應變力可顯示出其效力。
3. **天地萬物的一體感**（Unifying Interconnectedness）：個人與環境、宇宙或宇宙生物的同一感。
4. **超越性**（Transcendence）：能克服或戰勝身體或精神狀況的能力、意願或經驗；或是能實現幸福安適與自我治療的能力。

這種定義如果從中國思考的觀點來解讀，則與儒家用「仁」、「誠」等字眼來「立德、立言、立功」；道家稱之為「道」，以「生死齊一」的智慧來達致；而佛家則名為「佛性」，以了生死進入涅盤（寂滅）的境界而方成就等觀點，實亦相通（釋惠敏，1997）。

國內蕭雅竹（2003）則曾參考國外多種靈性健康量表（47題），嘗試發展出適合國情文化且適合護理系學生使用之靈性健康量表，包括「與人締結」、「活出意義」、「超越逆境」、「宗教寄託」、「明己心性」等五個向度，可解釋總變異量為58.64%。可見就靈性健康的關係面向而言，靈性應包括「與自己、他人、環境（自然）、宗教或神祉、宇宙中神祕或超自然力量」等向度，其內涵則包括：「意義、超越性、人際關係，與環境、宗教信仰、宇宙的聯繫」等層面（這部分又與傅偉勳所提出的「生命十大層面與價值取向」有相通之處）。

至於臺灣有關這方面的研究，僅舉近十年來的幾篇資料來介紹如下：

林育如（2004）以訪談方式研究11位13～18歲的癌症青少年靈性需求內涵，對1,231個行為單元做量的分析後發現，在靈性需求內涵方面共有五類，分別是：支持的需求55.24%、盼望的需求30.79%、解釋的需求5.61%、意義的需求5.52%、信仰的需求2.84%。而支持的需求方面分為三類，分別是：家庭、社會與娛樂。盼望的需求方面分為六類，分別是：健康舒適、順利完成發展任務、改善外在條件、推己及人、從事活動、冤親債主遠離。解釋的需求方面分為五類，分別是：生活方式、還前世債、人生考驗、家族遺傳、命運巧合。意義的需求方面分為六類，分別是：活得快樂、完成人生使命、活著就有意義、尚未尋到、照神旨意而活、生老病死。信仰的需求方面分為四類，分別是：獲得安慰平安、心靈寄託、坦然面對目前的疾病與困難、不懼怕未來的痛苦或死亡。

此研究的結果，除了確認癌症青少年的靈性需求有五大類（支持、盼望、解釋、意義、信仰），可幫助臨床護理人員更瞭解癌症青少年之需求外，並發現相關因素如性別、年齡、治療階段等，都會影響個案的靈性需求與靈性安適情形。

蕭思美（2004）研究19位晚期肺癌病患在治療期間的靈性困擾與

需求（個案年齡介於35～81歲；47%國小畢業，84%有宗教信仰，以佛教居多32%）後發現，晚期肺癌病患之靈性困擾包含：個人的人生觀、價值與信念體系受到干擾、個人所感受的人間愛受到干擾、個人與神的關係受到干擾，及害怕面對死亡。其他影響靈性需求未獲滿足之因素包括：(1)在家屬方面，無法提供靈性支持；(2)在個案方面：不願意談，或因醫療處置或生理障礙無法口語表達其靈性需求，或因對上天（神）不相信或沒信心，阻礙其靈性需求之滿足；(3)在醫護人員方面：因怕觸及隱私，或宗教觀不同、缺乏相關靈性照護知識、工作時間或自我準備不足，而無法滿足病患靈性需求。研究結果之建議為：對學校護理教育，建議能開設生死學、靈性護理、安寧緩和之相關課程，以增加護理人員靈性照顧之知識與技能。

另外沈麗靚（2004）對安寧護理人員靈性概念之建構研究亦發現；靈性建構之內涵分別是宗教信仰、家庭支持系統、面對死亡、面對疾病、意義價值、表達、人格特質、情緒狀態、自主性、身體心象、經濟狀況、歸屬、性別差異、年齡與其他等15類。

張美玲（2007）則針對國中教師靈性健康做相關研究，結果是：(1)就教學年資而言：教學年資在11～15年者，其靈性健康優於任教5年者（也就是中年人優於年輕人）；(2)就學校型態而言：學校班級數在28班以下的國中教師，其靈性健康較佳（也就是較小型之工作環境較利於靈性健康之存在）；(3)就生命教育課程之研習經驗而言：生命教育研習時數愈多者，其靈性健康愈佳（可見學習之重要性）。可見年齡、工作環境與學習經驗等資料，都會影響靈性狀態之高低。

最近，吳宜倫（2008）更以一位宗教師為例，探討安寧病房中靈性照顧者之靈性開展後之發現，「痛苦」是靈性開展歷程中，一個非常重要的元素。藉由遇見痛苦、擁抱痛苦之後，靈性的深度逐漸加深，相對的影響了痛苦的消解以及痛苦的超越。研究的分析結果是以「時間序」及「靈性深度」作為軸度，具有四個層次的來回擺盪，分別為：(1)與痛苦及死亡相遇，看見真實的生命樣貌，興起了靈性追尋的動機；(2)與痛苦相碰撞，其直視生命缺口的能力，使其碰觸內在底層的自我，以作為靈性開展的鑰匙；(3)痛苦的治癒，在不斷修復與神的關係之後，連結大我的靈性；(4)痛苦的超越，是因為累積了許多小我的超越，終至小我界線消失，進入了無我的境界。

由上述資料可歸納大部分研究者所定義的靈性內涵，包括如下幾點：

1. **個人基本資料**：性別、教育、疾病程度、信仰、自我概念、重要經驗。
2. **社會因素**：支持系統、醫病照顧方式、經濟狀況。
3. **對人生與死亡之態度**：接受或逃避、來生信念、文化與家庭迷思、宗教。
4. **臨終痛苦與靈性階段往復間之關係**：抗拒、逃避、接受、面對、轉念、處理未盡事務、準備後事。

由此可瞭解，到至目前為止（2009年9月），臺灣對靈性部分之研究，就對象而言，包含：

病患、醫病系統之相關人員（護理及護生）與一般民眾兩部分（學校教師或學生）；就主題而言，大約可分成靈性狀態、內涵、需求、評量與改變歷程等部分。一般說來，與歐美相關研究比較，在量和質上並無重大差別；但在內容的歸因上，則是大有不同的。比如說西方的理論架構，兩千年以來主要是根據基督教博愛、寬恕的文化潛意識而運作，落實在學術立場上，便是超個人心理學的價值觀、自我實現，因此對大多數人而言仍是「一世生命」（活在當下）的死亡觀。但臺灣文化的大眾面相則多半是儒、釋、道信仰之混合，真正不相信輪迴的所謂鐵齒派之比率，以大學生而言約只有四分之一左右（蔡明昌，2007）；因此輪迴、因果與生死上的價值觀，便相對更為廣闊（累世）和認真（七月鬼門開、冤親債主來與懺悔、尋求祖先神佛庇佑）；相形之下，追求靈性成長的機制，也變得更為複雜，這是一個事實。在目前學術追求傾向於以西方或以美國為主流的現況中，如何誠實面對這兩種文化基本理論差異，恐怕不只是追求量和質的平等就可以解決的！

五、業的規則

依據荷西・史蒂文斯（1999）的看法，何謂業？業乃宇宙因果之法則。任何經驗只要具有足夠的基本強度都會記錄下來，並且製造出必然相對之事來平衡其強度（或者說亦可視為物理學上、作用力與反作用力間的一種現象）。人格（包括情結與靈魂）通常被認為是業力情境下的犧牲品。但人的精神體部分（靈性或良心）在計畫償還業力時（通常在投生前，投生後則不復記憶），則其實是無所畏懼的（因為人死後的靈魂狀態通常較為清明，心裡知道這是自己該學的功課）。而且依據荷西・史蒂文斯的看法，大部分的自業通常於較老靈魂年齡時經歷；但大部分與他人有關的業，則往往於靈魂年齡年輕的階段中經歷。

再者，業的蒞臨通常沒有預警。當人陷入業境時，往往會有一種身不由己的感覺。你可能會覺得奇怪，並痛苦為何無法保持理性或跳脫此一情境；而當業完結時，隨即會有一種自由與解放的感覺，變得中立，甚至可能驚訝自己當時何以如此深陷。其實業完結之意義表示：你對同一問題已能恢復或保持中立，因此才可以繼續前往下一個新的功課。換言之，業是用來修改每個人人格印記中的偏頗之處，若當事人不願或不能承認時，唯有累積更大的強度；因此業會一世復一世地重複出現，直到最後當事人學到接納與寬恕之功課為止。

因此，完結業的一個極佳技巧乃是，臨睡前，擬想你希望對某個特殊情境或人能變得更為中立，使自己可以藉由擁抱中立觀點並拋棄原先對問題所抱持的強度來圓滿自業。而精神體層面的當務之急，乃是開始學習無條件地接納自己和他人，這也是心理成長課程或宗教信仰可以著力之處。

六、靈魂轉換（成長）之歷程

荷西・史蒂文斯（1999）對靈魂轉換（成長）之歷程有如下之看法：

七個步驟之次序

1. 檢視探討個人的靈魂年齡（精神體之角色，見下文）。
2. 覺察個人業的展現方式與結果。
3. 內省─創造進行內在改變的可能性。
4. 情感表達與宣洩（各種表達性藝術治療、特別推薦與身體有關的治療、按摩、針灸、羅芬療法）。

5. 獲得並進行正知見之演練（靜坐冥思、佈施、持戒、和解）。
6. 業之完結，其外表徵侯為逐漸擁有「平靜但忙碌」的生活。
7. 教導：分享、統合、為下一階段之來臨預做準備。

不同精神體之角色說明

在此生所擔綱的角色部分，亦可劃分成四大軸向：啟發、表達、行動和同化。

1. 服務者與傳道者：啟發軸系上的基層角色是服務者，高層是傳道者。服務者占總人口30%，他們深深滿意於直接而立即的服務他人方式。傳道者只占人口4%，他們以提供心靈指引來服務更廣大的人群。
2. 工藝師與賢者：表達軸系上分別是基層的工藝師，占人口20%，與高層的賢者，占人口15%。工藝師透過直接而個人的創造力極力表現自己；賢者則以戲劇、傳播、娛樂等方式向更廣大的群眾表現自己。
3. 戰士與國王：行動軸系上分別是基層的戰士，占人口20%，與高層的國王，只占人口1%。戰士在所有角色中最屬物質取向，他們喜愛物質世界中需要直接面對的生活經驗，具高效率，擅長運用策略以達到其經過邏輯且深思熟慮所訂出的目標。國王角色者則喜歡委派他人行動，並仰仗其莊嚴、恢弘之氣派及責任感領導大眾。
4. 學者：學者占人口10%，屬於中性的同化型角色。學者藉由蒐集知識來體驗人生，他們往往花上好幾世紀的時間從事於對周遭事物之探險與研究。學者瞭解所有的角色，並常常充當各種精神體角色的調停者。

由此可見，此處之分類與前面所介紹的靈性內涵相較，本質上並無不同，但卻增加了更具體的步驟。藉由這種步驟，讀者於必要時（找不到適合之老師時），可用之作為一種自我成長的導引圖，使靈魂與靈性之間的距離，得以更清晰的連結與互動。

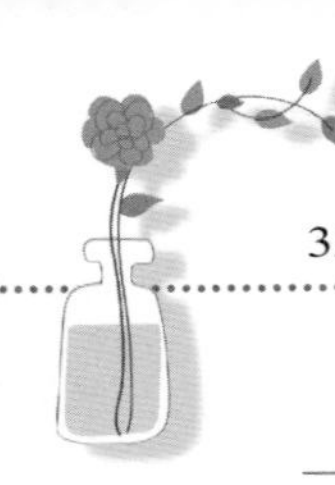

貳 實務部分

一、課程模式之設計

這部分本章作者將以一個18週的上課大綱來協助讀者瞭解靈性治療所包括的一般範圍，像是身體部分有呼吸、舞蹈、光療法、按摩；心理部分可包括曼陀羅繪畫、催眠、投射性繪畫；心靈部分則包括觀看西藏生死書與影片所帶來之對生命死亡與靈魂之新見解、打坐或舞蹈靜心所產生的意識轉化之新體驗，與深層溝通及家族排列所帶來的靈魂和解之嶄新感受。

這裡最困難的部分是，意識轉換之經驗是無法用文字語言之想像來等同的，因此最好的做法還是要先實踐，以獲得個人真實之體驗。

◎表11-1　一個18週的上課內容大綱與參考書目之說明

簡介上課內容與評分方式	投射畫前測——自我畫像與家族排列畫
生理、呼吸與光療	廖世德、游琬娟（譯）（2002）。呼吸重生療法（原作者：C. Dowling）。臺北市：生命潛能。
顏色與能量場	王明華（譯）（1997）。光之輪（原作者：R. L. Bruyere）。臺北市：世茂文化。
舞蹈與放鬆催眠	奧修之動態靜心音樂與舞蹈
瑜伽生物心理學、脈輪與情結	J. Singh（1999）。臺北市：中國瑜伽出版社。
七個脈輪與動態靜心（奧修舞蹈——動態靜心）	沙微塔（譯）（2004）。脈輪能量書I——回歸存在的意識地圖（原作者：奧修Osho）。臺北市：生命潛能（章舜英，頁78-82）。
身心合一——脈輪按摩	K. Dychtwald（1998）。身心合一。臺北市：生命潛能（王保嬋整理，頁8-16）。
靈性按摩——體驗靜心與能量共鳴	沙微塔（譯）（2000）。靈性按摩——體驗靜心與能量共鳴（莎加培雅MA SAGARPRIYA）。臺北市：生命潛能（頁22-25）。
西藏生死書（影片）	輪迴之探討

曼陀羅的創造天地（繪畫）	游琬娟（譯）（1998）。曼陀羅的創造天地——繪畫治療與自我探索（原作者：蘇珊・芬徹）。臺北市：生命潛能（頁82-89）。
心靈成長——不同層次之靈魂	陳麗昭譯（1999）。地球生命課程（原作者：荷西・史蒂文斯）。臺北市：世茂文化（蔡依潔，頁148-157）。
深層溝通／影片	前世今生
禪定智慧／打坐	心定師父（2005）。禪定與智慧。臺北市：香海文化。
療癒場——宇宙共振能量場／打坐	LMcTaggart著（2006）。療癒場。臺北市：商周文化。
難以置信——神祕信息場／打坐	李嗣涔、鄭美玲（2000）。臺北市：張老師文化。
結束與回饋	投射畫後測

參　相關實務之介紹

一、曼陀羅之製作（情緒專注與表達之體驗）

瑞士的分析心理學大師榮格自述：「每天早上，我都在筆記本上畫一個小圓形圖，也就是輪圓來反應心情。我也逐漸發現原來輪圓正象徵著我們內在的本質我與性格的全部。如果輪圓俱足，我們的生命則呈現調和之象。」後來榮格採用梵語Mandala「曼陀羅」一字，來形容這個圖形。

其實西方柏拉圖的作品即已出現以圓為萬事萬物的起源之說。北美西南的印地安文化中，也將圓視為儀式，並認為創造圓是神聖之舉。西藏的曼陀羅繪製則融合了圓形及四方形，再加上數字、象徵及圖案等排列，來作為冥想默想的視覺輔助工具；它也可以是說明特定心靈實現的圖案，同時西藏人也將曼陀羅作為往返各種意識狀態的路徑。

人對自我的瞭解，即稱為「自我」（ego），自我在人生初期，涵括在本我（Self）之內，自我的存在總是與本我息息相關。艾丁格（Edinger）表示，心靈生活終其一生均處於「自我—本我分離」及

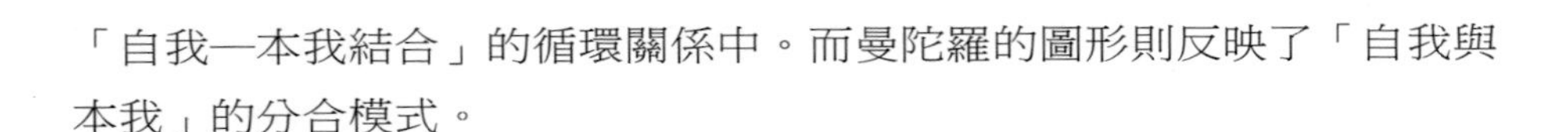

「自我—本我結合」的循環關係中。而曼陀羅的圖形則反映了「自我與本我」的分合模式。

創作

(一)材料

1. 12×18英吋白色或黑色圖畫紙
   （大張白色圖畫紙較佳；黑色的建築紙能襯托出粉筆的亮度；散裝的畫紙較畫冊佳，因為易於蒐集且易於存放在畫者的作品檔案中。）
2. 油蠟筆、色筆、奇異筆或顏料。
3. 10英吋便箋。
4. 筆記本、鋼筆、鉛筆。
5. 尺及圓規。

(二)創作人數

曼陀羅可以由個人獨自完成，或與伴侶、團體共同完成。

(三)創作環境與調適情緒

一個幾小時內都不會受到打擾的空間，並有平坦的作畫區域、充足的燈光。可以播放音樂促進靈感，也可以點一盞蠟燭或焚香使自己專注作畫。採取舒服的坐姿，放鬆心情、閉目養神，暫時停止思考和判斷，讓內心的意念去引導你。

(四)記錄與觀察（採用語言及理性的思考模式）

1. 註明創作曼陀羅的日期（包括年、月、日），有利於將來參考及查詢。
2. 為自己的曼陀羅命名。
3. 完畢後，開始注視著圖案來產生聯想，並將自己的靈感記錄下來。圖案的形狀和圖案所上的顏色，會改變圖形的意義。

(五)曼陀羅的位置／象徵

曼陀羅上半方的顏色往往與意識過程最息息相關；而下半方則往往

顯示潛意識的狀態。如果曼陀羅是一個時鐘，十二點的位置顏色就透露出自己的意識知覺，位於六點位置上的顏色與意識最無關聯。三點及九點位置的顏色，則象徵跨越介於意識及潛意識門檻的意念。

解說

藝術治療師凱洛格，首倡將曼陀羅作為個人成長的工具。為了要識別曼陀羅的圖形，她在1970年代之間，分析及詮釋了數千幅曼陀羅，並將曼陀羅大圓系統的原型階段分為十二期：(1)空無期；(2)喜悅期；(3)迷宮期／螺旋期；(4)開端期；(5)目標期；(6)矛盾衝突期／蛟龍相爭期；(7)圓內外加四方形期；(8)自我功能期；(9)結晶期；(10)死亡之門期；(11)分裂期；(12)超越狂喜期。要注意的是，這12階段的週期會在每一個生命階段中，周而復始的循環出現。

(一)空無期

本階段象徵宇宙中黑暗與光、善與惡、男與女區隔的時刻。「空無」是我們從精神邁向物質，開始平衡人性對立衝突的初始階段。

(二)喜悅期

是一種喜悅的連結及包含一切的狀態。本階段的人格開散，總是被動地享受宇宙中的樂趣。此階段的曼陀羅色彩多為藍色、黃色、淡紫色及粉紅色。

(三)迷宮或螺旋期

階段三的意識是清醒的、直觀且集中的，是個體化意識達到巔峰過程之始。有了一種嶄新的認知，但還是缺乏軌跡明確的能量。迷宮期的曼陀羅呈現螺旋形圖案，且往往是象徵春天的淡色系，例如：淡藍色、淡紫色及粉紅色；象徵不斷生長的植物或藤蔓的綠色螺旋形，則是常見的圖案及顏色。

(四)開端期

第四階段的人喜歡得到嶄新的、年輕的及仁慈親切的照顧或教育，自戀及執著頗為常見。這是嬰兒期的心理空間，往往會出現諸如：一點、一個圓、一個胎兒或一個正三角形的一個中心。

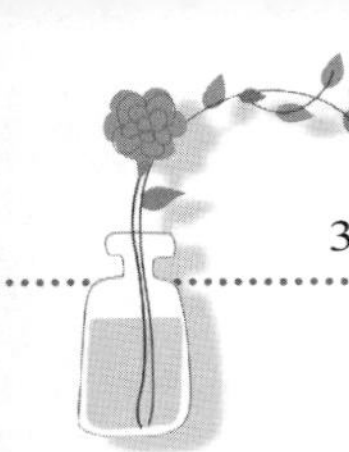

(五)目標期

本階段的意識反映出本我的認知——不明所以的以為自己正在受苦。面臨階段五的人，感到脆弱、憤怒、氣憤、偏執及焦慮，創作的曼陀羅類似一個標靶，許多顏色及圖形所組成的圓心圓從曼陀羅中心向外發光、照射。

(六)矛盾衝突期／蛟龍相爭期

相爭的蛟龍象徵父母的形象。可能會有被迫面對生活中的矛盾，且必須忍受內心二元對立的緊張衝突。第六階段的人創作曼陀羅，多會出現一分為二的圖形。

(七)圓內外加四方形期

本階段的特徵是自我已完全建立，具有學習、計畫去愛的能力。因此，得意與自負頗為常見。本階段的曼陀羅圖形具有以數字4為特徵的圖案設計；如：十字形、四方形、星形，及具備四片花瓣的圖案，均頗為常見。第七階段是大圓系統的樞紐，人們開始根據自己的價值觀而活，是驅策我們完成個人使命的力量。

(八)自我功能期

積極地參與現實生活且樂於工作，往往會創作具有五角星圖案或五片花瓣之花朵圖案的曼陀羅，「卍」字也頗為常見。

(九)結晶期

創造活動已接近完成的階段。曼陀羅多傾向為可愛的、互相對稱、協調的圖案，其中還含括大於「4」的偶數，如六角星或八片花瓣的花朵等，是耀眼且靜態的手法。

(十)死亡之門期

中年危機是階段十典型的事件，失落感、憂鬱及絕望在此階段頗為常見。曼陀羅中，往往會出現暗指精神之苦的十字架，而曼陀羅的各象限顏色之不同，則象徵分裂。

(十一)分裂期

是一段恐懼、困惑、無意義及迷惑的時期。本階段所產生的心理不安可能會導致身體的不適。圖案看起來像切片的派，且每一片的顏色均不同。曼陀羅的內在色彩偶爾會是層層相疊。

(十二)超越狂喜期

代表欣喜返家，分裂的自我得到嶄新的重組。本階段所創作的曼陀羅象徵光源，常可看到用聖餐杯或其他容器接收從上方注入光的曼陀羅；人體保持手向外伸展的姿勢及飛翔的鳥，也是常見的圖。

二、靈量與咒音（身體能量之活化）

昆達里尼（Kundalini）

依據印度修行的觀點，靈量（Kundalini／昆達里尼：梵文本義為「捲曲」），是每個人與生俱有，隱伏在中脈底部骨盆裡一塊三角形叫薦骨（骶骨）腔內捲曲成3圈半的能量，也是人體靈性的重要部分。只有在「適當條件」下，此一沈睡的潛能才會被喚醒和提升，並通過其上的五個輪穴，到達大腦頂部的神經叢，最後穿越頂輪和頭蓋骨，此時我們才能接通宇宙的能量，令人達至「自覺」的境界，建立「瑜伽」狀態（即中國人所說「天人合一」的境界）；同時也進入真正的靜坐，即無思慮但有知覺的入靜狀態。在這種境界中靜坐，我們只能覺知「當下此刻」，領略無可名狀的喜悅，從而獲得內在的平安、身心康泰。

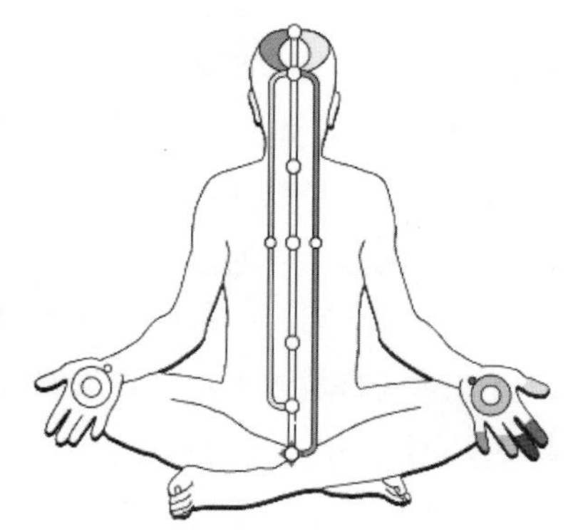

(一)人體的精微能量系統的三個部分

物質性的身體外，我們還有一個看不見的、靈性的身體（subtle body）。這個靈性的身體是由靈量（昆達里尼）、三條經脈和七個輪穴（Chakras）所組成。

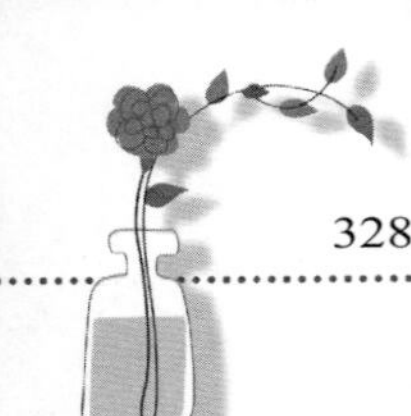

(二)靈量（Kundalini）

靈量是個母性的力量，我們體內的靈量是外界萬物之母的力量的反映。她知道我們的一切，到了適當的時機，在適當的條件下，靈量便會升起，將我們連接到無所不在的整體能量去。這時我們便說那人得到了「自覺」，得到了覺醒，他悟到了道，他知道了真我，知道了自己的本來面目。

關於靈量的知識在許多古代文化中都存在，例如在中國，老子所說的那個萬物之母，「先天地生」的力量，便是靈量，他稱之為「道」。

◆英文相關資料：

本網詳細英文「Kundalini」研究：The Truth about Kundalini

SahajaYoga國際網頁「三脈七輪」簡介：Chakras & the Channels of Energy

(三)咒語（Mantras）——音聲振動的奧祕

咒語，又稱真言，梵語稱為陀羅尼，屬於密宗身、口、意三密中的口密。真言的意思是真實不虛妄的話；佛菩薩所說的祕密語，被認為含有諸佛菩薩不可思議的加持（加被）力。其源頭始自古印度吠陀時代的婆羅門教根本經典，但隨著密教的出現得到最大的發展。

其基本假設為藉由特定之音符韻語，將可啟動宇宙中相關神佛之震動頻率，從而連結並得到保護或祝福。一般人所熟悉的咒語往往與宗教信仰有關，如基督教的「主耶穌」、天主教的「馬利亞」、佛教的「阿彌陀佛」以及民俗信仰的「媽祖」等都是，而且在進行時也常伴隨著特定的手勢（如合掌或打手印）、呼吸和唱腔。

實際上，咒語的神奇作用關係到音聲的祕密。現代科學迄今仍然未能解開音聲與宇宙萬有生命關係的神祕功能之謎。人類對於音聲的學識，恐怕還只知其能溝通人與人之間、人與動物之間的思想感情等，至於利用音聲促進人與動物等的生命、啟發生機，或者感受死亡的祕密，以及植物和礦物等有無音波輻射和反應等問題，還有待研究。音聲的振動，可使雪崩，可使玻璃窗破裂，可使人入靜或安睡，亦可使人煩躁不安。據說它還可使動物多分泌乳汁、多產卵，促進動物的生長發育，促使某些植物快速成長。又據科學實驗，超低音的振動，可使人激動、使人感到疼痛而呻吟，甚至對建築物造成破壞，這是音聲振動頻率不同對自然界和人體所造成的結果。那麼，由歷代密宗大師利用特別的音符精心創制的各種真言，可以振動身體內部的氣脈，使其激發出生命的潛能，超越慣有現象界，而進入神妙的領域，甚至可以啟發神通和高度的智慧，這是可以理解的。

有人說，宇宙意識是音波頻率；真言也是音波頻率，兩者的頻率相等時，就因共鳴而相應，所以就能產生不可思議的效力。咒語本身單調而複雜，但念誦起來卻很靈驗。所謂單調，因它是許多單音的組合，猶如蟲鳴、鳥叫，或如密雨淋淋，但聞一片淅瀝嘩啦之聲，洋洋灑灑。所謂複雜，因它把許多單音參差組合，構成一個自然的旋律，猶如天籟地籟，悠揚肅穆，使人回歸自然，進入空靈的境界。

有人認為，持誦咒語以促進氣、脈、明點的和合為其根本第一要義。用咒語聲音的頻率振蕩自己的氣，咒音先振蕩氣，再引氣通脈，使脈結一一紓解，產生明點，自己智、身、光完全打成一片後，便可融入宇宙而得到相應，再從左右二脈引入中脈，由氣來通三脈七輪。

總之，咒語的力量是不可思議的，但唯有真誠正心的持誦，才能產生不可思議的力量。

三、奧修之動／靜態靜心

動態靜心

動態靜心是一個為時60分鐘，共分五個階段的靜心。可以一個人獨自進行，但與其他朋友一起進行會讓影響更強而有力。不過靜心是非常個人性的經驗，所以即使有其他人在你身邊一起進行動態靜心，個人所有的注意力與覺知仍然應該放在自己身上。或者也可以運用眼罩來幫助注意力帶回內在。做動態靜心之前最好不要進食，並且穿著寬鬆、舒適的衣服。

對於這部分，奧修的主要提醒是：在這個靜心的過程裡，不論做什麼，都必須一直保持著覺知、清醒與意識。成為一個觀照者，不要失落

（妄想）在過程中。例如在第一個階段的呼吸裡，你可能就會因為過度融入於呼吸而忘記了觀照，但這樣就錯過了要點。「呼吸時儘可能的快速和深入，但仍然要保持著觀照。像個旁觀者一樣地觀察所有一切的發生，就像是在觀察發生在別人身上的事情一樣，永遠保持在自己的中心裡。」如此一直到第四個階段，當一切最後靜止下來時，讓自己變成全然的被動、靜止，而這份觀照則會到達它的最高峰。

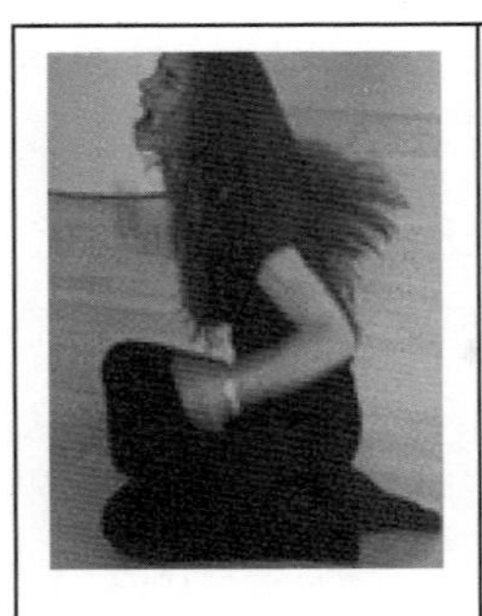	爆炸開來！把所有需要被表達、釋放的東西扔出來，全然的進入那個狂亂裡。尖叫、大吼、哭泣、跳躍、抖動、手足舞蹈、滾動、唱歌、大笑，就是全然的釋放你自己，沒有任何的壓抑。讓身體保持是動態的，不要停下來。一開始的時候或許需要稍微刻意的把情緒表達出來，但很快的情緒會自行接管。永遠不要讓頭腦介入正在發生的事情。就是全然的進入其中，全心全意的投入其中！ ➡第一個階段：10分鐘
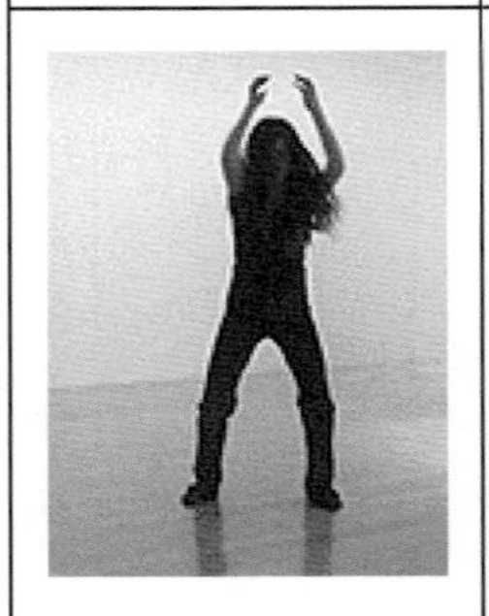	透過鼻子呼吸，重點放在吐氣上。呼吸的韻律儘可能是混亂與快速的，每當你發現自己的呼吸又落入某種慣性的模式裡，馬上打破那個慣性的模式，讓這個階段的呼吸儘可能地快、儘可能地亂、儘可能地深。當剛開始呼吸時，或許需要稍微有意識地努力一下，直到身體自行接管整個呼吸的過程，覺得自己整個人就是變成了「呼吸」為止。移動身體可以支持呼吸，幫助能量逐漸地累積起來。你會感受到能量在體內不斷地堆積，不過，這一個階段還不是釋放能量的時候。 ➡第二個階段：10分鐘
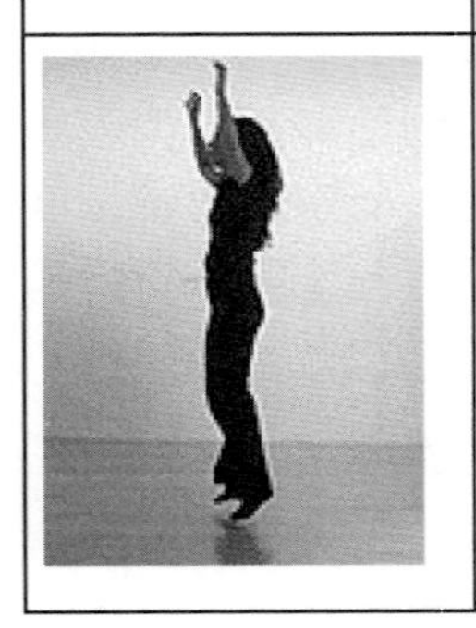	雙臂高舉，開始上下跳躍，並且從丹田發出「護！護！護！……」的聲音。每一次跳躍落地時，讓整個腳掌同時接觸到地面，而讓聲音儘可能深深地撞擊到性能量中心。傾你所能的做這個靜心！投注你所有的能量！本網站提供有一小段的錄影帶，示範第三與第四個階段。 ➡第三個階段：10分鐘

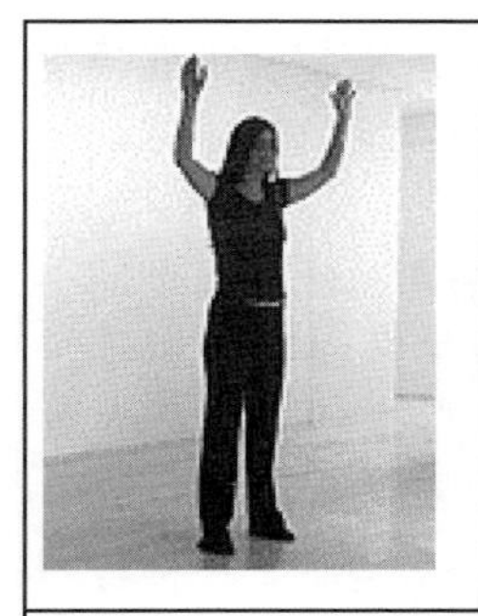	停！不論你的姿勢如何或你站在哪裡，就是立即凍結在那個狀態裡，不要試圖以任何方法去安排身體的姿勢，任何的移動、咳嗽、任何事情都會干擾能量的流動，讓前幾個階段的努力煙消雲散。就只是觀照，覺察任何發生在此刻身上的事情。 ➦第四個階段：15分鐘
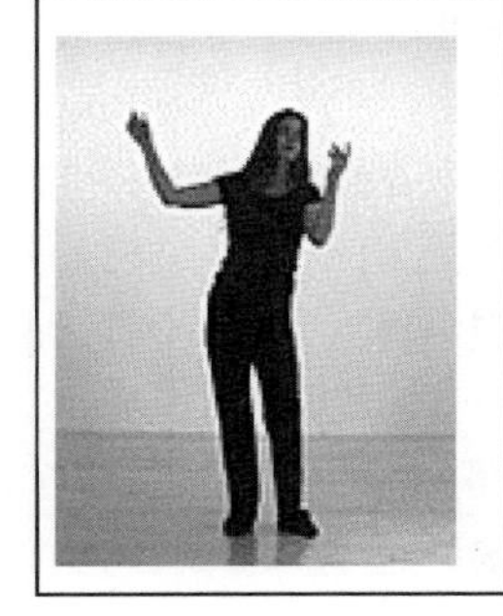	透過舞蹈來慶祝，表達自己對整個存在的感謝，並且把這分喜悅帶入這一整天的生活裡。 ➦第五個階段：15分鐘

靜態靜心

如果做靜心的地方不適合發出聲音，可以用安靜的方式進行靜心，也就是在第二階段的發洩時，與其透過聲音來發洩，你可以透過整個身體的揮舞、踢打、移動來發洩。而在第三個階段裡，你可以讓「護」的聲音在你的內在無聲地震動著。昆達里尼靜心是長達一個小時四個階段的靜心，其中三個階段有音樂配合，而最後一個階段則是全然的靜默。

其進行的方式就像是能量沐浴一樣，輕柔的震動身體，把自己從整天其他的活動中釋放出來，讓整個人再度變得神清氣爽與放鬆。

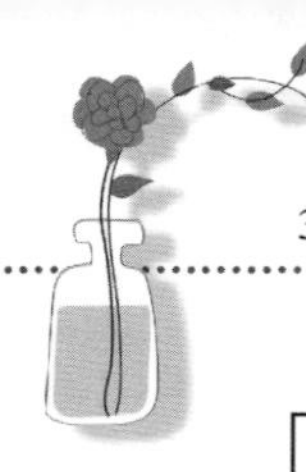

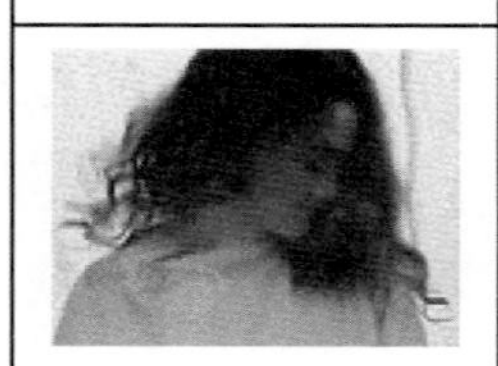	放鬆身體，讓整個身體開始振動起來，感覺能量從雙腳往上移動。就是讓你的身體鬆弛下來，成為那個震動。你的眼睛可以選擇張開來或閉起來。 「允許那個震動出現，就是安靜地站著，感覺震動的出現，然後當身體開始振動時，支持那個震動，但不是『做』它。享受那個震動，感受它帶來的喜悅，允許它，接受它，歡迎它，但不是去『做』它。」 「如果勉強自己震動，它就會變成一種運動，一種身體的、肢體運動，你雖然還是在震動，但那個震動只會發生在表面，它無法穿透你。」 「當我說震動時，我是指你內在如石頭般僵化的部分開始徹底震動起來，變得軟化、消融與流動。當那頑石頭般的狀態開始軟化時，你的身體會跟著軟化下來，震動者會消失，而只有震動被留下來。」——奧修 ➡第一個階段：15分鐘
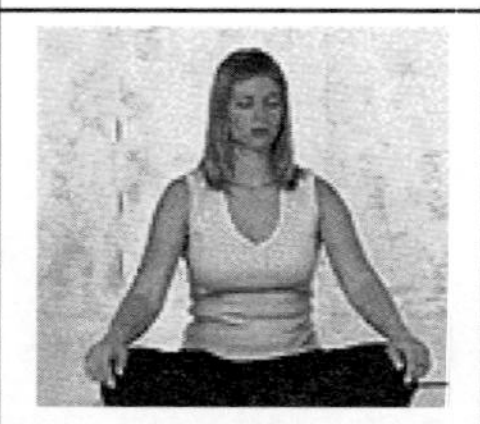	舞蹈，以任何你想要的方式舞蹈，讓整個身體按照它自己的方式舞蹈，你的眼睛可以是張開或閉著的。 ➡第二個階段：15分鐘
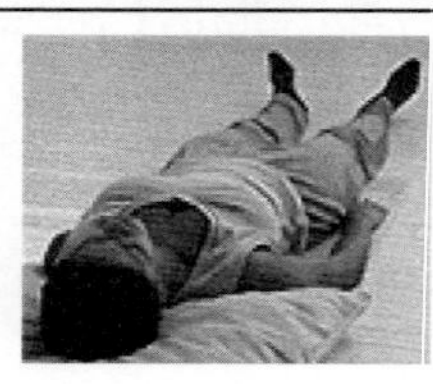	閉上眼睛，保持靜止，可以選擇坐著或站著，觀照所有一切內在與外在的發生。 ➡第三個階段：15分鐘
	眼睛仍然是閉著的，你可以選擇坐著或躺著，保持靜止不動。 ➡第四個階段：15分鐘

四、西藏心瑜伽（觀想為主之靜心）

（麥可．羅區格西著，項慧齡譯，2004）

有限與無限的接觸，就稱之為瑜伽（yoga）。瑜伽就是個體從有限出發，以神祕的風格（mystic style）朝向無限之行動。在梵文中瑜伽意指「相加」，也就是所謂的「合一」觀念。因此，在此運動中，人將與超越存在頂點的至上實體結為一體。

西藏心瑜伽的定義為可分成三種階段。第一種是：「所有心緒傾向的懸止皆稱為瑜伽。」第二種則是：如果心的心緒傾向都懸止，那所有的思想過程都會停止。第三種為：當個體意識和至上意識（本體—萬物之起因）融合為一時，才是真正的瑜伽。

我們現在所謂的「瑜伽」，最先是由印度的那洛巴大師（Naropa, 1016～1110）傳授給西藏人。後來這些瑜伽練習形成「六修持」（Six Practes）的一部分，亦稱為「自他交換」（tong-len），意思即是「施與受」。

瑜伽練習(一)　圓滿的十

長達兩分鐘。閉眼，雙手放置膝蓋，掌心向上，背脊挺直肩膀保持水平，放鬆額頭與嘴角。吸口氣，然後緩慢而深長地將空氣自鼻孔呼出，接續這個動作，做「呼氣／吸氣的一個循環」，將心專注在呼吸上，直到數息十次為止；「圓滿的十」是從事瑜伽練習之前的必要條件。

瑜伽練習(二)　觀想玫瑰裡的鑽石

長達兩分鐘。閉眼，雙手合掌，同時兩個拇指左右並排地放在雙手中間，然後緊靠胸膛心間的部位，將心安靜地專注於兩眉之間的一個點，觀想有朵紅玫瑰在你的心間，玫瑰的中間有顆閃亮耀眼的鑽石，唱誦「唵嘛呢唄咪吽」（觀世音的六字明咒），或任何簡短地、能振奮鼓舞自己的詞句。

由於梵文之吟唱是以風息之歌（細微呼吸）做基礎，當以梵文吟唱時，有助於放鬆內脈不通的脈結。

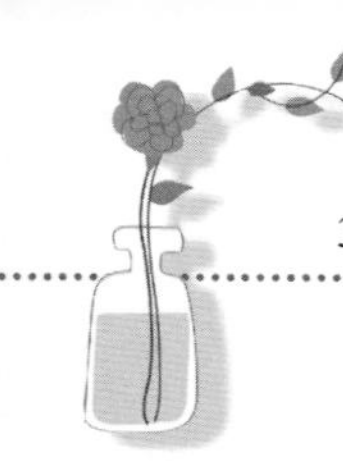

瑜伽練習(三)　帶走黑暗

長達三分鐘。將心帶進兩眉之間的一個點上，將專注的焦點從眉間這個點，往頭頂方向移半英吋，然後進入頭腦之中大約一英吋的位置，這是讓你集中心神的完美位置，之後再將念頭帶下帶到心，並深入心臟，到達位於背脊前方一英吋或兩英吋的位置。在這個地方，將會看到那顆位於玫瑰中心的鑽石，接著憶念一個你所愛的人，試著觀想對方所身處的房間，然後進入此房間。現在的你是無形地坐在前面，停頓並思量對方所承受的苦痛。接著決心承擔這一切苦痛，做幾次深呼吸，將這輕柔的風息，帶動對方心中的那團黑暗，最後吸納所有的痛苦攝入己身，想像那鑽石力量將摧毀所有黑暗。再靜坐片刻，直到時間結束為止，你將會發現對方所承受的痛苦和煩惱完全消失，也為自己有勇氣去解除他們的痛苦感到驕傲。

讓每個人擁有真正快樂的事情，就是讓其他人幸福快樂。這些力量強大的種子，發芽時，將會決定我們看待周遭每件事物的方式，甚至看待自己的方式。

瑜伽練習(四)　和太陽一起施予

長達五分鐘。兩腳併攏，吸氣，然後輕聲說：「我送你『施予』的禮物。」雙手合掌於胸膛，閉上眼睛，再呼吸，接著做五次循環呼氣和吸氣，再次憶念那個在你生命中具有特殊意義的人。現在，每次呼吸時，玫瑰馥郁的暖氣從鼻子呼出，輕柔地進入對方的鼻子當中，而下降至心臟，在如此做了五個吸氣之後，就可以開始做瑜伽練習。

「拜日式」將數個瑜伽動作姿勢結合在一起。(1)在一開始的階段，站在瑜伽墊上，體驗到中脈的力量。(2)腰部向前彎曲的動作，頭部要保持挺直，且從臀部而非下背部彎曲。(3)緊接著，伏地挺身，將頭部和胸部朝天空的方向往上抬，同時背脊後彎，試著挺起胸部，彎曲心臟後方的背脊。(4)而後，將臀部向上抬，形成上下姿勢顛倒的「V」字形。雙腿分開，雙腿膝蓋微微彎曲。

瑜伽練習(五)　仁慈

長達四分鐘。(1)在做完一個瑜伽練習的最後一個呼吸之後，坐在瑜伽墊上做一個呼氣，將手掌分別置於身體兩側，向下壓幫助自己坐直，吸氣，然後輕聲地說：「我送給你『仁慈』（放下傷害感）。」靜靜地坐著，同時做五個循環的呼氣和吸氣，送出你的氣息和光芒。(2)將身體向前彎曲，貼近腿部的姿勢，是打開下背部內脈的結的一個最佳的方式，等於把位於心臟的結解開了一半。(3)但真正能對心臟發揮作用的，是將雙手的手指扣緊放在背部這個姿勢，它自動開啟胸腔，而試著拉攏背部的肩胛骨，則加強它的功效。(4)將十指緊扣的雙手高舉過頭，然後向身體的左右兩側彎曲，同樣地試著彎曲心臟後方的背脊，重要的是，去感覺心臟後方的脊柱。(5)最後有個身體向後彎曲的動作，同樣地要留意彎曲的是心臟的正後方、僵硬不靈活的背脊。

瑜伽練習(六)　安忍之王

長達四分鐘。坐直，雙腳伸直在前方，吸氣，然後輕聲地說：「我送給你『耐心』（不生氣）。」靜止不動坐著，直到做完五個循環的呼氣吸氣，並散放（鑽石的）光芒和（玫瑰的）氣息。

「帝王魚式」和「鉤式」——當轉動身體時，留意目光，眼睛要刻意且儘可能地看向身體轉動的方向，這個動作能改善一整天的視力。

瑜伽練習(七)　喜樂的弓箭

長達三分鐘。坐直，然後輕聲說：「我送給你『喜悅』。」靜靜地坐著，同時做五個循環地呼氣和吸氣，並送出光芒和氣息。

1. 「獅式」，將嘴巴越張越開，直到兩條平行的肌膚，在鼻子和嘴巴兩側上下延展，持續延展，直到做完五個循環的呼氣和吸氣為止。事實上，在做「獅式」延展嘴巴兩側的肌膚，會用力拉扯下行至鼻孔附近的兩條側脈的末端，這麼做會放鬆位於前額的結，並舒緩一整天積聚在那裡的緊張壓力。
2. 在「箭式」的末尾，將背部圓圓地拱起，可平衡所有的背部向後彎曲的動作，聳起肩膀，並感覺上背部一條帶狀肌膚的延展。你會聽到輕微的劈啪聲響，接著頸部和肩膀的緊繃獲得解放，感到愉悅而舒適。在做「箭式」的末尾，迅速地從嘴巴呼氣，並發出「哈」的聲音時，送出「喜悅的精進」這個禮物。

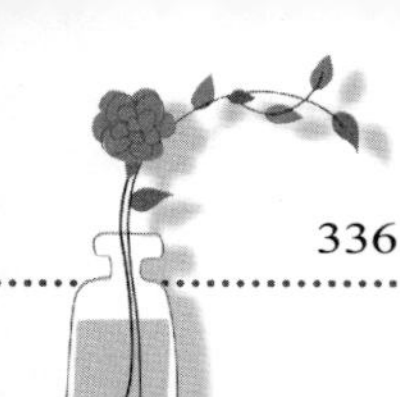

瑜伽練習(八)　和天空一起靜止

長達三分鐘。採取一個舒適的坐姿，吸氣，並說：「我送給你『寂靜』。」靜靜地坐著，做完五個循環的呼氣和吸氣，並送出這些光芒和氣息。

頸部向前再向後彎，可達到平衡的效果，這也是重要的。同樣的，這麼做可預防痠痛，在「心臟心瑜伽」中，這是做完「全身式」後的平衡動作，能讓我們更加察覺無形的中脈，試著去「感覺」一種「中心感」，雙眼都是張開的，且凝視書中所建議的單一焦點。

瑜伽練習(九)　準備死亡

長達四分鐘。「攤屍式」，躺在瑜伽墊上，手臂和雙腿舒適地攤在兩側，雙手掌心向上，放鬆手指，伸直頸部，頭部儘量遠離身體其他部位，然後放鬆身體，閉上雙眼，慢慢地呼吸，並感覺全身的重量向下沈入地板。專注在這個過程中約兩分鐘的時間，接著吸一口氣，且說：「我送給你『智慧』。」如此靜止不動兩分鐘，送出氣息和光芒。接著做「搖動暨伸展式」，慢慢地移動雙手和雙腳，伸展並搖動它們，在地板上，左右轉動頭部，以左手抓住右手的手指，並輕輕地、逐一地拉扯每個手指的關節，換手，持續相同動作，以拇指分別揉捏左右兩手的手掌和手指，絞擰雙手，彷彿你在洗手一般。現在，身體慢慢地轉向側邊，雙手撐起，採取坐姿，靜坐片刻，回想送出的六種禮物，並為自己努力讓對方感到幸福而感到快樂。

瑜伽練習(十)　全天瑜伽

它運用於五個層次。就身體而言，「全天瑜伽」最重要的形式就是坐直，儘可能讓中脈維持挺直。另外，避免肩膀縮緊，也是重要的。

結語

人類的生命包含了身、心、靈三個層面。健康的身體繫於身心兩者的波動能保持平行的狀態，當心智越來越精細時，則身體也必須相對的精細，否則必會導致失衡。而靈性的提升亦源自身心的平衡而來，所以一個人平日只管靜坐，而忽略身體的鍛鍊和心靈的調適，則身心的問題亦必然會影響靈性的成長，反之亦然。因此在靈性修持的道上，此三者的均衡發展缺一不可。

心瑜伽不只是設計來讓人健康強壯，它更是設計來帶領每個人完成真正的使命。當我們能改變五個層次時，將會徹底地改變自己——種子改變了我們的念頭，念頭改變了風息，風息改變了脈，而脈則改變了身體——當最後的改變來臨之時，你將變成鑽石的光芒一般，然後出發去給予自己及他人所需要的每件事物。

練習瑜伽的事項

1. 先做健康檢查。
2. 穿著棉製衣服，或延展性良好的服裝進行。
3. 練習前三小時不要進食，結束後等待三十分鐘再進食。
4. 每天同一時間，持之以恆的練習，約練習三十分鐘左右。
5. 每個人的身體狀況不同，不必操之過急或過分勉強。
6. 做瑜伽時心情要放鬆，並保持心情愉快，平靜而穩定地呼氣。
7. 尋找合格的瑜伽老師，若出現狀況，請教瑜伽老師。

五、臨終——死亡與藏傳禪修（死亡與靈性）

大圓滿禪修

關於靈性，還有一個極重要的部分就是西藏藏傳佛教中所介紹的「中陰救渡」之觀點，他們認為臨終——死亡與靈魂之間有著極密切的關係，因此必須掌握死前到死後49天的時間，好好進行這方面之教導，才能讓人死後之靈魂得到好的投胎與轉世之機會。這些觀念，正如索甲仁缽切在《西藏生死書》中的介紹（以下註明頁數，以便讀者審閱）：

(一)禪修之重要

1. 佛教把生和死看成一體，死亡只是另一期生命的開始，是反映生命整體意義的一面鏡子。（p.25）
2. 生命學習的重點就是學習「放下」。執著背後的動機也許並不壞，希望快樂也並沒有錯，但必須瞭解我們所執著的東西，本質上是

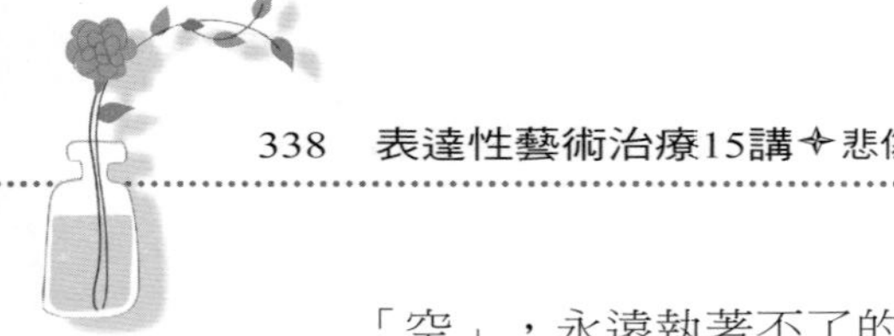

「空」，永遠執著不了的。當瞭解了這一點，並能慢慢地解除執著時，大慈悲心就從我們身上產生。（pp.56-57）

3. 禪修真正的妙處，正在於它持續鮮活的存在於當下，以及一無所求所帶來的喜悅、清明與安詳，最重要的是，在它的毫無執著之上，這也是讓人變得更自由的徵兆。這其中，真正重要的不是過程，而是態度。禪修就是將禪坐的寧靜和專注的心境延伸之一種生活方式。（p.110）

(二)業與輪迴

1. 佛教徒接受的輪迴觀念，主要是以意識的連續為基礎。輪迴，讓生命和生命之間相聯繫的，並不是一個實體，而是最微細的層面——靈魂與業力之作用。
2. 我們無法指出是哪一個因造成某一個果，因為任何事件都是許多業成熟之後集合在一起的複雜集合體。因此，我們都會以為事情是「偶然」發生在我們身上的。（p.127）
3. 業報的法則是不可避免和真實不虛的，所以每當我們傷害別人時，也是在傷害自己；每當我們帶給別人快樂時，就是在培育自己的快樂。（p.129）

(三)中陰與其他實相

1. 「中陰」這個名詞通常是指在死亡和轉世之間的中間狀態。事實上，在整個生和死的過程中，中陰不斷出現，而且是通往解脫或開悟的關鍵點。只不過其中威力最大和最富潛能的，還是死亡時的那一刻。（p.25）
2. 此生的自然中陰：包含生與死之間的整個過程；臨終的痛苦中陰：從死亡過程的開始，一直到所謂「內呼吸」的結束為止；法性光明的中陰：是包含死後心性光芒的體驗（通常是7天）；受生的業力中陰：就是我們通稱的中陰身，它一直持續到我們投胎有生命為止（通常是49天）。（p.142）

(四)大圓滿修行

1. 大圓滿法是最古老、最直接的智慧之流，也是中陰教法的來源，是

一種本初的狀態，全然覺醒的狀態。（p.200）

2. 體悟我們的本性就是證得完全解脫和成佛。這就是大圓滿法的「果」，如果修行人能夠用心去修，實際上是有可能在一世中證果的。（p.201）
3. 大圓滿道的實際訓練。可用見、定、行來描述。「見」就是直接看到絕對的狀態或我們存在有的「根」；「定」就是穩定那個「見」和使它變成生活中之連續性經驗的方法；「行」就是把「見」溶入我們的整個實相和生命之中。（p.202）
4. 把心性想成鏡子，它具有五種不同的力量或「智慧」：它的開啟性和廣闊性是「虛空藏智」，慈悲的起源；它鉅細靡遺反映的能力是「大圓鏡智」；它對任何印象均無偏見是「平等性智」；它有能力清晰明確地辨別各種現象是「妙觀察智」；它有潛能讓一切事物成就、圓滿、隨意呈現是「成所作智」。（p.203）
5. 加行之道有三：第一，禪定（治散亂心的無上解藥，把心找回家，讓它安住在自然狀態中）；第二，深度的淨化修習（透過功德和智慧的累積而加強善業，可以去除障蔽心性的情緒與知識的面紗）；第三，一種特別觀照心性和現象的修行（可以終止心對於思考和研究的無盡渴求，讓心不再依賴無盡的思維、分析和攀緣，喚醒對於空性的現證。（pp.204-205）
6. 過去的念頭已滅，未來的念頭尚未生起時，中間是否有當下的意識？清新的、原始的一種光明而純真的覺察。是的，那就是本覺。
7. 然而它並非永遠停留在那個狀態中，因為又有另一個念頭突然生起，不是嗎？這就是本覺的光芒。
8. 如果在這個念頭生起的當下，你沒有認出它的真面目，它就會像從前一樣，轉變成另一個平凡念頭。這稱為「妄念之鏈」，正是輪迴的根。
9. 如果你能夠在念頭生起時立刻認出它的真性，不理會它，不跟隨它，那麼不管生起什麼念頭，都將全部自然溶化，回到廣大的本覺中，獲得解脫。（pp.210-211）
10. 最深層的禪定，就是念頭和情緒的自我解脫。（p.213）

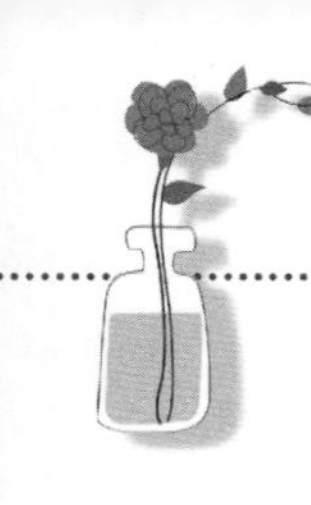

(五)臨終修行

1. 臨終關懷者的叮嚀：探視臨終者，最要緊的是溫暖地接納對方之恐懼和情緒。這種坦誠、不退縮地披露情緒是非常重要的，可以讓臨終者放下未竟事務並順利轉化心境。（p.226）
2. 人們應該儘量死在家裡。（p.238）
3. 回到自己的心中，回想一個真正感動你的愛，然後才能觀想承擔別人，尤其是病人和臨終者的痛苦。（p.258）
4. 牢記在心中，自己的上師（信仰或能幫助你的人），在死亡的那一刻，把心和他結合為一。（p.290）（阿彌陀佛又稱無量壽佛，主因在其代表人們最終清淨的本性——光，因此被淨土宗所推崇。）
5. 當自覺已經接近生命終點時，每一個呼吸和心跳都要想著自己最真實的信仰。因為；死時的那個念頭，就是你在死後中陰重新醒來時，會強而有力回來的念頭。（p.303）
6. 在中陰境界中，大多數人仍然繼續執著自己有一個實體；這種幻覺其實正是生命一切痛苦的根源。（p.304）

(六)死亡的過程

1. 外分解是五根和五大（地、水、火、風、空）的分解（地大／色蘊→水大／受蘊→火大／想蘊→風大／行蘊），內分解則是粗細意識和情緒（色、受、想、行、識）的分解。（p.311）
2. 瑜伽行者認為當死時，左右脈的結一旦被解開，氣流入中脈，就可以瞬間達到覺悟（靈性）的境界。（p.313）
3. 傳統所推薦的臨終姿勢，一般都是右側臥的「睡獅」姿勢。採此姿勢，可以躺在氣脈上，加上閉住鼻孔，堵住這些氣脈，當死亡到來，明光出現時，有助於臨終者認證它。這種姿勢也可以幫助意識從頂輪的梵穴離開身體，因為其他孔道被堵住了，意識只有這麼一個出口。（p.315）
4. 從父親遺傳而來的白菩提，在支撐它的氣消失之後，就沿著中脈下降到心輪。外在徵象是經驗到「一片白茫茫」，像「被月光所遍照的清淨天空」一般。內在徵象是我們的覺察力變得非常清晰。這個階段稱為「顯現」（appearance）。（p.319）

5. 母親遺傳來的紅菩提，就沿著中脈上升。外在徵象是經驗到「一片赤紅」，像在清淨的天空中太陽照耀一般。內在徵象是外樂的強烈經驗（又稱「極樂」）。這個階段稱為「增長」（increase）。（p.319）
6. 然後出現外在徵象是經驗到「一團漆黑」，就好像是籠罩在一片漆黑中的天空。內在徵象是經驗到沒有絲毫意念的心境，這個階段稱為「完全證得」（full attainment）。（p.319）
7. 死亡明光的心，是最內層的細微心，稱為佛性，也是一切意識的真正來源。當障蔽心性的一切逐漸死亡時，本覺的清明就慢慢開始出現並增加。（p.320）
8. 這種逐漸加深意識狀態的過程，並不只在過世出現，它也發生在每天早晨清醒時的心理過程之中。（p.320）

(七)死亡與重生

「母光明」是一切萬物的基本和內在性質，是所有經驗的基礎，在死亡的那一刻，顯現出它完全的輝煌燦爛。「子光明」則是我們的心性。如果經由上師的教導，我們就可以逐漸透過禪定來穩定它，同時越來越完整地融入日常生活的行動中。當心性完整的融入時，認證也就完整，覺悟也就發生了。它是大圓滿修習最後的成果，也被稱為是「兩種光明的結合」。（p.330）

(八)受生中陰

1. 在受生中陰所顯露的具體成形的範圍，稱為「化身」，這是持續顯現的層面：(1)如天空般的空性、浩瀚無遺、了無一物；(2)閃耀的光明性，晃耀遍照；(3)無礙、無所不在、慈悲的能量。（p.42）
2. 終極而言，一切審判都是發生在我們的心中。我們既是主持審判的人，也是接受審判的人。（p.363）

   輪迴是你的心，涅盤也是你的心；一切苦樂和一切無明都只存在於你的心。（p.430）
3. 誠如佛陀所說的：「我已經為你指出解脫之道，現在你必須為自己修行了。」（p.438）

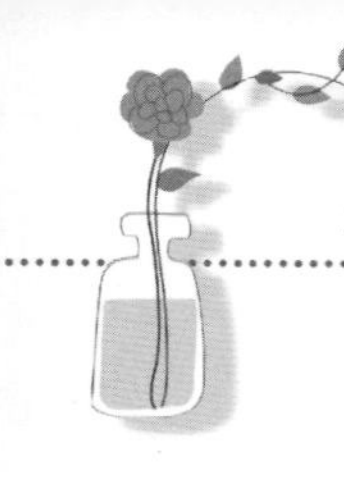

(九)中陰分類

1. 活著狀態，有三種中陰：

(1)身處中陰：一個人在生前的所有意識行為。

(2)夢裡中陰：人從睡到醒的階段，一些修行人會透過此階段進行睡夢瑜伽。

(3)禪定中陰：進入禪定狀態，做全然的觀照，許多成就者依此模式進行修行達到覺悟。

2. 死後狀態：臨終中陰／意識清醒，卻不知自己已死：人死的過程，從耳朵失去功能到意識消失，書上記載大約歷時三天半（人在斷氣後並不會馬上死亡，因為身體裡的血液裡仍有含氧在裡面，這些含氧約要過30分鐘後才會慢慢耗盡，此時臨終者沒有力氣言語也無法看見，但耳根依然能聽到生者的話語，所以我們才會說，人死後不要大聲哭泣，因為這會使亡者身陷焦慮），一般人約為一頓飯時間，20～30分鐘；若為惡人，所需時間便在彈指之間；若生前為修行人，可歷時7～8天。

(1)實相中陰：人真正死亡後會恢復意識，亦會感受到一些異象與幻覺，此刻亡者能感覺看見過世的親人，並能聽到他們的言語，自己也不再受到時間、空間、身體、病痛的限制。

(2)投生中陰：意識清醒，並擁有神通，能感受到自己的前身與來世，並出現六道景象，業力作用也成為最大。靈識即將依照自己的業力進行流轉，並尋找下一個母體進行新的生命。

六、靈性量表

靈性狀態之評量——同意題號愈多，代表靈性信念愈強（Miller, 2004）。

因素一（個人之信念）

1. 我常被神祕不可解釋的事件所吸引。
2. 我認為人與自己和諧相處是很重要的。
3. 得知別人因不公正而受苦時，我會覺得很悲哀。

4. 如果你認為某事是重要的，那你就應該重視它。
5. 自然界的某些事情是科學所不能瞭解的。
6. 世界上還有一些事是超乎物理（physical）可研究之範圍。
7. 人們應該常評估生命中該珍惜之事到底為何。
8. 對生命中所發生之事，我會常有反思。
9. 有時必須經歷一些重大的事件，才能讓人體會生命中真正重要之事為何。
10. 往好的方向去成長和改變，是一個人能做的最高貴的努力之一。
11. 每一個經驗都當幫助個人更多的瞭解自己。
12. 我對別人的需求常懷同情（compassion）之心。
13. 我常企圖找到一種表達自己的方式。
14. 對意義之尋求能讓一個人得到內在的平靜（peace）。
15. 自我發現的旅程對我是非常重要的。
16. 人們應該努力去實現其最理想（most idealistic）之信念。
17. 我嘗試使痛苦的經驗變成個人的成長。
18. 宗教性領袖必須常強調對所有人事物（for all）同情和容忍之重要性。
19. 我希望大多數人死後都能去一個好地方（good place）。

因素二（更高存有／higher being之必要性）

1. 對更高存有之信念影響我大部分之生活（life）。
2. 我覺得有要跟更高存有溝通之需求。
3. 我認為自己是一個靈性（spiritual）的人。
4. 我堅信好的（good）會超越壞的（evil）。
5. 我覺得每個人在生命中都有一個獨特的任務要完成。
6. 如果沒有更高存有之信念，我的生命是沒有意義的。
7. 我定期尋求來自更高存有之內在力量和指導（guidance）。
8. 藉由協助他人，我得以向自己的最高存有示愛（showing my love for）。
9. 我盡力以自己瞭解之方式向最高存有提供最好之服務（serve my higher power as best I know how）。

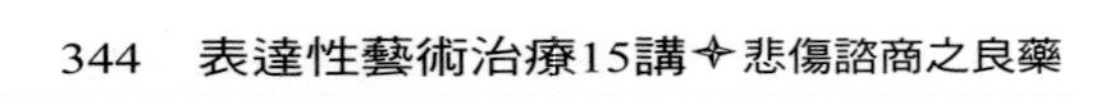

10.我覺得與最高存有之間有一種個人性的連結。

11.我會受到神聖儀式之感動。

12.我追求日常生活中的終極真理（ultimate truth）。

參考書目

◆中文部分

王秋絨（2009）。老人靈性智能發展策略。**生死學研究，9**，127-160。

王萱萁（2002）。靈性照顧認知與經驗之探討——以中部某醫院安寧病房護士為例。**未出版之碩士論文**。南華大學生死學研究所，嘉義縣。

石世明、余德慧（2001）。對臨終照顧的靈性考察。**中華心理衛生期刊，14**(1)，1-36。

朱侃如（譯）（1999）。**榮格心靈地圖**（原作者：Stein, M.）。臺北市：立緒文化。（原著出版年：1998）

江欣霓（2002）。國小教師工作壓力,情緒智慧與身心健康之相關研究。**未出版之碩士論文**。國立高雄師範大學教育學系，高雄市。

沈清松、傅佩榮編（1994）。生死與輪迴。**哲學雜誌季刊，8**。臺北市：業強。

沈麗靚（2004）。安寧護理人員靈性概念之建構研究。**未出版之碩士論文**。南華大學生死學研究所，嘉義縣。

李佩怡（2006）。癌症末期病人靈性照顧之詮釋——以一次臨床會談的經驗為例。**諮商與輔導，245**，32-43。

李嗣涔、鄭美玲（2004）。**難以置信II——詢訪諸神的網站**。臺北市：張老師文化。

李震宇（譯）（1998）。**瑜珈心理學**（原作者：Sherii Prabhat Ranjan Sarkar）。臺北：阿南達瑪迦。（原著出版年：1997）

邱莞慧（譯）（2001）。**心靈智商SQ-Spiritual Intelligence**（原作者：Zohar, D & Marshall, I.）。臺北市：聯經。（原著出版年：2000）

吳宜倫（2008）。安寧病房中靈性照顧者之靈性開展——以一位宗教師為例。**未出版之碩士論文**。淡江大學教育心理與諮商研究所，新北市。

林育如（2004）。癌症青少年靈性需求內涵與靈性安適情形之探討。**未出版之碩士論文**。臺灣大學醫學院護理學研究所，臺北市。

若水（譯）（1998）。**超個人心理學——心理學的新典範**（原作者：Andre Lefebvre）。臺北市：桂冠圖書。（原著出版年：1992）

胡文郁、釋惠敏、姚建安、邱泰源、陳慶餘（1999）。癌末病人靈性照顧模式之研究。**中華民國家庭醫學雜誌，9**(1)，20-30。

莊乙雄（2003）。安寧護理人員靈性成長的研究——以南部某教學醫院為例。**未出版之碩士論文**。南華大學生死學研究所碩士論文，嘉義縣。

項慧齡（譯）（2004）。**西藏心瑜伽——關於瑜伽哲學和實修的古老佛教教法**（原作者：Geshe Michael Roach）。臺北市：橡樹林文化。（原著出版年：2004）

袁煥仙、南懷瑾（2001）。**定慧初修**。臺北市：老古文化。

梁永安（譯）（2007）。**念力的祕密**：叫喚自己的內在力量（原作者：Lynne M.）。臺北市：橡實文化。（原著出版年：2008）

陳珍德、程小蘋（2002）。癌症病人生命意義之研究。**彰化師大輔導學報，23**，1-48。

陳清惠（2000）。**靈性的本質**。載於姚婉宜（主編），靈性護理的理論與實務（15-20）。臺北市：校園書房。

陳勝英（2006）。**與靈對話——前世今生、夢境與前意識的奧祕**。臺北市：商周文化。

陳麗昭（譯）（1999）。**心靈成長：地球生命課程**（原作者：Jose Stevens）。臺北市：世茂文化。（原著出版年：1989）

黃惠貞（2003）。某大專院校學生靈性健康、知覺壓力與憂鬱之相關研究。**未出版之碩士論文**。國立臺灣師範大學衛生教育學系，臺北市。

黃漢耀（譯）（2004）。**細胞記憶**（原作者：Browne, S.）。臺北市：人本自然文化。（原著出版年：2003）

張美玲（2007）。高雄市國中教師工作壓力與靈性健康之相關研究。**未出版之碩士碩士論文**。國立高雄師範大學教育學系，高雄市。

張淑美、陳慧姿（2008）。高雄地區高中教師靈性健康及其相關因素之研究。**生死學研究，7**，89-138。
鈕則誠、趙可式、胡文郁（2001）。**生死學**。國立空中大學，臺北市。
楊克平（1998）。護理實務中之靈性照護。**護理雜誌，45**(3)，77-83。
楊深坑（2002）。科學理論與教育學發展。臺北市：心理出版。
蔡承志（譯）（2006）。**療癒場**（原作者：Lynne M.）。臺北市：商周文化。（原著出版年：2002）
蔡明昌、歐麗敏（2008）。本土化大學生來生信念量表之建構與發展。**生死學研究，7**，70-88。
傅偉勳（1993）。**學問的生命與生命的學問**。臺北市：正中書局。
廖愛華、賴秋絨（1999）。臺灣中部地區某校護理教師及應屆畢業護生靈性需求初探。**弘光學報，34**，247-276。
趙可式（1998）。精神衛生護理與靈性照護。**護理雜誌，45**(1)，16-20。
趙可式、蔡綵容、陳麗娟及陳淑卿（2002）。一位肺癌末期病患於臨終過程的靈性需求。**腫瘤護理雜誌，2**(1)，67-73。
賴維淑（2002）。晚期癌症病患面對臨終事件之感受與身、心、社會及靈性的需求。**未出版之碩士論文**。成功大學護理學研究所，臺南市。
蕭雅竹、黃松元、陳美燕（2001）。宗教與靈性健康、健康促進行為之相關性研究。**實證護理，3**(4)，271-279。
蕭雅竹、黃松元（2004）。靈性健康與壓力、憂鬱傾向及健康促進行為之研究。
蕭雅竹、黃松元（2005）。靈性健康量表之建構及信效度考驗——以護理學理學生為題。**實證護理，1**(3)，218-227。
蕭思美（2004）。晚期肺癌病患在治療期間的靈性困擾與需求之探討。**未出版之碩士論文**。臺灣大學醫學院護理學研究所，臺北市。
蕭雅竹（2003）。護生靈性健康與實習壓力、憂鬱傾向及自覺健康狀態之相關性研究。**未出版之碩士論文**。國立臺灣師範大學衛生教育研究所，臺北市。
游琬娟（譯）（1998）。**曼陀羅的創造天地——繪畫治療與自我探索**（原作者：Susanne F. Fincher）。臺北市：生命潛能。（原著出版

年：1973）

潘定凱（譯）（1997）。**全像宇宙投影**（原作者：Michael, T.）。臺北市：琉璃光。（原著出版年：1991）

鄭振煌（譯）（1996）。**西藏生死書**（原作者：Sogyal Rinpoche）。臺北市：張老師文化。（原著出版年：1992）

蘇淑芬（2002）。中文版靈性安適量表信度和效度檢定。**未出版之碩士論文**。長庚大學護理學研究所，桃園縣。

釋惠敏（1997）。靈性照顧與覺性照顧之異同。**安寧療護，5**。

◆英文部分

Balneaves, Lynda Georgie (2002). Alternative and complementary therapy use by women living with breast cancer: A test of three models. *Proquest Dissertations And Theses* 2002. Canada: The University of British Columbia (Canada).

Catanzaro, A. M. & McMullen, K. A. (2001). Increasing nursing students' spiritual sensitivity. *Nurse Educator, 26* (5), 221-226.

Daaleman, T. P., Frey, B. B., Wallace, D. & Studenski, S. A. (2002). Spirituality index of well-being scale: Development and testing of a new measure. *Journal of Family Practice, 51* (11), 952.

Dyson, J., Cobb, M. & Forman, D. (1997). The meaning of spirituality: A literature review. *Journal of Advanced Nursing, 26* (6), 1183-1188.

Elkins, D. (1990). On being spiritual without necessarily being religions. *Association for Humanistic Psychotherapy Perspective*, pp.4-6.

Froma Walsh (2008). *Spiritual Resources in Family Therapy*, Guilford Press.

Griffith J. L. & Elliott Griffith M, (2002). *Encountering the Sacred in Psycotherapy*. NewYork: Guilford Press.

Howden, J. W. (1992). *Development and psychometric characteristic of the spirituality assessment scales*. Unpublished Doctoral Dissertation, Texas Woman's University, Texas.

Larson, D. B., Larson, S. S. & Koenig, H. G. (2002). Mortality and religion/ spirituality: A brief review of the research. *The Annals of*

Pharmacotherapy, 36, 1090-1098.

Miller, Eric D. (2004). The Development and validation of a new measure of spirituality. *North American Journal of Psychology*, Vol 6(3), 423-430.

Mueller, P. S., Plevak, D. J. & Rummans, T. A. (2001). Religious involvement, spirituality, and medicine: Implications for clinical practice. *Mayo Clinical Proceedings*, 76 (12), 1225-1235.

Sahaja Yoga. (2010). *Chakras & the Channels of Energy*. http://www.sahajayoga.org/chakrasandsubtlebody/default.asp

Tirri, K., Nokelainen, Petri & Ubani, Martin (2006). Conceptual definition and empirical validation of the spiritual senstivity scale. *Journal of Empirical Theology, 19* (1), 32-62.

Walsh, F. (2008). *Spiritual resources in family therapy*, 2009/2, Guilford Press.

WHOQOL SRPB group. (2006). A cross-cultural study of spirituality, religion, and personal belief as components of quality of life. *Social Science and Medicine, 62*, 1486-1487.

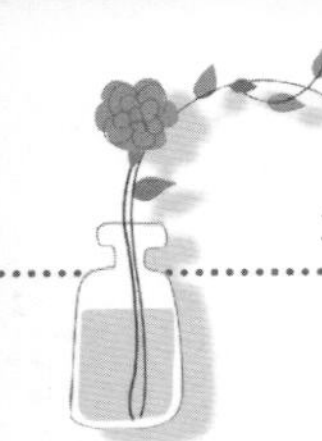

第十二章 心理劇

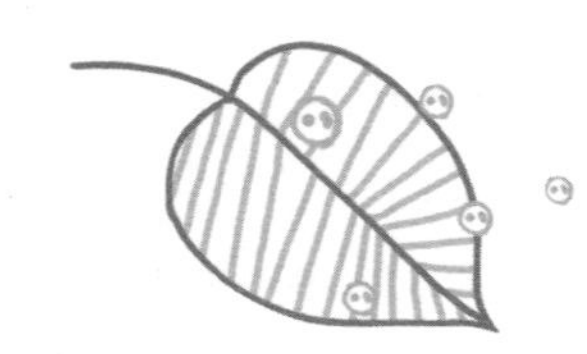

游金潾

壹 理論介紹

一、前言

J. L. Moreno從1911年開始了他的心理劇雛形至今已近百年，在臺灣及世界各地，心理劇已被廣泛地運用於心理治療、教學、訓練之中。心理劇有其專屬的網站及專業的訓練中心，更有專業的教練、導演、協會與期刊。心理劇是藉用戲劇的手法將個人的內心事件呈現出來，以協助人走出困頓或悲傷的處境。在現今心理劇實務操作方面，除了具體行動之外，也融入音樂、舞蹈、繪畫等表達性媒材，也因此匯入表達性藝術治療的行列。本章茲就心理劇的定義、歷史、核心概念、歷程、流變及實務運用分別一一介紹。

二、定義

心理劇（Psychodrama）一詞及其理論、技巧係由奧地利精神科醫師莫雷諾（Jacob Levy Moreno）所創。莫雷諾用希臘字「Psycho」（心靈）與「Drama」（劇）來創造「Psychodrama」，用「劇」來展現人類「心靈」，用劇來展現人類「自發性」（spontaneity）及「創造性」（Creativity），透過「劇」來重新發現人被文化傳承（cultural conserve）所制約的各種心靈面貌。

三、心理劇發展之歷史與國內外發展情形

心理劇源流——創立與發展

心理劇創自於J. L. Moreno，系統化於Zerka T. Moreno，而J. L. Moreno與Zerka T. Moreno的生平就等於心理劇的發展史，因此茲將兩者的生平作一簡要摘述，藉以瞭解心理劇之起源，同時介紹目前心理劇在國內、外的發展情形，便於讀者對心理劇歷史與發展之瞭解。

(一)J. L. Moreno與心理劇的創立

莫雷諾一生從心理劇的角度來看，就是一場豐富的心理劇，從出生至臨終都展現出其豐沛的自發性與創造性。4歲時，在他家裡的地下室與鄰居小朋友玩起扮演上帝的遊戲，為其首次自導自演的心理劇（Moreno, 1975）。

21歲進入維也納大學後，與Chaim Kellmer年輕人組「會心教」（The Religion of Encounter），自認其新宗教是一種自有完美的存在，是一種治癒及助人的宗教，並且瞭解到「行動」本身遠比語言來得重要，為其日後的「會心」及「行動」概念播下種籽。

24歲時與心理分析學派大師佛洛伊德唯一一次的會面，展現其自信與不凡的見解。那是在1912年莫雷諾還在維也納大學精神科診所，「當天他分析的是一個與心靈感應有關的夢。演講結束，學生們陸續走出會場，他遇見我便問我做的是什麼，『這個嘛……佛洛伊德醫生，接著你之後的就是我要做的。你在辦公室理會見病人，我則在街道上或病人家裡進行我的工作；你分析病人的夢境，我努力嘗試的是給他們再做夢的勇氣，我教它們如何做上帝。』」（Moreno, 1972: 5~6）。此標記出心理劇工作與心理分析取向的不同，同時也展現出「他與佛洛伊德對生命、對心靈觀點上的基本差異」（Zerka, 2000）。

25歲時（1913年），開始從事團體心理治療，與性病專科醫生拜訪妓女處所，每週2～3次會面，每次都由8～10人組成小團體，每個人都可以成為其他成員的治療成員，目的不是在分析這些女子，也不是在尋求魅力非凡的女子，而是想幫助她們受人尊敬、重拾尊嚴。

32歲時（1921年），莫雷諾鑑於一次大戰後當時奧地利社會政治

方面的領導人才，他想出一個可以把人民以民主的方式聚集在一起的計畫。他在維也納僱了一個丑角演員，當舞臺上布幕升起，只見莫雷諾獨自站在舞臺，身著弄臣的衣服，舞臺上還有國王的寶座、皇冠與一件紫色斗篷，莫雷諾說他在找的不是一位自我加冕的皇帝，而是一位具有智慧的天生領袖。然後他邀請臺下的觀眾上臺，敘述心目中理想領導者是怎樣的人，同時如果願意，也可以登上寶座。在場的人雖然有很多人離席，但此卻是莫雷諾「社會劇」（socialdrama）的初次展現。

33歲時（1922年）莫雷諾在維也納創辦「自發性劇場」（Theater of spontaneity），由一群演員應觀眾要求做即興演出，同時也以每日新聞焦點為表演題材，奠定其日後以戲劇的表現方式及社會互動的內容作為心理治療的基礎。

36歲時（1925年），在一次自發性劇場中，莫雷諾將平時扮演天使般甜美的女子一改往常的扮演在街上閒逛而遭歹徒襲擊的女子，此演員芭芭拉在舞臺上對這名歹徒一面破口大罵，一面拳打腳踢，後來發現，此演員回到家後變得比較少生氣，先生也更包容她。其後莫雷諾要求其夫妻以家庭事務、兒時記憶、夢境及對未來規劃等議題同臺演出，並加以分析，此使「自發性劇場」轉為「治療性劇場」。同年，莫雷諾移居美國。

43歲時（1932年），蒐集了莫雷諾在新新監獄（Sing Sing prison）有關如何分類犯人的團體方式的社會計量研究，並於1932年於美國精神醫學年會發表，也立下莫雷諾在團體心理治療貢獻的里程碑。

52歲時（1941年），認識Celine Zerka，並於60歲時（1949年）與Zerka結婚，在Zerka的協助下，使其心理劇理論的發展更為成熟與國際化。

1974年4月，莫雷諾已85歲，連續幾次小中風使他臥病在床，適逢莫雷諾創立的美國團體心理治療與心理劇協會正在紐約開會，數百名先前的學生、友人和專業同行逐一到府上探望致意，其中Yablonsky到達時，莫雷諾告訴他此時不是傷心時刻，「我豐豐富富地活了一輩子，完成我應該完成的工作，現在是我做點別的事的時候了。」就如同Zerka（2000）所說的，「莫雷諾活出一副宇宙人（cosmic Being）的形象，帶著真實的靈魂，帶著種種的感受，悟得自身的有限而樂在其中」

（p.117）的走完自發性、創造性的一生。

(二)Zerka T. Moreno與心理劇的發展

心理劇至今在世界各地蓬勃發展，要歸功於Zerka T. Moreno。如同Peter Haworth所言：「任何（心理劇）歷史的分析，假如沒有提到Zerka Toeman Moreno……這樣的分析就不夠完整。」（陳鏡如譯，2002，p.42）

Zerka T. Moreno於1917年出生於荷蘭的阿姆斯特丹，後遷至英國完成高中與大學學業。二十多歲時，其姊罹患精神病，此持續的病情促使Zerka與Moreno的認識。依照Adam Blatber的研究，發生在Zerka與Moreno醫生之間的連結涉及到一個很重要的超個人（transpersonal）要素。Zerka是敏銳且善於接受來自其內在聲音、智慧的自我。例如，當Zerka 18歲（1935年）在英國時，也就是在她姊姊精神病發作前，有一個聲音告訴她去美國，那時她沒有行動。四年後，在一個寧靜的夜晚，她走在優美郊外時，再度感覺到必須到美國。有一種感覺告訴她：「是的，你必須去，那裡有重要的事——某人在那裡等著你。」這一次她真的移居到美國紐約。

1941年其姊姊精神病復發，經Emil Gutheil醫師的轉介到Moreno醫師那裡。在治療姊姊的過程中，Zerka深深地被心理劇的概念及莫雷諾的魅力所吸引。在此同時，莫雷諾也強烈經驗到與此年輕女子的「tele」，好似已經與她熟識。

由於Zerka有很好的劇場經驗與藝術特質和心理學基礎，後來成為治療其姊姊與其他病患的專業輔角。她興趣於莫雷諾的工作最後成為其祕書，幫莫雷諾處理繁雜的行政業務，於1949年與莫雷諾結婚。

Zerka在多次的工作坊中被教導「我們都是倖存者」這個概念，當她經歷一次令其難以忍受的折磨後，更讓其頓悟。在1957年被診斷出右手的骨骼中有癌細胞，必須截肢方能保其性命。但此截肢並沒有阻礙Zerka為莫雷諾的重要助手（right hand）。婚後，Zerka在心理劇的發展上扮演很重要的角色，最後成為紐約比肯訓練中心的負責人。一開始，她所扮演的主要角色是「翻譯」Moreno的思想。後來她成為心理劇這項方法中最重要的元素，她特別負責了治療單位推廣心理劇的發展，架設出心理劇的架構，而成為今天的形式（陳鏡如譯，2002，p.42）。

莫雷諾晚年時告訴Zerka，他所創的理論現在必須仰仗Zerka和他人來完成。在1974年莫雷諾過世後，Zerka除了教學外，也更加提煉心理劇的方法與理論，並書寫關於心理劇、團體動力與社會測量等著作（Adam Blatner, 2000, pp.26-27）。同時她也周遊於世界各地，出色地介紹傳統心理劇的方法，並推廣莫雷諾的思想給下一代及接受心理劇訓練的人。

心理劇在國內外的發展

(一)心理劇在國際上的發展

和莫雷諾一起工作的專業者將心理劇、社會劇、社會測量廣泛地運用在社會學、犯罪學和教育上，並且心理劇不只在巴西、阿根廷、德國、英國、美國等國被視為一種治療的方式，也流傳日本、澳洲、比利時、法國、義大利、紐西蘭、韓國、土耳其及臺灣等地。

此外，莫雷諾「美國團體心理治療與心理劇協會」（American Society for Group Psychotherapy and Psychodrama, ASGPP）和「國際團體心理治療協會」（the International Association for Group Psychotherapy, IAGP）每三年舉行一次年會，促進同業間專業交流。

1970年中期，心理劇逐漸走向專業化，成立「美國心理劇、社會人際關係計量與團體心理治療考試委員會」（American Board of Examiners in Psychodrama, Sociometry and Group Psychotherapy），建立兩種不同程度的認證資格：合格導演（Certified Practitioner, CP）及具訓練、教育資格的導演（Trainer, Educator & Practitioner, TEP）。合格導演有資格導任何深度心理劇；具訓練、教育資格的導演則被認可具有能力教他人導心理劇（胡嘉琪，2002，p.214）。根據Blatner 1996年的估計，國際間有一萬多名心理劇執業者，一千多名訓練師。

另，心理劇、心理計量有其專業的期刊及網站，提供最新的心理劇、社會計量及工作坊的資訊。

(二)心理劇在臺灣的發展

1.心理劇在臺灣早期的發展

在臺灣，心理劇開始有系統的引進、探討始於民國63年，而在民國64年開始將心理劇用於精神病人的治療上。自此之後，在陳珠璋、吳就君等人的推動下，心理劇不但在精神醫學的領域中擴展，更進而運用在諮商輔導、個人成長及家族治療等的實務工作上（引自林明文，民81）。其中王行、鄭玉英「反璞歸真心理工作室」的成立與《心靈舞臺——心理劇的本土經驗》一書的發行，使臺灣心理劇的發展更向前跨進一步。

2.心理劇在臺灣近年的發展

對臺灣心理劇人才有系統專業的培訓始於龔鉥博士。龔鉥博士自1992年受邀來臺演講後，每年寒暑假都來臺灣開設心理劇成長課程與導演班課程，並在臺成立「國際哲卡馬任諾心理劇學院」，在十多年來的努力下，已栽培出五位合格高級導演（CP）〔游金潾（原名為游明麟）、游淑瑜、黃創華、陳信昭、賴念華〕，其中游金潾、游淑瑜、賴念華也通過美國The American Board of Examiners in Psychodrama, Sociometry and Group Psychotherapy之Clinical Practitioner的認證。

在此期間，在龔鉥博士的協助下，國際心理劇大師莫雷諾的遺孀Zerka Moreno兩度來臺做大型演講或工作坊，而在英國專精於心理劇與社會劇的Marcia Karp也在龔鉥博士的邀請下來臺教授社會劇。與此同時，Dorothy Satten & Mort Satten也在臺中栽培專業的心理劇人士，吳就君教授等人也邀請Kipper來臺示範其專精的「神奇商店」技巧，而Rory Remer亦受臺灣師大邀請，來臺擔任客座教授一年。這些國際知名心理劇來臺，著實對臺灣心理劇的推展與教學產生既深且遠的影響。而新一輩的心理劇人才也陸續在醫院、大學、社區推展其工作，使臺灣心理劇呈現多元發展的風貌。

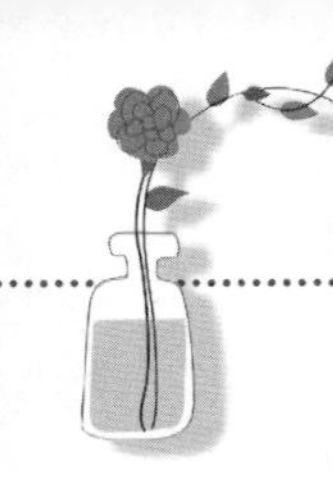

四、心理劇的組成要素、核心概念與階段

心理劇的組成要素

心理劇依照Moreno在"Psychodrama—First Volume"所言，它是今日人類大眾遭受社會及心理不安時，兼具普遍性與實踐性最有希望與最能宣洩（catharsis）人類不安的法門（Moreno, 1976）。Moreno對Psychodrama的「Drama」加以說明：「Drama」是譯自希臘文*δραμα*，意指行動（action）或完成某事（a thing done），因此，心理劇可以界定為「透過戲劇手法來探索真理的科學」（the science which explores the "truth" by dramatic methods）（Moreno, 1975）。

心理劇的展現方式是在團體中進行，團體的帶領者是導演。導演以各種暖身的方式選出呈現自己內心生活事件的主角，並從團體中，以TELE方式選出扮演主角關係人物的輔角，其他與主角一起感受各種生活事件的團員為觀眾，而呈現主角內心世界的空間為舞臺。因此，心理劇基本組成要素有：舞臺（the stage）、主角（the subject or patient or protagonist）、導演（the director）、輔角（the staff of therapeutic aides or auxiliary ego）、觀眾（the audience）（Moreno, 1975）。茲將此五種基本組成要素說明如下：

(一)舞臺

Moreno認為，如何在心理劇舞臺上將會心的人（the encounters）像生活中一樣如實的上演，是一項最困難的任務。在早期（1908～1921）心理劇是在生活中展現，如在街上、在公園或是在家裡（Moreno, 1975）。舞臺，是讓主角呈現其生活事件發生時的空間，是心理劇演出的所在地。Moreno設計一個易於接近一群小觀眾的劇臺，包括三層臺面，是一個圓形的區域，直徑約12～15英尺。由一個臺階踏上上一層的臺階，讓主角感覺到自己由外在世界一層層進入其內心世界。

較為講究的亦有不同燈光，顏色象徵是很有用的：紅色可以加強地獄的感覺，或協助憤怒的表達；藍色可以用在夢或臨終的場景；綠色可以代表一個花園或森林；黃色可以代表陽光。在親密的片刻中，可以將燈光調暗，對於情緒發洩也有幫助，也時也可將窗簾打開，用自然的光

（陳鏡如譯，2002，p.144）。

實際上大部分心理劇都沒有像Moreno一樣的舞臺，都以一個大的房間、團輔室、空的會議室或教室為舞臺。惟舞臺最好避免過於空曠或過於狹窄，或過於嘈雜的環境。

(二)主角

主角是心理劇中使用的術語，代表心理劇演出的主要人物，他是劇中的主體，他是在舞臺上呈現其內心事件的人，其呈現的事件可能是過去的生活事件、現在的生活事件或是未來的事。

(三)導演

在心理劇中，導演是受過訓練的人，來引導主角的演出。導演是主角的替身、是劇的協同製作人。導演主要的角色是刺激主角的自發性、提詞、導引，以及架構心理劇、協助心理劇的演出者及觀看劇的整個團體，將劇從什麼都沒有變成某種真實的東西。在劇中每一個片刻都是活生生的，就如同發生在此時此刻一樣。如同Marcia Karp所體會的「主角握住通往內在跟外在世界的鑰匙。導演握住門，可以打開或關上」。換言之，導演是催化演出的人，在團體中根據心理劇的規則與技巧來創造安全的情境，引導主角來探索一個特定的生活情境，進行心理治療的活動（張莉莉，民91）。

(四)輔角

輔角是主角的延伸，也是導演的延伸。Moreno形容輔角是「不在場者、個體、妄想者、幻想者、象徵、意念、動物和物體，他們讓主角的世界變得更真實、具體、可接觸」（Moreno, 1969）。輔角的功能有三：身為一個演員來雕塑出主角世界中所需要的角色（主角的延伸）、身為一個諮商員來引導主角（導演的延伸），以及身為一個特別的調查者（Moreno, 1946: 15）。輔角（Auxiliary），Moreno的著作中使用「Auxiliary ego」，但近年來大部分人都用Auxiliary一詞，也有人用「supporting player」或「trained auxiliaries」代替（Blatner, 2000）。

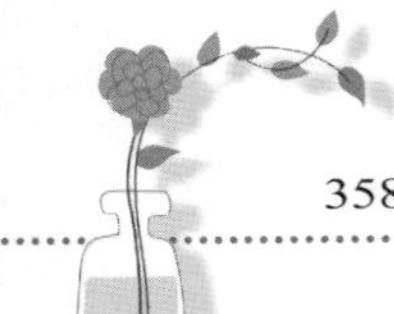

(五)觀眾

是指那些在心理劇中不在舞臺上的主角、導演、輔角的其他團體成員。通常心理劇團體是一個6～20人的團體，也有大自像Moreno舉行的數百人open session（Blatner, 2000: 4）。觀眾是團體的見證人、輔角的來源或是上一個劇或下一個劇的主角，觀眾的責任就是與主角同在，與主角一起經歷主角與自己的生命故事，從團體中從事新角色或是丟掉某些角色。

心理劇的核心概念

依Blatner（1996）的觀點認為，心理劇並沒有架構出屬於自己的理論，他同時也質疑尋求一個統一理論是否恰當。他認為心理劇應該被視為深植於心理治療整合領域的一個方法論，而此方法論擁有許多核心概念，這些概念不僅涉及心理學與心理治療的領域，同時也帶領我們審視我們的人生觀（胡嘉琪，2002）。

心理劇的核心概念及重要概念，Moreno在1970年6月17日寫給美國的心理劇工作者Ira Greenberg的信中，列出了暖身、創造力、自發性、會心、心電感應、共同意識與共同潛意識、角色、角色與自我、角色交換等概念（引自陳鏡如，2002），除此之外，Moreno在其他著作中所提及的宣洩及演出（action），都是心理劇的重要概念，茲將這些重要概念闡述如下：

(一)暖身（warming-up）

暖身是指一個過程，它是人進入某一情境前的一個過程。它之所以重要，是因為有足夠的暖身人的自發性才得以展現，同時也帶出創造性，使人可以不斷的適應環境。誠如Moreno（1946）所描述的：「出生的那一刻是暖身達到最高點的時候，這個暖身是為了被生出來到新世界的一種自發性行為，進入新世界後，就必須要不斷地適應。」Susie Taylor認為，從孩童及成人投入與完成生命任務來看，自發性跟暖身過程的連結很重要，他舉例說：假如運動員在比賽前沒有完成他的暖身運動，不僅僅肌肉沒有被溫暖、伸展及準備，而有可能造成運動傷害，同時也會有心理傷害。而暖身的種類有身體的暖身、心智的暖身、心理化學的暖身（指用來提升個人暖身的藥物——藥物、酒精、咖啡）等。

(二)自發性（spontaneity）與創造力（creativity）——心理劇的核心

Moreno對自發性的定義是「對舊狀況有新的反應，對新環境有足夠的反應」（1946: 52）。自發性是一種能量，讓人們朝「在情境中充分反應」的這個目標移動，而且這個反應是他們以前從未經驗過，或者也能促進人們在相同情境中有新的反應。自發性之所以是心理劇的核心，是因為心理劇是讓人不僅能良好的適應環境，同時是環境的創造者，而自發性便是促動人成為環境創造者的要素，它讓我們對新環境有足夠的反應，也使我們對舊狀況有新的反應，它不會讓我們一直以舊的反應對付舊的狀況，使自身陷在痛苦的泥沼之中，而面對新的環境能創造出新的機制。

自發性是創造活動的催化劑，只有當自發性非常豐盛時，創造力才會出現（陳鏡如，2002）。創造性的行為通常藉由作品表達：一首詩、一首交響曲、一幅畫、一齣劇；這些都是Moreno所稱的「文化遺產」（cultural conserves）的東西。文化遺產的範圍除了上述的詩、畫、劇等，影響我們日常生活的社會規範、文化習俗，也都是創造性的產物、文化遺產。然而，隨著時間的遞嬗，這些文化遺產若無後續自發性的行為，就會失去其創造性的品質，甚至成為阻礙自發性產生的障礙物，如一些僵化的家庭規條或社會規條。心理劇，就是讓我們重新以自發性的方式對舊有的文化遺產有新的反應，並創造出新的社會遺產，這也就是為什麼自發性與創造力是心理劇核心概念的原因所在。

(三)會心（encounter）

會心在心理劇的基本哲學中是很重要的，Moreno（1946）對會心的定義如下：

> 兩個人的相遇：
> 兩人目光相接　面與面相聚
> 就在你靠近我的剎那
> 我將穿戴上你的眼睛
> 就如同你穿戴上我的眼睛一樣

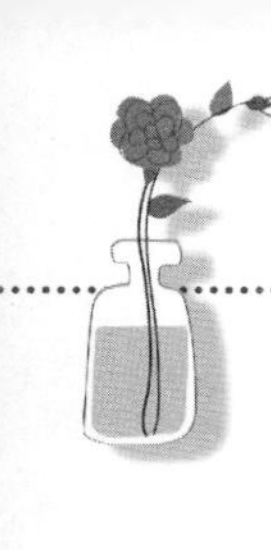

那麼
我將能用你的目光來認識你
如同
你亦用我的目光看著我

會心，就是能夠有能力去跟別人相遇，能夠在此時此刻，儘可能的去覺察，且彼此能夠在心中跟別人角色交換。Kate認為，會心的概念讓心理治療從個人層次轉入兩人關係中而進入關係層次，也使心理劇有別於其他形式的心理治療（陳鏡如，2002）。

(四)心電感應（Tele）

Tele這個詞，是從希臘字彙而來，意指「遙遠的，影響到很遠的地方」（Moreno, 1946）。心電感應是一種人際關係中感覺的能力，不需要語言，也是一種看不見的聯繫，與單向的同理心比起來，它是一種雙向的過程。心電感應是「會心」概念的中心，Moreno認為心電感應是「個人對其他人有某種特定的敏感度」（Moreno, 1983），心電感應有正向也有負向。正向的心電感應，比如對團體中的某人有特別的好感，好似疼他愛他的親人或師長；負向的心電感應，比如在團體中對某人感覺到好像是虐待他、侵犯他、對他不懷好意的人。

(五)共同意識（co-conscious）以及共同潛意識（co-unconscious）

Moreno共同意識跟共同潛意識的概念，跟佛洛伊德所描述的意識及潛意識現象不一樣，跟榮格所定義的集體潛意識（collective unconscious）也不一樣。Moreno解釋共同意識跟共同潛意識是一種現象，跟他所說的「交互精神」（inter-psyche）的現象相關。他定義「交互精神」是一種雙向過程，在這個過程中，兩個或兩個以上的人被鎖在同一系統中的共同潛意識狀態（Moreno, 1946: VII）。一個團體的交互精神可以透過心理劇呈現出來，在心理劇心電感應關係變得顯著時，這就是一種集體潛意識和共同潛意識的呈現。如在心理劇團體中透過各種暖身過程或劇的呈現，將團體成員構做成相互關聯的人際網絡，在團體人際網絡中彼此間錯綜複雜的心電感應，形成共同意識跟共同潛意識。此有助於團體成員共同感受、經驗團體成員彼此之間經驗，使心理劇的治療成為一種人際關係的治療。

(六)角色

「角色」（role），依Moreno（1946）的見解認為，角色這個字的詞源自於古法文，是古法文與拉丁文「rotula」借來的。角色是種功能性的形態，是個人在某個片刻，被期待對某個他人或其他客體涉入的特定狀況所做的反應。Moreno認為角色是在嬰兒期開始發展出來，嬰兒與照顧者之間形成了給予的角色與接受的角色。人隨著成長與身邊不同的人互動，逐漸擴展其各種角色目錄（role repertoire）。Max Clayton將角色歸為三種系統（陳鏡如，2002：71）：

(1)發展不完整及功能不健全的角色系統（為了生存所需的過時角色，但是現在並不受歡迎）

(2)對抗的角色系統（用來處理生存被威脅時的角色）

(3)有功能的革新角色系統（正在發展中，或者已經發展得很好、受歡迎的角色）

透過將角色放入各種不同的角色系統中，導演可以協助主角偵測出自己的角色劇碼中，哪些角色是足夠的、過分發展的、發展不夠的、有衝突的或缺席的。如果主角在固著的角色中走不出來，導演一般會以角色訓練、角色交換、鏡觀（Mirror）等技巧協助主角擴充其角色目錄，以解消其僵化的角色。

角色交換（role reversal）

角色交換在心理劇中是指跟另一個人在肢體上交換位置，並交換立場態度，使個人能夠有效的透過對方的角度來看事情。角色交換依Moreno（1946, pp.61-62）的見解，它是角色過程中的一環，而角色過程如下：

1.認同的母性基質時期（the stage of matrix of identity）

這是共為一體，或者說是母親跟嬰兒一體的時期。Moreno形容此階段母親是嬰兒自然的替身。

2.替身的時期（the stage of the double）

嬰兒的焦點放在自己跟母親身上不一樣的地方。嬰兒是母親自然的

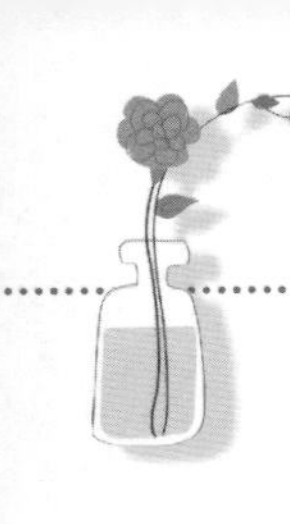

替身。

3.鏡照時期（the stage of the mirror）

嬰兒的焦點放在自己身上不一樣的位置，此位置讓嬰兒脫離自己的角色位置。

4.角色交換時期（the stage of the role reversal）

嬰兒主動將自己放在其他位置，並扮演那角色。

5.身分認同轉換時期（the stage of reversal of identity）

嬰兒用其他人的角色跟另一個人互動，跟他互動的這個人用嬰兒的角色回應。只有在完成這個階段後，嬰兒才有能力確認自己的身分。

此五個過程就如同客體關係理論中的個體化過程。在個體化過程中，嬰兒經歷了與母親的共生（母親與嬰兒為一體、母親為嬰兒個體的延伸、母親為嬰兒的替身）、嬰兒正常的自閉（嬰兒為母親的替身）、區分（嬰兒區分自己與母親的角色）、練習（透過角色交換嬰兒更進一步區分母親與自己，而產生自己的角色出來）。

宣洩（cartharsis）

宣洩這個詞的本意是身體的淨化，在心理劇上，宣洩是指情緒上的釋放，是經由情緒上的流動而創造出一種洗淨自己生活中悲痛、哀傷和壓力的感覺。情緒的釋放與認知在心理治療上相輔相成，在實務經驗中發現案主的情緒受阻，會影響、阻礙認知的程度，一旦情緒得到釋放，可以使案主更為清明，獲得更清楚的認知，同時也較容易促進案主的行動力。

心理劇的階段

一般心理劇進行時之階段依對象與目的不同可分為兩種，若施行對象為一般之成長團體，其階段可分為：暖身、演出、分享三階段，若團體性質屬於訓練課程之導演班團體或研究團體，則於分享後再加上流程分析。

茲將心理劇的進行階段分述如下：

(一)暖身（warm-up）

暖身是為了激發成員的自發與主角的自發過程，同時也是在打破團體成員之間的陌生感，為團體建立一信任網絡，並為主角做準備與醞釀動作，協助成員漸漸將焦點集中在自己個人內心世界。導演運用會話、音樂、冥想與肢體活動等方式帶領團體，為接下來的選角及演出做準備。

暖身過程是心理劇最基本的過程之一，對導演而言，找到合適方法使導演本身、整個團體及主角暖化起來是非常重要的。暖身活動是用來發展團體凝聚力的技巧，促使團體專注於自己的任務，或在團體中創造一個特別的氣氛、傾向或主體。個人可經由暖身活動進入一個心理或情感探索的氣氛。

另，團體的暖身貫穿於整個心理劇，雖心理劇可區分為暖身、演出、分享，但除暖身活動外，劇的演出與分享也都是暖身，為下一個主角或下一個劇暖身，使團體一直走下去，而且暖身除了將團體成員暖身入個人內心內外，也必須將團體成員從內心世界中暖入團體中，讓團體成員接觸自己內心的感覺，同時也走入團體的感覺，讓團體投入剩餘現實（surplus reality），也讓團體走回現實世界。

(二)演出（action）

經過暖身選出主角後接下來就是演出階段。演出是心理劇主要的部分，在這個過程中，主角將探索其關心的事件，其可以是具體事件、夢境、幻想或身體的感覺等等，導演使用各種技巧，使主角藉著肢體體驗或行動等表達方式具象地呈現出來，而產生新的體驗與領悟及轉化。

心理劇的演出不需劇本，而是將主角內心的事件透過行動演出來。行動是演出的要件，打破主角慣性式的使用思考來關照或解決問題，而是讓主角重新進入事件發生時的場境，重新體會、重新領悟，以新的觀點或態度來對待舊的事物，從而走出困境。

(三)分享（sharing）

分享，是心理劇中將主角帶回團體、整合入團體的階段。此階段，是讓團體成員分享在主角劇中所經驗到的經驗與感受，同時也是讓主角休息、恢復、沈澱的階段。主角在演出階段猶如在手術房中進行手術，分享階段就是主角進入恢復室的階段，因此，導演會限制成員分享時不分析主角的劇情、不提供建議給主角、不批評主角在劇中的作為與決定、不對主角問問題，而只能分享自己內心被劇所觸動的經驗與感覺。分享可以使主角覺得與團體其他成員有連結而得到支持力量，導演也可藉此關懷有類似感受的成員進一步探索，成為下一齣劇的主角。

心理劇與藝術治療（音樂治療、舞蹈治療與繪畫治療）

心理劇除了擁有其古典之實施方式，也因學習者之訓練背景不同融入新的操作方式，特別是在暖身階段加入音樂治療與會話治療的元素，使心理劇的運作更為豐富化與深入化。如龔鉥博士的心理劇中在暖身時常以自己所剪編的音樂來帶動團體成員，透過音樂與肢體的擺動進入自己內心世界中，並於音樂停止時，請團體成員用毛筆在宣紙上畫下自己在暖身時的感受，作為探索主角內心世界的素材。此一做法是將音樂與繪畫融入心理劇中。

在龔鉥博士的心理劇中，先讓團體成員身體放鬆，讓音樂走入身體、帶動身體，融入音樂之中容易激起人的各種想像與感受，表達出各種象徵性的意義出來，而音樂亦會勾起各種身體的記憶，使人隨音樂節奏而起舞，在身體的扭動之中又喚起了各種事件的記憶，此記憶隨音樂而歡欣、而落淚、而制止、而崩潰，情緒隨之飛揚、宣洩。將此無法言說的過程再透過毛筆在宣紙上揮灑，將象徵化為具體（作成畫），又將具體化為象徵（畫是一種象徵）。

貳　實務活動

心理劇實務案例

本案例主角紫容（化名）之所以成為紫容，是因為紫容是一位患有先天性腦血管病變，其嘴唇與臉一半布滿細微的紫色血管瘤，常為其帶來別人異樣的眼光與歧視。紫容自從母親去世後這一年半來，都孤單單的一個人過生活，沒有什麼朋友，也沒去找自己的姊妹，一個人獨自經歷生活的苦、喪母的痛，經邀請進入心理劇團體。

本案例將循心理劇暖身、演出與分享三個階段，呈現心理劇實際操作情形，讓讀者對心理劇的運作流程有較清楚的認識與體會，佐以筆者之詮釋，讓讀者進入此案例脈絡，進入主角內心世界，走入心理劇的世界，並藉以瞭解心理劇在悲傷療癒上的實際操作情形。

茲將本案例依心理劇的歷程（暖身、演出與分享）對主角悲傷轉化歷程深入詮釋如下。

暖身

心理劇的暖身分為對團體的暖身與對主角的暖身，對團體的暖身是導演對團體成員以活動方式讓團體成員彼此熟識，消除成員彼此之間的陌生感，進而建立團體的信任感與凝聚力。在心理劇團體的進行時，最開始就是先對團體暖身。暖身的方法有很多種，而暖身從導演一進入團體就開始。導演一進入團體就向團體成員說：「在這裡所做的都留在這裡，雖然是做研究的，在團體裡首要是保密。」接下來導演詢問：「害不害怕攝影機？」並強調在研究過程中團體成員不是實驗品，彼此要相互信任。雖然是短短的一、兩句話，但讓團體成員和導演之間建立起關係，讓導演自己進入團體，導演自己也暖身起來，同時和團體成員連結起來，並將團體最重要的倫理守則「保密」提了出來，讓團體的信任感初步建立起來。

接下來，導演邀請團體成員找一位不太熟的人兩兩自由交談，讓團體成員相互認識與連結。導演進一步請成員以「角色交換」方式介紹夥伴，一來讓整體成員透過此方式對彼此更深一層認識，同時，導演也在訓練團體成員如何進入他人的角色和他人角色交換。「角色交換」是心理劇哲學與技巧的核心，能與他人進行角色交換，意味著能與他人「會心」（encounter），能處在他人的處境中感受、思維與行動。導演以此方式對團體成員暖身，是讓團體成員彼此認識與不著痕跡地讓團體成員進入心理劇的第一步。

在團體成員以夥伴彼此介紹之後，導演以「自發性舞蹈」進一步對整體成員暖身。「自發性舞蹈」是龔鉥博士所創的一種暖身方式，其方式是讓團體成員在團體中找一個可以活動但不會碰觸到別人的空間，然後將舞臺燈光調暗，邀請成員將眼睛閉起來，並以引導語讓團體成員深呼吸、放鬆、全部放鬆、整個身體放鬆；在此同時，播放由龔鉥博士自己所剪接融合非洲鼓聲、鑼、土人喧鬧聲、慶典音樂與西藏等原始部落音樂，讓團體成員隨著音樂舞動，進入團體成員每個人的內心世界與潛意識之中。此時，團體成員或動、或靜、或舞、或臥、或扭動身軀、或隨音樂在地上拍打、或泣、或訴。經過三十分鐘後，導演邀請團員將自己在冥想舞動過程的感受及在音樂中所喚起的身體、情緒等感覺，透過毛筆在宣紙上畫出來。

此繪畫過程不僅讓團體成員情緒得以宣洩，同時也讓團體成員深藏在潛意識中之內心事件，透過色彩、筆觸展現出來，並且作為心理劇中探討主角內心事件的媒材。

待團體成員繪好圖之後，導演讓團體成員四人一組分享畫的感覺，而不分析畫，分享心理的感覺，分享過程中的感覺。並邀請每一組中選出一張畫來探討，在每組選出畫後將畫放在舞臺前面，讓團體成員選出比較有興趣的一張圖畫，並站在該張圖畫的後面，看哪一張最多人感興趣，最後選出第一場心理劇主角紫容的畫。

此暖身階段，在轉化學習上的意義是，人內心的困頓與難題是在人際互動中產生出來，因此，依照心理劇的創始人J. L. Moreno的見解，處理人的困頓也需由人際入手，而心理劇正好透過團體，在團體中由人與人之間的TELE，相互構成生命中成長的重要他人，在此互動過程中，相互角色交換，相互易地而處，創造彼此瞭解的處境，進而修復在人際中的關係，轉化內心世界對他人的認知、感受與行為。

而團體的暖身在個人身上，讓自己進入自我的潛意識中，去除現實生活中的自我防衛與桎梏，去除認知對身體、知覺的束縛，讓身體的感受與情感釋放出來，讓人真正感受、經驗內心的經驗，讓自己有一覺察的機會與觸鬚。這是心理劇在促進人轉化學習的預備作業，由此也才能讓主角有機會探索自我。

演出

演出是主角以具體行動展開呈現內心生活事件的過程，也是主角轉化學習的行動過程。在心理劇中演出並不是單純的演出，其亦包括暖身，此暖身的重點在主角，同時也對團體成員暖身。在此劇中，導演以主角紫容的畫對主角暖身，其做法是導演將主角的畫放於劇場之舞臺布幕上，讓主角紫容觀看自己的畫（如圖12-1），並請主角將與畫中顏色相同的布（各種五顏六色的布，心理劇的道具之一種）選出來，待主角將畫中所有顏色（藍、紅、深紅、藍、綠）選出後，導演引導主角依序把自己「化成」選出來的顏色，並擺出顏色的姿勢、聲音、動作。

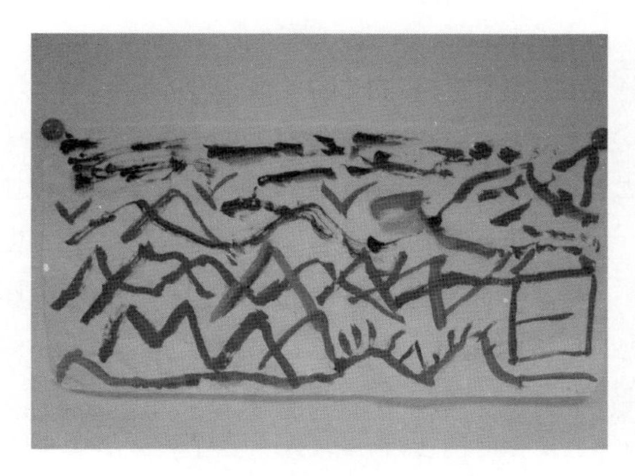

◎圖12-1　紫容的畫

導演的具體做法是先問主角畫中哪一個顏色最醒目，在劇中主角首先選擇的是藍色，導演要主角變成那個藍色，整個人變成那個藍色。接著問這個藍色有沒有動作或聲音，請主角把動作做出來，並完成以下問句「我覺得……」「我需要……」「我怕……」「不要以為我……」。以藍色為例，主角所完成的語句是「我覺得躁動」、「我需要熱情」、「我怕孤單」、「不要認為我是不一樣的人」，透過此過程將主角內心的感覺、需要、擔心、害怕一一呈現出來。其他的顏色也用相同的方式呈現出來，各種顏色完成的句子如下：

藍色：我覺得躁動，我需要熱情，我怕孤單，不要認為我是不一樣的人。

紅色：我覺得溫暖，我需要熱情，我怕孤單，不要以為我和你們是不一樣的人。

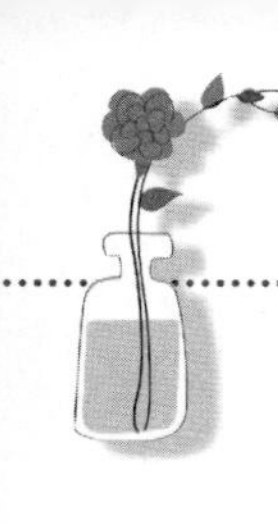

深紅色：我覺得很舒服、很自在，我需要別人的愛，我怕別人的冷漠跟歧視，不要以為我跟你們不一樣，你們就不接納我。

藍色：我覺得很開朗，我害怕孤單的自己，我需要有安全，不要以為我很自卑。

綠色：我覺得很快樂，我需要自信，我怕失去所有的，不要以為我很膽小。

這種透過繪畫顏色將主角潛意識的想法表達出來的方法，是融合了藝術治療、完形治療等手法的一種心理劇暖身的展現方式。此做法不同於心理分析的做法，由分析師或治療師直接透過圖畫（如羅夏克墨跡測驗）來分析人。心理劇著重的是主角如何詮釋其內心的世界，而非由外在事物來「分析」主角；心理劇重視的是「人」，人的主體是人，而非物，不可以等同物來分析。換言之，人必須透過自己來詮釋自己、瞭解自己，而非透過外在的事物來「框架」人或「解析」人，將人「物化」或「學術化」，這樣才能真正理解人如何詮釋自己，以及如何透過不同的詮釋來轉化自己。導演透過繪畫中的顏色將主角潛意識的內心思維、感受，以行動、姿勢展現出來，而非分析主角的畫，充分展現詮釋學（understanding）的精神。

再者，導演透過「語句完成」彰顯主角各個次人格（subpersonalities）及其內在語言，將主角的感受、認知、需要、期待、渴望表達出來。此做法可以將主角次人格的內在聲音與處境及次人格之間的衝突具體展現出來，構成其「全形」（gestalt），讓主角有機會看到「整體的」自己，進而透過學習整合、轉化自己。

在所有的顏色完成之後，導演邀請主角走出舞臺，在舞臺旁邊看一看自己在舞臺上的各種顏色（此為心理劇的一種技巧——鏡觀，讓主角看到「整體的」自己與處境），並問主角：「你看到什麼？你聽到什麼？」主角回答：我看到「我不停的在那邊掙扎」、「還有我也會躲我自卑的那一面」、「可是我心中好像還有一股，那種熱情的、想表現自己」，此中讓主角看到自己內心掙扎的處境與動力，知道此處境只是心理劇探索主角內在生命事件開端，最重要的是要瞭解是如何造成此處境及主角如何面對此處境。因此，導演進一步追問：「從什麼時候開始這樣？」主角回答：「一年半以前。」在這一問一答當中，導演偵探主角的內心事件，讓主角的生活事件顯露出來，這是心理劇讓現象「顯露」的具體做法，同時將主角暖入具體的生活事件之中。

與媽媽的劇

導演順著主角的話一步步的探詢瞭解到，主角自從母親去世後這一年半來，都孤單單的一個人過生活。沒有什麼朋友，也沒去找自己的姊妹，一個人獨自生活。談到這些事的時候，主角悲從中來，開始掉眼淚與擦眼淚，導演感受到主角思戀母親之情，於是導演叫主角「把眼睛閉下來看一下，看你的媽媽現在在哪裡？」但主角回答「消失了」，導演繼續問：「你想像中她會是在哪裡？」主角回答：「消失在一個空間裡，可是這個空間在哪裡我不知道。」導演承襲前面主角經常孤獨的脈絡問：「你常常一個人住？有誰陪伴你？朋友多嗎？」讓主角更深刻的體會自己孤單的處境，同時也讓主角更貼近自己內心難過之處，最後導演問：「當你難過的時候你想到誰？」主角回答：「當然是想到媽媽啊！」

導演的問話是一種對主角內心處境的暖身，問話不是導演想問什麼就問什麼，而是導演深入主角的內心世界與主角同步，體會主角此時此刻的感知與感受，並順著主角隱而未顯的脈絡，將主角未講的內心感受講出來，此過程是主角與導演互相建構的過程，因此，導演本身必須「放空」才能融入主角的感受與感知於自己內心之中，並將主角的感知、感受帶領出來。在這樣的對話過程中，導演順著主角將主角引入主角與主角母親之間的未竟事項，並以心理劇的「超越現實」手法來協助主角完成主角與她媽媽之間的未竟事項（unfinished business）。

在心理劇中處理與過世親人之間的未竟事項，最常用的手法就是「超越現實」（surplus reality）的方法。「超越現實」就是在人現實生活中、在心中無法做、無法達到、無法欲求的事件，透過行動的方式讓它在心理劇的舞臺當中展現出來，讓主角來經驗它、感受它、完成它。承上脈絡，主角說媽媽「消失了」，消失在一個空間，消失在一個主角不知道的空間。然而，人除了軀體之外尚有靈魂，人消失了，死了，但對活著的人仍有影響力，影響他對活著的人的記憶、影響他對活著的人的思想、影響他對活著的人的認知。這些對活著的人記憶、思維、認知的影響，影響著活著的人的生活、活著的人的情緒、活著的人的認知與活著的人的行為。心理劇手法中的「超越現實」就是協助主角有一機會透過劇場的方式，將主角對失去的人、事、物或即將經歷的人、事、物的認知、記憶、情緒、思維與行為具體的呈現出來，讓主角具體的經驗、體悟、自主、轉化。

從以下導演對主角的問話，可以細心看出導演如何一步一步順著主角的心理脈絡形體化主角心目中的媽媽與具體化主角心目中的媽媽。其做法如下：

導演：當你難過的時候你想到誰？
紫容：當然是想到媽媽啊。
導演：所以媽媽雖然是過世了，她，你相信她有靈魂嗎？
紫容：嗯……應該有吧。
導演：她的靈魂是什麼樣子？（註：形體化）
紫容：好像沒有一個形式。
導演：有沒有顏色？
紫容：也沒有顏色。
導演：都是空的？
紫容：不是空的。
導演：不是空的是什麼樣子？
紫容：嗯……那種，比較不像說有形體嘛，……那顏色，顏色我應該是給她，……給她一個比較亮的一個，一個顏色。
導演：什麼顏色？
紫容：比較會在紫色的。
導演：紫色？
紫容：嗯。

在此段對話中，很妙的是，當導演問「是什麼樣子」、「有沒有顏色」，主角剛開始回答「沒有」，但導演接著問「都是空的？」時，主角馬上又說「不是空的」，並給他一個較亮的顏色，一個具體的紫色。此時，導演又巧妙的將「紫色」具體化——叫主角「選一個人做那個紫色的媽媽」，在此同時，導演導演又問：

導演：燈光怎樣？
導演：當你看到媽媽的時候，燈光是亮還是暗一點？
主角：暗一點。
導演：暗一點，再暗一點。
導演：再暗一點。
導演：再暗一點。
導演：這樣可以嗎？
主角：可以。
導演：媽媽有聲音嗎？
主角：沒有。
導演：就是飄來飄去的嗎？還是怎麼樣？
主角：飄來飄去。
導演：飄來飄去的。紫色的，飄來飄去的。
主角：嗯。
導演：是這樣嗎？
主角：嗯。

導演運用燈光將主角暖入劇中，又用形體的動作將主角心中的媽媽具體化、呈現化。緊接著導演叫主角跟媽媽講話，將所有想對媽媽講的話講出來，一來讓主角與媽媽具體對話，也完成與媽媽之間的未竟事項。其對話如下：

導演：對，你想對她講的話現在都可以講。你還沒有機會跟她講，你每天在想她的時候，你想講什麼話都告訴她。
主角：（臺語）媽媽對不起，你在世時我沒有好好照顧你（自責），讓你這樣……（國語）在走的時候我

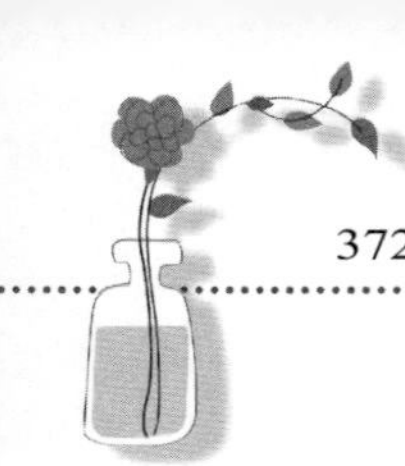

也……沒有在身邊看著你走（自責）……。

主角：（臺語）你把我生這樣，我也是對你很抱歉（愧疚）……

媽（輔角）：（臺語）我知道。

主角：（國語）我也知道你很難過，可是在我對你的叛逆、在我對你的不滿，你都沒有講一句話（自責），你這樣就放我走，放我孤獨一個人走（難過）。

媽（輔角）：（國語）我都知道，（臺語）我都知道。

主角：（臺語）所以你可以放心的走，我會自己照顧自己（割捨）。

媽（輔角）：（臺語）我最不能放心的就是你。

媽（輔角）：（國語）我對你很放不下心。

主角：（臺語）不會，我會自己好好照顧自己（安慰）。

媽（輔角）：（臺語）我看你這樣我也很難過啊。我很捨不得。

主角：（臺語）我會想辦法走下去（安慰）。

媽（輔角）：（臺語）可是我現在看你這麼痛苦，我放不下啊。

主角：（臺語）不會，我應該會，我應該讓你很放心，我自己會，會打開自己的心結想開一點，會放棄自己比較自卑的地方（安慰）。

媽（輔角）：（臺語）就是這樣，我才會一直這樣不放心啊。

主角：（臺語）不會啦，媽媽你放心（安慰）。

主角：（臺語）你可以放心的走（安慰）。

媽（輔角）：（臺語）不過我看你這樣，我心肝頭很難過啊。所有的小孩，我最……（國語）對你放不下心。（臺語）我就在這走來走去，一直在這裡看。

主角：（臺語）不會啦，你放心啦，因為這是我的過渡期啦（安慰）。

媽（輔角）：（臺語）什麼過渡期？

主角：（臺語）想不開的時候啊。

媽（輔角）：（臺語）嗯。我就知道你會想不開啊，我就不敢走，我就很怕你這樣。

主角：（臺語）不然你，不然你給我一個建議，我要怎麼做，你才能放心（提問）。

主角：呵呵（哭）（難過）。

媽（輔角）：（臺語）你看我在這裡走，我就是知道你會想不開。

主角：你應該回去你的地方，我回去我的地方，再重新走（安慰）。

媽（輔角）：（臺語）不然你跟我說，你要怎麼樣好好的做？你這樣一個人，又常常這樣胡思亂想，又想不開，我很沒辦法放心的啊。我對你最不放心。

主角：嗯……（臺語）不會啦，我會好好照顧我自己（安慰）……

主角：（哭泣、擁抱媽媽）

在上面的連結與對話中，主角融入情境，並將在媽媽生前未對媽媽說的話說出來，而對話中充滿了「自責」、「愧疚」、「難過」、「安慰」、「割捨」等情緒，主角「自責」自己在媽媽在世時沒有好好照顧媽媽、自責對媽媽的叛逆與不滿、愧疚自己長得跟別人不一樣、難過媽媽的離去、安慰媽媽自己會走下去、安慰媽媽自己不會再想不開、安慰媽媽自己會放棄自己自卑的部分、安慰媽媽自己會照顧自己，這些話語在失落人的內心深處是不易察覺、不易說出的，在此言說、對談之中讓主角有一宣洩情緒之處，讓主角有機會在安慰母親之中也安慰了自己、照顧了自己，同時也讓自己長出力量。

更細膩言之，當人在失落、悲傷時常常會自責，自己在自己內心裡面自責，自己在自己腦海裡面自責，自責久了，內心充滿了自責，內心無迴旋空間，進而將自己逼近極端的思維之中，不能原諒自己、不能安慰自己，把自己逼到絕處。

這種「自責」，若無適當的宣洩與處理，往往就成為失落親人者的

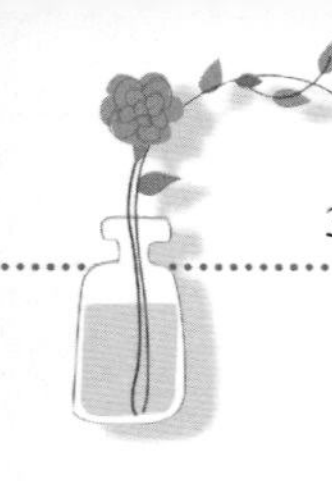

「未竟事物」，干擾其日常生活中的認知、情感與行為。在心理劇中對失落者所做的轉化學習，就是透過具體化、行動化與對話，轉化主角的認知、情感與行為。

以本心理劇主角而言，在主角對母親的記憶中與認知中，主角在母親生前對母親很叛逆，主角自責自己在生前沒有好好的照顧她，甚至死的時候也不在母親的身旁，主角自責媽媽把她生成這樣對媽媽的不滿，與抱歉自己生成這樣讓媽媽很難過，也自責因為自己沒有照顧自己、自己的自卑讓媽媽放不下、走不開。然而「自責」並非都是不好的，在自責中有被包容、在自責中有被接納、在自責中有機會懺悔、在自責中有機會道出心中無法說出的，這樣的自責就在消融之中，就在轉化之中。心理劇就是提供這樣的場境，協助主角轉化其情緒與認知。在這種消融與轉化當中，主角與媽媽心理、情感連結在一起，讓主角內心與媽媽更深的接觸，因此，主角主動的拉著媽媽的手，抱著媽媽哭了出來。

在此，導演讓主角坐下來與媽媽抱在一起，並放著「心肝寶貝」讓主角在媽媽懷裡滋養。

在龔鉥的心理劇中融入了中醫的「洩」與「補」的觀念，「洩」是情緒的宣洩，宣洩心中累積的悲、傷、哀、愁，從中「淨化」自己的情緒。但「洩」了之後，就需要「補」，用什麼來「補」，用「愛」來補，營造一個愛的環境來滋補主角，於是導演用「心肝寶貝」的音樂，讓主角沈浸在小時候被疼、被愛的感受之中，滋養、滋潤主角的心靈。再者，音樂的妙用也同時展現出來，人在3歲之前接觸事物、接觸環境所用最多的感官器官不是語言、不是文字，而是他的聽覺、他的嗅覺、他的觸覺，因此，類似孩提時的音樂、孩提時母親的擁抱，很容易喚起人被疼、被愛的感受、記憶或接觸人最原初渴望被疼、被愛的感覺，導演讓主角心對心的躺在母親懷裡，聽著兒時的音樂，就是營造一個情境，在此情境中喚起主角的觸覺與聽覺，喚起主角內心被愛的渴望、渴求，並使之得以接觸、得以從中得到撫慰。這些手法有助於主角在失落的低落情緒中得到撫慰與支持，並從中汲取力量。

撫慰後最重要的就是「整合」，整合自己的認知，整合自己的情緒，讓主角從認知與情感上轉化學習。於是在主角哭聲停歇之後，讓主角與母親角色交換，讓自己在媽媽的角色之中聽一下自己要如何的照顧自己，才能使媽媽真的放心主角。

與媽媽的分離——主角認知的轉化與心靈層次的提升

待主角情緒漸漸撫平之後，導演關掉音樂，繼續承襲主角的內心脈絡進行下去，在主角與媽媽擁抱前，主角跟媽媽說「會好好照顧自己」，於是導演要主角角色交換當媽媽，以媽媽的角色來聽聽主角所說的話，進一步確認主角是否真的會照顧自己。扮演媽媽的主角說：「你放心，我知道你會好好照顧自己，但是時間到了，縱使母子也要分開。」此話道出在主角心中已能接受母親的過世，也能接受母女之間的分離，將捨不得母親走的脈絡導入更深一層的如何在與母親分離之後照顧自己的脈絡之中。此時，導演不著痕跡的順著主角的脈絡借用主角在母親的位置，告訴主角自己如何照顧自己，並在精神上找到溫暖，此時主角才憶起與媽媽之間未曾有此對話，因此導演運用超越現實的手法，讓主角的認知上瞭解母親死後，只剩靈魂，沒有身體的重擔，且在精神層次上也超脫出凡塵，對世上的事情也看得清楚，這是心理劇轉化主角認知與心靈層次很微妙的做法，主角在不知不覺中轉化了自己看事情的位置，超脫固著的情感依附，將自己與自己既有的「意義觀點」加以轉化，同時擴展自己的視域，就心理劇的作用而言，具體的展現出對成人學習的認知上的轉化與靈性上的提升。

在認知上的轉化與心靈層次的提升，主角的力量漸漸萌出，照顧自己的方法也具體化出來，於是對自己說：

> 我知道你跟別人很不一樣，你就要自己……比較樂觀一點，有事情就找關心妳的姊姊，不然你就去教會找你的朋友說說話。
>
> 傻孩子，（臺語）你不是也是一樣是孩子？我也是懷胎十月生你的。
>
> 媽媽看妳長得很漂亮，你可以再做事認真點，對自己有信心一些！這樣就好了。

在主角的力量出來之後，導演要將這些力量整合至主角內心裡面，於是叫主角「角色交換」回到自己的角色上，這是角色交換技巧的運用時機。角色交換的目的除了擴展主角的角色目錄之外，很重要的是讓主角易地而處，透過在他人的角色之中理解、詮釋他人對自己的理解、詮釋、期待、渴望與認知，讓自己與他人「會心」（encounter），從而深化自己與他人的互動脈絡，因此，主角回到自己的位子時，能接受好好照顧自己，會照顧自己的身體，同時，對媽媽將她生成與別人「不一樣」的「怨」加以釋懷。

「我會自己好好照顧自己。（國語）會注意我自己身體狀況，（臺語）不會再怨恨你，雖然……你把我生成這樣，我不會再怨恨你。」

並且道出：

「我會把一切都忘記，重新再來，走自己的道路，可以能夠不在乎別人的眼光，請你放心。」

接著，導演順勢以主角說過會找朋友的話，透過現實生活中的朋友，消解主角心中的孤寂感，並將母親陪伴之角色轉至朋友身上，於是導演站在媽媽的位子上問主角：「告訴你媽媽有哪些朋友在你旁邊？有些什麼朋友在？你難過的時候你找誰？有誰你可以跟他一起？告訴你媽媽。」此時，主角從團體中找出三個教會中的朋友，並擁抱這三位朋友，導演偵測出主角的內心已答應媽媽的期待，並付出行動，於是透過問話確認主角會聽媽媽的話，好好照顧自己，然後導演請劇中的媽媽漸漸的走出舞臺。

與上帝對話的劇

在主角告別媽媽之後，導演問主角：「你有這些教會朋友，你常常祈禱嗎？」主角回答：「我最近都沒有。」導演接著問：「你想禱告嗎？」主角回答：「我想。」於是，在導演進一步詢問主角所信仰的教派與禱告時是否與朋友一起禱告之後，導演請教會的朋友走下舞臺，並透過「超越現實」的手法，詢問主角：（pp.10312-10352）

導演：在你想像當中，上帝是什麼樣子的？
導演：當你禱告的時候，有感覺到上帝嗎？

紫容：很少耶。

導演：都感覺不到？

紫容：嗯。

導演：當你感覺到的時候，祂是長什麼樣子呢？

紫容：感覺到的時候，他是一個慈祥的老人。

導演：慈祥的老人。穿什麼樣顏色的衣服呢？

紫容：白色的。

導演：白色的？

紫容：嗯。

導演：你可以選一個人做慈祥的老人嗎？……他做你的上帝可以嗎？

紫容：嗯。

導演：他是坐著的，還是站著的？你看到他……

紫容：他是坐著的。

紫容：坐著的。

導演：坐在什麼椅子上面，還是坐著什麼？

紫容：嗯，坐……

導演：坐在地下？坐哪？

紫容：要固定在哪一個地方嗎？

導演：你要他坐在哪裡？

紫容：我要他坐在我的前面。

導演：你坐到前面。（導演叫主角）

導演：你站著、跪著，還是怎麼樣？

紫容：我也，我也都坐著跟他講。

導演：好，坐著跟他講。

導演：你要跟上帝講什麼都可以，你想要什麼都可以，你要問上帝什麼都可以，因為上帝是全知全能的，什麼都可以告訴你。

這一問一答之中，主角漸漸被暖身至與上帝的對話之中，這其中牽涉到主角心目中與上帝的距離、上帝的形象，上帝與主角的位置，在

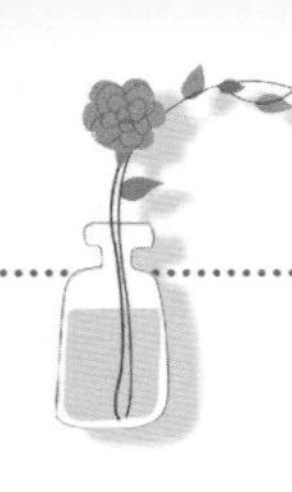

主角心目中很少感覺到上帝，上帝在主角心目中的形象像一位慈祥的老人，上帝不是高高在上的，所以不必跪著面對上帝，而是可以坐著與上帝交談。在心理劇中，尊重主角對心目中「對象」的詮釋與感受，在詮釋學中「詮釋即生命」，在心理劇中「詮釋在主角心中即真實」兩者相容相契，導演隨順主角的感受，進入主角的詮釋世界之中，進而隨順、釐清主角生命中更深層的思維與感受，與主角一起尋找生命中靈性的感受與力量，滋養生命的力量在現實生活中。

在與上帝的對話中，主角的第一句話，就直接切入其心中最內在的質疑與自身感受到的處境：

紫容：親愛的上帝，我想到我每一次都在，**在痛苦徘徊**，為什麼大家都這麼快樂，我還是**自己一個人**？我知道祢是公義，祢是信實的神，可是我在祢裡頭，我到底是**怎麼樣的一個人**？為什麼，為什麼我常常會**陷入獨自孤單裡頭**？好像**外面的世界容不下我**？媽媽走了，爸爸也不在身邊，可是日子還是要過，但是**我就是過不下去**。

在痛苦徘徊
自己一個人
怎麼樣的一個人
陷入獨自孤單裡頭
外面的世界容不下我
我就是過不下去

這五句道盡主角對生命的質疑、自我的存在，與他人的關係，自我生命在痛苦中徘徊，自己走在孤獨之中，自己質疑自己是怎麼樣的一個人，自責自己為什麼常常會陷在自己裡頭；在與他人的關係之中，自己覺得外面的世界容不下自己，這些狀況盤旋在主角的內心深處，是主角的內心處境，此與前面暖身時所展現出的顏色狀態一樣。

藍色：我怕孤單。
紅色：我怕孤單，不要以為我和你們是不一樣的人。

深紅色：我怕別人的冷漠跟歧視，不要以為我跟你們不一樣，你們就不接納我。

藍色：我害怕孤單的自己。

綠色：我怕失去所有的。

這樣的處境，這樣的質疑，是主角內心很深的感受，也是主角很核心的生命議題，是使得**主角過不下去之處**，也是主角在處理與母親未竟事項之後，更深入主角內心深處，主角需要面對與轉化之處，於是導演進一步以角色交換引領主角來探索與面對。

在主角角色交換當上帝時，對自己所問的問題呆住了，不知如何回應，於是導演站在主角的位置上問主角：

導演：回答他，上帝。你真的是公義的嗎？你這什麼上帝啊？怎麼這麼不公平啊？

導演：你真的是公義的嗎？你能告訴她嗎？為什麼她跟別人都不一樣？你告訴她。

這兩句話協助主角進入上帝的角色，同時也把主角內心對上帝不公平的質疑給提了出來。在此追問之下，扮演上帝的主角回答：

上帝（主角）：我是公義的，我是信實的，我給每一個人都是平等的。雖然你是獨特的一個人，但紫容我愛你是特別的孩子。你要敞開心胸來看這個世界，因為我創造的這個世界是美好的。

此句點出，在主角心中上帝是公平的，給主角與別人不同的容貌，是因為主角是獨特的、特別的，要主角敞開心胸，不要介意與別人不一樣。但此時輔角進入主角的內心深處說：

我比較特別，我就要這樣痛苦嗎？為什麼別人都那麼快樂？如果祢是，祢是信實公義的神，那為什麼我這麼不快樂？如果祢愛我，為什麼祢把我生成這個樣子？而且我現在和祢說話也沒有感覺到我快樂。

此時，扮演上帝的主角回答不出來，沈默了約三十幾秒，此沈默代表輔角走入了主角的內心，同時也代表主角內心深處此質疑的存在與不知如何化解。這時導演又加以催化要主角回答，於是主角回答：

因為我對每一個人，都有每一個人不同的生命計畫。但是，我相信孩子你在細看我的時候，應該把你自己的心胸敞開。然後跟著別人一起來，可以把自己融入在愛的大家庭裡，有什麼不快樂，可以找我的其他兒女（教會的姐妹）分享。可以討論訴說，可以一起建造成長。

此回應主角吸納了前一幕劇中要母親放心的方法「找自己的朋友分享」，表示主角把前一幕的方法吸收、內化，同時也把平日在教會與基督中的真理「上帝對每一個人，都有不同的生命計畫」拿來回答自己，平復自己跟別人長得不一樣，而且要自己心胸敞開，此短短的對話可以看出對話對自我轉化的效應，對話協助自己與問題分開，讓自己與問題對話，每有被問題蒙住，看不到自己與問題，如同敘事治療中對問題的「外在化」效果，雖然主角以進一層逼近自己的問題，但是未觸到主角所關切的核心「我為什麼和別人不一樣」。此時，輔角扮演了非常好的角色，扮演了延伸主角的角色與導演探詢的角色，輔角進一步問上帝：

替身：我有啊，我有敞開心胸啊！有很多弟兄姐妹都對我很好。可是，祢說祢在我身上有特別的計畫我看不到，我只是覺得我常常會在痛苦裡面徘徊。我都看到別人快樂，為什麼別人跟我不一樣？

上帝（主角）：因為我對每一個人都是同樣的啊，我也相信每個人的心都是善良的，你也一樣。

替身：那祢造我有什麼特別的計畫嗎？為什麼我要生成這樣子？為什麼我要那麼痛苦？為什麼我要覺得我跟別人不一樣？

上帝（主角）：（沈默約20秒）我答不下去。

在主角再度困住時，輔角又深入主角內心感受與主角之前所言很少看到上帝的問：

替身：對啊，我就常常覺得我每次都是這樣苦求祢，我是這樣相信祢，可是上帝祢給我的回應就是這樣，我常常聽不到祢給我回應。祢就說，祢對每個人都有計畫，都有特別的計畫，可是，我跟祢禱告的時候，祢就常常這樣，祢都……我沒有看到祢，我很少看到祢。我不知道祢是不是，真的是信實，真的是公義的，真的是祢說的，對每個人都有特別的計畫，我看不到。

逼問是接近與面對問題的方式，在現實生活中自我的內在聲音都是在內心裡面流竄與交錯，不易爬梳與釐清，但心理劇就透過輔角提供一個讓自己內在聲音具體化的場境，讓自己清楚的聽到自己的聲音，同時將心中流竄的聲音加以面對與爬梳，在對話中逼近與面對問題。但此過程又會使得主角混亂或逃避，於是導演就在主角的聲音當中做一位爬梳者，因此，導演此時就介入問：

導演：你想要她做些什麼？你想要她做些什麼事情？你要她做什麼事情？你要她怎麼樣？你讓她快樂。你叫她打開心她的心，打開她的人是什麼意思？告訴她。

導演：告訴她。她怎麼樣才不會感到寂寞，你告訴她。要做什麼，她才……。怎麼樣幫助她自己？

導演：她能做什麼事情？才能感覺她自己是有用的？感覺她心靈是美好的。像她怎麼樣展開她的心靈美好，讓別人看見她是美好的？

主角：這種比較難耶。

導演：想想看。

導演：她要做什麼事情使她心情愉快？當她做什麼的時候，當她做什麼事情，是她心情愉快的？

導演：她有沒有為別人著想？你有沒有想到別人比她更痛苦的？有沒有幫助別人？減輕別人的負擔？她有這樣做嗎？什麼叫做打開她的心？她可以做些什麼事情嗎？

這些事情能讓她在社會上是有功能的嗎？她在教會裡能做什麼？

這些問句，讓主角一步步的思維，一步步的澄清，一步步的讓主角由抽象的思維層次進入具體、可行的行為與行動層次，讓主角得以從看到行動的可能性進而走出思維上的困頓。於是扮演上帝的主角開始回答：

上帝（主角）：你可以因著愛我而去探訪關心別人、探視病人啊！然後可以去幫助需要幫助的人。你要常常為你的家人朋友，為你自己心裡面所想到的人或事情，你都要為這些禱告求我幫助，時候到了，我就幫助你。

主角這樣的回答消化、整合導演的問句，表面上好像是導演的意見，而其內在是認同了導演的看法。此過程主角思索其可走出困境之路並找出自己的路，而且，主角這樣的消化、整合讓主角從孤立中走向人群，在人群關係中讓自己有功能，看到自己的功能，讓自己與他人連結，且在與他人連結中找到自己、找到意義。這也是Moreno所說的人的問題來自關係，人也從關係中得到療癒、轉化與蛻變。於是接下來扮演上帝的主角也告訴自己，當自己灰心的時候，「你可以唱詩歌讚美我啊！然後可以讀聖經認識我！也可以去找朋友、姐妹來幫你。」

在這樣思維化為具體行動的意向下，導演又以角色交換讓主角再一次聽到上帝的話語與自己的反應，使得主角與主角心靈上的上帝接觸，從中主角除去對上帝的不信任，由心中道出：

謝謝上帝，我會遵行祢的話語、會常常唱詩歌讚美祢、常常來到祢面前禱告，讓我自己能夠真的走入人群，讓我自己能夠看、也可以去體會別人的痛苦，因為不是只有……嗯……不是只有我的狀況……應該是說，我的狀況不會比別人差，我更需要進入社會裡面，用愛去看待每一個人，因為祢深愛我。

在主角願意試試看與做做看的承諾下，導演詢問主角的意見下結束與上帝的對話，並引領主角回到此劇的第一幕。

整合與改變——重回第一幕

在此劇中最後導演要主角回到本劇的第一幕——擺出圖畫的各種顏色圖像，讓主角站在舞臺外面，重新看先前的畫與聽一聽各顏色的話語，並問主角：「你看到什麼？需要怎麼樣改變這個，這張畫面？怎麼樣使得這張畫面更加的不一樣？」（p10405）主角起初不能意會導演的用意，於是導演請剛剛扮演上帝的輔角站在主角的後面，提醒剛剛上帝所講的話，並請每一個顏色講「我怕」：

藍色：我怕孤單
紅色：我怕孤獨、孤單
深紅色：我怕孤單的自己
藍色：我怕別人排斥我、怕別人歧視
綠色：我怕孤單的自己
藍色：我怕失去所有的

導演再一次問主角：「你要告訴這些什麼？……要改變嗎？」

此時主角說：「我應該可以很勇敢。」導演接下來問：「怎麼做？」此時主角走進舞臺改變各種顏色的位置，調整位置後，走到每個顏色旁跟每個顏色講話：

「我覺得自在、舒服。」
「現在覺得很舒服，不再害怕別人歧視。」
「這個是我害怕失去所有，希望我們以後不要再害怕失去所有。如果我們願意踏出去，相信世界也應該會接納我們。」
「會，我會帶你一起去，我們一起去飛翔。」
「有，我有感覺到我的上帝在我們身旁，隨時準備幫助我們。」
「不會，我們不再孤單，因為上帝與我們同在。」

此過程，讓主角與自己的各個聲音（次人格）整合，也讓自己與上帝的關係更為踏實，最後導演問主角：「現在感覺怎麼樣？」主角回答：「很舒服。」導演問：「現在到這裡完了，可以嗎？」主角回答：「可以。」整個劇就在此結束。

由上的整合過程讓我們深刻的瞭解到，此劇為何導演需要主角回到劇的第一幕的原因，同時也讓我們瞭解到心理劇不只是劇，不只是宣洩情緒，最重要的事要讓主角得以整合自己、整合自己與他人、整合他的靈性與力量。

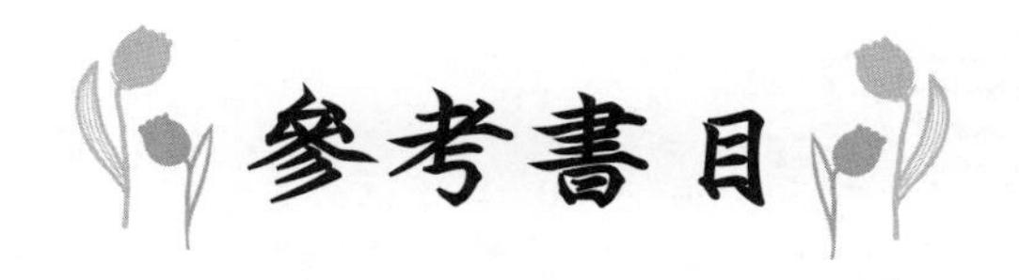

參考書目

◆中文部分

胡茉玲（譯）（2004）。**莫雷諾：心理劇創始人**（原作者：A Paul Hare & June Rabson Hare）。臺北市：生命潛能文化。

胡嘉琪（譯）（2002）。**心靈的演出**。（原作者：Adam Blathner），臺北市：學富文化。

張莉莉（2002）。性侵害倖存少女心理劇治療歷程與結果之個案研究。**未出版之博士論文**。國立臺灣師範大學社會教育系，臺北市。

陳鏡如（譯）（2002）。**心理劇入門手冊**（原作者：M. Karp, P. Holmes & K. B. Tavron）。臺北市：心理。

◆英文部分

Blatner, A. & Blatner, A. (2000). *Foundations of psychodrama-History, Theory, & Practice*. New York :Springer Publishing company , Inc.

Moreno J. L. (1946). *Psychodrama*. Beacon. N. Y.: Beacon House.

Moreno J. L. (1975). *Psychodrama Third Volume*. Beacon. N. Y.: Beacon House.

Moreno J. L. (1983). *The Theater of Spontaneity*. Beacon. N. Y.: Beacon House.

Zerka T. M. (2000). *Psychodrama, Surplus Reality and the Art of Healing*. PA: Taylor & Francis Inc.

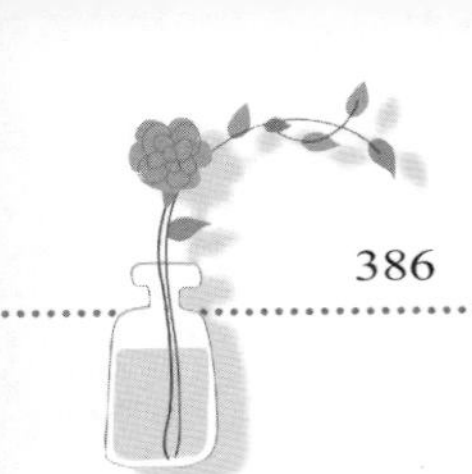

第十三章

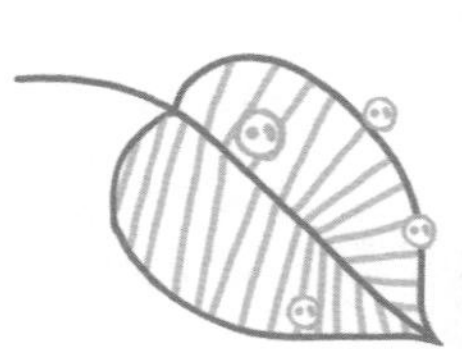

悲傷輔導、諮商與治療及表達性藝術治療

何長珠

一、前言

在生死失落的痛苦難過中，心理諮商的工作常被期望能有所介入並提供適當的幫助。雖然，也有文獻認為生死是人生必經之歷程，該是每個人都可以學會應對的人生挑戰；但無論如何，對這項人人必經之事有所學習瞭解和準備，應該還是極有意義和價值的；到底，縱使不知為何而來，至少也要知道為何而去吧？不過，由於長期以來的中文文獻，習慣以「悲傷輔導」（Grief Guidance）的稱呼來含括悲傷心理因應的三個範圍——輔導（Guidance）、諮商（Counseling）及治療（Therapy），因此本文特就此三部分之內容有所解說，以正視聽。

首先，輔導的定義是以文獻分享及資訊提供的方式，來協助一般人增進或澄清對某項概念之瞭解（如死亡之對象會影響悲傷之深度等），在心理諮商之範疇中，屬於「預防及推廣」之性質。也就是說，「悲傷輔導」的重點在對一般大眾之死亡態度或迷思，進行知識和態度的認知澄清工作；因此「讀書會」、「影片欣賞」及短期的心理助人模式如「焦點解決」或「現實治療」模式，均可用於此一階段之對象。「悲傷諮商」則主要在處理因悲傷所引發的情緒、感受或心理困擾，如憂鬱、悲觀或憤怒、無助等，其焦點總與感受有關，因此兼含文學、繪畫、音樂、舞蹈、沙遊等媒介的「表達性藝術治療」，便成為是最理想的介入模式（詳情請參考本書之相關章節如投射性繪畫、沙遊治療、表達性藝術治療等）；而「認知治療」的談話模式亦被認為對憂鬱處理相當有效。最後，在心理諮商的系統中，針對困難度最高的人格問題之處理（如創傷性悲傷或複雜性悲傷等），則須採用對工作者訓練要求最高的深度治療模式，像是「心理動力治療」或「心靈治療」模式（請參考本書之心理劇與家族排列章節）；困擾的是，臺灣的情況，一般大眾真正求助的往往是所謂的「民俗」療法，而這又與「心靈治療」模式有著似是而非的關係，因此，專業半專業及非專業的系統，如何統合及劃分，是仍在繼續發展中的趨勢。

二、悲傷階段與因應輔導模式之關係

其次，由於悲傷經歷本身是一個發展的過程，因此悲傷階段與因應輔導模式之關係，可以用下列的圖表來加以說明——

表13-1　悲傷階段與因應模式（何長珠，2006）

階段	特徵	狀態	心理介入模式	輔導─諮商─治療
震驚期（否定）	過分反應	1.退化：哭泣、失功能 2.堅強：表面無事，理性反應 3.「創作性」反應	危機介入： 1.說出感受 2.結構：每天要完成的三件事 3.具體建立：支持聯絡網	輔導及諮商─ 1.讀書治療 2.影片欣賞 3.陪伴 4.生活事件之協助（重新安排生活結構）

階段	特徵	狀態	心理介入模式	輔導—諮商—治療
哀悼期	責怪自己／他人	1.分離的過程：恍如同在（幻覺） 2.獨白 3.得同樣的病痛 4.哭泣憂鬱憤怒	1.表達性藝術治療：催化情緒之表達與宣洩 2.心理諮商：處理未竟事務	諮商—治療— 5.宗教信仰之介入 6.心理成長團體（義工、宗教社團或藝術治療） 7.專業的心理治療（認知治療） 8.靈療（民俗或家庭排列）
復原期	接受、回復現實	1.搬家 2.換工作 3.學新東西 4.深入宗教信仰	問題解決模式：認知治療與意義治療（正向重構）	輔導— 9.社工資源系統之介入 10.新關係對象之建立（人事物）

由上表中可知，在悲傷輔導的不同階段中，悲傷輔導、諮商及治療，亦各有其獨特工作之模式與做法。如果轉換成更詳細的工作任務描述，則可分為幾部分說明如下（參考自何長珠，悲傷輔導因應智能量表之建構研究，未出版）：

悲傷輔導部分之智能

1. 感到很多正向力量的支持（從人際、書本或信仰中）。
2. 工作有益於身體（但非心理）健康的維持（何長珠，2008）。
3. 悲傷會催化生理及心理疾病，而唯有規律運動的習慣，能協助對抗病痛（Mor, V., McHorney, C., Sherwood, S., 1986）。
4. 悲傷的處理因人而異，有人的確可以默默（默思）完成其哀悼之過程的（Neimeyer, 2000）。
5. 男性處理哀傷的方式偏向問題解決模式，因此需要幫助他們得到情緒宣洩之機會（Schut, Stroebe et al., 1997）。
6. 女性處理哀傷的方式則偏向感受表達模式，因此需要幫助她們得到問題解決能力之訓練（Schut, Stroebe et al., 1997）。
7. 個人的依附類型會影響其悲傷處理，如焦慮型喜歡「求助和掌控感」；逃避型喜歡藉著「工作或理性」來因應；獨自型則傾向於「內省深思哲理」之做法。

9.「獨白」（表面上看到的喃喃自語）被發現是一種有效的悲傷表達方式，不要擔心或制止。

10.悲傷會隨著時間而改變其型式，到墳場獻花或保持擺設的一切如故，在某個程度上都是自然正常的反應。

12.悲傷歷程的本質是一種「死亡－重生」的雙向歷程，在達到悲哀的極限（痛不欲生）後，生命的自然規律會再度上升，從而回到一個較前更為成熟老練的狀態，只不過每個人的速度、方法與結果有別而已。

13.各種死亡照成的影響中，「母喪子」與「白髮人送黑髮人」（老人喪失成年孩子）是喪慟最深的兩種類型，其恢復期也相對最久，甚至有人終生難忘（Cleiren, 1993）。

18.老年喪偶（特別是寡婦）的悲傷結果似乎出現兩極現象──或者是一蹶不振（主要出現在關係很好或經濟社會地位的依賴者身上）；或者是快樂老人（主要出現在「夫管嚴」或經濟獨立者的寡婦身上），輔導時應注意其差別（蔡文瑜，2000）。

28.悲傷對個人有意義的部分是喚起當事人對死者的一種承諾，「想為對方做一些事」的心意，不僅有助於悲傷之轉向，而且也是「生死均安」的好辦法。

29.無論尋求專業協助與否，有效的悲傷工作，均應該包括生理（飲食、運動、休閒與新嗜好之健康化）、心理（自我概念與自我效能之再檢視；創傷性悲傷與壓力管理；讀書治療）、社會（支持網絡之擴增、家庭溝通之改善與工作職業之專注）、文化（民俗、信仰）及生死教育（生命與死亡意義之深入探討與處理）之追尋始可（釋慧開，2002）。

悲傷諮商部分之智能

2. 能對信任的人（或團體）公開表達並宣洩個人之情緒（哭泣、想念、怨懟或不甘）（Baker, 1997）。

16.家庭遇到死亡事件之衝擊，往往會產生新的互動序位，因此有效的衝突反而比假象的和諧，對家庭功能具有更大之意義（Walsh & McGoldrick, 1991）。

17.在父（母）親掌權多年後去世的家庭情境中，要小心剩下來的伴侶有可能為「無助」（悲傷無法宣洩）或「無賴」（悲傷無盡）的悲傷遺族（張淑美、謝昌任，2005）。

19.老年喪偶在鰥夫部分之例子，則有所不同。一般說來，在事發後半年左右的評估中，鰥夫雖然較不會出現如寡婦般的「創傷性（強烈）悲傷」，但卻有兩年內較高的生病與死亡率，因此可以說：表達及宣洩感受，有助於悲傷恢復（Williams Jr., J.R., 2005）。

20.對幼兒及小學兒童而言，好哭、尿床、睡眠不安、急躁、黏人、好動、不專心、拒絕上學等照顧上的困擾行為，都有可能是一種表達情緒困擾的求助方式（Lyons-Ruth & Zeanah, 1999）。

21.對青少年而言，其表達悲傷之方式則除了飲食、健康（生病及發育）與學習上之困難外，尚包括有負面不穩定之自我意象、衝動冒險的行為，以及對亡者愛恨交織的情緒，因之與兒童共同被列為是較易得到憂鬱的危險族群（Lyons-Ruth & Zeanah, 1999）。

22.研究發現，喪親的兒童或青少年若能接受包括遊戲治療及表達性藝術治療在內的心理治療之協助，是可以有效得到幫助的。

23.幼年時的喪親等心理困擾，若未得到處理，則成為「未盡事務」，而於其後成年時的喪親經驗中復發，變成所謂的「二度傷害」，增加當事人罹患憂鬱的危險因子（張淑美、謝昌任，2005）。

24.從經驗中發現，任何能帶來內在快樂（歡笑）狀態的活動（如唱歌、畫畫、種花、養小動物、旅行、做義工等），都是有效的悲傷良藥。

25.研究發現：有基督天主教信仰者，對死亡抱有最樂觀之態度（天堂與主懷）；而佛教淨土宗及一貫道之信徒則相信自己可以「前往西天」或「不落地獄」；但一般大多數的民間信仰者，則傾向於有「鬼魂」及「因果報應」「六道輪迴」的擔心（蔡明昌，2006）。

26.「悲傷的工作」（grief work），通常包括三個階段，即：震驚期（適合介入方式為危機處理及實際問題之協助）、哀悼期（心理諮商，即情緒之表達、支持與澄清；對複雜性悲傷則可考慮心理治療）與復原期（適合介入方式為與認知治療有關的問題解決模式與意義治療）（李開敏、林方皓、張玉仕、葛書倫，1995～2004）。

27.悲傷處理中一個很重要的概念，是向死者做出「正式的告別」。就此而論，儀式的存在有其必要性，而規避兒童介入喪禮的習俗也因此是有待商榷的現象（Klass, Silverman, & Nickman, 1996）。

悲傷治療部分之智能

11.感覺看（聽）到亡者之存在是很多人的經驗（特別對中國人的文化而言），並不需要太介意；但如果造成當事人極大之干擾，則可以民俗或心靈治療之方式給予協助（釋慧開，2002）。

14.婚姻中或婚外的「墮胎」（流產或夭折）雖然一般人多不以為意，但其實對當事人其後的生活（親子或夫妻關係）往往會造成不良的影響（海寧格理論）。

15.不論對嬰靈或家中曾遭受不公待遇的人（如養子女或分產不公等）之悲傷處遇中，「和解」（在靈位前正式承認對方）都是很重要的解決問題之道（海寧格理論）。

25.研究發現：有基督天主教信仰者，對死亡抱有最樂觀之態度（天堂與主懷）；而佛教淨土宗及一貫道之信徒則相信自己可以「前往西天」或「不落地獄」；但一般大多數的民間信仰者，則傾向於有「鬼魂」及「因果報應」「六道輪迴」的擔心（Smith, Range, and Ulmer, 1992）。

28.悲傷對個人有意義的部分是喚起當事人對死者的一種承諾，「想為對方做一些事」的心意，不僅有助於悲傷之轉向，而且也是讓「生死均安」的好辦法。

30.悲傷處理最重要的三原則是：「面對」、「表達」與「找出隱含其中的生命意義」（李開敏、林方皓、張玉仕、葛書倫，1995～2004）。

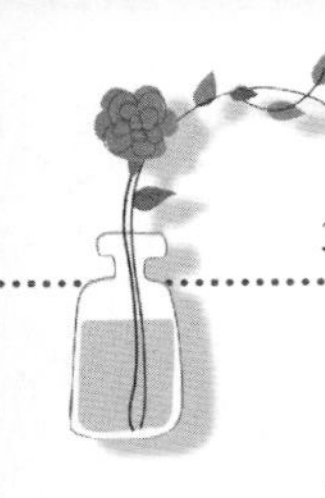

三、悲傷因應智能量表題目內容之相關解說

上述量表如果就重點更詳細一點解釋，則可說明如下（黃珊珊、葉曉穎，2007）。

> 8.個人的依附類型會影響其悲傷處理。如：焦慮型喜歡「求助和掌控感」；逃避型喜歡藉著「工作或理性」來因應；獨自型則傾向於「內省深思哲理」之做法。

講一個例子：

「逃避型的輔導員遇上逃避型的個案」，會產生什麼狀況呢？他們通常會討論任何事情，但就是不去碰觸真正問題（該談的事情）。像第8題就是說，你在幫助別人的時候，要瞭解自己和對方的依附類型。我記得我之前上課曾跟各位說過，天下最苦的愛情是哪一種愛情，你知道嗎？

答案是：當焦慮型的人，愛上逃避型的人時。各位在真實生活中，難道沒發現嗎？

因為當焦慮型的人得不到愛情的時候他會告訴自己說，我一定是做得還不夠好，所以就會「trying even harder」。可是愈努力，那個逃避型的對方就愈害怕，逃避得更遠！所以才說世界上最可怕的愛就是這種愛，各位如果常看文學小說，應該可以看到很多這種類型之組合吧！

「逃避型的諮商員在處理別人的問題的時候，應該不見得是逃避的。」

舉個例子：

有兩個實習組的學生，一個人逃避的是親密，因為從小父親就離家出走，所以媽媽就會帶不同的男人回家，也造成自己對關係有極端的不信任，但因為是諮商員，所以還是要能談親密的問題！另外一個人逃避的就是感性，因為從小父母要求他的就只有功課好，所以根本不知道感情是什麼，所以當他看到別人哭泣時，只能很無奈的卡在那裡，因為實在不知道要怎麼做。

這兩個人在人際依附的分數中，都是逃避型最高，所以就造成他們在諮商觀察室的互動是非常焦慮的！因為我們的諮商實習要走16週。你可以第一週講天氣，第二週講老天，第三週講⋯⋯，但是你不能到第八週還沒有講到你該講的事。所以呢？

在這麼多外在的壓力之下，他們努力搪塞的就是有關於感情的事情，但是譬如說，當某個個案承認自己愛上了一個人，但因為不知道該怎麼表示，所以只能眼睜睜的看著對方去愛別人！那這個諮商員是不是要做出一些有效反應？於是他就會提供傾聽、解說等技巧。但是因為自己逃避的本質，這個諮商員其實是很困難幫助這個個案的！結果當下課鐘聲響起時，我們就會看到那幾個人（個案、諮商員及觀察員）都同時如釋重負。為什麼會這樣？因為課程和分數的壓力，使諮商員要能談出他對自己都不想談的事，這當然是很難！

然後你還可以看到這兩個實習同學可以一分鐘內走出觀察室以後，就立刻從很親密的關係成為很普通的朋友。有趣的是兩個逃避成性的人，在不能逃避的時候不得不演出一場戲，然後他們會發現對方很棒——因為默契一樣。在其他課上，兩個人幾乎毫不交集；只有到了這節課，他們就要互助表演一下。

因此可以說，光是知道自己的問題是什麼，是不夠的！

12.悲傷歷程的本質是一種「死亡—重生」的雙向歷程，在達到悲哀的極限（痛不欲生）後，生命的自然規律會再度上升，從而回到一個較前更為成熟老練的狀態；只不過每個人的速度、方法與結果有別而已。

當生命的自然規律，在應該要結束痛苦的時候，如果你的痛苦還沒有改善，各位想想這是什麼意思？譬如你看到朋友還在行屍走肉一般的過日子，不曉得還要多久才能走過來，這時能不焦慮嗎？

重點是「生死有時、悲傷亦有時」，雖然你陪伴一個悲傷者可以很「真心」，但不必「擔心」，各位真的能處理這件事嗎？

我自己有一個親身深刻的經驗，當自己失去親人，走到一個過程中時，我發現一件奇怪的事，那就是「我已經不能像去年的時候那麼悲傷了」！換言之，雖然我想念那個人的感覺我不想改變，但我也知道實際上我已經改變了。所以我後來才得到一個很奇怪的瞭解——那就是，雖然死亡總讓人悲傷，但一直到最後真正最悲痛的經驗，其實只有一個！等到那一次的經驗後，你就可以「輕舟已過萬重山」；再也沒有真正的悲痛了。

13.各種死亡造成的影響中，「母喪子」與「白髮人送黑髮人」（老人喪失成年孩子）是喪慟最深的兩種類型，其恢復期也相對最久，甚至有人終生難忘（Cleiren, 1993）。

走過一生最難最深的痛苦通常大概要10年，所以以後你們要安慰的對象若是屬於母喪或白髮人送黑髮人的，就要特別小心！像母喪子的例子，那個孩子如果是10歲以下的時候，母親或父母親就往往會企圖做一種補償，也就是會再生一個，來紀念這一個；而再生的那一個，等於就是為別人而活，滋味並不好受。

假設母親已經老了沒辦法再生了，那這一種她可能就只會記得那個死去的孩子，眼中沒有別人。這兩種都是屬於正常的哀傷失落，但卻都是非常難處理的。如果說，你媽媽永遠只記得家中那個死去的孩子，其他的孩子都不算數，難道不會讓人覺得很痛苦嗎？

14.婚姻中或婚外的「墮胎」（流產或夭折）雖然一般人多不以為意，但其實對當事人其後的生活（親子或夫妻關係）往往會造成不良的影響。

婚姻中或婚外的「墮胎」（流產或夭折）幾乎已是現在大多數人生活的一部分，而且往往以不同的理由出現，像是「未有婚約」、「經濟情況不好」、「工作忙」或甚至「未準備好」等。而大部分的人，也幾乎不認為這可能影響彼此之關係，或甚至後來所生孩子的好帶難帶問題。但是就家族排列的經驗來看，這兩者間的確具有某種程度之相關。舉例來說，特別黏母親的孩子、特別愛管不信任大人的孩子、特別怕黑的孩子，都有可能與其排行次序前後手足死亡或送人有可能的連結。

雖有人會去廟裡或乩堂做個法事，但除非誠心誠意（懺悔和承認），否則通常效果不大；因此在處理與家庭有關之資料時，這部分資料之誠實，是非常值得重視的一個關鍵點；因為隱而不宣往往因此形成所謂的「家庭祕密」，造成更多後代莫名其妙的不幸。這是本人在10年家族排列過程中，屢屢印證之真相，並非迷信。

15.不論對嬰靈或家中曾遭受不公待遇的人（如養子女或分產不公等）之悲傷處理中，「和解」（在靈位前正式承認對方）都是很重要的解決問題之道。

假如各位願意相信這件事的話，那麼最好趕快確實瞭解一下自己家裡有沒有人不正常的死亡，尤其就是在自己的父／母親的系統裡面有沒有人是不正常的死亡，較可看出這些問題間的連結。你就可以去問媽媽：對於早夭的大哥，你有沒有做什麼法事？然後趕快去做一些自己可做的事！

舉例說：

> 一個阿媽的例子。中國的民俗，一個家中若死了二兒子，家裡的大兒子家裡面常常要找一個小孩出來，拜二兒子做冥父。這雖然是好意，可是往往都會因為沒有處理完整而造成往後的問題。

我去年所做的一個強迫症個案（極端挑食，一直擔心怕母親會下毒，多年服用精神科藥物，但問題仍無法改善），本來以為問題是媽媽墮胎三次未好好處理的結果，可是到廟裡去設牌位的時候，這個媽媽忽然被附身，然後才知道是父親的二弟弟早夭，所以，阿公就讓長子父親這個強迫症兒子做契子並接受其遺產！可是真正的問題是，契子拿了遺產卻沒有做祭拜的承諾——後來這個契子真被搞到像一個廢人一般，不能上班、不能結婚，而且還一天到晚嫌媽媽！所以那一天才發現：問題的根源主要在爸爸違約！

這個個案從16歲以後就開始出事，鬧到現在26歲，已經鬧了他爸媽10年了，如果不是這次的介入，這個問題還會繼續下去，因此可以體

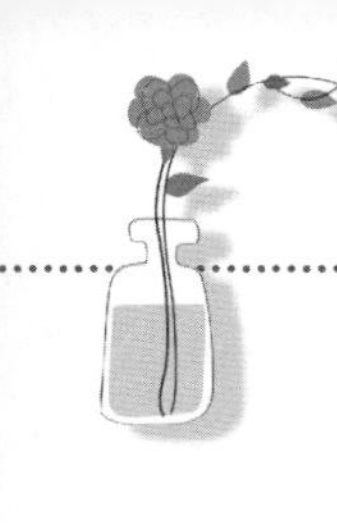

會靈魂糾結的真實性。

16.家庭遇到死亡事件之衝擊，往往會產生新的互動序位，因此有效的衝突相較於假象的和諧，對家庭功能具有更大之意義（Jordan, Kraus & Ware, 1993）。

家庭遇到死亡事件之衝擊，會產生新的互動，所以真正有效的家族是會有衝突和願意談判的，不過其主要的目的仍是要達成協調或妥協！

所有的問題都和「和解」有關。但到什麼程度才算真和解呢？

那些墮胎的媽媽或個案都告訴過我說：「老師，我都有懺悔耶！我都有到他墳前去燒香耶！」可是到目前為止我的發現卻是：和解這件事要有效，一定要公開，要有一個第三者在場才行！至於為什麼會這樣，是一個很有趣的問題，我到現在也都還沒有辦法解釋。

17.在父（母）親掌權多年後去世的家庭情境中，要小心剩下來的伴侶有可能成為「無助」（悲傷無法宣洩）或「無賴」（悲傷無盡）的悲傷遺族。

「無助」的例子像前面一題中的那個媽媽，她的夫妻關係是不平衡的，就是先生特別強勢，自己則是相對弱勢，這時候就變成所謂的無助的悲傷遺族。你知道他們通常會有什麼毛病嗎？最可能是得身心症，一天到晚咳嗽、氣喘、胃病，全身都是病，讓你不得不去照顧他，這個就是無助者的面具！

「無賴」呢，就是長輩有說不完的怨與苦，講來講去都是他最慘或最倒楣、全家人都欠他的，也照樣讓自己和他人都苦不堪言。

19.老年喪偶在鰥夫部分之例子，則有所不同。一般說來，在事發後半年左右的評估中，鰥夫雖然較不會出現如寡婦般的「創傷性（強烈）悲傷」，但兩年內卻有較高的生病與死亡率。因此可以說：情緒表達及宣洩感受有助於悲傷恢復（Cleiren, 1993）。

老年喪偶在鰥夫部分之反應有所不同，一般來說要在半年後，雖然外表不會表達出來，但是兩年內通常有較高的生病率和死亡率。所以自己家裡的長輩如果遇到這樣的情境，就要注意這個問題。

21.對青少年而言，其表達悲傷之方式則除了飲食、健康（生病及發育）與學習上之困難外，尚包括有負面不穩定之自我意象、衝動冒險的行為，以及對已故者愛恨交織的情緒，因此與兒童都被列為較易得到憂鬱的危險族群。

對青少年而言，其表達悲傷的方式有不同，因為此階段賀爾蒙強烈分泌所造成的負面不穩定之自我意象、衝動冒險的行為，以及對已故者愛恨交織的情緒，導致青少年的自殺情緒在這個階段特別容易發生！

至於女性則可能會變成有早婚傾向，而且對象常常會是一個年紀比較大的異性；這主要都是因為青少年階段之思考不夠完整，所以更容易以直接反應之方式來做因應之結果。

22.研究發現，喪親的兒童或青少年若能接受包括遊戲治療及表達性藝術治療在內的心理治療之協助，是可以有效得到幫助的。

研究發現，喪親的兒童或青少年兒童比較能接受遊戲治療，因為遊戲能讓兒童更自然地放鬆和表達；而青少年和成人則以口語諮商（talk therapy）配搭使用表達性藝術治療（繪畫、沙遊、故事、面具、戲劇等）之模式，更容易產生改變；這也是本書各章中之個案之作品多半以兒童及青少年為對象之緣故。

23.幼年時的喪親經驗之心理困擾，若未得到處理，則成為「未完成事務」，而於日後成年時的喪親經驗中復發，變成所謂的「二度傷害」，增加當事人罹患憂鬱的危險因子。

幼年時的喪親經驗之心理困擾，若未得到有效處理，則會成為「未完成事務」，留在當事人心中，造成日後自己也不明白的投射和補償。

所以就像上次說的，作者服務學校一個企圖自殺的學生，被轉介過來時，我問他的第一句話就是說，你以前有過類似的經驗嗎？因為有經驗的工作者，看到的不是只有割腕的習慣，除了詢問經驗之外，還應該想到說：這位個案應該還有家族中的相關資料，所以那次的介入原則就是直接抓到個案問題的重點。試問，一個媽媽若常想自殺，是不是從小就會營造一個讓孩子覺得不快樂的環境？所以這個孩子的成長過程可能已被誘導走向：自殺是一個解決問題方法的立場。所以那次可以只做一次就結案，為什麼呢？重點就是告訴個案：這是你媽媽的價值觀，你從小大到跟她那麼久，當然很難不被影響：但你不是媽媽，你有權利選擇過別種生活。這種敘說方式，其實也是一種認知治療的立場，各位覺得呢？

24.從經驗中發現，任何能帶來內在快樂（歡笑）狀態的活動（如唱歌、畫畫、種花、養小動物、旅行、做義工等），都是有效的悲傷復原良藥。

從經驗中發現，任何能帶來內在快樂（歡笑）狀態的活動都是有效的，所以不一定要做義工，如果說做義工那太高貴了，也可以去做別的嘛！雖然臺灣很多的宗教團體之行為都可以算是所謂的社會良藥，像佛光山或慈濟等，雖然不強調明顯的宗教儀式，但仍有強烈團體治療的氛圍。我有一個遠親，在三、四十歲的時候突然被裁員，立刻得了憂鬱症，後來我的協助之道就是介紹她加入慈濟系統，做什麼呢？就只是被帶到大家每天工作的地方做資源回收！各位可能不能想像，其實資源回收就是一種集體治療。請大家再猜猜人為什麼在這裡會被治好？

第一、人在憂鬱的時候需要很多人來跟她互動，你今天好漂亮喔！你換新的髮型了喔！人的溫暖和碰觸本來就是治療良藥！但現今社會走向個人化和物質化，常常要出錢才能找到一個人來聽你抱怨，這也是現代人的一個困境。可是在志工系統裡，你抱怨完後，人家會跟你說：「啊，你那有什麼可憐，我跟你講我以前更可憐。」團體治療之所以有效的祕密，就是發現「別人比我更慘」。因為人有一種比較心理，只要有機會發現現在的苦，有人比你更苦，就會覺得自己還算是幸運的。所以幾乎可以說，志工或助人系統的工作，都是有形無形的在做這種團體治療。

25.研究發現：有基督天主教信仰者，對死亡抱有樂觀之態度（天堂與主恩）；而佛教淨土宗及一貫道之信徒，相信自己可以「前往西天」或「不落地獄」；但大多數的民間信仰者，則傾向於有變成「鬼魂」及「因果報應」落入「六道輪迴」的擔心（Smith, Range, and Ulmer, 1992）。

有信仰者裡面還有排行喔，基督和天主教信仰者一般比較樂觀，因為他們相信「會上天堂」，而佛教和一貫道的信仰者所在意的則是「前往西天」或是「不落地獄」。而且即使是佛教信仰，裡面還有很細的區分，譬如說淨土宗相信死前會看到「佛來接引」；一般的佛教信仰可能就沒有那麼清楚的一個意象，而只強調「不落輪迴」。換言之，人們日常所相信或重複強調之意念，不但影響生之價值觀，也同時影響臨終之心態；對大部分臺灣的中國人而言，「因果報觀」與「公平自利觀」仍是支配潛意識之重要依據。最近在和一位安寧病房做了七年工作的護士聊天，據她所照顧過五百位病患的往生經驗心得，在病房裡面，因癌症而死的病人在臨終時，幾乎沒有一個人身上沒有病痛的。而一般人群裡，生理和心理都很健康的人的往生比例，大概也只有5%！這個比例，就算對做了很多善行的居士或出家師父也是一樣的！

一般人會以為有修行的人應該不會多苦，不見得！不管有修行沒修行，有錢沒錢，所謂的六道輪迴，其實都在我們每天的生活中現形，並在臨終前也不會消失。就此而論，學習生死的人特別有一個權利跟義務，就是要對自己的家人及朋友宣導信仰的重要性！因為「有信」和「正信」才能幫助我們達到人生最重要的一個目標，那就是「好活，好死」。

26.「悲傷的工作」（grief work），通常包括三個階段，即：震驚期（適合介入方式為危機處理及實際問題之協助）、哀悼期（心理諮商，即情緒之表達、支持與澄清；對複雜性悲傷

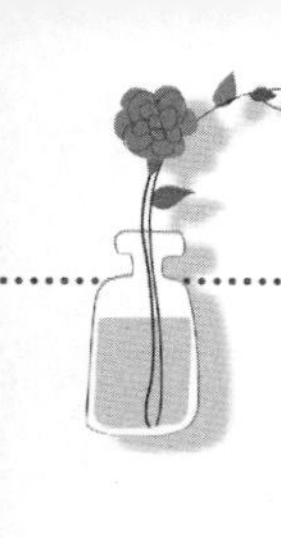

則可考慮心理治療）與復原期（適合介入方式為與認知治療有關的問題解決模式與意義治療）（Hogan, Morse, and Tason, 1996）。

第一個是震驚期，這個時候介入的原則是危機處理及問題的實際協助，所以這個階段是社工和志工系統最可以著力的範圍。第二個階段是哀悼期，特別適合做感受及情緒的表達、支持與澄清；至於複雜性悲傷之範圍則可參考心理治療模式，像本文所舉的很多實例都是屬於心理治療的範圍。第三個階段叫復原期，適合的做法是和認知治療有關的問題解決模式和意義治療。有些朋友或學生，在過去曾經驗過重要他人的失落（死亡或分離），這種未解決的議題其實很容易障礙當事人與他人之正常人際溝通，這時候可以做什麼呢？其實最好的做法就是透過表達性藝術治療來得到自我表達及紓解之療效；因為人的問題常以感受及情緒的方式，儲積在當事人的「內在對話之心理故事」之中；而唯有正面面對，才有可能「消減塊壘」，回復心態之平衡與能量之調整。我有一位學生自尊心很強、同時又有多年的佛法浸潤經驗，就是藉著畫一百多幅曼陀羅，完成了美好的自我療癒旅程！

（悲傷處理最重要的三原則：「面對」、「表達」與「找出隱含其中的生命意義」。Nerken, 1993）

27. 悲傷處理中一個很重要的概念，是向已故者做出「正式的告別」。就此而論，儀式的存在有其必要性，而規避兒童介入喪禮的習俗也因此是有待商榷的現象（Jackson）。
28. 悲傷對個人有意義的部分是喚起當事人對死者的一種承諾，「想為對方做一些事」的心意，不僅有助於悲傷之轉向，而且也是讓「生死均安」的好辦法。

基於此種立場，在死前的和解及死後的守靈、葬禮、追思儀式中，都有很多可以進行悲傷輔導或諮商之機會。

31.失去親人後，對生命中事物的重要性會重新排列（錢財、陪伴家人、健康）（NerKen, 1993; Hogan and DeSantis, 1996）。

這題的重點是，什麼時候你的人生重要性才會重新排列？

你發現愛情不是真的，你不再相信了；或者是終於瞭解：親情勉強不來。你是什麼時候發現這些資料的呢？

> 個人有一個喪親的經驗，就是祖母的過世。因為那個死亡是如此的接近自己，所以才有可能看到自己也會死亡的事實。不然就像是表面上說每個人都會死，但是那件事其實不會跟自己產生連結。那個死亡是發生在我24歲時！

所以可以問問自己：你是從什麼時候感覺到死亡是真實的？就說死亡的當下，你當然會感覺震驚啊！重點是想要各位判斷：你的震驚期多久才走完？然後才能很深刻的感覺到死亡是真實會發生的。用庫柏・蘿伯絲的四個階段來看，各位是在第二階段還是第三階段？

> 有人說：因為她比較特別，就是已經中風一小段時間，之前就有準備，所以在她死的那一天，我就接受了。準備期大概有半年。

如果我們能讓死亡是一種準備的方式來發生的話，就比較容易去接受。你接受以後，那時還很年輕嘛，主要是會有什麼不一樣的感覺嗎？

> 主要的不一樣就是體認自己會死的這件事，會使我很焦慮。那時候很焦慮。

那焦慮之後你做了什麼？

> 就開始重新排列價值的重要性。像之前會覺得，一般人的模式就是最重要，趕快找一個好工作，然後結婚，趕快買房子。後來就覺得那不是最重要的。

排列的方法從怎樣的傳統變成不傳統的呢？

不傳統的地方就是發現，面對死亡反而是最重要的，因為這是一定會發生的事。至於結婚、買房子這就不一定會發生。

你怎麼樣面對死亡呢？從25歲到現在。

來唸研究所，就是會去看很多談論死亡的書，然後就是各個教派、各個說法都去瞭解，從書籍或影片上！

所以你做了很多自我的學習、自我的成長。那你現在認為生命中第一重要的事是什麼？

面對死亡。不是還沒走完，我覺得靈性的成長上有點改變，就是發現：靈性成長到某個階段後，還是有很大的成長空間。

所以說你在面對死亡的過程中，做了很多自我閱讀的成長，使你的靈性達到了一個新的狀態，現在是帶著接受死亡的狀態在生活。這一題最重要的是，各位能不能找出來你大概是在幾歲的時候開始有一個關鍵點，讓你在靈性上有所轉化。各位有沒有還沒遇到這個關鍵點的？會不會是因為還沒遇到重大的打擊？

我覺得除了死亡之外，像是當遇到很大的挫折時，也會重新排列價值觀。

32.悲傷因應的反應中，採「趨」反應者（理性分析危機、正向重新評估，採解決問題之行動，尋求支持），其悲傷復原之效果優於「避」反應者（企圖輕忽問題，尋找替代補償，情緒複雜，對改變有無力感）（Moos & Schaefer, 1993）。

各位要瞭解，趨和避反應的這兩種當事者，都認為自己在幫助自己，不是說第二種人就是沒有在幫助自己，他也有在幫助自己。但是某種程度，他是不知道自己在幫助自己的方法上是幫助不了自己。以教學的例子來說，老師教書都是會從學生身上得到感受，尤其是比較特殊的學生。我有一位學生，他就是比較典型的逃避性人格，一連修了我四學期的課，可是一直到了第四學期才看到他改變，我就覺得非常安慰。他的改變是從家族動力畫看出來的，以前從來就不把自己畫進去，但是到第四學期時他會把自己畫進去。

在談圖畫時，會聽到他講一些特別的事，像是他開始會回家看爸爸媽媽了。其實心理成長上有時候一個很小很小的改變，都要很久才會發生的。所以在這個當事人來說，她在第一、第二學期不是都一樣在上課，但不知道為什麼就是沒有聽到那個話；一定要到第四學期、畢業以前才忽然聽到了。將來你們都可能會影響別人，就會發現一件很有趣的事，就是每一個學生所需要改變的時間和點都不一樣。雖然大部分的學生都比較能找到用什麼方式來幫助他；可是有些比較特殊的學生，你真的不知道。即使我們教書這麼多年，還都一直在嘗試中。

33.悲傷調適之做法，最先應是社會支持（社群網絡、宗教信仰），然後才是個人成長（成熟度上升、減少自我依賴、同理心增加、改變生命中目標的重要性以及更珍惜生命等）。（Schaefer & Moos, 1992）

成熟度上升的表現方式就是會增加自我依賴（self-reliant），什麼叫自我依賴呢？兩種可能，一種是去求助的傾向減少；另一種則是什麼事情都能不靠人。第三就是同理心增加，比較瞭解別人心裡在想什麼；第四會改變生命中目標的重要性；第五是更珍惜生命，生命不管是好還是壞，都會去珍惜。所以悲傷調適的做法最先要做的是社會支持。這件事有點弔詭，因為一百個人裡面總是會有四分之一的人習慣不跟別人來往，這些人明明很需要社會支持，不管是文獻上還是實驗研究分析上的結果，一個人如果能得到別人的支持，特別是他喜歡或是信任的人，就會變得比較能在世界上「活得好」。

「活得下去」和「活得好」！

雖然理論是這樣，但實際上就是真的會遇到沒有什麼社會支持的當事人。譬如說，一個單親媽媽帶著六個小孩，這就是沒有社會支持的現象；或者說，你在這邊唸了四年書，可是講過話的人不超過十個等。

在悲傷輔導裡面最難的階段是第二階段：就是當事人否定他所遇到的事情。因此當一個人否定他遇到的事情時，他通常也不想求助的，這就叫抗拒期。所以我現在新的思考焦點放在，像悲傷適應的四個階段，第二個階段「否定期」最難，那對這最難的部分要做什麼事呢？大家本來會做的事就是「陪伴」，你不善言詞，或者是你覺得對方的悲傷不是你講話能幫得上忙，你願意陪伴，陪伴就是一種支持，也是一種關係。所以第二階段是很特別的一個階段，情況表面上是一個破碎的關係，所以覺得極端的孤獨，他覺得自己已沒有也不要關係了，但陪伴卻也是另一種關係。可是在這種沒有關係的過程中，你能夠幫助他的，好像還是只有關係。譬如說你和你姐姐的關係很好，而你姐夫突然出事死亡，你每次去陪你姐姐的時候都覺得自己沒有用，因為她就是一直在那裡哭，你去陪第一個月和第二個月，感覺都沒有改變。所以有時候會有一個疑問，假設你陪在那邊對方還是一樣哭泣，那這個陪伴還有沒有意義？實際上，我們人只不過是一種生物，所以一定會轉換的。所謂轉換就是不管遇到多壞的環境，都會想辦法讓自己過好一點。所以從第二階段走到第三階段的時候，到第三階段就開始有希望了，就是當事人願意講出來、願意試試看去上靈性的課、願意去試試看一種信仰；這些都是轉化。

這裡很有很多東西可以探討，就是轉化與人的類型有關。像前面提到「趨」的人，他在第二階段，你接近他的時候雖然他不能停止哭泣，但是你對他講的話，某種程度他是聽得到的；可是對「避」的人來說，你對他講同樣的話，他卻是聽不到。所以在第二階段的協助裡，說實話，我們的挑戰一直都不是「趨」的人。假設一個人他有正向的態度、積極的立場，他就比較容易自己去求解決或是幫助。我們的困難一直是，你想要幫助那個不想要被幫助的人。可是那個不想要被幫助的人又不覺得自己是不想要被幫助，而同時他又會覺得說：為什麼沒有人來幫助我？所以悲傷輔導將來要發展的方向中，我想這是一個很重要的問題。

社會支持中，還有第二點就是宗教信仰。所有的文獻都發現，有宗教信仰的人比沒有宗教信仰的人，他對生死的態度是更正向的。可是宗教信仰雖然很好，卻又不知道在什麼時候插進去，總不能在殯儀館的門口佈道。可是一個人什麼時候會暗自哭泣呢？通常都是回到他最初的家或是環境，所以我就會想到，電視傳道可能是很了不起的一件事。即使你半夜睡不著，爬起來想要聽都能聽得到，我體會到他們的幫助可能比諮商晤談的幫助還要大。而對一般人來說，就是及早種下宗教的種子，既然人生無常是真理的話，就不要到對方發生事情之後才去勸他有信仰。

34.悲傷能使我們對還活著的親人更加珍惜彼此之間的關係（Miles and Crandall, 1983）。

這一題和上面31題是有關的。不盡然都是如此，但他有一個向度是往這裡走的。就是家庭中本來不太親的關係，可能會因為死亡而使你們的關係改變。

有位同學分享說：父親過世之後，家現在似乎恢復到他還在時候的方式。

各位還記得他的家庭動力畫嗎？

他把自己畫在畫的右邊，媽媽和妹妹比較接近。請問這段改變的歷程，花了多久的時間？七年。

那這七年裡一定有改變一些東西吧？

我和妹妹剛開始會害怕，後來走出來，逐漸從接觸宗教中，覺得爸爸會在一個好的地方。因為曾夢過他一次，所以有這種感覺。

我們在人生某個階段受到驚嚇時，心理發展有時會停下來，雖然外表身體上還是會長大，但是最重要的心靈狀態是沒有長大的。這在心理學上稱為「內在小孩」，關於內在小孩大家都比較會想到是：我7歲的時候被一個老師罵，害我到現在都很討厭老師。大家比較會想到的是這種情況。可是其實內在小孩還有一個意義，就是說，它會跟你外表的

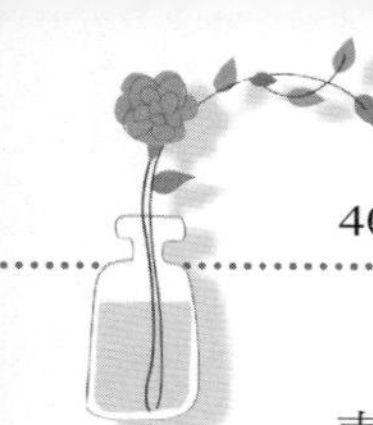

表現，譬如說表情或個性特質有呼應之處，像是有人看起來就像喪家之犬，有人則過分OK，好像什麼問題都沒有。又有一項資料說，當青少年期遇到喪親的重要打擊，他們就會發展出一種不自覺的恐懼感，像是怕獨處或天黑等。換句話說，每個人都會因為其特殊的成長經驗而形成特殊的悲傷議題，而這種議題所造成的家庭動力，當然會因為家中某人的死亡而得到重新調整之機會（通常是往好的部分如本題的珍惜部分去改變）。

35.自悲傷復原後往往會改變當事人原先的死亡觀，變得更為正向（tjenbruns, 1991）。

悲傷的內涵，主要是失落。人對自己沒有得到的東西常會若有所失。舉一個例子，在我周遭有一位極端的案例 ，很優秀的女人愛上不該愛的男人。但因為她從來沒有遇到過學業或其他事上的失敗，所以她就想盡辦法，要將這件事做到圓滿——所謂的圓滿就是要對方離婚來娶她。可是她試了又試，甚至為對方生了孩子，但等到孩子慢慢長大要入學要報戶口了，對方還是沒離婚。

前面提到的「趨」和「避」，表面上是一刀兩斷的事，事實上不是每個人一生都是一直在趨—避裡面來回的歷程。最後這個當事人得了癌症，她恨對方、恨自己、恨命運的結果，最後連那個男人也得了癌症。我們都知道：癌症通常和長期間（3～5年）的心理痛苦有很大的關係；只是心理痛苦的內容，每個人都有不同的劇本而已。這裡最特別的一點是，當他們兩個人都得了癌症之後，這件事（離婚）才終於看開了。因此可見，人似乎只有遇到比原來狀況更危險的情境，才有可能學到新的或更超脫的價值觀；這也就是為什麼鬼門關前走一遭，人才會開始重新活一種活法的原因，裡面仍是有一個「經驗決定視野」的立場。

36.一個人愈能瞭解無常與死亡，面臨失落時的調適也通常愈佳（Cleiren, 1993）。

這題和上題的主旨是一樣的。只有在悲傷中我們才能瞭解人生的真相，或者是說：自己一向逃避的東西，唯有在面對了之後，世界上才不再有可怕的事情了。又因為沒有一個人的生命曲線會是一平到底的，一定是有高有低，那麼如果可以選擇，各位會希望自己是什麼時候最受苦？什麼時候最享受呢？由大家舉手的情況來看，大多數人會希望最低的時候在幼年（20歲），最高的時候在壯年（大概20～40歲），而老年的時候是平的。我可以告訴大家，我在生活中的一個大發現是什麼。我的發現是：在比較年輕的時候，就受到挫折的人，生命對他而言，其實是一種「隱藏的祝福」。因為你對這個世界最不好的經驗，已經在年輕的時候都經驗到了；接下來就會有一個現象就是，沒有什麼事情可以再害怕打擊你了。當然，這裡的前提是：適當可以承受的打擊！放到死亡議題上來討論，情況亦然；這就是為什麼這題要說：「一個人愈能瞭解無常與死亡，面臨失落時的調適也通常愈佳」的理由！

37.願意進行臨終前的溝通，在死亡之前把彼此心結以及財產、身後事安排等表明清楚，將有助於遺族心中歉疚與罪惡感之處理（Parkes and Weiss, 1983）。

臨終階段還是可以分期的，分為前期和後期。這裡通常指的是前期，在臨終病房，為期一個月時段的第一個禮拜到第二個禮拜之間要完成的事。因為再過來當事人的生理狀況往往就會來不及做了。所以將來，進行臨終前的溝通，不管是對家人還是自己，都是要做的。如果你排行最重要的親人已經死了，你沒有機會跟他處理，這時候還是要做死後的和解。如果可以，做死前的和解最好，不行的話也要做死後的和解。所以如此建議之假設是：人的完整存在，包括生理、心理和心靈三個層面，死亡通常能帶走的只是形體而非精神，因此精神部分之放下，絕對是善終的一個重要內容，也是生死均安的主要條件。

38.我相信人死後會經歷一個中間歷程（中陰）然後再走輪迴（佛教觀）；或以基督教的說法是上天堂得永生。所以死亡只是肉體的消失，並不是生命真正的結束（死亡觀）。

這個觀念在各式各樣的書中都有出現，不過在研究中，還是有四分之一的鐵齒派，相信死了就沒了。所以對那些人來說，這個議題就是沒有意義的。

39.我相信當一個人把親人永懷於心而不再難過時，他就已經完成了悲傷的復原歷程（靈性關係）。

這裡不只是「就」還包括「才」完成悲傷的復原歷程。其表徵為當事人可以很平靜的談論死亡親人時，這個哀悼歷程才算完成，通常要五到十年。但若是自己心中第一號重要的對象，通常還要更久的時間；除非他不是你的第一號，不是第一號就很快，隨關係深淺而定。所以某個意義來說，人其實不是孤單的，因為自己最愛或最在意的人永遠都活在心念中，不管對方實際上是活的還是死的。

結論

悲傷輔導（諮商及治療），是生死學和助人系統中，不可或缺的一個部分，因此特簡要說明如上。如需就內容詳加探討，則必須牽涉到諮商心理學中所介紹到的各種理論與技巧；有興趣深入者，可以進一步的修習有關課程。

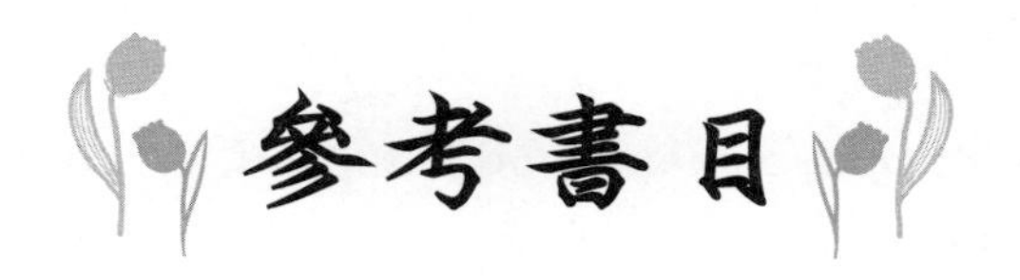

參考書目

◆中文部分

何長珠（2008）。悲傷影響因素初探。**生死學研究，7**，139-192。

李開敏、林方皓、張玉仕、葛書倫（譯）（2004）。**悲傷輔導與悲傷治療**（原作者：J. W. Worden）。臺北市：心理。

張淑美、謝昌任（2004）。**生死學相關學位論文之分析**。教育部主辦臺北護理學院承辦：教育部93年度生命教育學術研討會——生命教育理論建構與實踐，11月20-21日，頁45-56。

黃雅文，張乃心，蕭美慧，林泰石，林珊吟，範玉玟，賴彥君（2005）。**生命教育——生死學取向**。臺北市：五南文化（2005，2002，1999，1996，1992，1987，1983）。

項退結（1994，2000）。一位天主教哲學工作者眼中的死亡。**哲學雜誌，8**，98-116。

蔡明昌（2007）。我國大學生來生信念初探。**中華心理衛生學刊，20**(3)，235-260。

蔡文瑜（2000）。**女性喪偶者的悲傷調適歷程研究**。**未出版之碩士論文**。國立臺灣師範大學社會教育研究所，臺北市。

聶慧文（2004）。大學生經歷失落事件的悲傷迷思、因應行為與至今復原程度之關聯性研究。**未出版之碩士論**文。國立交通大學教育研究所，新竹市。

◆英文部分

Baker, J. (1997). Minimizing the impact of parental grief on children: Parent andfamily interactions. In C. Figley & B. Bride (Eds.), *Death and trauma: Thetraumatology of grieving* (pp.139-157). Washington, DC: Taylor & Francis.

Bowlby, J. & Parkes, C. M. (1970). Separation and loss within the family. In

E. J. Anthony (Ed.), *The child in his family* (pp. 197-216). New York: Wiley.

Bowlby, J. (1980). Attachment and loss. Vol. 3. *Loss: Sadness and Depression*. London: Hogarth Press and Institute of Psychoanalysis.

Clerien, M. (1993). *Bereavement and adaptation: A comparative study of the aftermath of death.* Washington, DC: Hemisphere.

Cohen, S. & Wills, T. A. (1985). Stress, social support and the buffering hypothesis. *Psychological Bulletin, 98*, 310-357.

Cleiren, M. (1993). *Bereavement and adaptation: A comparative study of the aftermath of death*. Washington, DC: Hemisphere.

Hogan, N., Morse, J. M. and Tason, M. C.(1996).Toward an experiential theory of bereavement. *Omega*, 33(1), 43-65.

Hogan, N. & DeSantis, L. (1996). Basic constructs of a theory of adolescent sibling bereavement. In D. Klass, P. R. Silverman, & S. L. Nickman (Eds.), *Continuing bonds: New understandings of grief* (pp. 235-254). Washington: Taylor & Francis.

Jordan, J. R., Kraus, D. R. & Ware, E. S. (1993). Observations on loss and family development. *Family Process*, 32(4), 425-440.

Klass, Dennis, Phyllis R. Silverman, and Steven Nickman, Eds (1996). Continuing Bonds: New Understandings of Grief. Washington, DC: Taylor & Francis.

Lyons-Ruth, K. & Zeanah, C. (1999). The family context of infant mental heaith:I. Affective development in the primary caregiving relationship. In C. Zeanah (Ed.), *Handbook of infant mental health* (pp.14-37). New York:Guilford Press.

Miles, M. S. & Crandall, E. K. B. (1983). The search for meaning and its potential for affecting growth in bereaved parents. *Health Values: Achieving High Level Wellness*, 7, 19-23.

Mor, V., McHorney, C., Sherwood, S. (1986). Secondary morbidity among the recently bereaved. *American Journal of Psychiatry*, 143(2), pp.158-16.

Moss, M. S. & Moss, S. Z. Robinstein, R. & Reach, N. (1993). The impact of elderly Mother's death on middle-aged daughters. Journal of Aging and Human Development, 37, 1-22.

Nerken, I. R. (1993). Grief and the reflective self: Toward a clearer model of loss resolution and growth. *Death Studies* 17 (1), 1-26.

Parkes, C. M. & Weiss, R. S., (1983). *Recovery from bereavement*. New York: Basic Books.

Schaefer and Moos (1992). J. A. Schaefer and R. H. Moos, Life crises and personal growth. In: B.N. Carpenter, Editor, *Personal coping: Theory, research and application*, Praeger, Westport, CT (1992), pp. 149-170.

Schut, H. A. W., Stroebe, M., van den Bout, J. & de keijser, J. (1997). Intervention for the bereaved: Gender differences in the efficacy of twocounseling programs. *British Journal of Clinical Psychology*, 36, 63-72.

Smith, P. C., Range. L. M. & Ulmer. A. (1991-1992). Belief in the afterlife as a buffer in suicidal and other bereavements. *Omega*. 24, 217-225.

Walsh, R. & McGoldrick, M. (Eds.), (1991). Living beyond loss. New York: W.W. Norton.Walter, T. (1996). A new model of grief: Bereavement and biography. *Mortality*, 1, 7-25.

Williams Jr., J. R. (2005). Depression as a mediator between spousal bereavement and mortality from cardiovascular disease: Appreciating and managing the adverse health consequences of depression in an elderly surviving spouse. *Southern Medical Journal*, 98(1), 90-95.

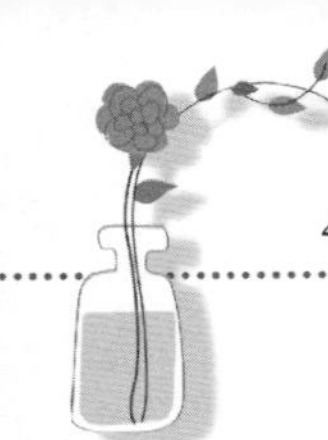

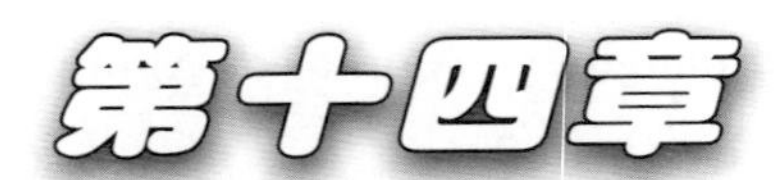

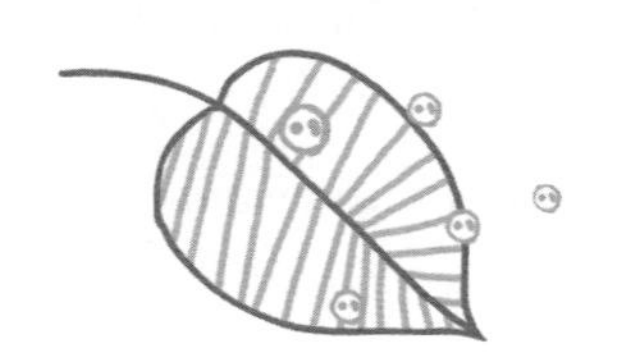

園藝治療

郭毓仁

壹 理論介紹

一、定義

什麼是園藝治療？我們得先從園藝是什麼開始談！從「園」這個字來說文解字可以明白，就是在圍塑的空間內，有土壤讓人嘴巴吃到東西，有衣服穿！換句話說，在圍塑的空間表示園藝不同於農藝種植的稻米、或小麥、高粱是粗放的，園藝是精緻的，就因為是精緻農業所以讓人更容易親近。園藝的定義是科學和藝術的結合，因此蔬菜栽培、果樹栽培、花卉栽培、草坪栽培、樹木培育、園產品處理等就是科學的部分，而花藝設計、景觀設計便是藝術的部分，但是園藝治療主要是以人作為對象，不同於其他園藝類別是以作物為對象，因此園藝治療更是融合科學和藝術讓人來獲取健康！因此園藝治療簡單來說，就是利用園藝植物及和園藝植物、以及接近自然等活動來得到人類的福址（well-being）。那什麼又叫做福址？根據世界衛生組織2004年對於「健康」的定義認為：「健康是種生理的、心理的，及社會幸福的完全狀態，而不僅只是沒有生病。」而要達到生活福址（well-beings）就是身體健康、常保正向情緒、頭腦及意識清楚、有真正「好的朋友」在身邊、以及經濟無慮這五大類。而園藝治療的目標正是這五大類！園藝治療是強調園藝栽培的過程中所得到的精神及生理上的利益當然也能有所收成。園藝治療對健康的促進應該要有數據可以證實，並且有目標的來持續治療，且也有專業的人在從事此工作。園藝治療課程的編排最有效的方法，包括能快速見到成效的種子繁殖或蔬菜種植；具有簡單重複步驟可循的無性繁殖；戶外活動如澆水、施肥、修剪、拔雜草等；以及和植物有關的設計課程，例如組合盆栽、組合擺盆、花藝設計、雜草插花、壓花卡片、乾燥花、紙玫瑰、紙做康乃馨、景觀攝影等；還有利用和園藝相關的活動例如廢物利用報紙、寶特瓶等來達成參與者所需要的健康目標。但是園藝治療活動不可以都在室內進行，應該能帶到戶外景觀接受大自然植物帶來的利益，那接近大自然又如何帶來健康？根據美國學者Dr. Ulrich做過許多人類曝露在具有植被景觀中生心理狀況的變化實驗結果，他從1972到1981年連續在賓州一個醫院內觀察手術（膽囊切除）後病患住在普通病房療養的情況，發現病患住在窗外可以見到植物的病房比窗外只見到紅磚牆的病患，提早恢復身體狀況而出院提早約1天（Ulrich, 1984）。他們又在瑞典的一項研究針對160個心臟手術病患者，在手術前2天先對研究對象做訪談，並測量血壓、心跳等生理現象，將患者分成6組，自由選擇一張圖片，他們就將所選的圖片置於床尾的位置，當手術病患醒來一張開眼便可以見到他們選擇的圖片，結果發現選擇樹木、河流、水的患者手術後恢復較快，但選擇長方形藝術圖片的患者，手術後恢復較慢，而選擇濃密森林、圓柱狀藝術圖及兩個對照組分別為全白圖片和完全沒有任何東西的病患則無顯著差異，結果從先前的受訪者資料中發現，選擇樹木、河流、水的患者，過去大多是喜歡接近自然的人（Ulrich, 1998）。其實這樣的結果主要是因為演化理論，因為我們的體內有多重基因在控制我們的情緒，當我們身處自然時，這些基因便會活化起來而讓我們有正向情緒。而另一個原因是紫外線（陽光）、流水、瀑布都能提供陰離子，特別是植物行光合作用產生負二價的陰離子，因此便能影響自律神經中的副交感神經的正常運作，當空氣中陰離子足夠時，人體的血脈擴張、骨骼強健、心跳運作正常、血壓正常、呼吸輕鬆順暢、血液成鹼性、且消除疲勞（20000～30000負離子/cm3呈現良好的作用），同樣的便可以增加個人的免疫力。可惜的是，需要園藝治療的參與者通常是肢體弱勢者，因此設計讓弱勢者可以使用的活動及園藝栽培空間便被推廣出來，這樣的庭園就稱之為療癒庭園（healing garden），一個療癒庭園的設計原則就是運用刺激使用者的五感，即藉由視覺（有顏色的花）、聽覺（水聲、鳥聲等）、嗅覺

（桂花、七里香等香花植物）、觸覺（薄荷、迷迭香、澳洲茶樹等）、及味覺（種植蔬菜）的刺激，讓大腦特別是左腦更靈活而得到療效。療癒庭園通常有園藝操作的空間，邊緣可座式花壇（40～60公分高）、適合輪椅使用的桌子型花壇、適合不能彎腰者使用的站立式花壇，以及可隨意移動的盆器花壇，桌子120公分椅子可移開、圍牆150公分，另外當然是無障礙環境（圖14-1）。除此之外，如果弱勢者，例如手部不方便的老人或是腦性麻痺朋友無法使用正常工具者，就要使用輔助工具，那麼如何判定參與者是否需要使用輔助工具呢？很簡單，就是拿正常工具給參與者拿看看是否能輕易握住。

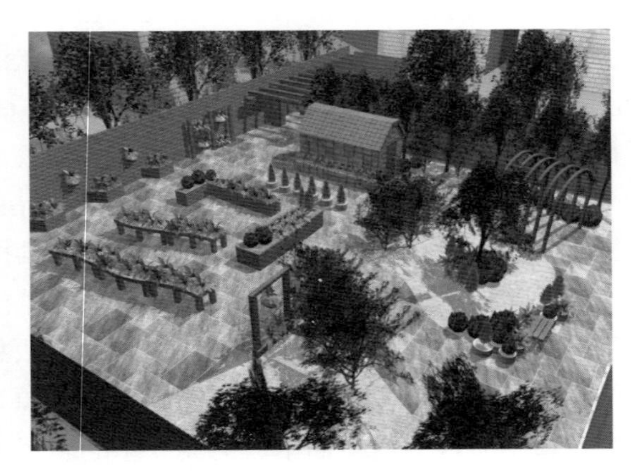

◎圖14-1　療癒庭園模擬3D圖

二、歷史發展

園藝治療的發展其實必須有文字記載可以讓後人來追溯，所以沒有人可以真正瞭解歷史，外加現代人因為語言能力的限制，僅能做大略的描述，一般被認為古埃及的時代就已經知道利用園藝治療於精神病患上，只是事隔多年一直沒有被真正的研究利用，因為沒有數據可循，所以在園藝活動和園藝治療留下模糊的空間。但19世紀在西班牙、美國都有研究報告指出園藝治療的功效。美國最早提出horticultural therapy一詞的人，是1948年時Ruth Mosher Place所提，因此美國進展至今已有60年。1817年時賓州費城的Friends醫院（精神病院），運用庭院設計的技巧在醫院的庭園中，他們利用安靜、遮蔭的森林步道，以及開闊的草地，來製造出寧靜的自然環境，這也是早期「景觀治療」的先驅。1876年，Friends醫院蓋了一座溫室，將園藝活動一起導入治療的行列中，至今已有五座溫室及數位園藝治療師。在19世紀美國將園藝治療運用在小孩、殘障者、老人、及一些退伍軍人的身上。美國到了1950年在Michigan State University及1973年在Kansas State University開始有專門的訓練課程，並和醫院合作做為臨床試驗，並提供學位成為園藝治療師。之後幾所大學也陸續跟進，包括Virginia Polytechnic State University、Texas A&M University、University of Rhode Island，都有授予學士、碩士、甚至博士學位。另外如University of Massachusetts、Temple University以及一些社區大學也都提供學位以外的專門訓練課程。Seattle的Edmond Community College也有此課程！美國各州的植物園，例如伊利諾州芝加哥著名的植物園Chicago Botanic Garden也都有和園藝治療有關的設施和定期活動產生。1973年美國成立園藝治療協會，1987年加拿大也成立加拿大園藝治療協會，歐洲國家如義大利在1995年成立園藝治療組織，其他如德國、瑞典、英國、瑞士、澳洲、紐西蘭、日本、韓國等國都有相關組織。華人世界如香港園藝治療中心則在2005年創立。2007年臺灣也成立人與植物學會。中國文化大學環境設計學院於2004年成立園藝治療研究中心，並於2008年開始認證園藝治療師是國內唯一認證機構，至今約認證1000位園藝治療師，這些園藝治療師的背景包括護理師（士）、職能治療師、精神科醫師、中醫師、物理治療師、社工師、建築師、景觀設計師、室內設計師、營養師、大學教授、研究生、大學生、花藝設計師、心理諮商師、芳療師、電腦工程師、銀行人員、商業人員、補教業、安養中心人員、基層老師、幼教老師、青少年輔導員、護理系講師、園藝專家、出版業、人本服務業、基金會、特教老師、有機業者、新聞從業人員、工業設計師、（退伍）軍人、神職人員、公務員、奧運國手、社團等，主要來自臺灣、澳洲、美國、香港、澳門等地。目前包括臺灣大學、中興大學、臺北護理健康大學、中國文化大學都投入園藝治療得課程教學及研究推廣工作。療癒庭園在臺灣，包括中國文化大學、開南大學、臺北護理健康大學、士林官邸、臺北聯合醫院松德院區、中壢壢新醫院、高雄市警察局、中正紀念堂等地都能看見。

三、主要模式與內容

園藝治療師必須接受相關的訓練課程，如圖14-2所示：

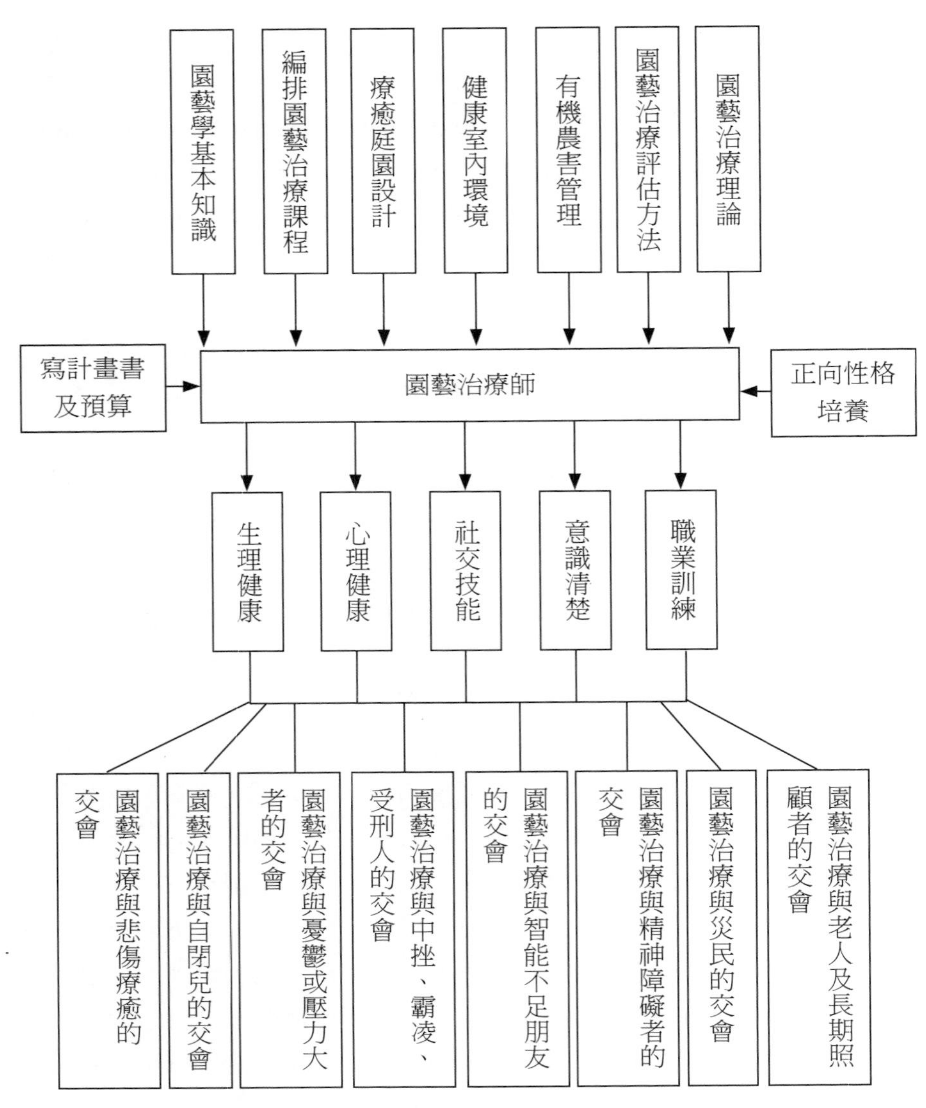

◎圖14-2　園藝治療師養成與產出圖

園藝治療的操作方法就是先瞭解參與者的健康需求後，訂定可行的目標，再安排有效的園藝治療課程來達成目標，選擇適合參與者的評估方法，通常是園藝治療評估量表或其他適當的量測方式如量血壓或心跳等，而且最好是有前測和後測可以比較效益，由於園藝治療活動或研究不易找到對照組，因為每個人每天的日常生活很難避免接觸園藝，例如看見綠色植物、走進公園、吃到蔬菜水果等，所以很難找到完全的對照組，才以前後測取代。至於進行活動的時數或週數依參與者需求而定，通常六週是最常見，也可以一天，甚至數小時都有效。活動人數最好能1對1，但儘量以10人作為依據，且最好是量性輔以質性數據或文字最好。當決定參與者的園藝治療時程後便可以訂出園藝治療目標，然後安排可以達成的園藝治療課程，並選擇適合的評估方式進行前後測，前測通常在還沒有進行方案前測量，之後便可以開始進行活動，而園藝治療課程的選擇儘量能快速看到結果的最好，在課程結束前做後測，如果課程達數週則在課前一週就做後測，在最後一次上課時可以將測量結果呈現給參與者瞭解自己進步或退步的狀況。園藝治療通常不會達成只有一項主要目標，也會產生次要目標。舉例來說：有五位患有憂鬱症的園藝治療團體，決定用六週來達成減壓，所以主要目標是心理健康，次要目標為社交機會及肢體活動，所以選擇園藝治療效益評估表及Zung憂鬱評估表做為前後量測標準，在六週課程中選擇可以增加自信心、成就感等心理健康的課程，例如種菜、花藝設計、組合擺盆、雜草劍山、桌上型禪宗庭園、紙作玫瑰花這六個課程來達成。那什麼叫做達成目標？園藝治療因為可以增進福址，所以對於健康通常是≧原來的健康狀態，如果經過園藝治療活動後，該參與者在園藝治療效益評估表前後測差亦呈現負值，我們便能輕易篩選到有問題的個案，再加以進一步訪談為何呈現此結果。園藝治療雖被認為只是輔助西方醫學療法的一種，但卻更適合醫護人員本身，舉例來說：有五位剛從護校畢業的菜鳥護士第一次到醫院工作就接觸精神科，結果五位護士還沒上工就先得精神疾病，倍感壓力！於事先教這五位護士園藝治療的技巧六週，六週後這五位護士進入精神科病不以所學護理專業來面對病患，而是同樣的以園藝治療師的方式來帶精神病患同樣帶六週，就在病人專心的操作護士攜心安排的園藝活動的同時，就有許多機會來觀察病患，而且有植物做為話

題，也不至於立刻就進入病徵的話題，經過六週後，彼此早以互相信任互相瞭解，也開始聊到病患自己的問題。這是真實案例，這種方式都可以用在心理諮商師、特教老師、或醫護人員身上，因為專業照護者也需要被照顧。園藝治療經常造就雙贏的局面，其很大的力量來自有生命、有感覺、但不說話的植物。我再說一個案例：這是真實發生的故事，講到一個父親曾和她7歲的女兒Chione一起在新家布置庭園的同時，不幸的Chione在家附近被車撞死了！父親無法接受這事實也悲傷的無法再過正常生活，有一天他躺在沙發上睡著了，睡夢中聽到Chione叫他趕快起來布置未完成的花園，他還說想要種一棵「勿忘我」！Chonie最喜歡的植物就是勿忘我！父親醒來後在沙發上一直哭一直哭，但是他知道真的是Chione來叫他，因為Chione會叫他「Daddy」，他起來開始布置未完成的庭園，就在庭園裡，父親竟然發現牆角一個廢棄的天使雕像！父親終於頓悟，如果他沒有走出戶外，他不會遇見天使，他知道Chonie在告訴他，她已經變成天使遨遊在天空！父親面臨失去家人的痛，也同時在那個痛點開出了心芽……那微妙的力量讓他可以繼續走下去，父親親手種植女兒最愛的勿忘我，每日到庭園澆水照顧，彷彿女兒就在身邊。現在園藝對父親來說，是孩子們的福祉，也是他持續活著的心鑰。園藝拯救了父親的心靈不致失常，它是過去父親和女兒Chione聊過並開始弄起來的，它也是讓父親可以往前走的一個生活重心。園藝是父親下床及面對一天的理由，起初並不容易，他說「我是用了很大的努力才有辦法在經過這樣的創傷之後，還能找到力量繼續下去」。我不相信人可以從這種失去摯親的傷痛中康復，尤其逝去的是自己的孩子。你永遠都不會康復，但你能找到可以繼續走下去的理由和內在的力量，支撐你一直做下去。對父親而言，園藝是安慰和救贖的特別天地。每當勿忘我盛開的時節，彷彿是Chione在告訴父親，我回來了，我很好！這是園藝治療與悲傷療癒。這些案例都在告訴許多對園藝治療誤解的人，許多人誤以為園藝治療是利用植物來做成外傷藥、肥皂、甚至口服的食物，是完全從字面上去揣測。

貳 實務活動

案例一：兩小時園藝治療工作坊

1. 地點：XX安養中心
2. 人數：8位
3. 對象：失智老人住民
4. 園藝治療目標：生理健康、肢體活動、心情放鬆、增加認知
5. 課程設計
   (1)報紙育苗盆播草花
   (2)地瓜小品盆栽
   (3)組合擺盆
   (4)自製空氣芳香劑
6. 評估問卷內容：三分法
   是否覺得有運動到肢體感到較舒服？ □有比較舒服 □一樣 □更不舒服
   心情有沒有比較好？ □有比較好 □一樣 □不好
   有沒有學到東西？（認知） □有 □不知道 □沒有
   在操作時有沒有忘記疼痛？ □有 □不知道 □沒有
   血壓有無下降（需先量血壓）？ □有 □不知道 □沒有
7. 操作情形

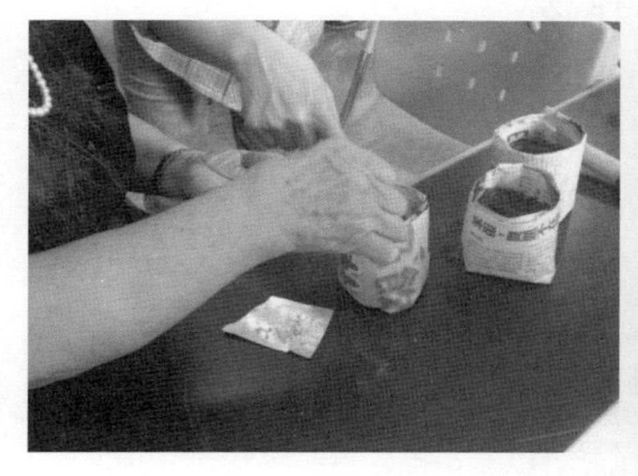

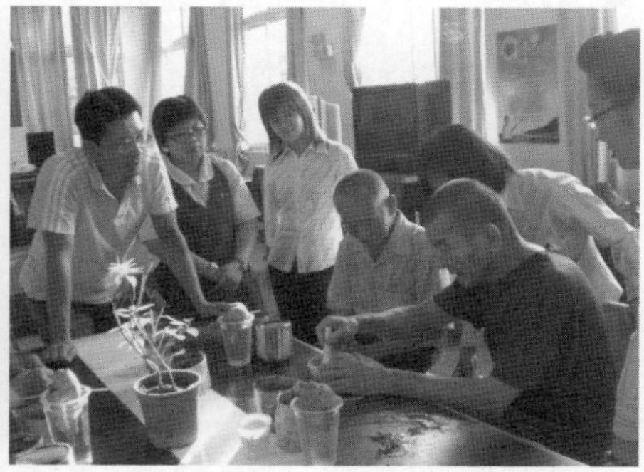

◎圖14-3 園藝治療課程操作情形

8. 結果

從表14-1及表14-2發現，在短短兩小時內，參與者在肢體上及心情上，後測結果都感到受益，而收縮壓有下降的趨勢。

◎表14-1 失智老人在兩小時園藝治療課程後生心理的變化

項目	目標	平均值	標準偏差
肢體感覺較舒服	肢體復健	2.88±0.13†	0.35
心情比較好	情緒紓解	2.75±0.25	0.71
有沒有學到東西	增加認知	2.38±0.32	0.92
操作時忘記疼痛	生心理利益	2.13±0.35	0.99

†3：有；2：一樣；1：沒有

◎表14-2 失智老人在一小時園藝治療課程前後血壓及心跳的變化

血壓及心跳	前／後測	平均值	標準偏差	顯著性
收縮壓	前測	135.17±8.30	20.34	
	後測	128.50±7.84	19.21	ns†
舒張壓	前測	77.83±4.78	11.70	
	後測	70.67±4.71	11.54	ns
心跳	前測	72.50±2.51	6.16	
	後測	74.17±4.07	9.97	ns

†在95%信心水準下不顯著

案例二：六小時園藝治療工作仿

1. 地點：XX榮民醫院
2. 人數：18位
3. 對象：專業護理人員
4. 園藝治療目標：增進園藝知識、肢體活動、成就感、及心情放鬆
5. 課程設計

(1)園藝栽培基本知識

(2)廢物利用，包括紙造手工藝及報紙廢物利用

(3)雜草劍山

(4)組合擺盆

(5)桌上禪宗庭園

6. 評估量表：園藝治療福祉效益前後測問卷表

7. 操作情形

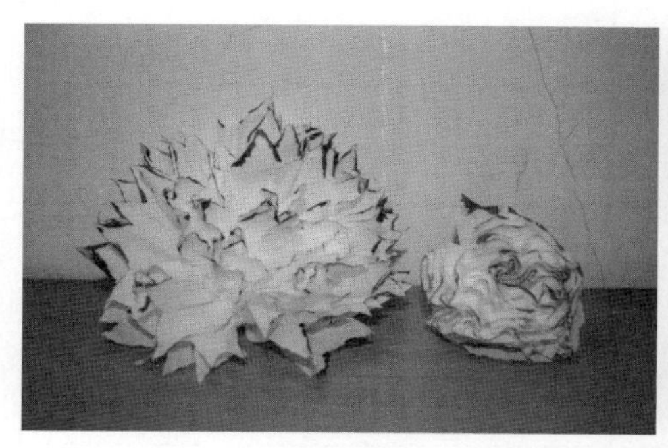

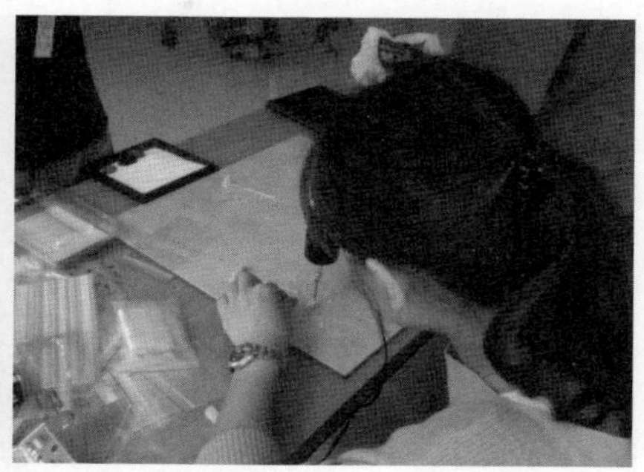

◎圖14-4　園藝治療作品及操作情形

8. 結果

◎表14-3　十八位××榮民醫院醫護人員參與園藝治療課程前測問卷結果

項目	平均值	最小值	最大值	標準偏差
興趣嗜好	3.58a[†]	1	5	1.10
成就感	3.42ab	2	5	0.65
社交技巧	3.42ab	2	4	0.71
邏輯思考	3.33abc	2	4	0.64
心情放鬆	3.08bc	1	5	0.78
肢體運動	2.96c	1	5	0.91
園藝知識	2.33d	1	3	0.70
比較標準誤差值	±0.23			

[†]不同英文字母表示在統計上95%信心水準下不顯著

說明：本次18位有效問卷的學員平日已經有培養興趣，所以比較不是此次園藝治療目標，但是前測結果僅3.58，表示仍然是本次園藝治療的目標不可忽視。相反的參與學員在園藝知識、肢體運動、心情放鬆、邏輯思考、人際關係、及成就感都是較能增進福址的目標，亦是本次園藝治療的重點。

◎表14-4　十八位××榮民醫院醫護人員參與園藝治療6小時後生心理變化

項目	前／後測	平均值	最小值	最大值	標準偏差	顯著性（P值）
肢體運動	前測	2.96	1	5	0.91	***†
	後測	4.11	3	5	0.70	0.0001
培養興趣	前測	3.58	1	5	1.10	—
	後測	4.06	3	5	0.83	0.0704
心情放鬆	前測	3.08	1	5	0.78	***
	後測	4.29	3	5	0.69	0.0000
成就感	前測	3.42	2	5	0.65	**
	後測	4.18	3	5	0.73	0.0012
邏輯思考	前測	3.33	2	4	0.64	*
	後測	3.76	3	5	0.66	0.0423
社交技巧	前測	3.42	2	4	0.58	*
	後測	3.82	3	5	0.64	0.0405
園藝知識	前測	2.33	1	3	0.67	***
	後測	4.00	3	5	0.61	0.0000

†「—」表示不顯著，「*」表示P < 0.05"，「**」表示P < 0.01，「***」表示P < 0.001。P為機率值

說明：本次18位有效問卷的××榮民醫院學員在6小時的園藝治療課程前後僅在培養興趣上沒有顯著差異僅有所進步，但培養興趣前測已達3.58，表示是學員平日應該有興趣的培養，比較不是本次園藝治療目標，但仍有些微進步。其餘的項目都達顯著差異。本次活動對學員福址效益的增進上極為成功。（ANOVA統計方法）

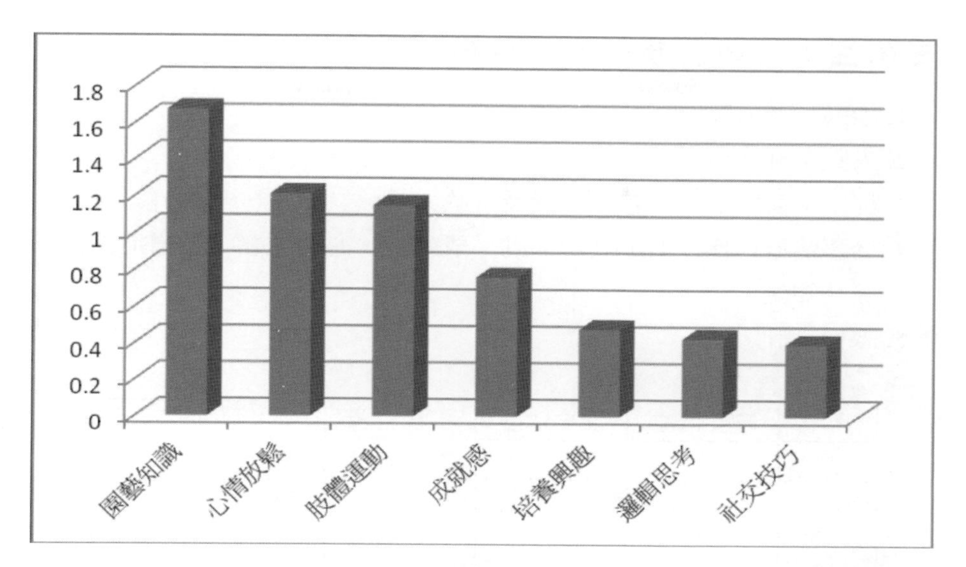

◎圖14-5　學員在本次園藝治療活動中獲取福址效益比較圖

說明：本次活動以增進園藝知識、心情放鬆、及肢體活動最讓學員受益。

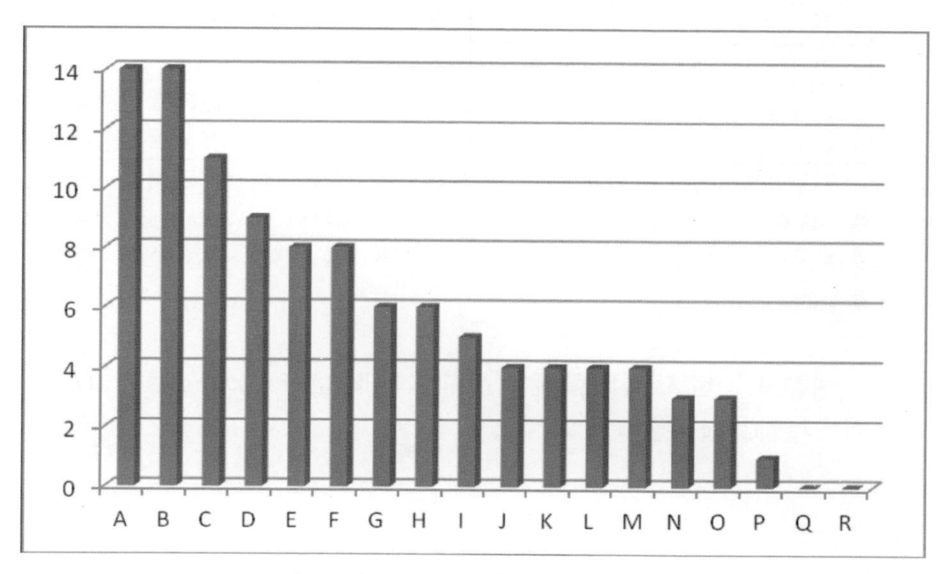

◎圖14-6　個別學員參與園藝治療活動獲得福址效益比較圖

（以園藝治療增進福址效益大於或等於零的情況下，本次所有學員都沒有負值出現。此次以A小姐、B小姐及C小姐在前後測分數都超過10最受益，而Q小姐及R小姐較不受益。）

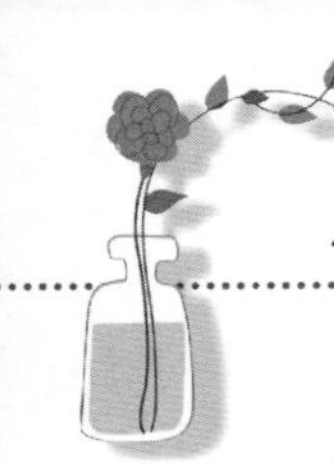

案例三：六週園藝治療工作坊

1. 地點：××醫院
2. 人數：8位
3. 對象：醫院員工，包括醫護及行政人員
4. 園藝治療目標：增進肢體活動、成就感、心情放鬆、及增進園藝嗜好及知識
5. 課程設計

週次	主要效益	次要效益	課程主題	內容
一	1	2, 3, 4, 5	都市農夫	種菜
二	2	1, 3, 5	自我價值	環保育苗盆種向日葵、組合擺盆說主題、種子包裝袋
三	5	1, 2, 3, 4	改變	不凋的玫瑰、製作組合盆栽
四	1	2, 3, 4	遺失美好	劍山插雜草說主題
五	5	1, 2, 3	寧靜致遠	桌上型禪宗庭園
六	2	1, 3, 4, 5	最後禮物	學員效益結果、香草植物油DIY、簡易康乃馨

1：肢體活動（手、腳、全身）；2：情緒紓解（自信、價值、成就感、正向情緒、培養新嗜好、心靈寄託）；3：意識清楚（邏輯概念、活動頭腦）；4：社交機會（結交朋友、交談機會）；5：職業訓練（經濟獲取、工作機會、增進園藝知識、販賣成品）。

6. 評估量表：園藝治療福祉效益前後測問卷表、Zung壓力自評量表、精神福祉量表（如附件）

7. 操作情形

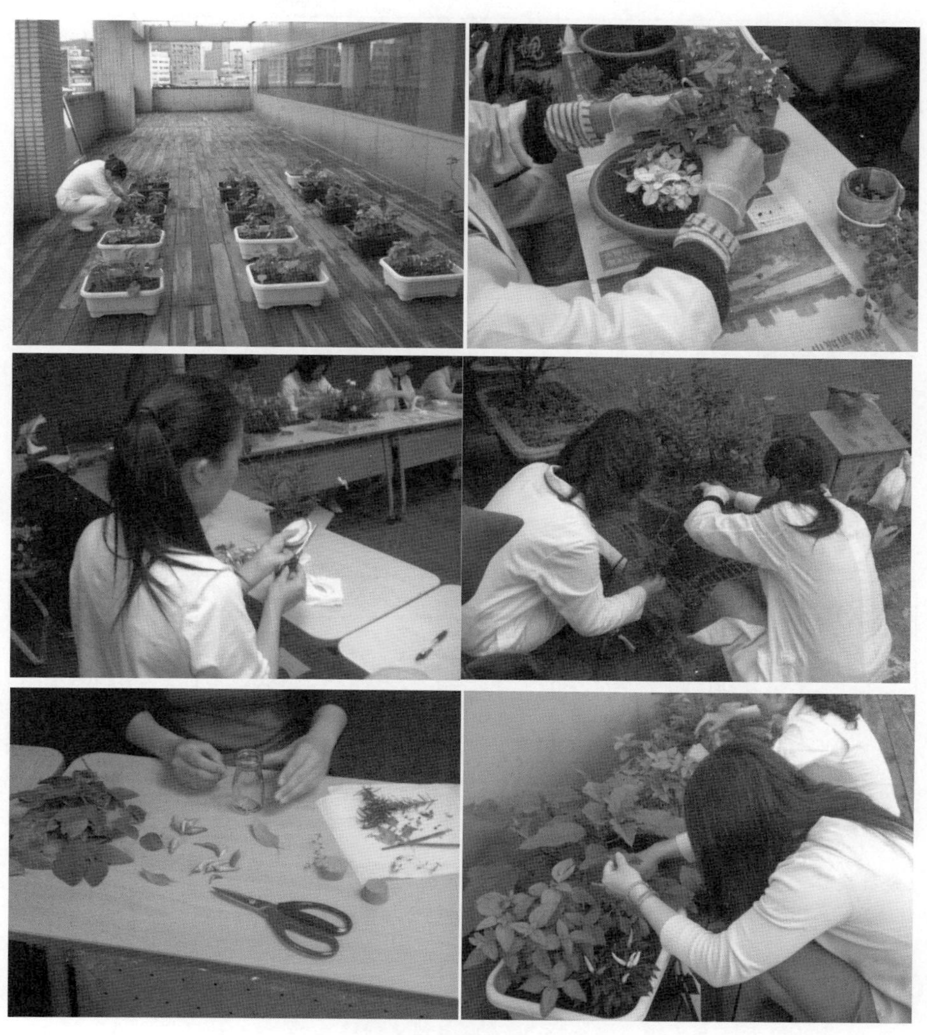

◎圖14-7　學員參與園藝治療課程情形

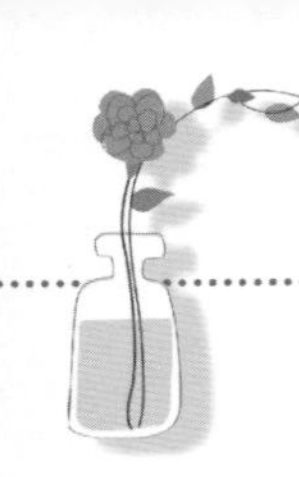

◎表14-5　八位××醫院學員園藝治療課程第一週前測問卷結果

項目	平均值	最小值	最大值	標準偏差
人際關係	4.00±0.21a†	3	5	0.74
成就感	3.92±0.23ab	3	5	0.79
培養興趣	3.67±0.19ab	3	5	0.65
邏輯思考	3.50±0.19abc	2	4	0.67
心情放鬆	3.33±0.26bcd	2	5	0.89
肢體運動	3.00±0.28cd	1	4	0.95
園藝知識	2.75±0.25d	2	5	0.87

†不同英文字母表示在統計上95%信心水準下不顯著

說明：本次8位××醫院學員平日已經有良好的人際關係，因此在本次團體中不是園藝治療目標，相對的能放鬆心情、肢體活動、及增加園藝知識是本次活動較能增進福址的目標。

◎表14-6　八位××醫院學員5週園藝治療課程前後壓力及福祉測試結果

量表	前／後測	平均值	最小值	最大值	標準偏差	顯著性（P值）
壓力	前測	36.22†	28	45	5.04	--††
	後測	33.25	28	40	3.85	0.1964
福址	前測	53.44†	45	65	6.50	--
	後測	53.13	44	66	7.49	0.9262

†分數從20～80分之間。20～39表示正常；40～47表示輕度憂鬱；48～57表示中度憂鬱；56以上表示重度憂鬱。

†分數從14～70分之間，分數越高表示精神狀態越好。

††「-」表示不顯著，「*」表示P < 0.05"，「**」表示P < 0.01，「***」表示P < 0.001。P為機率值

說明：本次有填表的8位××醫院學員有效問卷（五位為無效問卷）在園藝治療活動前的壓力量表平均分數為36.22，五週課後則降為33.25。精神福址量表分數則幾乎沒有變化。

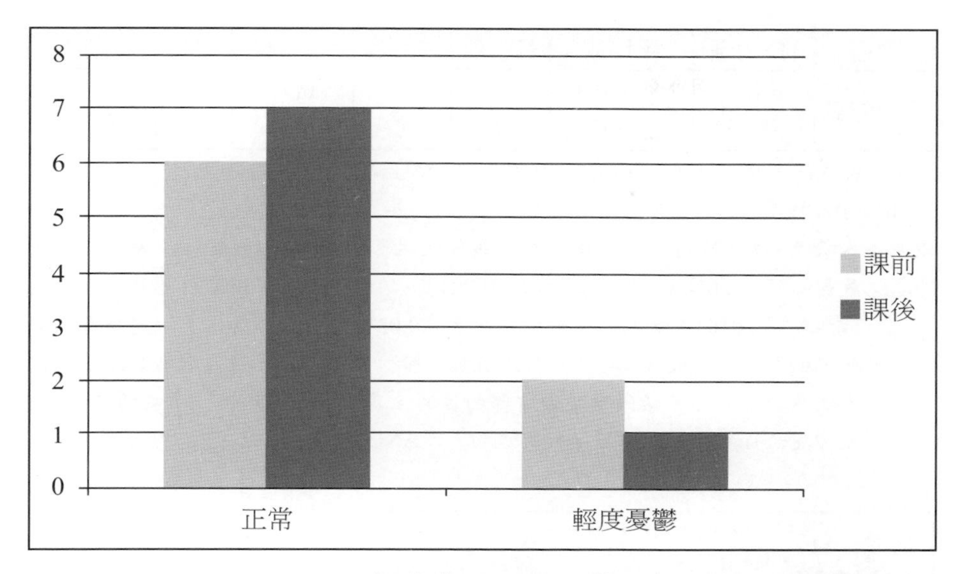

◎圖14-8　八位××醫院學員參與六週園藝治療課前後壓力量表分布結果

說明：八位有效問卷的學員中（五位為無效問卷）課前有2位輕度憂鬱，有6位屬於正常。課後僅剩1位輕度憂鬱，且分數為40，在正常邊緣。

◎表14-7　八位××醫院學員參與園藝治療課程6週後生心理變化

項目	前／後測	平均值	最小值	最大值	標準偏差	顯著性（P值）
肢體運動	前測	3.11±0.35	1	4	1.05	*†
	後測	4.22±0.15	4	5	0.44	0.0101
培養興趣	前測	3.78±0.22	3	5	0.67	*
	後測	4.44±0.18	4	5	0.53	0.0317
心情放鬆	前測	3.33±0.29	2	5	0.87	**
	後測	4.44±0.18	4	5	0.53	0.0046
成就感	前測	3.89±0.26	3	5	0.78	-
	後測	4.44±0.18	4	5	0.53	0.0962
邏輯思考	前測	3.67±0.17	3	4	0.50	-
	後測	4.00±0.29	2	5	0.87	0.3322
人際關係	前測	4.00±0.29	3	5	0.87	-
	後測	4.33±0.24	3	5	0.71	0.3844

項目	前／後測	平均值	最小值	最大值	標準偏差	顯著性（P值）
園藝知識	前測	2.89±0.31	2	5	0.93	**
	後測	4.22±0.15	4	5	0.44	0.0013

†「-」表示不顯著，「*」表示P < 0.05"，「**」表示P < 0.01，「***」表示P < 0.001。P為機率值

說明：本次填8位有效問卷的學員（四位為無效問卷）在6週的園藝治療課程前後在放鬆心情（0.0046）及園藝知識（0.0013）的增進上獲得極顯著差異，而在肢體活動（0.0101）、及新嗜好的培養上（0.0317）得到顯著差異，完全符合本研究的期待，比較表14-5即可發現放鬆心情、園藝知識、及肢體活動這三項是本次參與園藝治療活動學員最需要的目的。其餘則都有進步。本次的活動僅6週卻完全得到預期的結果，極為成功。（ANOVA統計方法）

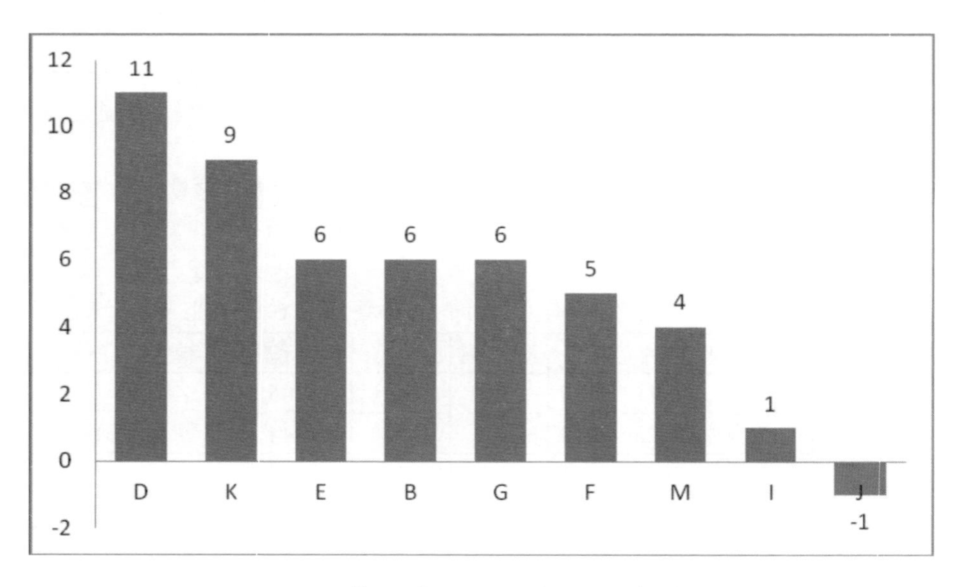

◎圖14-9　6週園藝治療活動後對個別學員效益比較圖

說明：假設所有學員都真實呈現在評估表上，表示D及K學員最受益！其餘學員都獲得正面效益，但J學員則呈些為負值！

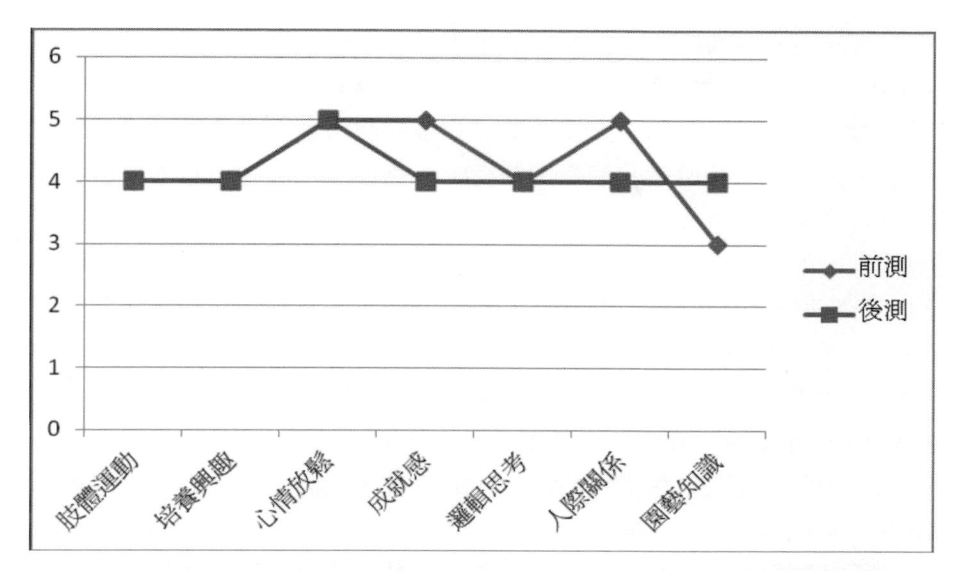

◎圖14-10　J學員在6週園藝治療活動前後福址效益比較圖

說明：J學員在成就感的部分退步1分，表示園藝治療課程對J學員而言，同意有成就感但是並非特別有感受，而J學員平日人際關係也退步1分，從5變成4也表示在課程當中沒有特別讓他交到朋友。整體而言，J學員在質性說明上想對老師說：超讚，表示J學員仍抱持正面情緒，所以並不嚴重！

總心得

有一個人身心疲憊，於是去做按摩。躺在舒服的按摩床、聽減壓音樂、聞薰衣草精油芳香氣味。一個小時後感到舒暢，背痛也好多了，焦慮也減少了。這個人離開後問按摩師是因為哪一個因素讓他療癒的？按摩師無法簡單回答這個問題！根據美國Group Health研究院Dr. Cherkin以及Dr. Sherman的研究發現，單單躺在按摩床上，給予溫暖毛巾、枕頭、或單單聽減壓音樂而沒有任何按摩設備，對參與者背痛減緩的效果是一樣的。但研究者認為不可因此就否定按摩的功效。當醫生或按摩師要求一個背痛者要放鬆心情，一樣可以療癒自己。不論哪種治療法，都無法擺脫環境帶來的影響。就像園藝治療效益的研究，很難找一群不碰蔬果、不看周遭植物的對照組一樣。因此園藝治療的研究出現對照組是難以置信的。前面提及的研究而言，不僅是按摩設備及音樂或芳香等因素而已，例如燈光的強度、音樂是否迎合個人喜好、毛巾的溫度、按摩師的力道等都是影響因素之一。為了克服對照組的問題，這組研究者嘗試不同實驗，他們做了一個對背痛者的針灸實驗，實驗組真的扎針，對照組僅接觸不扎進去皮膚，結果兩組人的背痛皆減緩。他們多年的研究結論是，如果大眾只想知道簡單的「是」或「不是」的答案是不可能的，所有療法包括醫藥只對某些人在某一個時刻有效。正如同我們利用園藝治療在機構中作個案篩選時，常發現園藝治療對某些學員特別有效一樣。以肢體活動效益而言，園藝活動帶來的肢體活動的強度決比不上打籃球，而園藝治療正適合不能出去打籃球運動的人，難怪調查發現80%以上的老人及家庭主婦都喜歡栽培植物。我們曾針對老人作園藝治療時，發現有些老人常不屑一顧說，我從小摸土長大的，你還教我這些！所以園藝治療不需讓所有人認同，園藝治療師只要把課程排好且讓自己也享受其中最為重要！

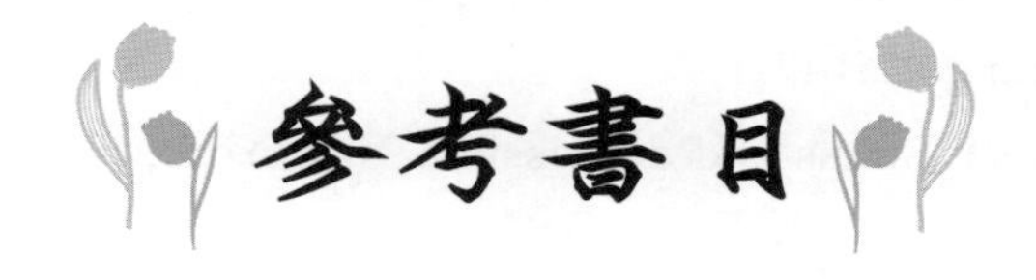

參考書目

◆ 中文部分

行政院衛生署─衛生統計資訊網。搜尋日期：2008年9月12日，截取自 http：//www.doh.gov.tw/statistic/index.htm/網頁。

江錫琴（1980）。園藝與醫學的文集。**農業周刊，6**(38)：20。

李玉嬋（2008）。焦點解決短期諮商取向在促進糖尿病與健康自我管理的運用。**諮商與輔導**，268：48-55。

郭毓仁、彭晏玲、楊重信（2003）。臺北都會區醫院庭園調查及景觀配置研究，**造園學報，9**(2)：49-66。

郭毓仁（2010）。**治療景觀與園藝療法**，詹氏書局。

郭毓仁、張滋佳（2010）。**綠色醫生**。文經。

陳惠美（2008）。**園藝治療實施對象與適用評估方法**。園藝治療效益評估及活動設計研討會論文集。第2～30頁。

陳慧娟（2007）。**大學生情緒管理及對療癒庭園感知之研究**，中國文化大學景觀研究所碩士論文，臺北市。

曾慈慧（2003）。**景觀環境與福祉及復癒關係之研究**，國立臺灣大學園藝系造園組博士論文。

◆ 英文部分

Airhart, D. L., and J. Tristan. (1987). Horticultural therapy for special education students. HortScience. 22(6): 13-32.

AHTA.(2008). Retrieved date on Nov 22, 2008 at internet http://www.ahta.org.

Asano, F. and Y. Miyake. (2002). A universally designed garden for new horticulture education in Japan. J. Therapeutic Horticulture Volumn XIII, pp. 70-73.

Barnhart, S. K., N. H.Perkins, and J. Fitzsimonds. (1998). Behaviour and outdoor setting preferences at a psychiatric hospital. Landscape and Urban Planning 42:147-156.

Bingham, J. (2009). Stress and depression. New York, NY: Gareth Stevens Publishing.

Chicago Botanic Garden Net. Retrieved date on Nov 02, 2008 at internet http://www.chicagobotanic.org/explore/guides.

Climprich, B. (1992). Attentional fatigue following breast cancer surgery. Research in Nursing and Health 15:199-207.

Davis, S. H. (1995). Development of the profession of horticultural therapy. P.3-20. In: Horticluture as Therapy-Principles and Practice. Ed: Simson, S.P., and M.C. Straus. Haworth Press, NY.

Danneenmaier, M. (1996). Healing gardens. Landscape Architecture 1：56-79.

Eckerling, M. (1996). Guidelines for Designing Healing Gardens. J. Therapeutic Horticulture VIII:20-30.

Flagler, J. S. (1992). Master gardeners and horticultural therapy. HortTechnology 2(2): 249-250.

Haller, R. 1995. Vocational, social, and therapeutic program in horticulture P.43-70.In: Horticluture as Therapy-Principles and Practice.Ed: Simson, SP., and M.C.Straus.Haworth Press, NY.

Hewson, L. M. (1994). Horticulture as therapy. HTM, Guelph, Ontario, CA.

Honeyman, M. K. (1992). Vegetation and stress: Acomparison study of varying amount of human well-being and social development. In Relf, D.ed., the Role of Horticulture in Human Well-being and social development, Portland: Timber: 143-145.

Hurtig, T., M. Mang, and W. G. Evans. (1991). Restorative effects of natural environment experiences .Environment and Behavior 28:44-72.

Kaplan, R. (1973). Some psychological benefits of gardening. Environment and Behavior 5(2):145-162.

Kavanagh, J. S. (1995). Therapeutic landscapes: gardens for Horticultural therapy coming of age. HortTechnology. 5(2):104-107.

Mizuno-Matsumoto, Y, S. Kobashi, Y. Hata, O. Ishikawa, and F. Asano. (2008). Horticultural therapy has beneficial effects on brain functions in cerebrovascular diseases. International Journal of Intelligent Computing in Medical Sciences and Image Processing 2(3): 169-182.

Parsons, R. (1991). The potential influences of environmental perception on human health. Environmental Psychology 11:1-23.

Phibbs, J. E., and D. Relf. (2005). Improving research on youth gardening. HortTechnology 15(3): 425-428.

Relf, P. D. (1995). People-plant relationship. P.21-42. In: Horticluture as Therapy-Principles and Practice. Ed: Simson, S.P., and M.C. Straus. Haworth Press, NY.

Rodiek, S. (2002). Influence of an outdoor garden on mood and stress in older persons. J. Therapeutic Horticulture, XIII,13-14.

Rothert, A. G. (1994). Enabling garden. Taylor Publishing Company. Dallas, TX. US.

Sally, J. (2011). Is it the music or massage? NWhealth Winter Issue:23.

Salmy, V. M. (1996). Stress management through garden design. J. Therapeutic Horticulture, VIII.21-22.

Stigsdotter, A.U., and P. Grahn. (2002). What makes a garden a healing garden. J. Therapeutic Horticulture 17:50-58.

Ulrich, R. S. (1984). View through a window may influence recovery from surgery. Science 24:420-421.

Ulrich, R. S. (1986). Human responses to vegetation and landscapes. Landscape and Urban Planning 13:29-44.

Ulrich, R. S., and R. Parsons. (1992). Influences of passive experiences with plants on individual well being and health. In D. Relf(ed.), The Role of Horticulture in Human Well-Being and Social Development: A National Symposium. Portland, OR: Timber Press.

Ulrich , R. S., R .F. Simons, B. D. Losito, E. Fiorito, M. A. Miles, and M. Zelson. (1991). Stress recovery during exposure to natural and urban environments. Journal of Environment Psychology 11:201-230.

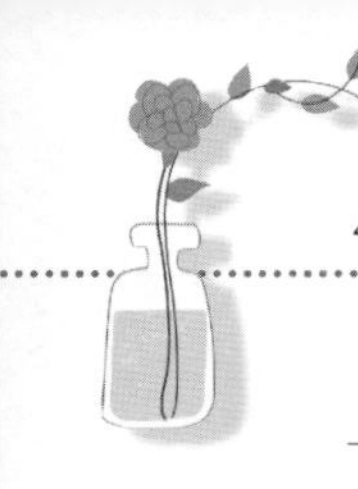

附件

園藝治療福祉效益前後測問卷表
（The efficacy of horticultural therapy evaluation form）

各位親愛的朋友：
這份問卷您可以放心地表達填寫，您的資料將予以保密。非常感謝您的填寫，以協助我的課程重點加強。謝謝！
基本資料：
姓名：＿＿＿＿＿＿　服務機構（單位）：＿＿＿＿＿＿＿＿＿＿＿＿＿＿＿
平時是否喜好園藝　□是　□否。題目：請在數字處，打「O」

項目	完全 不同意 completely disagree	不同意 disagree	還好 fair	同意 agree	完全 同意 completely agree
我平日有規律做肢體運動的習慣 I have been exercised regularly	1	2	3	4	5
我平時有固定的興趣嗜好 I have been interested in other things beside work	1	2	3	4	5
我平時生活覺得心情放鬆 I have been feeling relaxed	1	2	3	4	5
我覺得生活中具有成就感 I have been feeling good about myself	1	2	3	4	5
我自認邏輯思考清楚，容易下決定 I have clear thinking to make good decision	1	2	3	4	5

項目	完全 不同意 completely disagree	不同意 disagree	還好 fair	同意 agree	完全 同意 completely agree
我有良好的社交技巧 I have good social skill to close to other people	1	2	3	4	5
我瞭解園藝栽培技術 I am good at gardening	1	2	3	4	5

後測問卷

項目	完全 不同意 completely disagree	不同意 disagree	還好 fair	同意 agree	完全 同意 completely agree
上完園藝治療課程後，有幫助我增加肢體的活動 I have been exercised after horticultural therapy activities	1	2	3	4	5
上完園藝治療課程後，幫助我培養新嗜好 Horticultural therapy activities could be one of my new interesting	1	2	3	4	5
上完園藝治療課程後，幫助我放鬆心情 I have been feeling relax after horticultural therapy activities	1	2	3	4	5

項目	完全不同意 completely disagree	不同意 disagree	還好 fair	同意 agree	完全同意 completely agree
上完園藝治療課程後，幫助我得到成就感 I have been feeling good about myself after horticultural therapy activities	1	2	3	4	5
上完園藝治療課程後，有幫助我邏輯訓練的技巧 Horticultural therapy activities help my clear thinking to make good decision	1	2	3	4	5
園藝治療課程後，我有增加社交技巧 Horticultural therapy activities help me to interact with people	1	2	3	4	5
園藝治療課程後，我瞭解園藝栽培技術 I am good at gardening	1	2	3	4	5

這次我最喜歡的課程是：________________

我想對老師說：

____

____

說明：

1.本「園藝治療效益前後測問卷表」乃根據世界衛生組織在2004年定義福祉（well-beings）二字，就是「一個人處於能夠展現其能力、應付平日的壓力、工作上有效能且有收穫，而且能對社會有所貢獻的狀態」（Johnson, 2009）。簡單而言，園藝治療可以增進人的福祉，主要來自五大部分，包括身體健康（physically）、常保正向情緒（physiologically）、頭腦及意識清楚（cognitively）、有真正「好的朋友」在身邊（socially）、及經濟無慮（economiccally）。因此題目設計以正面問題不採交替參差負面問題來設計。除此之外，本問卷參考園藝治療效益評估表（Shapiro and Kaplan, 2003）、簡易團體效益評估表（Azar and Conroy, 1989）、以及狀態焦慮量表（Hartig et al., 1997）、Warwick-Edinburgh精神福祉量表（Tennant et al., 2007）、Zung氏憂鬱自我檢查量表（Zung, 1965）、以及簡易憂鬱—快樂量表（Joseph et al., 2004）的問題來設計五分法問卷。

2.為增加本問卷的信效度，於2010年11月7日由55位來自國內各級學校的心理諮商輔導老師，以及2010年12月15日11位臺北市立聯合醫院松德院區醫療團隊實際參與園藝治療六小時活動後，參與檢驗問卷。

3.問卷設計若太長常造成答題者的不悅，因此本問卷僅以7題來簡化。分數由7～35分之間，分數愈高，且前後測差異愈大，表示參與對象在園藝治療活動中獲得愈多福祉。分數亦可換算成表百分比指數（percentage score index），即分數由0.2～1.0之間（滿分35分=1.0）。且本問卷以五分法答題乃針對一般高中以上教育程度者設計，若問卷對象為老人或較無行為能力者可改以「是」、「否」、「不知道」答題。

4.參考文獻包括：

(1)Azar, J. A. & Conroy, T. (1989). The development of an empirical instrument designed to measure the effects of horticultural therapy. *Journal of Therapeutic Horticulture, 4*, 21-28.

(2)Hartig, T., Korpela, K., Evans, G. W., & Garling, T. (1997). A measure of restorative quality in environments. *Scandinavian Housing & Planning Research*, 14, 175-194.

(3)Johnson, L. C. L. (2009). Retrieved date: Aug 2, 2010, from web site; http://hk.pos-psych.com/news/guest-author/20090325406

(4)Joseph, S., Linley, A. P., Harwood, J., Lewis, A. C., and McCollam, P. 2004. Rapid assessment of well-being: The short depression-happiness scale (SDHS). Psychology and Psychotherapy：The Research and Practice 77:463-478.

(5)Shapiro, B. A. & Kaplan, M. J. (2003). Mental illness and horticultural therapy practice. In P. S. Simson, & M. C. Straus (Eds.). *Horticulture as therapy-principles and practice* (pp. 157-197). New York, NY: Haworth Press.

(6)Tennant, R., Hiller, L., Fishwick, R., Platt, S., Joseph, S., Weich, S., Parkinson, J., Secker, J., and Stewart-Brown, S. 2007. TheWarwick-Edinburgh mental well-being scale (WEMWBS): development and UK validation. Health and Quality of Life Outcomes 5:63.

(7)Zung, W. W. 1965. A self-rating depression scale. Archives of General Psychiatry 12:63-70.

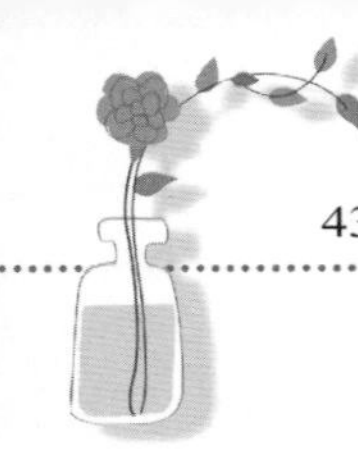

Zung壓力自評量表　姓名：________

（Zung Self-Rating Depression Scale; SDS）

請將這兩週來的心情在題後空白處打「V」

題號	問題	很少時間	有些時候	大部分時間	所有時間
1	我感到心很沉重鬱卒	1	2	3	4
2	早晨讓我感覺最好	4	3	2	1
3	我莫名的想哭	1	2	3	4
4	我晚上睡不著	1	2	3	4
5	我吃的和平常一樣多	4	3	2	1
6	我仍享受愛情	4	3	2	1
7	我注意到體重下降	1	2	3	4
8	我受便秘之苦	1	2	3	4
9	我的心跳比過去更快	1	2	3	4
10	我總莫名覺得很累	1	2	3	4
11	我的頭腦和以前一樣清楚	4	3	2	1
12	我和以前一樣容易上手事情	4	3	2	1
13	我感到不安無法靜下來	1	2	3	4
14	我對未來感到希望	4	3	2	1
15	我比以前易發怒	1	2	3	4
16	我很容易對事情下決定	4	3	2	1
17	我覺得自己有用且被需要	4	3	2	1
18	我的生活很充實	4	3	2	1
19	我覺得死掉對別人更好	1	2	3	4
20	我仍享受於以前曾做過的事	4	3	2	1

Notes：

1.本問卷有十題屬正面題目，十題為負面題目，參差其中。

2.原量表出自：Zung, W.W. 1965. A self-rating depression scale. Archives of General Psychiatry 12; 63-70.

3.本原始問卷的Cronbach's alpha 值為0.81達內在一致性的接受範圍，用在精神病患上經過19個專家重測試後以Spearman's檢定達到0.87（J. Med. Invest. 46:75-78, 1999）。

4.分數從20～80分之間。20～39表示正常；40～47表示輕度憂鬱；48～57表示中度憂鬱；56以上表示重度憂鬱。

5.本表格由郭毓仁博士及兩位華裔美國人翻譯及審定，此表僅供園藝治療師使用，若欲使用此表格於臺灣以及不同對象時，建議請相關領域專家，重新審定較為恰當。

精神福祉量表
（The Warwick-Edinburgh Mental Well-being Scale; WEMWBS）

請描述近兩週的感覺

題號	題目	完全沒有	很少	偶而	經常	完全有
1	我對未來感到樂觀	1	2	3	4	5
2	我覺得自己是有用的	1	2	3	4	5
3	我覺得自己精神很放鬆	1	2	3	4	5
4	我對別人會感到興趣	1	2	3	4	5
5	我仍有休閒的能量	1	2	3	4	5
6	我可以妥當的處理問題	1	2	3	4	5
7	我的思路清楚	1	2	3	4	5
8	我對自己感到滿意	1	2	3	4	5
9	我覺得容易和別人親近	1	2	3	4	5
10	我覺得有自信	1	2	3	4	5
11	我對事情有下決定的能力	1	2	3	4	5
12	我感受被愛	1	2	3	4	5
13	我對新事物感到興趣	1	2	3	4	5
14	我感覺愉快	1	2	3	4	5

Notes：

1.分數從14～70分之間，分數愈高表示精神狀態愈好。

2.本原始問卷的Cronbach's alpha值為0.90（n = 2100）達內在一致性信度的接受範圍（> 0.70）。

3.量表參考自：Tennant, R., Hiller, L., Fishwick, R., Platt, S., Joseph, S., Weich, S., Parkinson, J., Secker, J., and Stewart-Brown, S. 2007. The Warwick-Edinburgh mental well-being scale (WEMWBS): development and UK validation. Health and Quality of Life Outcomes 5:63.

4.本表格由郭毓仁博士及兩位華裔美國人翻譯及審定，此表僅供園藝治療師使用，若欲使用此表格於臺灣以及不同對象時，建議請相關領域專家1～3位，重新審定較為恰當。

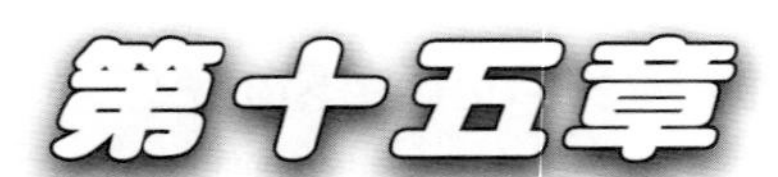

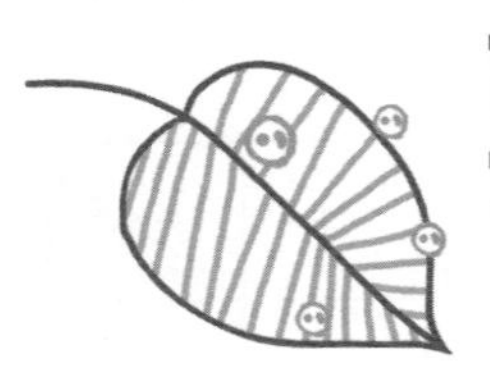

第十五章 克勞利・托特塔羅牌卡之理論與應用

陳敏芳、何長珠

壹 理論介紹

一、前言與定義

塔羅牌近年來在臺灣吹起一股熱潮，從命理占卜一路到心理諮商，在人的心靈需求上占有不容小覷的份量。約從2004年開始，臺灣某些電視台開始製作命理節目大談星座、命理和塔羅牌，套一句流行的廣告形容詞：「從內子宮談到外太空」，真的是無所不談的從各方面剖析人類心理與命理。至今此節目未下檔，是臺灣電視史上綜藝節目類最長壽的命理單元，反映了臺灣對於命理的熱衷及支持程度。到了2015年出現了命理結合談話性的節目，更納入了心理諮商師模式，將塔羅牌與諮商整合呈現在臺灣觀眾眼前，同時搭上臺灣漸漸形成盛行的心理輔導與諮商，讓命理師開始接觸學習取得心理諮商師的資格，亦讓心理諮商師產生多元化的學習方式，為臺灣社會開啟了多元化的媒材運用於身心靈輔導與諮商的整合型模式。書籍方面則陸陸續續的出現各式塔羅相關書籍或翻譯書，亦相對出現各式塔羅牌或引進國外各種不同種類塔羅牌，大多以主題性所衍生而形成不同畫風的型式。目前臺灣最為盛行塔羅牌為韋特塔羅，其次則為本章節主要闡述的托特塔羅（Thoth Tarot）。

塔羅牌（Tarot）為歐美地區家喻戶曉的牌卡工具，近年來開始於華人世界廣為流傳與盛行。塔羅是一副78張的紙牌。如同衍生自塔羅的現代撲克牌，它包含4個牌組，但宮廷牌的數目是4張，而非3張。此外，塔羅還有22張稱為「將牌」（Trumps）的大牌，每一張都是一副象徵性的圖像，有其專屬的標題。它是依循宇宙的結構，尤其是太陽星系，如神聖的喀巴拉（Kabbalah）所象徵（引自Lon Milo DuQuette，孫梅君譯，2014）。

1944年克勞利發表了初版的《托特之書》（The Book of Thoth），托特塔羅的畫風主要是以投影幾何的數學概念轉化成為圖像，並結合繪者的密契經驗來繪畫而成。大牌的架構依循「金色黎明會」的祕密體系，把希伯來字母及其對應的元素、占星符號分派給每一張大牌。唯一的例外則是作者克勞利對第四、八、十一、十七號大牌進行調整[1]。萊德韋特與克勞利托特塔羅以其畫風和大牌脈絡的不同，以及克勞利沒有將牌設有正逆位置的不同意義，形成兩者間的區別。

開啟20世紀塔羅牌風潮的三套基本架構，即韋特塔羅牌、金色黎明塔羅牌（Golden Down Tarot）及托特塔羅牌，這3位金色黎明成員的塔羅牌帶領了之後相繼出版的各種塔羅牌，至今成為西方國家最為盛行的占卜工具。

二、歷史發展

相較於流傳久遠的西洋占星、中國的《易經》，塔羅牌並沒有長久的歷史。其最早的發源已不可考，據載最早的塔羅牌是在北義大利的北部與法國流行的紙牌遊戲，被稱為塔羅奇（Tarocchi）。目前僅存最早的一副塔羅奇紙牌是繪製於1451的「威斯康提塔羅牌」（Visconti-Sforza Tarot），可視為塔羅牌的雛型。到了17世紀初在法國南部流傳的「馬賽塔羅牌」（Tarot of Marseilles）即以當時的版本作卡納（Minor

---

[1] 「Tzaddi」是「皇帝」牌，也就是第四號大牌的字母，而「He」則是「星星」，第十七號大牌。因此，水瓶座和牡羊座是互換了的，以雙魚座為樞軸旋轉，正如第八和第十一號大牌，獅子座和天秤座，以處女座為樞軸旋轉。這最後的揭示，令我們的塔羅屬性超卓、完美、無暇地相互對稱。艾利斯特．克勞利（The Lew Is for All）（Scottsdale, AZ：New Falcon Publications,1991），P.142。

Arcana）56張宮廷與數字牌組之架構奠基成形，塔羅牌的占卜也就此展開。

19世紀中期，教會勢力衰退，塔羅牌占卜廣為流傳，一系列關於西洋神祕學與塔羅牌間的理論陸續發展，相關的神祕學團體相繼出現。其中最著名的莫過於在英國倫敦成立的神祕學組織：金色黎明會（Hermetic Order of the Golden Dawn），它是傳授一系列包含占星學、煉金術、魔法儀式等神祕學知識的組織，是近代塔羅牌普及化的重大推手。金色黎明會的手稿記載了占星對應、數字對應與喀巴拉（Kabbalah）對應到塔羅牌內的理論，協會內「Book T」清楚地描述了塔羅牌的架構與其神祕學符號對應，這份文件受到克勞利（Aleister Crowley）與韋特（Arthur Edward Waite）的認可，往後他們所設計的托特塔羅牌（Thoth Tarot）與韋特塔羅牌（Rider-Waite Tarot）亦傳承著金色黎明會內關於塔羅牌架構的理論（劉紹強、劉紀顯，2014）。

艾利斯特・克勞利原名愛德華・亞歷山大・克勞利（Edward Alexander Crowley）——托特塔羅牌的設計者——是20世紀初一位著名並具有影響力的神祕學家，進行許多將不同傳統智慧與心靈途徑整合出一套系統的研究，成為泰勒瑪（Thelema）的創始人。在他就讀英國劍大學時（1896），有了一次震撼他心靈的神祕經驗，從此開始涉獵神祕學、煉金術、魔法祕儀等知識，闖進神祕學領域的他開啟了屬於他的精彩且具有貢獻的一生。克勞利對於神祕學領域的熱忱也讓他造訪過印度、日本、中國等，汲取東方的魔法祕儀。1903年當克勞利與新婚妻子蘿絲（Rose Kelly）於埃及蜜月旅行時，蘿絲突然間進入了恍惚狀態，克勞利在長達數小時的細問後便確定非其新婚妻子所偽裝的通靈現象，並記錄下了蘿絲代言古埃及神祇（荷魯斯）所傳訊的訊息。克勞利拿出實證的精神偕同蘿絲來到開羅的布拉克（Boulak）博物館，讓她明確的指認出是哪個神祇請其代言，蘿絲很快的指認出年代更久遠的木碑，這神像就是那位荷魯斯，此木碑即「昭示之碑」。透過蘿絲的協助，克勞利得以與古埃及神祇溝通並寫下《律法之書》（The Book of the Law），更因此創立了泰勒瑪的哲學系統，將此哲學精神內涵融入了日後的大阿爾卡納圖像中，亦因此調整了序位，形成現今所使用的克勞利・托特塔羅牌。

1938年克勞利透過朋友認識了哈里斯夫人（Frieda Harris）——托特塔羅牌的繪製者——合力完成這套克勞利融合畢生所學神學系統的塔羅牌。歷時6年於1943年完成，此期間哈里斯夫人鼓勵並說服克勞利將新的見解融入塔羅牌，克勞利亦努力說明並帶領哈里斯夫人繪製圖像，才將原本打算6個月完成的工作延到6年。經過多次的修改與更動以及不斷拓展神秘學知識，克勞利讓富含象徵意義的內容融入圖像中，包含了占星學、喀巴拉、金色黎明會、煉金術以及泰勒瑪哲學與中國《易經》哲理，最後由克勞利決定出最符合且適當的牌。1944年《托特之書》（The Book of Thoth）問世，托特塔羅牌的理論專書首發200本，並沒有受到當時人們的青睞。一直到克勞利與哈里斯夫人過世後，1969年由克勞利生前的神祕學組織協助下首度將托特塔羅牌正式出版，於1986年些微改版後再版成為現今流通的托特塔羅牌版本。

托特塔羅牌的歷史淵源與其設計者克勞利有著相當密切的關係，想要瞭解和探索這套工具，不妨花一些時間理解設計者與繪者的個人來歷，同時多理解一點點關於占星、煉金術、生命之樹、金色黎明會等西方修行系統，神祕學聽起來、看起來都顯得相當神祕，但是當你自己深入其中就會發現它一點都不神祕而且是很真實的存在，打開心胸讓自己能夠深入西洋神祕學的殿堂並梭在古老的符文中，啟發個人直覺與直觀的敏銳度與能力，讓塔羅牌成為一種提升意識的工具（曼格拉（Mangala Billson），謙達那譯，2007）。

三、基礎理論架構

四元素

元素的概念思想起源的很早，古巴比倫與古埃及人把水、空氣、土三元素看成是此世界的主要組織元素，古印度人有四大種學說，以及中國古代的五行學說，使得元素思想萌芽。古希臘哲學家則以原本就存在民間信仰中的四元素概念來形成其理論系統，早期的柏拉圖到後來廣為人知由亞里斯多德提出的四元素哲學理論，闡述天地萬物由地、水、火、風元素所組成。在西洋神祕學的各系統領域中依然不難找到這四大元素的身影或是其理論根基，是相當重要的一環，在早期的煉金術或魔法祕儀都有元素力量的操控概念。在西洋占星術與塔羅牌裡，四大元素更佔有舉足輕重的地位，如星座的4種屬性分類，土象星座、水象星座、火象星座、風象星座在占星學裡的概念中呈現，西洋魔法儀式上的擺陣或佈陣採四方位進行，四大元素在塔羅牌中的分布以及喀巴拉也存在四元素理論。四大元素學說存在於各不同領域中形成西洋神祕學中的基調。在塔羅牌裡四大元素列席在小阿爾卡納牌組中（如表15-1）。

◎15-1　四大元素VS小阿爾卡納對照表

元素	小阿爾卡納之對應	宮廷牌組對應	元素符號
火元素	權杖牌組	騎士	△
風元素	寶劍牌組	王子	🜁
水元素	聖杯牌組	皇后	▽
土元素	圓盤牌組	公主	🜃

火元素：火元素代表能量、積極向上的動力，就像火焰是意志展現的驅力。它代表著明亮與勇氣，如同黑夜中點燃希望的光明般驅走黑暗。在小阿爾卡納中以具有權力象徵的橘紅色權杖來作為火元素的代表。三角型頂尖在上的元素符號，取火焰燃燒時的意象作為該元素的神祕學符號，相對於煉金術中是以火焰代表提升素質層次的符號。小阿爾卡納中對應到火元素的宮廷牌為騎士，代表成熟穩重、陽性的、外向的、擴張的、活躍的能量或權力及其使用方式。

風元素：風元素代表頭腦、思維、溝通以及它的運作方式，就像是空氣般沒有固定的樣態，可以是徐徐的微風也可能是掀起滔天巨浪的強風，風的基本性質是不定和多變。在小阿爾卡納中以具有多變象徵的灰色、白色寶劍來作為風元素的代表，就像在述說著不定的現況、理性下的頭腦，流動的空氣同時也象徵著具有傳遞訊息、分享、溝通的特性。小阿爾卡納中對應到風元素的宮廷牌為王子，代表不成熟的、衝突的、年輕的、陽性的、活躍的想法及其使用方式。

水元素：水元素代表情感、心靈的運作狀態。它代表情緒層面的波動，就像在湖面上形成波光瀲瀲的樣子，象徵著情感與心靈狀態的運作。在小阿爾卡納中以具有情緒或感情象徵，盛滿水的聖杯作為水元素的代表。展現出內心各種情感的樣貌及心靈狀態中交錯複雜的網絡，相較於充滿熱能的火元素，明顯的呈現出一陽一陰、一暗一亮的對比。小阿爾卡納中對應到水元素的宮廷牌為皇后，代表成熟的、陰性的、接受的、靜止的、深入的情感或心靈及其使用方式。

土元素：土元素代表物質世界中最物質的層面，金錢、土地、身體、大自然，就是這個世界最實際能觸碰到的一切內容，大地同時也代表穩定的基礎。在小阿爾卡納中以具有大地與物質象徵的綠色和棕色圓盤來作為土元素的代表。如同人類所生存的土棕色大地及綠色大自然樣態，很物質很實際生存所需的真實運作，就像回到身體、回到腳踩著的現實中。小阿爾卡納中對應到土元素的宮廷牌為公主，代表身體的、實際的、物質的、陰性的、回歸的實質運作的意涵。

煉金術

鍊金術在中古世紀是一種化學哲學思想，亦是化學的始祖，是現代化學的雛形。目的是透過化學方法將金屬轉焠煉成為黃金，或者製造萬靈藥及研製長生不老藥。鍊金術在一個複雜網絡之下跨越至少2500年，曾存在於美索不達米亞、古埃及、波斯、印度、中國、日本、朝鮮、古希臘和羅馬以及穆斯林文明，然後在歐洲存在直至19世紀。西洋古代對世界本質的探究以煉金術這一神祕學理論開始，大約從西元前4世紀的人們就企圖將不同成分物質加以分解、融合、結晶等提煉出黃金。煉金術進行所需的條件要素除了化學基礎外亦需加入時間、氣候等，因此與星宿間產生了關聯，成為探究世界根源的一門玄學、神祕學。東方古代亦有道家強調陰陽化炁的存在，以煉金術中的硫磺（陽）、汞（陰）與鹽（中性）（見圖15-1）為基礎原料，企圖調配產生出各式不同比例的物質，兩者皆是調合萃取的概念。東方稱之為「煉丹術」，其目的不是提煉出金屬物質，而是研製出「仙丹」用以長生不老、祛病益壽、甚至羽化成仙。在托特塔羅牌中其煉金術的目標不在於點石成金，而是運用此原理進行一系列的心靈鍛鍊，以提升心神方式將自己的意識與潛意識的內容透過翻騰、攪動、沉澱、結晶、提升、轉化後回並保有到原初始的本來面目。相同概念的尚有西方榮格個體化歷程與東方禪宗的十牛圖，不難在各宗教、心理、哲學、物理化學乃至於神祕學中看見煉金術的身影。

當此3種原素均衡結合，便會創造出某種煉金物質，稱為「宇宙溶劑」（Vitriol），運用在塔羅牌的內在機轉脈絡裡，「宇宙溶劑」變得十分重要，此字為以下這句拉丁文煉金格言開頭字母所組成：「Visita interiorterraerectificando invenies occultum lapidem.」意思是：「探尋那大地的深處，透過粹煉提升、去蕪存菁，將找到隱匿的寶石。」此即煉金術於塔羅中的意義與哲理（Lon Milo DuQuette，孫梅君譯，2014）。

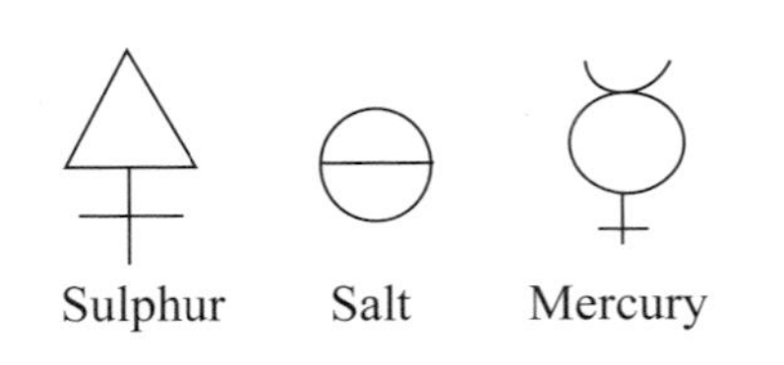

◎圖15-1　硫磺、鹽、汞代表符號

占星學

占星學亦稱為星象學或占星術，是用行星天體運行（見圖15-2）的相對位置和作用（尤以太陽系內的行星位置）來預言或說明人的命運和行為的一套系統，企圖以人的出生時地搭配天體運行的位置來詮釋人的性格和命運。全球有各種不同文化背景的占星術體系和理論，各占星術士對占星術的使用也不盡相同，但在世上所有的文化中，人們都曾經或至今仍保留天文現象對人的影響觀念。西洋占星術（Western Astrology），即是俗稱的西洋星座，是時至今日相當普及於世的占星術體系，也是古典命理具代表性之作，主要是將黃道帶以人為方式劃分為12個隨中氣點移動（與實際星座位置不一致）的均等區域以分別充當實際的黃道星座，十二星宮代表了12種基本人格型態或感情特質。如同東方國家某些民族，根據出生年份以代表性動物來定義一個人的生肖為其象徵。在很多國家，一個人的出生月份就以星座來對應。西洋占星術就是試圖對應人的出生時間和這些均等劃分的區域來解釋人的性格和命運。

托特塔羅牌是依循宇宙的結構，尤其是太陽系，對應到每一張牌中都存在著占星符號，金色黎明會「Book T」此關於塔羅牌的內部手稿中也詳細的列舉出了每一張牌與占星的對應，而托特牌塔羅更刻意強調對應之占星符號並直接繪製在牌卡上。其所運用在大阿爾卡納中最為顯著，將日、月、水、金、火、木、土7顆行星，以及十二星座，不納入三王星，改以火、水、風三元素之22個符號派至各牌中。為了能夠使得占星、喀巴拉、數字學、希伯來字母形成完整的對應，托特塔羅牌偏向使用古典占星學理論與應用（劉紹強、劉紀顯，2014）。

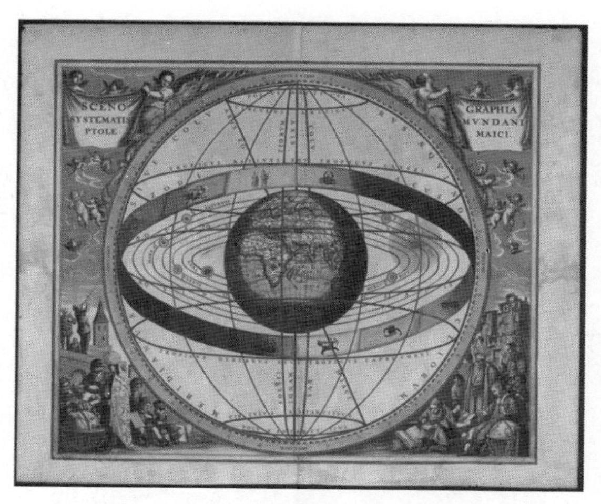

◎圖15-2　行星天體運行圖（含黃道帶）

漢密特薔薇十字（如圖15-3）

托特塔羅牌背面的美麗薔薇十字圖案，那是哈里斯夫人對「漢密特」傳承的薔薇十字標記之詮釋，堪稱是此牌最具辨識度的象徵圖像。這是「金色黎明會」成員在完成「小達人」階層之後便會獲頒的標章，若能理解它，這「薔薇十字」可以作為進入西方神祕學殿堂的門戶、鎖和鑰匙。薔薇十字標記四臂末端各代表塔羅牌的4個牌組亦是四大元素：左—紅色—「權杖」—火元素；上—橘黃色—「寶劍」—風元素；右—藍色—「聖杯」—水元素；下—綠色—「圓盤」—土元素，薔薇的正中間小到看不見的白色圓圈稱之為原點，有種子的涵義。種子落下進入時空中形成了立方體，立方體完全展開後即是6個方塊所成的十字，而原本在最中心的原始同時展開了成為最核心的五瓣薔薇，這是最核心最裡面的「存有之薔薇十字」，也是人類最始存在的原型。自古以來在西方國家的概念中，人類便以數字「五」來象徵「小宇宙」──人類世界（五根手指、五官、頭及四肢……）而用「六」來象徵「大宇宙」──神靈的世界。在此「六面十字上的五瓣薔薇」即是一種陳述：作為人類，我們無法分別完全地連結著較大的世界，這就是偉大的實相。緊接著的22片花瓣代表22張大牌，分別是三元素火、水、風與日、月、木、火、土、金、水7個行星及十二星座所組成，即時稱之為「顯化之薔薇十字」。十字臂上都繪有一個特定顏色的五角星，周圍被火、風、水、土、靈的元素符號所環繞。而在十字臂末端的三瓣葉片上，派有硫、汞和鹽的煉金術符號，薔薇正下方白色方塊中央有個六角星，每個角各標註著不同的顏色及行星符號。小宇宙的元素五角星；大宇宙的行星六角星；五與六的結合，偉大工作（11）的象徵於焉完成（Lon Milo DuQuette，孫梅君譯，2014）。

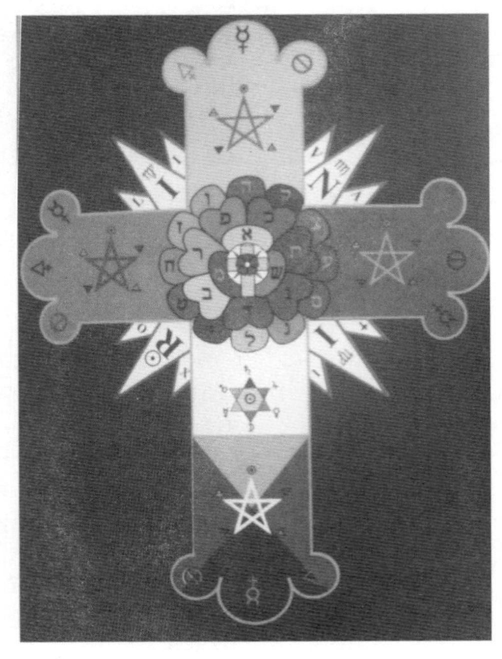

◎圖15-3　漢密特薔薇十字

喀巴拉：（如圖15-4）

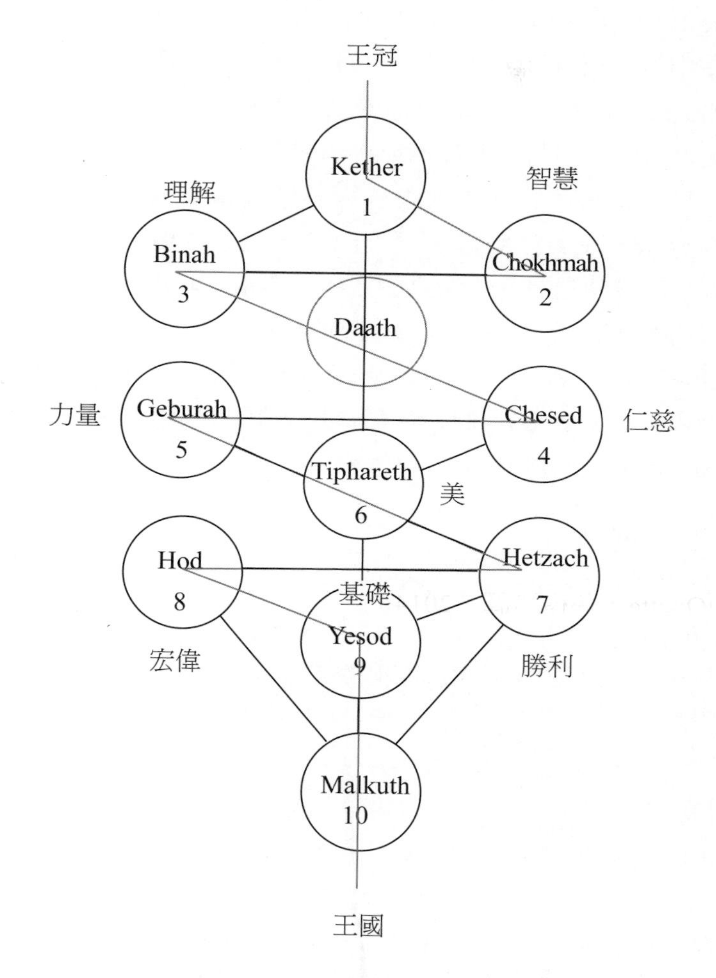

◎圖15-4　喀巴拉生命之樹

喀巴拉（Kabbalah）又譯為卡巴拉，起源於猶太民族的哲學思架構，用以回答人從哪裡來、物質世界的產生、人類存有之意義哲理。這命哲思系統逐漸被猶太教的部分教派所使用，形成一項神祕且密傳的承襲制度。喀巴拉是一個修行的實踐方法，欲成為喀巴拉的實踐者通常需歷40到50年才能夠算是完整實行及體驗。喀巴拉是透過自我意識的提昇學習過程，透過「生命之樹」的路徑向上提升之層層修煉，最終參透並抵達生命核心本質。喀巴拉生命之樹由10個質點，又稱發散體（Sephiroth，薩弗洛斯，單數形為「薩弗洛」，Sephira），與22條路徑組成，在中世紀神祕學與喀巴拉的概念相融合並且與對應上古典占星學，再加上22條路徑搭配22個希伯來字母彼融入四大元素物質世界的概念，可說是喀巴拉生命之樹集西洋神祕學各理論之成。

對應於托特塔羅牌在大阿爾卡納部分發揮得淋漓盡致，在每一張牌下方都分派一個希伯字母，更指出其在生命之樹上的路徑，數字與宮廷牌則分別反映自身在生命之樹上的薩弗洛。喀巴拉生命之樹是塔羅賴以奠基的整個體系之基礎。它是普世的，它對任何一個人的意義，與對其他任何人的意義均不可能完全相同，每個人有專屬和特有的情結和內容及其修持。每當我們拿起塔羅牌就相當於將整個宇宙握在手中（Aleister Crowley，1991）。

泰勒瑪

泰勒瑪（Thelema）是克勞利所提倡的一種赫爾墨斯主義（Hermeticism）的密教組織，原文來自於希臘語「θελημα:」，為意志（Will）的意思。克勞利指出泰勒瑪是人類的意志、神的意志和惡魔（指的是在物質最高盛放）的意志。在泰勒瑪的哲學思想上，人的思想需要解放，不應被困在二元論思維中。金色黎明會的知識也成為他後來訂製泰勒瑪教條的骨幹。克勞利開發在開發此宗教時是含括了神祕主義的思想、瑜伽和東西方神祕主義，尤其是喀巴拉。在克勞利與夫人蘿絲（Rose Kelly）於埃及蜜月期間，據自述他得到了埃及戰神荷魯斯的召喚而開發的新宗教並完成《The Book of the Law》（泰勒瑪的聖經）神秘學著作。克勞利解釋泰勒瑪為新紀元宗教。而基督教的教義是源自於埃及奧西里斯神話，為上紀元舊教理。

泰勒瑪的哲學理念是「Do what thou wilt shall be the whole of the Law. Love is the Law, Love Under Will.」中文為「你的意志愛做什麼就做什麼。愛就是律法，愛在意志下。」這Will指的並非英文所譯之「做你喜歡」的東西，這Will不是你喜歡做什麼就做什麼，而是「只要你做一件事」。這一件事，就是你到地球上所要做和完成的，神要你所做的。所以最大的自由也是最大的約束！泰勒瑪編製了許多方法去開啟人的意識，泰勒瑪保留了金色黎明會的儀式魔法（埃及、猶太人、所羅門的Goetia）。運用儀式來開啟人的意識。當你能和你的守護天使溝通的時候，你的守護天使會帶引你要走的路。而泰勒瑪最重要的目的就是要使人們能與自己的守護天使溝通。當然，泰勒瑪的目的是讓人健康的成長，一種全人的自主和健全，故綜合了鍊金術、瑜珈、塔羅、譚崔、卡巴拉、印度教、易經和道德經。克勞利視喀巴拉為去天堂的地圖（其實就是人的意識地圖），和塔羅、鍊金術有密切的關聯。泰勒瑪沒有繁複的教條禁止人的自由，並且督促人要開發自己的潛能去試驗不同的方法。泰勒瑪導師只會給意見，對不對要自己領會和實踐。這與東方佛教、道教的意理相同，所走的都是平衡和諧的中道。如果你要用黑魔法，沒人會禁止，但後果你自己要承擔。在泰勒瑪中，人需要為自己的作為負完全責任，而不是把自己的錯誤推給神。神是可以崇拜，但不是盲目，神是可以保護和開導你，但從他們性格和能力中更能找到深層的意義（Aleister Crowley，1983）。

在整套塔羅牌的概念裡包含了學—理論、術—方法（魔法），這是一套雙方（自己與個人潛意識）甚至於三方（自己與個體及集體潛意識）的對話，能透析／認識自己的同時明白他人及存在，亦是開發及提升直覺的最佳途徑。

四、塔羅牌內容簡介

目前世界上流通的塔羅牌版本大致維持著78張的體系架構，分為大阿爾卡納與小阿爾卡納，阿爾卡納是拉丁文Arcana的譯文，意思是奧祕、隱密的真理。大阿爾卡納指的是22張大牌，小阿爾卡納指的是56張（即16張宮廷牌及40張數字牌）四大元素牌組。大阿爾卡納是偏屬於心靈意識與生命主要議題（整體面向）意涵的，從第一張愚者到最後一張宇宙就是一連串生命與心靈的旅程。小阿爾卡納是由四大元素：火（權杖）、風（寶劍）、水（聖杯）、土（圓盤）所組成，每一組14張分別有宮廷牌的騎士、皇后、王子、公主及10個相同元素的數字牌，其特質相對具體而容易理解。

大阿爾卡納：22張「將牌」（Trumps）（詳見表15-2）

大阿爾卡納又稱大牌、大祕儀，克勞利則稱之為ATU（Atus of Tahuti），意指此為托特塔羅牌的核心祕義。將牌以羅馬數字順序編號，牌的正下方標示了牌名，牌名兩旁的標記為其所對應的占星學元素符號與希伯來字母（詳見圖15-5）。若以榮格的分析心理學（Analytical Psychology）與之論述，可視22張將牌為22種「原型」象徵，這些幾何的、原型的、色彩的……內容，必定引發意識對潛意識的交流，不論是投射或訊息的接收，都是對冰山下的潛在意識進行詮釋和解讀，進而深入個人潛意識與集體潛意識中。由於大牌本身在心靈意識層面上連結與對應比較多，因此在解讀上也相對要詮釋的更深入。

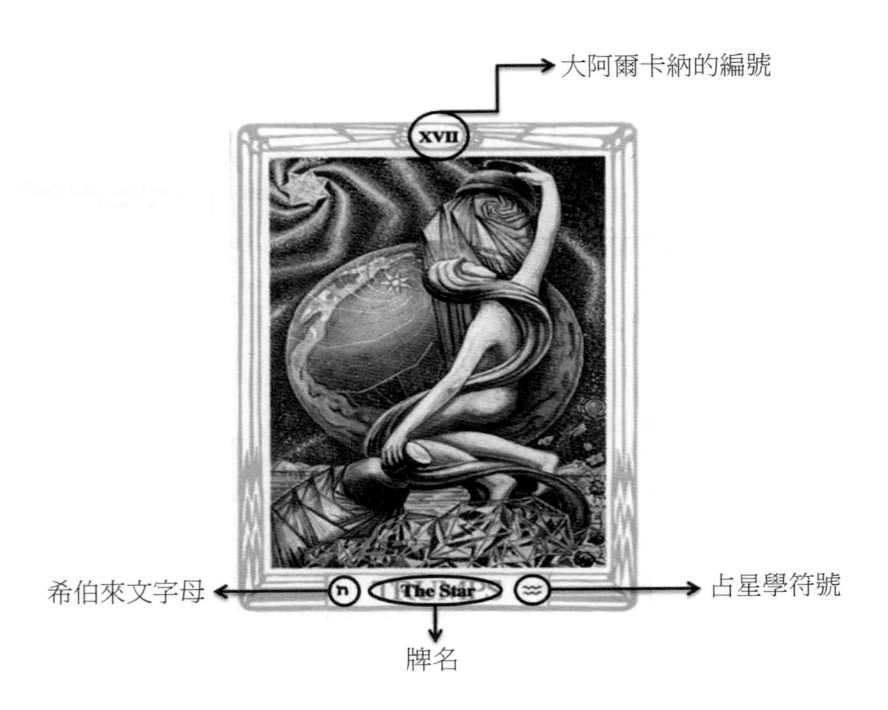

◎圖15-5　大阿爾卡納牌卡符號說明

◎表15-2　22張大阿爾卡納圖像

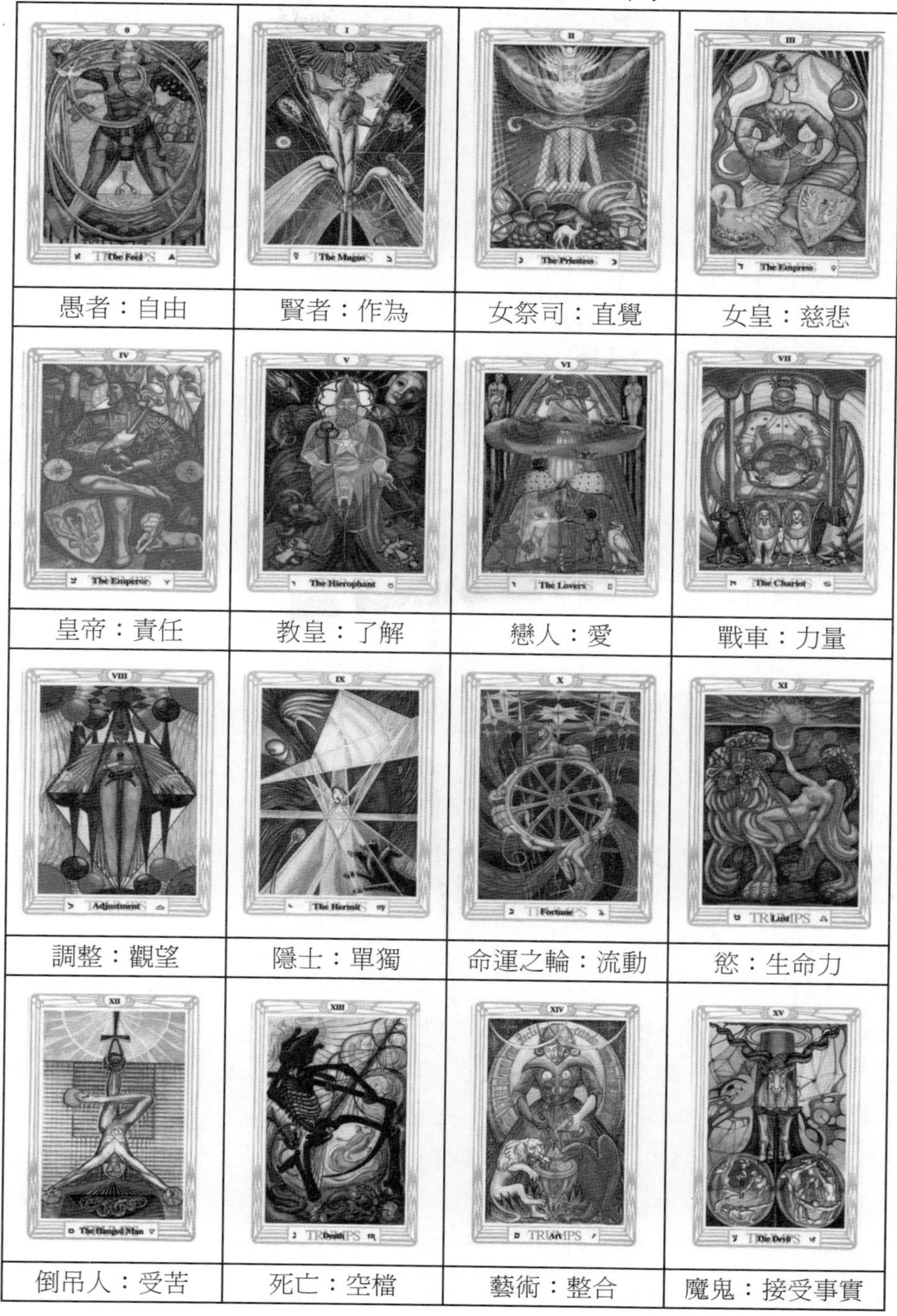

愚者：自由	賢者：作為	女祭司：直覺	女皇：慈悲
皇帝：責任	教皇：了解	戀人：愛	戰車：力量
調整：觀望	隱士：單獨	命運之輪：流動	慾：生命力
倒吊人：受苦	死亡：空檔	藝術：整合	魔鬼：接受事實

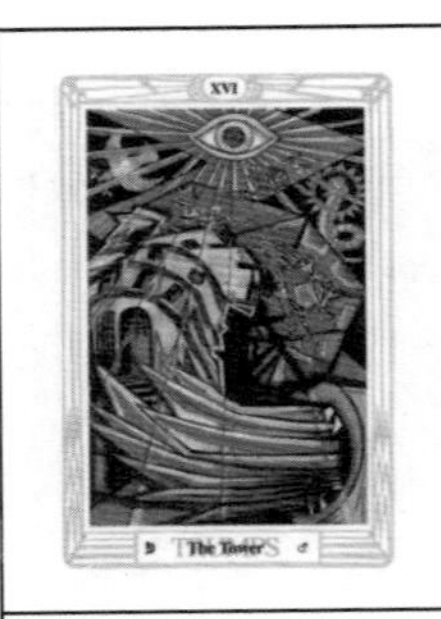	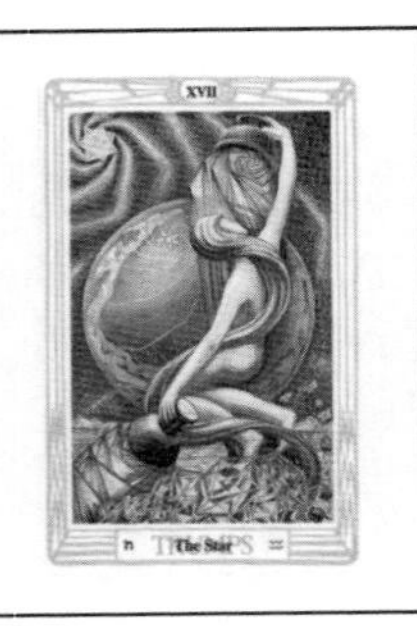	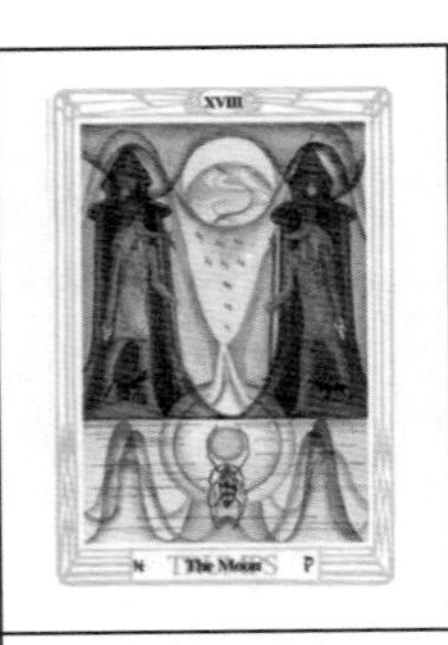	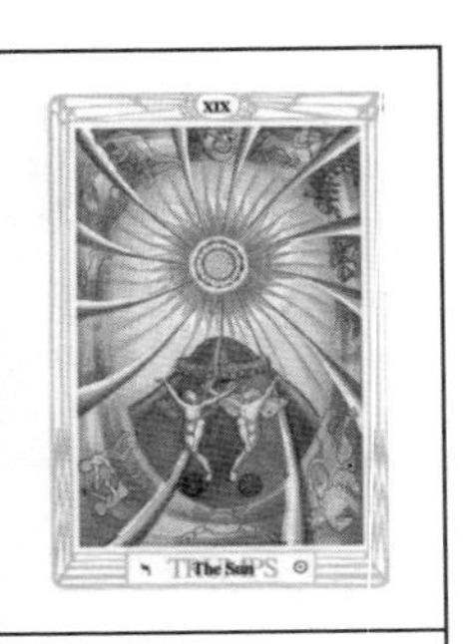
塔：瓦解	星星：信任	月亮：未知	太陽：人際互動
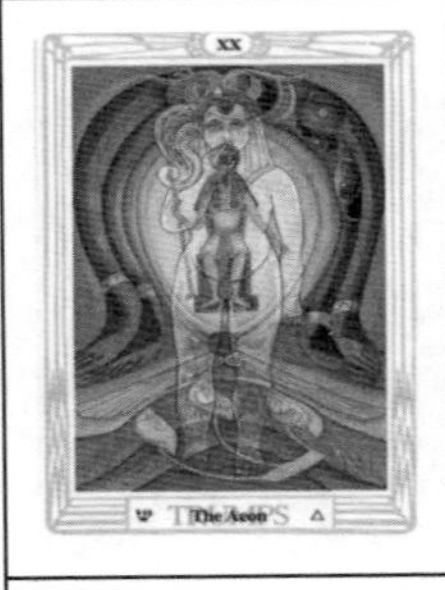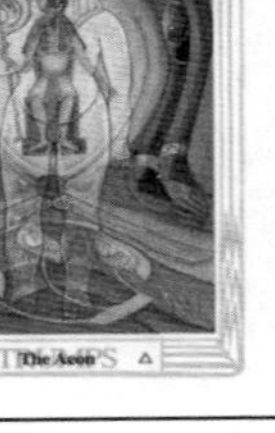	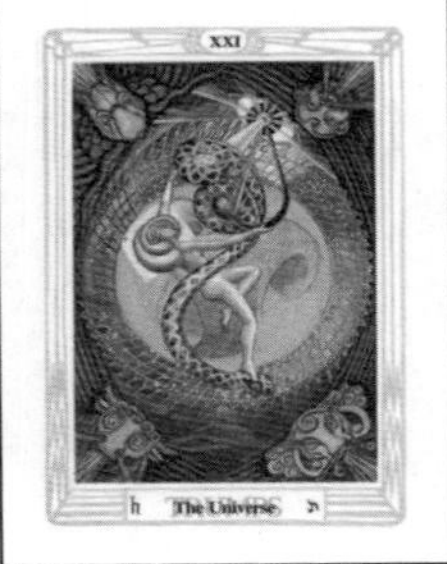		
永恆：更高的觀點	宇宙：完成		

大阿爾卡納的心靈旅程以故事方式呈現，由主牌來代表：從一開始混沌中誕生是自由無知的「愚者」——在未形成自我之前的天真狀態。然後，當我們開始要做些什麼或產生什麼時而有了「賢者」，一個極積的作為或行動。行動的源頭常常是一種直覺，從「女祭司」進入到去找尋那直覺的知，學習傾聽我們自己內在的聲音，然後進入到「女皇」那種對自己或外在更深的慈悲和關懷。當學會了慈愛關懷的心量，就能夠以一個較有深度的心態負起責任（「皇帝」）；當自己能夠對自己完完全全的負起責任，就能夠得到經驗性的明白，那就是通過生活體驗而得到了解的（「教皇」）。接著從個人經驗後，要進入一場關係來探討愛和伴侶的範疇（「愛人」），在關係的對照之下，將學習在在人生中如何使自己從別人或從生活中取得自己想要的（「戰車」）。一旦開始有分別的能力，就能夠進入到一種對自己與外在一切觀照（「調整」）的學習，然後這樣的能力就會將注意力導向內在，以專注的能量來探究自己內在的本性（「隱士」）。當自己能夠產生內在的力量，

便不再需要探究人生中一切的發生，讓人生以它自己的方式流轉（「命運之輪」），同時可以重新發現自己的原始能量（「慾」），那種未經控制純然的生命力。原始能量的釋出將突破舊有的制約模式（「倒吊人」），經歷一場痛苦中的蛻變、昇華，學習放掉那些在生命中已經乾枯或死掉的（「死亡」）內容。歷經空窗或邊界處境後，需要時間來整合（「藝術」）細微的改變，才能以全新的心眼如實地經驗生命並看見真相和限制（「魔鬼」）。這樣深入地覺知並接受事實後方能讓舊有的觀念和安全模式漸漸失落（「塔」），剩下來的就是完完全全對自己和對存在的信任（「星星」）。帶著全然的信任，才能夠進入到更深的潛意識當中，並且航向那未知的（「月亮」）海域去找到內在的統一或本性的源頭（「太陽」）。從這個統整的狀態中，再回到所生存的這個世界上，並且對人生有一更高、更寬廣的觀點（「永恆」），此同時準備回歸並融入整體（「宇宙」）完程這一趟心靈之旅。因此達到開悟，而再度跟生命結合或者合而為一（參考自曼格拉（Mangala Billson），謙達那譯，2007。圖示請參見圖15-6）。

一個解構與建構同時進行的歷程，也是生死、生滅的展現及體驗。

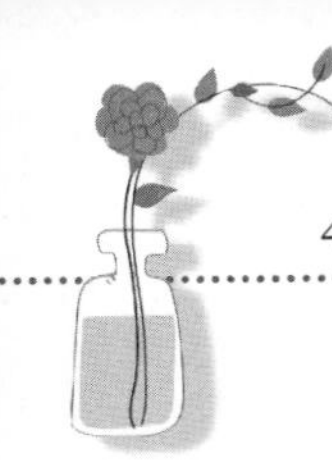

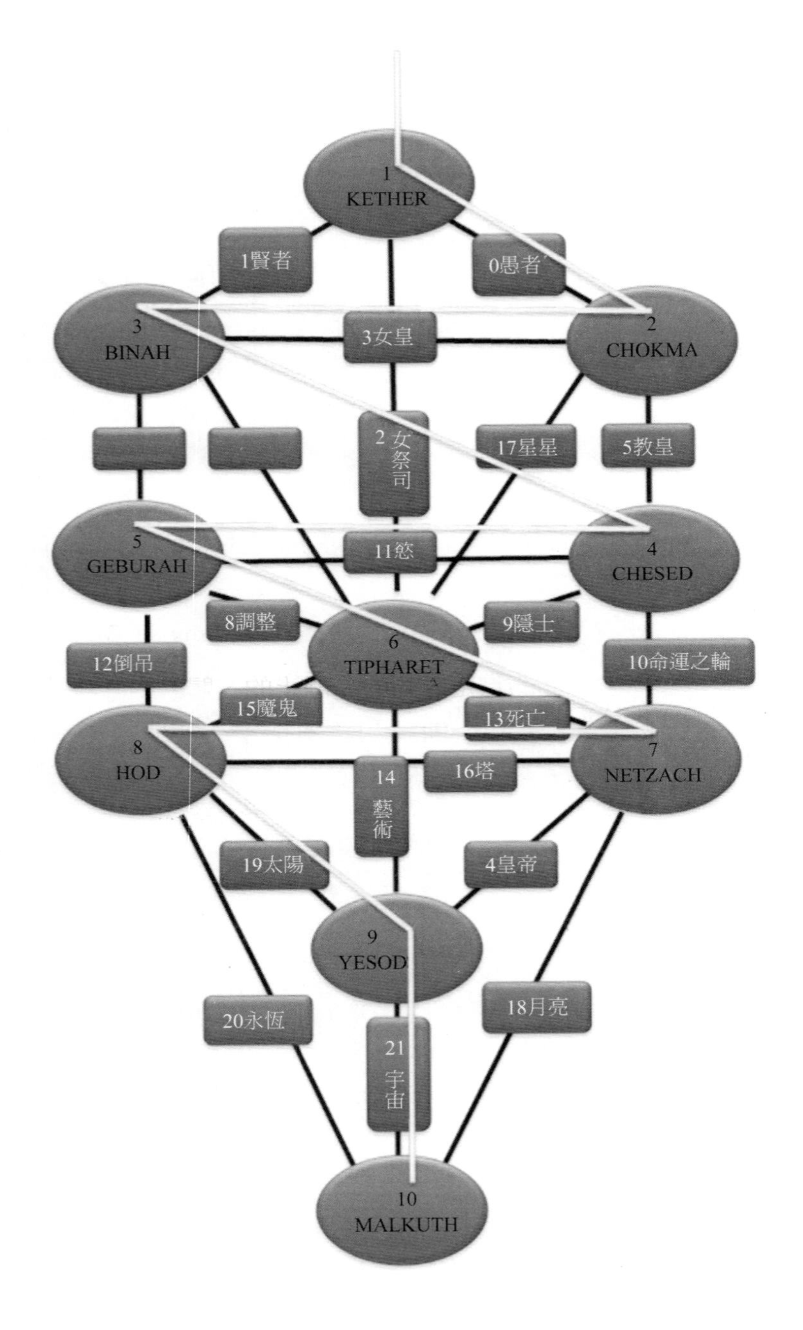

◎圖15-6　卡巴拉生命樹＋大阿爾卡納之22條路徑＋創世之電

小阿爾卡納：56張（含四大元素牌組）（詳見表15-3）

小阿爾卡納分四牌組：權杖、寶劍、聖杯和圓盤。每一組都代表一個自然的基本元素，同時代表人類本性的一個面。權杖是火的象徵，它代表純粹的能量以及使用它的方式，小能代表人類的意志。寶劍是空氣的象徵，它代表頭腦以及它如何在運作。聖杯是水的象徵，它代表感情或關係的狀態以及它們的表達。圓盤是土的象徵，它代表身體的、實際的和物質面。

宮廷牌的「騎士」代表正向的、穩重的陽性或是各元素的此面向。陽性能量是活潑的、明亮的和外向的，可視為特定元素的火向面，在韋特塔羅牌裡，這張牌以「國王」作為代表。「皇后」代表正向的、穩重的陰性或是各元素的此面向。陰性能量是往內走、具有接受性、靜止的或深入的能量，可視為特定元素的水向面。「王子」代表不成熟的、不圓融、不穩固的品質，陽性的它是活潑的、明亮的和移動的，具有青少年的特質，可視為特定元素的風向面。「公主」代表不成熟的、不圓融、不穩固的品質，陰性的它是內向的、靜止的、歸於中心的或具有接受性的，可視為特定元素的土向面。

◎表15-3　56張小阿爾卡納圖像

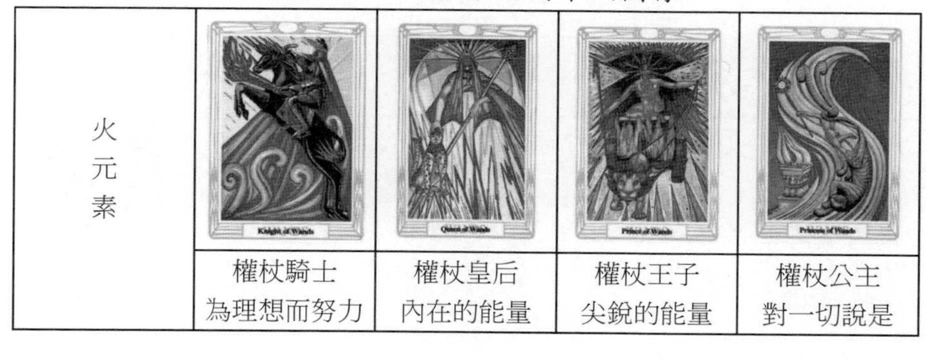

火元素	權杖騎士 為理想而努力	權杖皇后 內在的能量	權杖王子 尖銳的能量	權杖公主 對一切說是

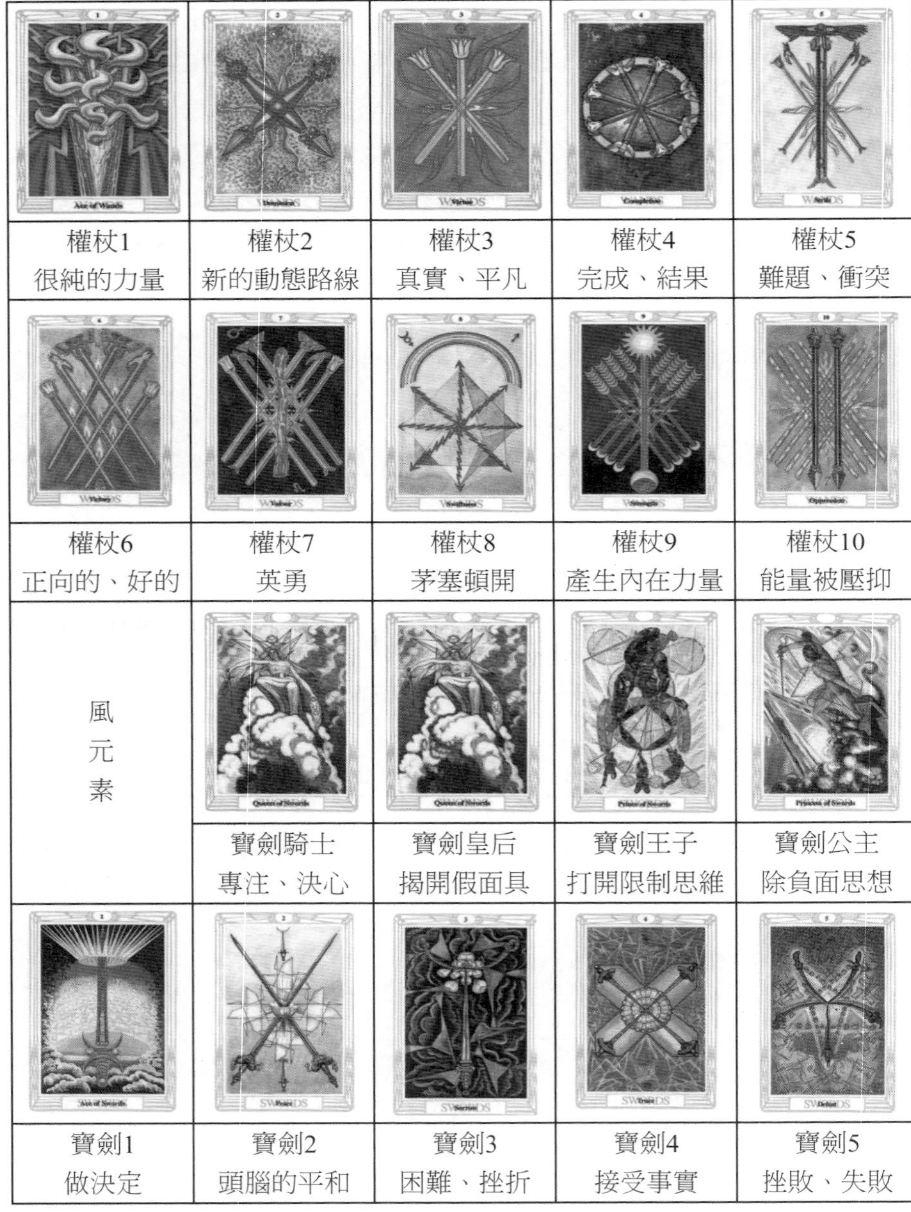

權杖1 很純的力量	權杖2 新的動態路線	權杖3 真實、平凡	權杖4 完成、結果	權杖5 難題、衝突
權杖6 正向的、好的	權杖7 英勇	權杖8 茅塞頓開	權杖9 產生內在力量	權杖10 能量被壓抑
風元素	寶劍騎士 專注、決心	寶劍皇后 揭開假面具	寶劍王子 打開限制思維	寶劍公主 除負面思想
寶劍1 做決定	寶劍2 頭腦的平和	寶劍3 困難、挫折	寶劍4 接受事實	寶劍5 挫敗、失敗

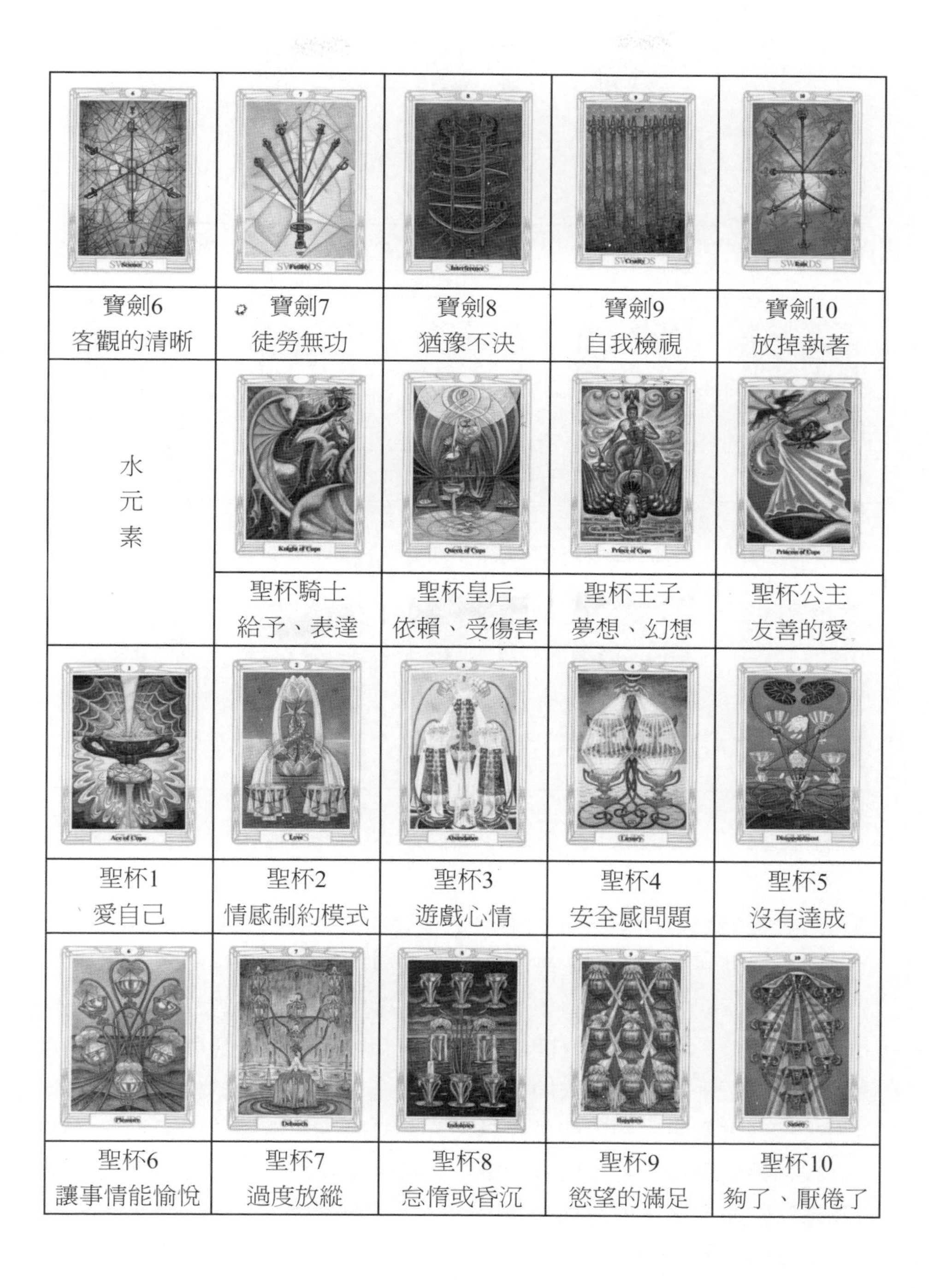

寶劍6 客觀的清晰	寶劍7 徒勞無功	寶劍8 猶豫不決	寶劍9 自我檢視	寶劍10 放掉執著
水元素	聖杯騎士 給予、表達	聖杯皇后 依賴、受傷害	聖杯王子 夢想、幻想	聖杯公主 友善的愛
聖杯1 愛自己	聖杯2 情感制約模式	聖杯3 遊戲心情	聖杯4 安全感問題	聖杯5 沒有達成
聖杯6 讓事情能愉悅	聖杯7 過度放縱	聖杯8 怠惰或昏沉	聖杯9 慾望的滿足	聖杯10 夠了、厭倦了

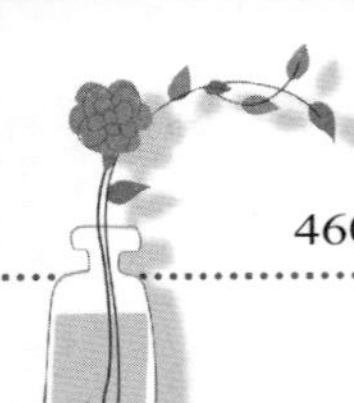

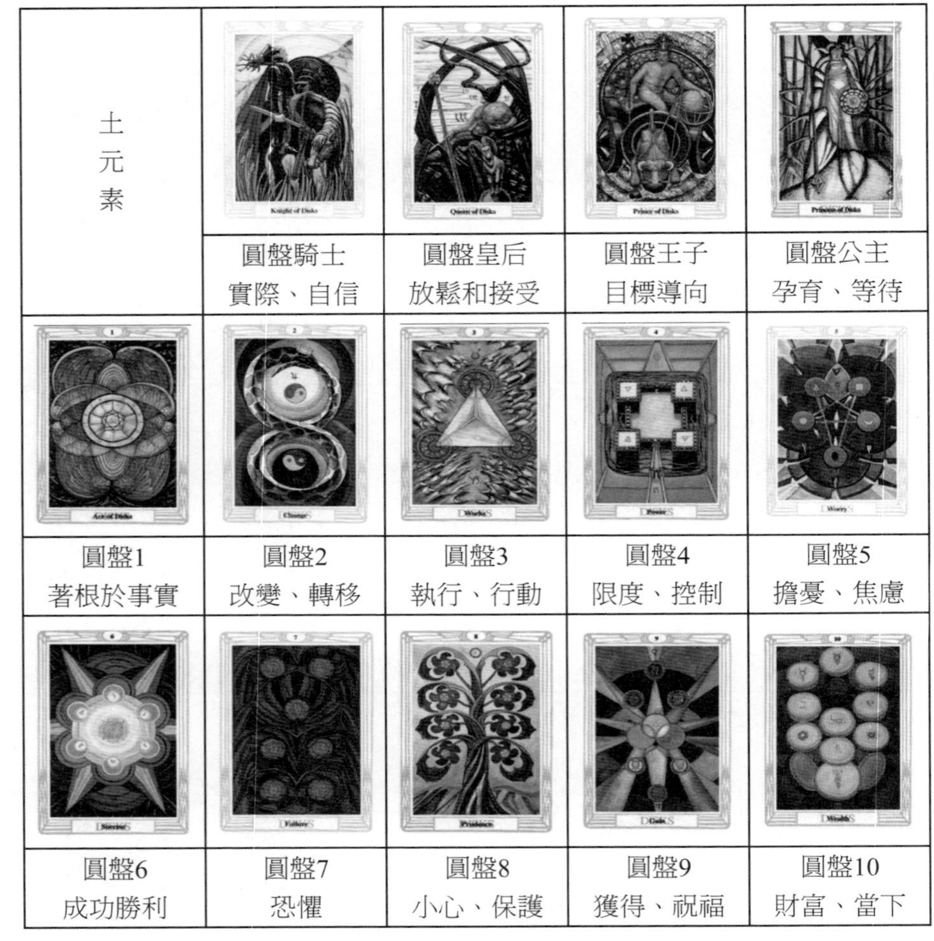

土元素	圓盤騎士 實際、自信	圓盤皇后 放鬆和接受	圓盤王子 目標導向	圓盤公主 孕育、等待
圓盤1 著根於事實	圓盤2 改變、轉移	圓盤3 執行、行動	圓盤4 限度、控制	圓盤5 擔憂、焦慮
圓盤6 成功勝利	圓盤7 恐懼	圓盤8 小心、保護	圓盤9 獲得、祝福	圓盤10 財富、當下

作者接觸塔羅牌至今（近10年），最常將塔羅牌運用在心靈的探索、生涯規劃、職涯規劃。塔羅牌是宇宙原理的濃縮，中國的易經亦是同樣的原理原則，一種原型象徵，學習塔羅牌必定要從這樣的概念開始去學習和練習，漸漸的會打開自己的直覺和洞悉能力，最佳的學習方式便是從自己下手，先開始去面對自己的內心世界，慢慢的會發現能認識自己後，就會看懂人和這個世界以及一切。所以，塔羅的學習是一條進入心靈世界的路徑，最終則導向靈性修持。這點從塔羅牌在西方國家被視為靈修的路徑之一就能從中窺究一二，這也是修習心理學或心理諮商者通常會遇到的生涯最後趨勢。

輔導的定義是以文獻分享及資訊提供的方式，來協助一般人增進或澄清對某項概念之了解，在心理諮商之範疇中，屬於「預防及推廣」之性質；「諮商」則主要在處理因悲傷所引發的情緒、感受或心理困擾，如憂鬱症、悲觀或憤怒、無助等，其焦點總與感受有關；心理諮商的系統中，針對困難處最高的人格問題之處理，則需採用對工作者訓練要求最高的深度治療模式，則屬於「治療」的範疇，如「心理動力治療」或「心靈治療」等。作者將塔羅牌界定在輔導與諮商的範疇中，而治療則是需要進一步到靈性層面中才會發生。塔羅牌能做到認知上的改變或說潛意識浮現後的覺知，同時能引發「諮商」範疇中的情緒、感受或心理困擾，所以我將治療納入潛意識浮現後對於其內容的深度轉化或改變方稱之，作者個人的經驗是處理靈魂議題的深度心理內容，展開深度的覺知和覺察而開展靈魂中的靈性（何長珠，2011）。

五、塔羅牌之運用

（一）占卜

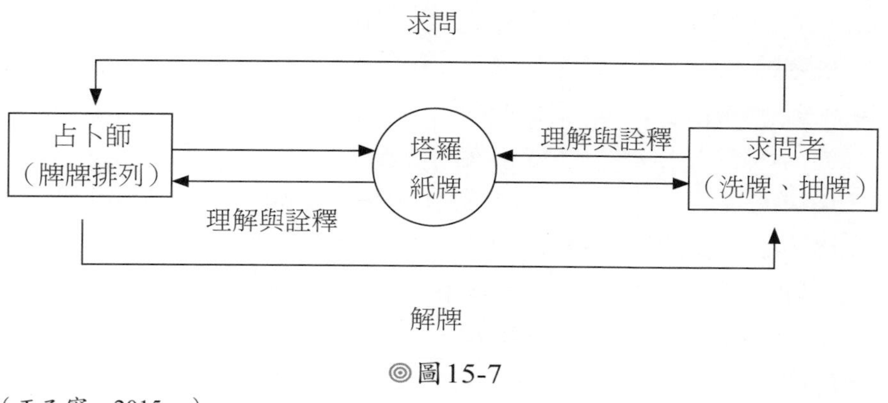

◎圖15-7

（王乙甯，2015。）

前述塔羅的架構和理論中，不難看見大阿爾卡納的22張牌就是人生的主要議題、心靈旅程。小阿爾卡納的56張牌就是人生的事件或指出某主題的內容。所以，即使個案不說明或告知所問為何，解牌者依然可以依牌卡內容得知個案欲尋求解答之問題。蔡宜彣（2010）認為：榮格的分析學派、完形學派當中的投射現象以及Maslow理論，是與塔羅牌相關的三個理論，而這三種理論中皆有運用在塔羅牌的諮商方法。潛意識是周哈理窗中的第四象限（你不知我不知）的內容。不論在作者教學或解牌的經驗中，這樣的內容經常出現，能讓個案有新的收穫或者讓個案能夠看見和承認。此時，個案很容易覺得塔羅牌和解牌者很神準，其實準是應該的，因為其本身不過是真相的投射或倒影，因此個人認為重點不在準或不準，而是接下來自己決定要如何和調整而已。從塔羅牌所涵蓋的內容或理論脈絡來看，命理占卜僅僅是最外層的表皮而已，內涵許多精彩內容（靜心的練習、詮釋與解讀的深入、靈性與直覺的開展、潛意識的探究）提供給有興趣、有耐心的人們細細品嚐，這些精彩的第一手資料只能透過自己的實務（證）經驗獲得。

「靈性」取向的生涯規劃理念，指出個人在規劃未來生活時，和自身的靈性相遇，不斷走向內在的真實自我，以回應外在冥冥之中對個體的召喚、天命，藉此開展每個人獨特的生涯。心理學家榮格（Carl Gustav Jung, 1876-1961）表示：「我使用個『體化（Individuation）』一詞，指在表示一個人變成心理學上的『個人』過程，即變成一個分離、又不分割的一體或『整體』。」（高民凱，2011）

塔羅牌可以是人在進行個體化歷程中可使用的媒材工具，運用塔羅牌產生對話的相逢，在塔羅牌進行的場域中，讓三方進行深度溝通。

進入牌陣前先說明一下如何使用塔羅牌：

- 環境的營造：相對於塔羅牌的使用是重點的，盡量避免吵雜的環境，如此才不會影響自己與他人或和自己的對話。
- 洗牌方式：以左手洗牌（非慣用手），原因是左手屬直覺、感性、潛意識，洗牌時不想問題，覺得洗好了即可。
- 靜心：洗好後將牌展開，靜心（目的是不讓意念干擾抽牌），靜心的部分是抽牌者和解牌者都要進行的。
- 提問：問題的問法以聚焦、具體為主，塔羅牌可以大方向提問，亦可小細節到自己很想知道的某個問題。盡可能一個問題一抽，除非是同問題的延伸。
- 抽牌：具體向牌說明問題後抽牌，抽牌是是用左手抽牌（非慣用手）。然後照順序擺放，以牌陣的順序擺放。

以下簡單介紹幾種最常用牌陣以及解讀方式：

・問題牌陣：分為單一型式與探索型式兩種

單一型式（如圖15-8）——

問題：針對要不要、好不好、能不能這一類的問題提問，將題目說清楚然後憑直覺抽1張牌即可。

解答：由牌來解讀可行不可行，並且可以牌的主題來解答。

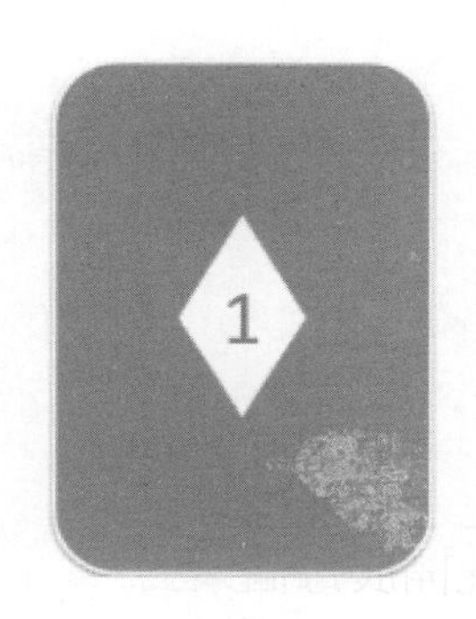

◎圖15-8

探索型式（如圖15-9）——

問題：什麼都可以提問，針對xx問題有什麼是我可以深入了解的。（想要去看內容和深入了解的問題類型）

解答：牌要照順序放，並照順序解牌（左到右或右至左）。

第一張牌的位置：目前的狀態，頭腦的想法、看法。

第二張牌的位置：牌給的建議或忠告。

第三張牌的位置：結論或者是加強的建議。

提醒：個案（大多數）皆處於混亂狀態中，解牌者首重協助釐清，然後再評估其需要是否需進行分析，如：生職涯規劃或生涯規劃。

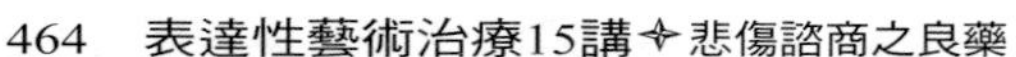

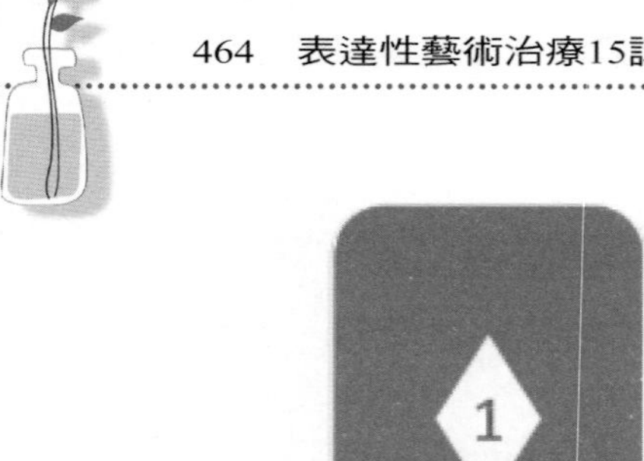

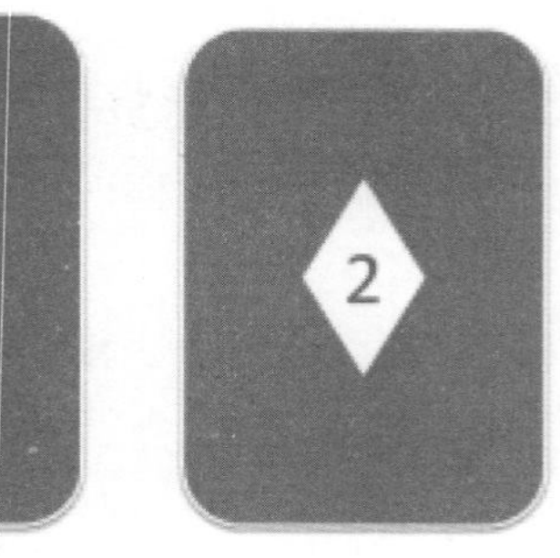

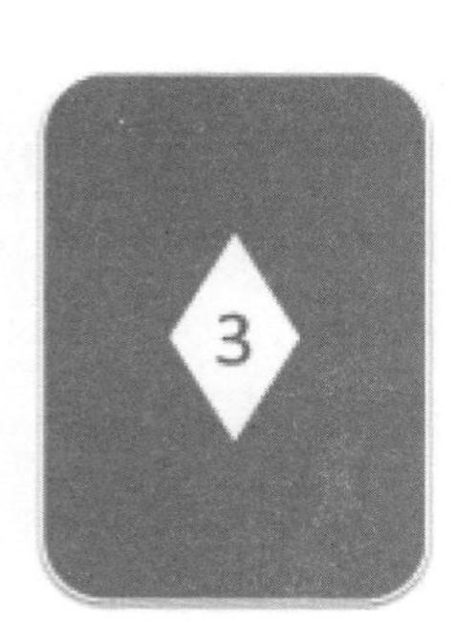

◎圖15-9

・關係牌陣：分為有明確對象與沒有對象兩種

沒有對象型式──

問題：針對感情、姻緣、某某類型的關係這件事情，我想要深入了解（近似於問題牌陣中的深入了解型式），然後憑直覺抽3張牌。

解答：牌要照順序放，並照順序解牌（左到右或右至左）。

第一張牌的位置：現在的狀態。

第二張牌的位置：牌的建議或忠告。

第三張牌的位置：結論或者是另一補充。

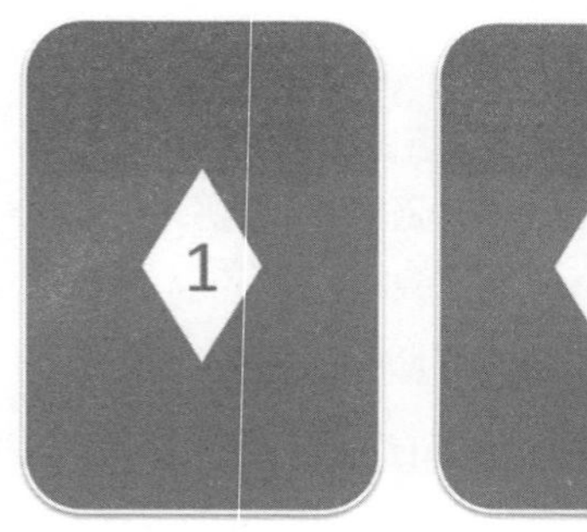

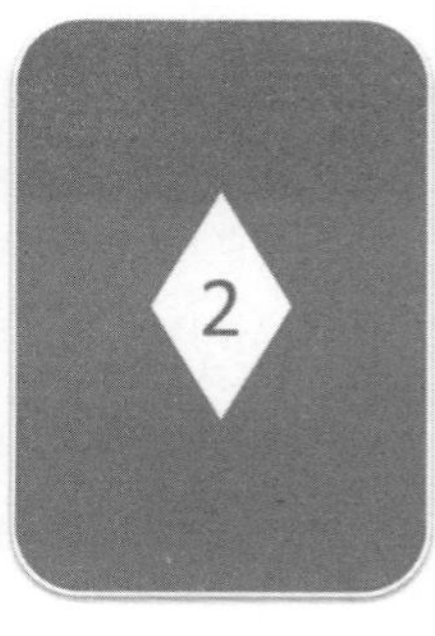

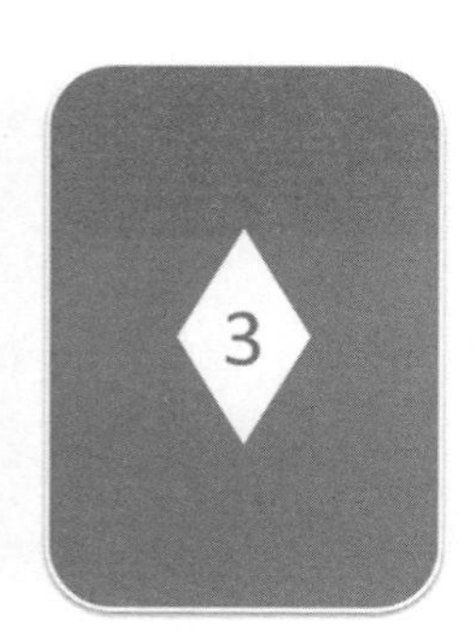

◎圖15-9

有對象型式──

問題：針對我與某某某的關係有什麼是我可以深入了解的？然後憑直覺抽4張牌。

解答：牌要照順序放，並照順序解牌（左到右或右至左）。

第一張牌的位置：現在的狀態。

第二張牌的位置：牌的建議或忠告。

第三張牌的位置：結論或者是另一補充。

第四張牌的位置：對方對你們關係的看法

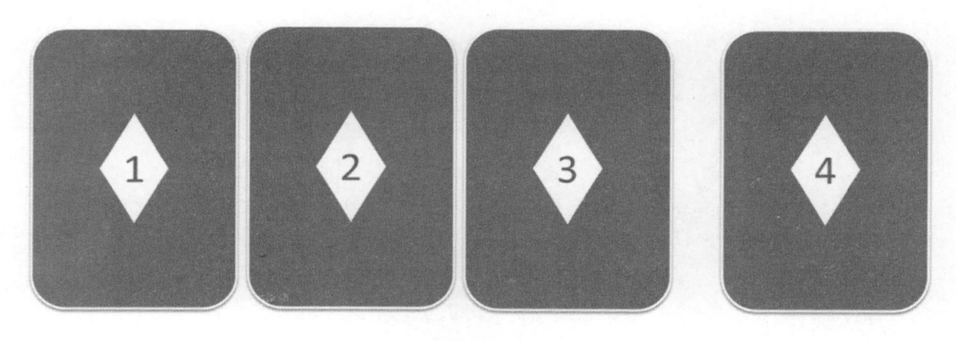

◎圖15-10

・延伸式或展開型牌陣：五張牌牌陣，此陣法建議對牌卡較熟悉後再進行。

問題：什麼都可以提問，針對xx問題有什麼是我可以深入了解的。（想要去看內容和深入了解的問題類型）

解答：牌要照順序放，並照順序解牌（左到右或右至左）。

第一張牌的位置：主題——現在的主要課題。

第二張牌的位置：影響——內部的影響力，你是看不到。

第三張牌的位置：影響—— 外部外部影響，其中大家都知道。

第四張牌的位置：基礎——需要進行的解析。

第五張牌的位置：未來——解決方法；了解。

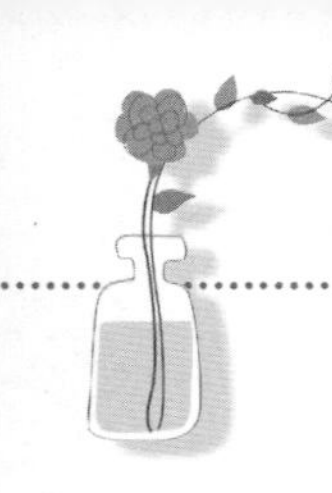

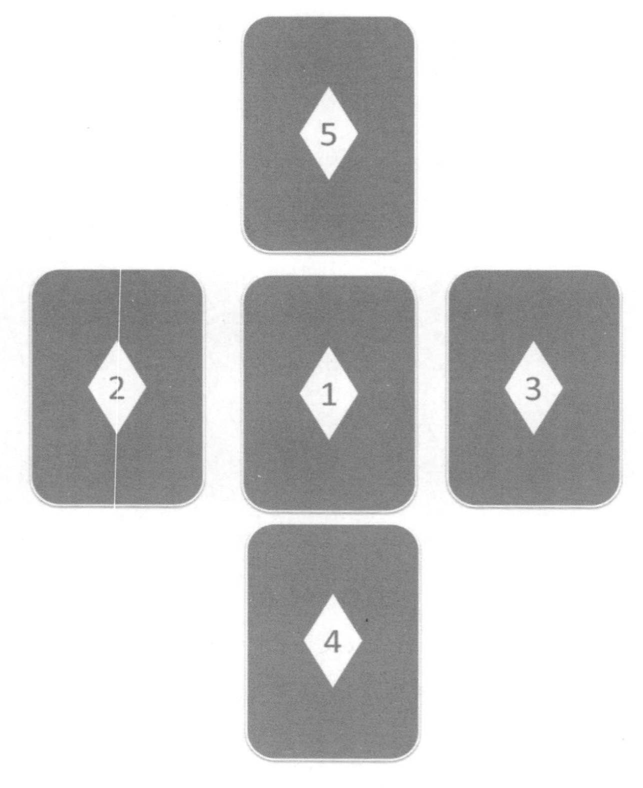

◎圖15-11

★★倫理和禁忌★★

下列是美國塔羅牌協會所制訂的倫理規範：

塔羅占卜九戒——美國塔羅牌協會（American Tarot Association, ATA）

1. 我將秉持客觀及憐憫的態度，誠實而完整地解讀塔羅牌。
2. 我的目的是提供我的受占者引導，以便他們在成長時，做出對他們最有利的決定，我同時將努力地幫他們洞悉問題的癥結，並在每次解讀時，給予他們希望。
3. 對於我的塔羅牌，將隨時尊重，並且行為要專業，遵守關於塔羅牌的一切倫理方面的戒律。

4. 如果我解讀塔羅牌的行為是收費的，我將在一開始便公開地說明，也不會有任何額外收費。
5. 我在學習塔羅牌時，願意保證不外洩教學內容及一切機密，除非是我或他人處於危險或恐嚇中，或是我得到允許；如果在解讀時遇到危險，我將確保我的受占者處於安全的境地。
6. 如果我的受占者的問題屬於法律、精神病、財政或是醫學上的專業問題，非我能解決的，我將請他們去求教相關的專業人士。我也需鼓勵他們改善自己的生活，為此我將準備一些資源提供他們參考。
7. 我不會談論關於財富的問題，因為當塔羅牌在解讀時，每個人都將為所解讀的事情負責；我相信我們的未來是由自己創造的，我也將以塔羅牌來教育我的受占者，什麼是可以做的，什麼是不能做的。
8. 我只解讀受占者要求解讀的部分，我也不會泄漏給第三者知道；但是如果必要，我將改變原有的措詞，讓其他人知道，以幫助我的受占者。
9. 我將努力在塔羅牌上鑽研知識及學問，並努力去實踐它們。

禁忌

1. 解牌者要練習放掉頭腦裡的內容，放空的去解讀和詮釋牌卡的內容，不要受頭腦影響。這有點難度要練習。
2. 抽牌者如果出現緊張或非常在意問題的情形，塔羅解牌者需引導其放鬆或靜心，可運用深度呼吸使抽牌者冷靜一下，才不會影響到抽牌的內容。
3. 諮商或諮詢儘可能的面對面談，不要採線上或電話方式，因為解牌者可以觀察個案，還有就是有更多的語言可以使用，互動性一定比空中來得更深入，諮商或諮詢效果會相對較好。
4. 除了個案之外的第三者不要詢問，在關係牌中的第四張解牌者也僅僅是初淺的探索，不必去深入了解，理由很簡單，不要讓「傳話」這樣的情況出現！一者轉述會被加油添醋的可能性很高，二者可能會淪為八卦，三者沒有任何意義或幫助。請當事人親自前來諮詢，解牌者才能原汁原味的說明和建議。
5. 建議用心去感覺和記憶圖解，不要用頭腦死記！！

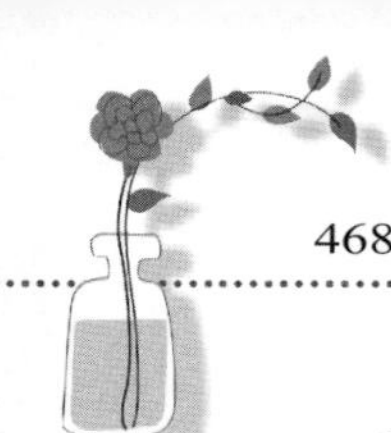

6. 在塔羅的世界裡可以質疑、可以保留待實證，但不可不敬或玩笑。

每個人在詮釋或解讀塔羅牌一定都不一樣，係因為個人的經歷和生命而有所不同，當自己突破自己才能讓生命愈來愈深。走過-2的人才能處理到-2的人的問題。舉個例子：當解牌者不敢面對的問題，在碰到個案相似問題時若也輕描淡寫地帶過，那就沒有深度可言，也就錯過了一個彼此成長的機會。事實上，學習塔羅與修持的路途跟任何專業的成長過程相似；都是被允許學中做與做中學的。

（二）生涯與職涯規劃

塔羅牌於生涯與職涯規劃上有其獨到的方式及深度。吳思達（2014）指出生涯規劃係指一個人規劃未來生涯發展的歷程，考慮個人的智能、性向、價值，以及阻力、助力，做好事先安排，期望能適得其所。也就是面對未來歲月，做好構思並有所安排。針對未來預期的目標，配合時間的先後，加以有效處理，由自我肯定、自我成長、自我實現中不斷自我探索，抉擇與學習以投入生涯歷程的道路。生涯規劃具有獨特性、終身性、發展性及全面性，是整體性、系統性、全方位的。係指所規劃的一生中包羅萬象，亦即對一個人生涯規劃所考慮的點、線、面，幾乎無所不包。運用塔羅牌進行生涯規劃或職涯規化的分析與釐清，在整體性的構思上有系統的安排與檢視，能協助個案針對自己的能力、興趣、天賦等等更能得心應手，甚至於能夠針對其潛能安排學習或進修，達到自我肯定及探索之目的。

◎表15-4　生涯規劃（一年中進行了4次塔羅牌晤談，每階段約三個月的轉化歷程。）

	個案A：35歲女性，護理師與瑜珈師的猶豫與徘徊
第一次	釐清：認識自己的能力、興趣、天賦。
第二次	分析、判斷：塔羅牌明顯指出其天賦為瑜珈。
第三次	確認：找出適合的教師與課程，進入學習與精進。
第四次	深入及獲得：學成後回來分享瑜珈成為其志業之心路歷程。

案例A（以下簡稱A）是一位美麗又帶有高直覺的女性，擁有醫護背景的她在縣政府擔任護理調查與追蹤的約聘雇工作，但她最熱愛的是瑜珈。在第一次進行生涯規劃的塔羅牌占卜時，作者即從塔羅牌的解讀中發現了A的天賦就是瑜珈，而且深入瑜珈能帶給她自己更深度的靈性開展。當時提出讓A思考但並鼓勵其深入瑜珈。

基於人對於經濟安全方面的考量，A依然不敢放棄縣政府的工作，但第二次的塔羅牌解析是因為工作上出現了新的契機，縣政府的另一單位有職缺，A欲轉換到新單位，塔羅牌再一次的提醒A應對瑜珈深入，並且要A去面對自己在工作職場上的心態及慾望，宜再觀望。

第三次的晤談已是A轉換到新單位而無法適應，此時塔羅牌卡顯示其應該要進一步做生涯的規劃和立定，同時A也做了很大的準備（離職），在深度晤談中決定進入瑜珈的修習，並決定參加一場國際性的瑜珈課程，讓自己完完全全的進入天賦和修行的領域中找自己，給自己一個機會。

最後一次的晤談是一種靈性開悟的經驗分享，此時的塔羅牌其實已功成身退，A很感動並且感恩的分享，在瑜珈的世界中，如何認識自己、找到自己並且與存在合一感受天地人合一空無的境界。她說：從此之後那份安全感及歸屬感讓我不再感到害怕或不安，我更清楚知道自己接下來的路要怎麼走，自己的志業要如何開展，靈性的修持亦同時精進和深入。

每個人的因緣契機不同，只要按照最適合自己的方式就是最佳的方法。在這個案例中塔羅牌盡到了輔導和諮商的本份，讓案例A得到資訊也同時看見自己的恐懼和不安，最後則是在瑜珈中得到了靈性療癒。

◎表15-5　職涯規劃（一年中進行了4次塔羅牌晤談，前3次二個月內，第4次一年）

	個案B：25歲女性，在台北與新竹的房仲業猶豫與徘徊
第一次	釐清：認識自己的能力、興趣、天賦，且勢必至台北工作。
第二次	分析、判斷：塔羅牌明顯指出其適合任職房仲業。
第三次	確認：找出台北適合任職之房仲公司，並確定至某一家。
第四次	深入及獲得：一年後回來分享其年薪破百萬，成為公司TOP 1。

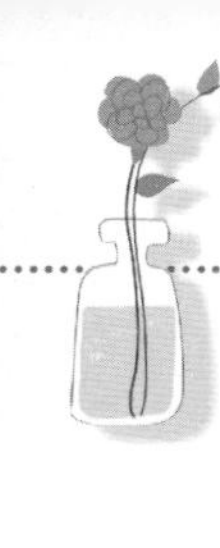

案例B（以下簡稱B）是一位有企圖心又敢說敢做的女性，第一次見到她的印像就是一位很認真的房仲業者，25歲的年紀一個人隻身從台南北上新竹打拚的女孩，從B第一次的塔羅牌占卜內容中，就可以很明確的知道B在房仲業是可以發光發亮，不僅僅是賺到錢財，更可以在這個領域成為權威，同時塔羅牌亦有提到要從中進行個性的修練。

第二次塔羅分析是在B遇到工作上的瓶頸和困難時，這次在情緒及思考方面進行了許多的釐清，也有情緒的宣洩和抒發，把內在不為人知的那一面透過塔羅牌而提了出來，塔羅晤談結束後B整個人的臉色、氣色都煥然一新。

第三次則是最直接和完整的職場分析和選擇。B決定從新竹再北上到新北市的房仲業，但不知道是要在新北市的哪一區以及到哪一家任職？所以前來進行塔羅牌諮詢。歷經幾次塔羅牌占卜後，決定到新北市林口區的某家房仲業任職。

直至一年後，B告知其為該店業績最好的業務員，她在房仲業獲益良多，例如專業上的學習、顧戶的經營、物件的選擇……等等，當然也是她生平第一次一年不到就收入七位數。當然這中間還是有幾次用電話聯繫，但大多僅是情緒的宣洩以及問題的釐清而已。這最後一次也是B因為拆帳比例的問題而進行塔羅牌諮詢，塔羅牌占卜內容很明確提到不要離職，而是要好好去面對自己的心態，能從中學習到更多。但B最後還是離開了那家房仲公司，她曾在離職的三個月內跟我說她很後悔，因為要找到一間適合自己的、拿得到資源的公司不容易，當初不應該就這麼離開的！而且還是不歡而散！

生命中有許多的內容都不是表面上所見，需要深度的詮釋才能看見或了解，在塔羅牌的世界中亦然，有許多頭腦無法理解或解釋的內容，需要時間去迴盪、醞釀；需要深入去體驗、經歷，讓塔羅與生活結合等同於讓天啟與生命結合，從心理進入心靈需要那一點點直覺、需要破除那一點點理性彊界、需要聆聽那一點點自己內在的聲音、需要那一點點藝術，那麼就能讓自己進入那靈感之中，開啟專屬於你自己的直覺式塔羅。

貳　實務介紹

案例L的深度轉化

個案L就是一個屬於深度個體化歷程的案例，塔羅諮商的進行與心理轉化歷程的深淺有關，並且影響其時程的長短。

個案L為一位女性，33歲，在10年前經歷婚姻中的家暴，離婚後有過幾段短暫的戀情，但一直未能與異性再進一步形成長期伴侶關係。個案歷時2年進行過40次塔羅牌諮商，其轉化歷程約走出4個不同的階段。分別為釐清階段、看見階段、沉澱（退化）階段、轉化（躍進）階段，前二個階段的時程約為三至四個月，而後二個階段耗時程大致為6至10個月。以上就40次塔羅諮商選出其四個階段之塔羅牌內容並加以說明。

◎表15-6　個案L塔羅牌記錄表——釐清階段

圖示			
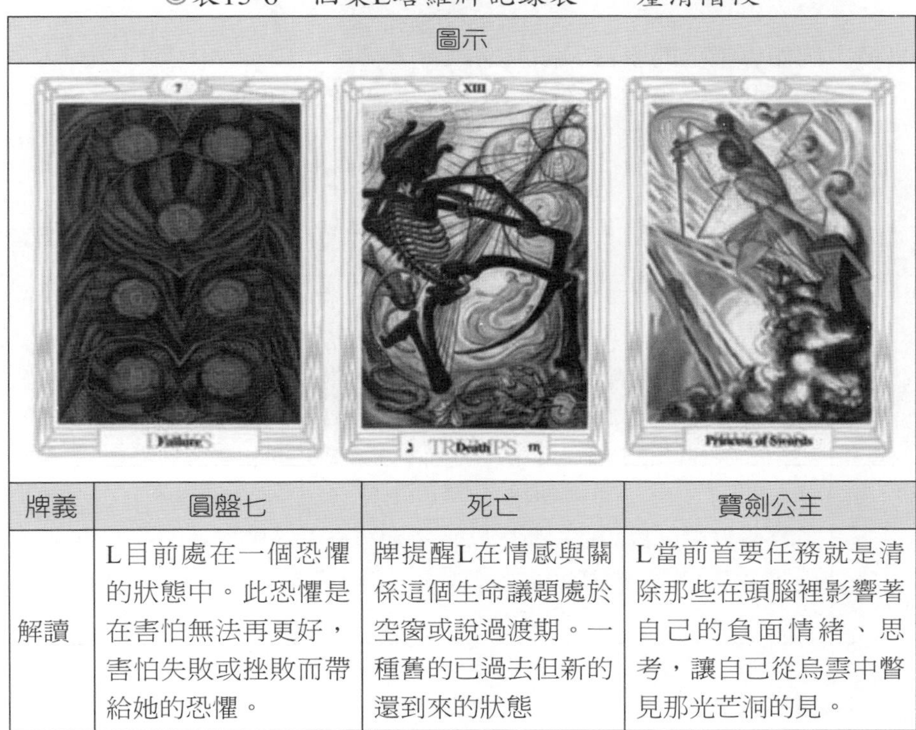			
牌義	圓盤七	死亡	寶劍公主
解讀	L目前處在一個恐懼的狀態中。此恐懼是在害怕無法再更好，害怕失敗或挫敗而帶給她的恐懼。	牌提醒L在情感與關係這個生命議題處於空窗或說過渡期。一種舊的已過去但新的還到來的狀態	L當前首要任務就是清除那些在頭腦裡影響著自己的負面情緒、思考，讓自己從烏雲中瞥見那光芒洞的見。

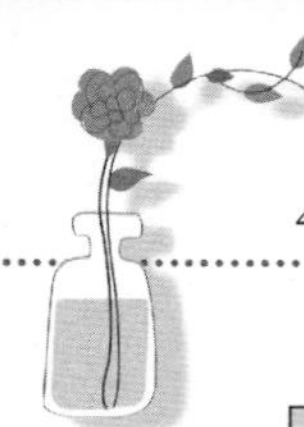

牌義	圓盤七	死亡	寶劍公主
整理解讀	雖然L在言談間表現得很開朗與不受影響，但其實上目前她是恐懼的，因害怕失敗而產生的恐懼。塔羅牌很直接點出了生命中在情感狀態中的無力感、那種死掉的臨界處境。最後塔羅牌還是建議L要去清除、釐清自己那些負面的思緒和情緒，唯有透過釐清才能看到背後真正影響自己的內容為何。		

◎表15-7　個案L塔羅牌記錄表——看見階段

圖示

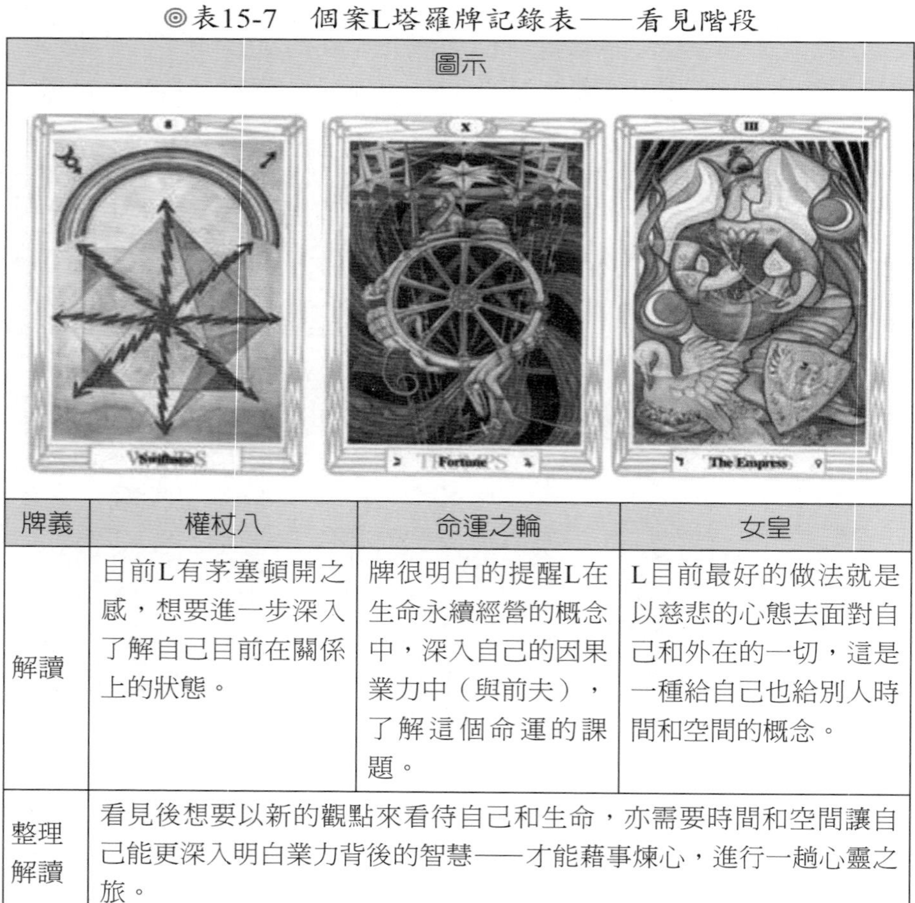

牌義	權杖八	命運之輪	女皇
解讀	目前L有茅塞頓開之感，想要進一步深入了解自己目前在關係上的狀態。	牌很明白的提醒L在生命永續經營的概念中，深入自己的因果業力中（與前夫），了解這個命運的課題。	L目前最好的做法就是以慈悲的心態去面對自己和外在的一切，這是一種給自己也給別人時間和空間的概念。
整理解讀	看見後想要以新的觀點來看待自己和生命，亦需要時間和空間讓自己能更深入明白業力背後的智慧——才能藉事煉心，進行一趟心靈之旅。		

◎表15-8　個案L塔羅牌記錄表——沉澱（退化）階段

圖示			
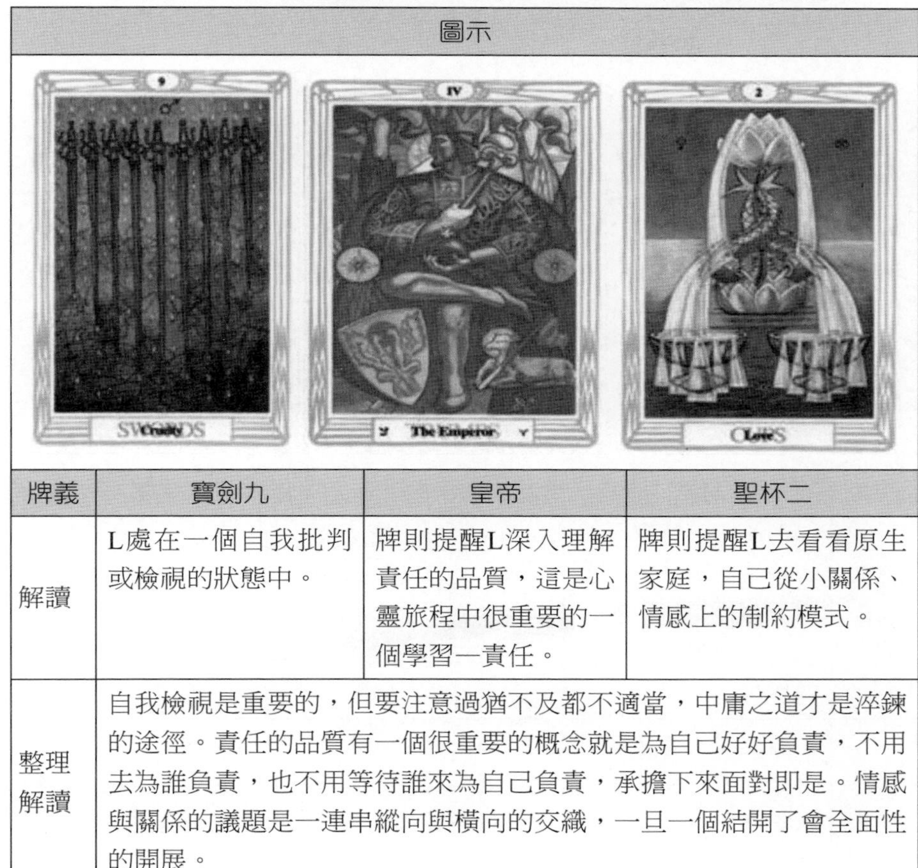			
牌義	寶劍九	皇帝	聖杯二
解讀	L處在一個自我批判或檢視的狀態中。	牌則提醒L深入理解責任的品質，這是心靈旅程中很重要的一個學習—責任。	牌則提醒L去看看原生家庭，自己從小關係、情感上的制約模式。
整理解讀	自我檢視是重要的，但要注意過猶不及都不適當，中庸之道才是淬鍊的途徑。責任的品質有一個很重要的概念就是為自己好好負責，不用去為誰負責，也不用等待誰來為自己負責，承擔下來面對即是。情感與關係的議題是一連串縱向與橫向的交織，一旦一個結開了會全面性的開展。		

◎表15-9 個案L塔羅牌記錄表——轉化（躍進）階段

圖示			
	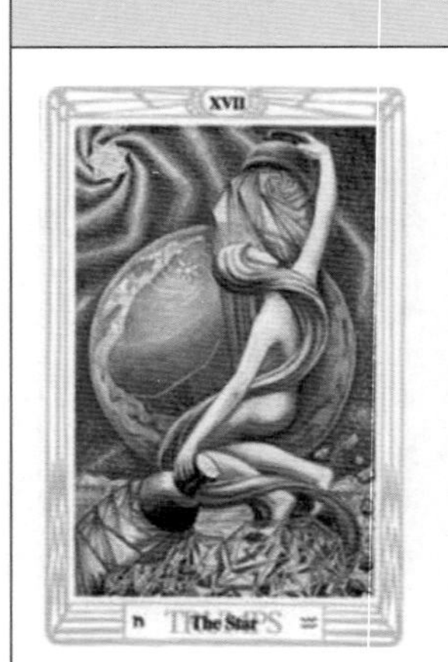	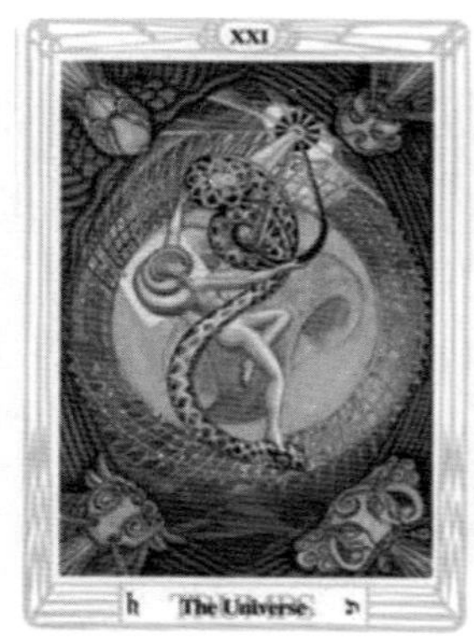	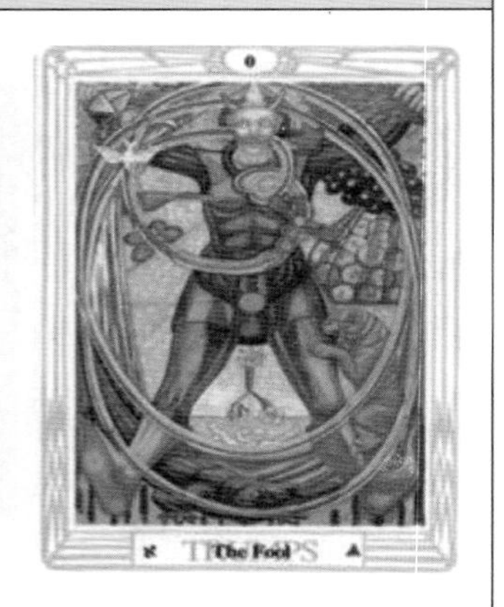
牌義	星星	宇宙	愚者
解讀	L目前學習到了信任這個生命中的主要課題。相信宇宙、相信自己的狀態，全然的信任。	牌提醒L目前階段的心靈旅程結束，下一個階段早已種下種子待因緣即將開啟。	L目前只要保持自由、活力、天真無懼的狀態面對接下來的每一刻即可。
整理解讀	相信是深入潛意識的基礎，更是探索那未知旅程所需的交付與勇氣。永續的生命觀點是主要學習的內容，每個階段環環相扣，走過這個關卡才會到下一站，未知的旅程有許多的創作和啟發，更有著許多的可能，相信並保持熱忱在自己的生命中，一步一腳印的展開。		

L於29歲進入靈修團體，在這40次的塔羅牌諮商中有許多與其修行相結合的內容，使塔羅牌完成一個輔導與諮商的角色，僅協助了解生命的主要課題與其內容。L也多次在塔羅牌諮商中有情緒上的宣洩，在一些較深度的議題內容中更是出現庫伯羅斯（Elisabeth Kubler-Ross, 1969）的「面對死亡五階段的心理反應」：否認、憤怒、討價還價、憂鬱及接納五個階段。心理的邊界處境／困境這種失落悲傷的內容是面臨生命深度議題會出現的現象，L透過靈性修持（靈性治療），對生命永續經營的因果業力內容進行懺悔和和解，並因此更認識自己才能進而統整和圓滿，真正達到轉化與心理治療。再度踏上生命回歸的旅程。

關係的議題不僅僅是異性或另一半的問題，而是當自己處理和面對了生命中的主要核心議題時，它都會進行全面性的的轉化，一個貫穿通透的概念，不論自己是從哪一個角度切入，都是屬於自己的個體化歷程！

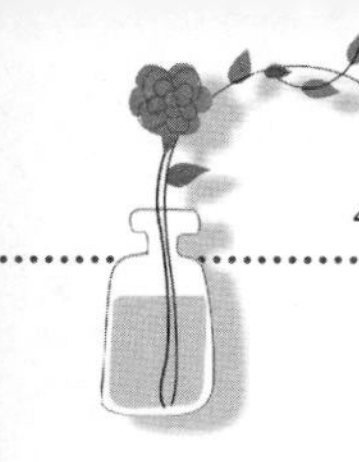

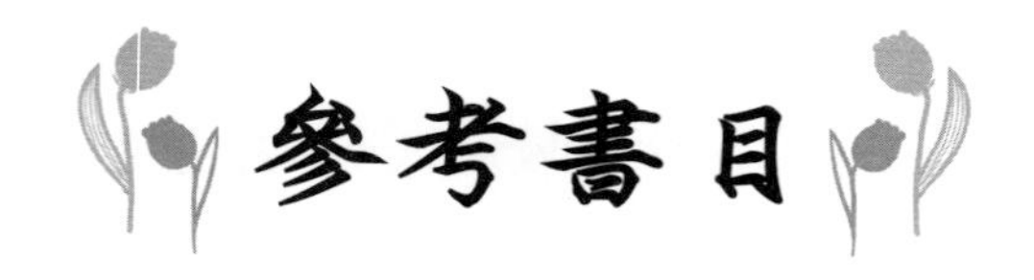

參考書目

◆中文部分

謙達那（譯）（2007）。**直覺式塔羅牌：一種增進意識的工具**。（原作者：Mangala Billson）。台北市：神奇塔羅出版社。（神奇塔羅系列：05）（原著出版年：2004）

孫梅君（譯）（2013）。**托特塔羅解密——探討克勞利《托特之書》，解開托特塔羅牌奧義權威經典之作**（原作者：Lon Milo DuQuette）。臺北市：商周出版。（原著出版年：2003）

張紹強，劉紀顯（2014）。**托特塔羅入門**。臺北市：商周出版。

成英姝（2010）。**神之手：認識你內在的二十二種神祕人格**。臺北市：心靈工坊。

成英姝（2012）。**神之手2：透視你的生命藍圖**。臺北市：心靈工坊。

吳思達（2014）。**生涯規劃與管理（第三修訂版）**。高雄市：全華圖書。

危芷芬（譯）（1999）。**心理測驗（第七版）**（原作者：Anne Anastasi and Susana Urbina）。台北：雙葉書廊。（原著出版年：1997）

葛樹人（1999）。**心理測驗學**。台北：桂冠圖書。

傅涅瑄（2014）。**現代塔羅牌中的未來意象：以萊德偉特塔羅牌為例。未出版之碩士論文**。淡江大學，新北市。

洪敏瀚（2015）。**應用塔羅牌技術提高國小高年級學童自尊之研究。未出版之碩士論文**。中華大學，新竹縣。

王乙甯（2015）。**塔羅占卜文本之敘述形構與詮釋。未出版之碩士論文**。輔仁大學，新北市。

黃俊翰（2011）。**應用塔羅技術融入阿德勒學派諮商對青少年人際困擾之分析研究。未出版之碩士論文**。國立新竹教育大學，新竹縣。

莊靜茹（2011）。**以塔羅牌為晤談媒介對國中高關懷學生輔導效果之研究。未出版之碩士論文**。國立彰化師範大學，彰化縣。

蔡宜彣（2010）。**以塔羅牌為媒介進青少年諮商之個案研究**。**未出版之碩士論文**。國立新竹教育大學，新竹縣。

高民凱（2011）。**生涯發展歷程中真實自我的發現與實踐**。**未出版之碩士論文**。國立臺灣師範大學，臺北市。

蘇盈儀，姜兆眉（2015）。存在主義治療與塔羅牌結合及對話。**輔導季刊**，51/1，56-64。

梁文鴻（2013）。塔羅牌在非自願個案諮商上的運用。**諮商與輔導**，329，16-19。

楊淑貞，黃宗堅（2010）。藝術塔羅：以圖卡進行自成長團體之經驗初探。**台灣藝術治療學刊**，2/2，55-67。

◆英文部分

Aleister Crowley, Frieda Harris. (2011). The Book of Thoth: A Short Essay on the Tarot of the Egyptians, Being the Equinox Volume III No. V. New York, NY: Samuel Weiser, Inc.; New ed of 2 Revised ed edition (June 1974).

Lon Milo DuQuette. (1999). My Life With The Spirits: The Adventures of a Modern Magician. New York, NY: Red Wheel/Weiser.

Susan Roberts. (1979). Magician of the Golden Dawn: the Story of Aleister Crowley. Chicago: NTC/Contemporary Publishing.

Lon Milo DuQuette.(2003). The Magick of Aleister Crowley: A Handbook of the Rituals of Thelema.New York, NY: Red Wheel/Weiser.

Aleister Crowley. (1999). The Law Is for All. Las Vegas: New Falcon Pubns.

Aleister Crowley, Israel Regardie. (1986). 777 And Other Qabalistic Writings of Aleister Crowley: Including Gematria & Sepher Sephiroth. New York, NY: Weiser Books; Revised edition.

Aleister Crowley, Victor B Neuburg, Mary Desti. (1999). The Vision & the Voice With Commentary and Other Papers: The Collected Diaries of Aleister Crowley, 1909-1914 E.V. New York, NY: Weiser Books.

Aleister Crowley, Mary Desti, Leila Waddell, Hymenaeus Beta. (2011).

Magick: Liber ABA, Book 4. New York, NY: Weiser Books; 2nd Revised edition (1998).

Arthur Rosengarten Ph.D. (2000). Tarot and Psychology: Spectrums of Possibility. Saint Paul, Minnesota: Paragon House.

Aleister Crowley. (1983). The Holy Books of Thelema. New York, NY: Weiser Books.

Ivtzan, Itai. (2007). Tarot Cards: A Literature Review and Evaluation of Psychic versus Psychological Explanations. Journal of Parapsychology, Spring-Fall 2007, Vol. 71 Issue 1/2, p139-150. 12p.

Semetsky, Inna. (2010). Interpreting the signs of the times: beyond Jung. Social Semiotics. Apr 2010, Vol. 20 Issue 2, p103-120. 18p. 6 Color Photographs, 1 Diagram, 1 Graph.

Dawson, Terence. (2014). Re-Symbolization of the Self: Human Development and Tarot Hermeneutic. European Legacy. Feb2014, Vol. 19 Issue 1, p112-113. 2p.

國家圖書館出版品預行編目資料

表達性藝術治療15講：悲傷諮商之良藥／何長珠等著. ——三版.——臺北市：五南圖書出版股份有限公司, 2017.07
面； 公分
ISBN 978-957-11-8267-4（平裝）

1.藝術治療 2.文集

418.98607 104016256

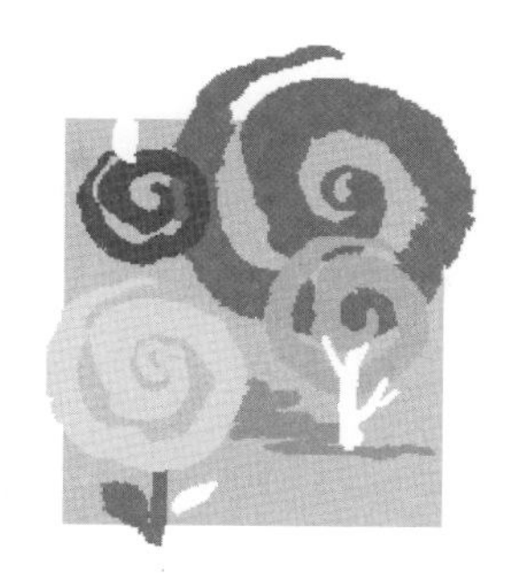

1BWJ

表達性藝術治療15講
悲傷諮商之良藥

作　　者— 何長珠(50)等人
發 行 人— 楊榮川
總 經 理— 楊士清
總 編 輯— 楊秀麗
副總編輯— 王俐文
責任編輯— 謝麗恩、李敏華、金明芬
封面設計— 姚孝慈
出 版 者— 五南圖書出版股份有限公司
地　　址：106台北市大安區和平東路二段339號4樓
電　　話：(02)2705-5066　　傳　　真：(02)2706-6100
網　　址：https://www.wunan.com.tw
電子郵件：wunan@wunan.com.tw
劃撥帳號：01068953
戶　　名：五南圖書出版股份有限公司
法律顧問　林勝安律師事務所　林勝安律師
出版日期　2011年 3 月初版一刷
　　　　　2012年 1 月二版一刷
　　　　　2017年 7 月三版一刷
　　　　　2022年 3 月三版三刷
定　　價　新臺幣560元

經典永恆・名著常在

五十週年的獻禮——經典名著文庫

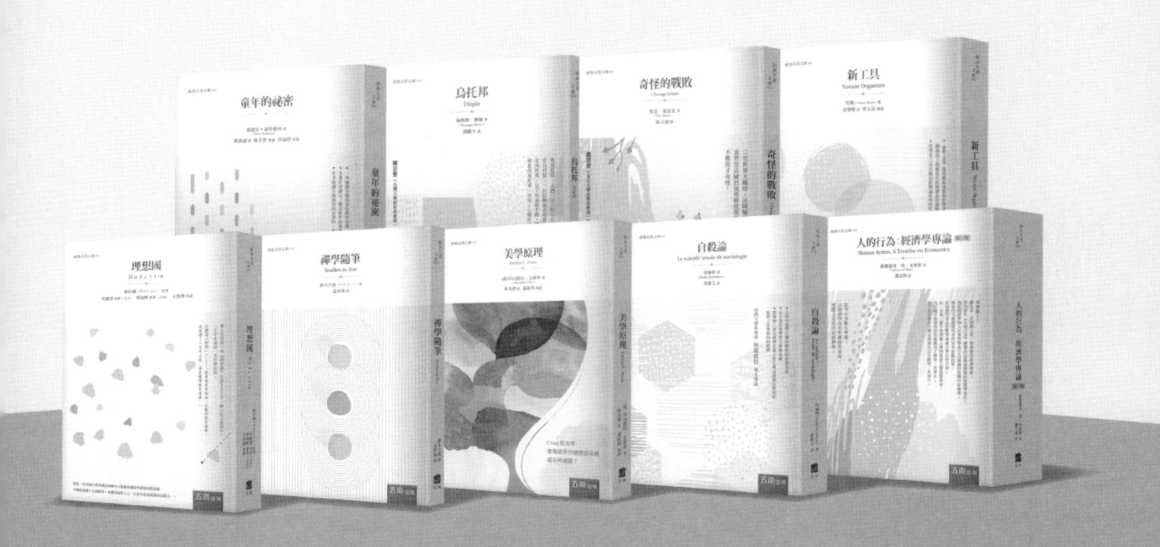

五南，五十年了，半個世紀，人生旅程的一大半，走過來了。
思索著，邁向百年的未來歷程，能為知識界、文化學術界作些什麼？
在速食文化的生態下，有什麼值得讓人雋永品味的？

歷代經典・當今名著，經過時間的洗禮，千錘百鍊，流傳至今，光芒耀人；
不僅使我們能領悟前人的智慧，同時也增深加廣我們思考的深度與視野。
我們決心投入巨資，有計畫的系統梳選，成立「經典名著文庫」，
希望收入古今中外思想性的、充滿睿智與獨見的經典、名著。
這是一項理想性的、永續性的巨大出版工程。
不在意讀者的眾寡，只考慮它的學術價值，力求完整展現先哲思想的軌跡；
為知識界開啟一片智慧之窗，營造一座百花綻放的世界文明公園，
任君遨遊、取菁吸蜜、嘉惠學子！